カルテ・申し送りで出会う
医療・看護用語 *mini note*

編集　月刊ナーシング編集室

Gakken

医療・看護用語mini noteの特徴

第1章　略語 …… p.5

臨床の場で実際に役立つ慣用略語を集めました．英語の略語が主体となっていますが，その他の原語も略語として採用しています．

■各アルファベット順(大文字，小文字の順)に配列しています．
■同一略語で訳語が異なるものは，原則として原語(フルスペル)のアルファベット順に配列しています．
■各用語は，略語，和文(訳語)，原語(フルスペル)の順に記載しています．
■原語(フルスペル)にはルビを記載しています．また，略語について特別な読み方がある用語には〈　〉で読みを記載しています．
　※同じ略語で意味が異なるものが多数ありますので，探している略語が何に該当するか，慎重に判断して活用するようにしてください．

第2章　医療・看護関連用語，慣用語 …… p.321

医療・看護に関連する用語はもちろん，一般的な医学・看護辞典では載っていない，病院や介護現場で使われる略語や一言では意味を解せない言葉など，申し送りでよく聞く言葉を中心に集めました．

■用語を日本語のかな・カタカナ読みに変換して50音順に配列しました．
■見出し語の後に《　》で書き表し方(表記)を記載しています．略語の正式名や欧文名など別表記がある場合は《　》の後に示しています．
■他の項目を参照する場合は→で示しています．

付録　検査基準値 …… p.618

各章共通の凡例

■欧文中の(ラ)(独)(仏)はそれぞれラテン語,ドイツ語,フランス語を示し,表示のないものは英語を示しています.

■α,β,γといったギリシャ文字は,それぞれ英語(A, alpha),(B, beta),(G, gamma)に置き換えて配列しています.また,%VCのように略語の頭に記号がつく場合には,それ以後の文字を見出し語としてアルファベット順に配列しています.

■本辞典では以下の括弧をもうけて各用語を示しています.

- [　]… 直前の語句(単語)の置き換え(同義など)または併用
    例:二酸化炭素[炭酸ガス]排出量 → ①二酸化炭素排出量
    　　②炭酸ガス排出量
- (　)… 省略可能
    例:冠(状)動脈閉塞 → ①冠動脈閉塞　②冠状動脈閉塞
- 〔　〕… 補足説明
    例:キュリー〔放射線量を示す単位〕
- 〈　〉… 略語の慣用的な読み方
    例:DMAT〈ディーマット〉

第1章　略語

A ······ 6	O ······ 208
B ······ 34	P ······ 214
C ······ 46	Q ······ 246
D ······ 78	R ······ 248
E ······ 92	S ······ 260
F ······ 106	T ······ 282
G ······ 118	U ······ 298
H ······ 128	V ······ 302
I ······ 142	W ······ 310
J ······ 160	X ······ 314
K ······ 162	Y ······ 316
L ······ 164	Z ······ 317
M ······ 178	数字 ······ 318
N ······ 198	

A

A	調節	accommodation (アコモデイション)
A	アレルギー	allergy (アラージー)
A	アンドロゲン〔男性ホルモン〕	androgen (アンドロジェン)
A	アンジオテンシン	angiotensin (アンジオテンシン)
A	右葉前区域	anterior segment of right hepatic lobe (アンテリア セグメント オブ ライト ヘパティック ロープ)
A	動脈	artery (アーテリー)
A	上行結腸	ascending colon (アセンディング コロン)
A	評価, 見立て	assessment (アセスメント)
Å	オングストローム〔1Å=10⁻¹⁰m〕	angstrom, Angstrom (オングストローム)
A	アデニン	adenine (アデニン)
A bile	胆管胆汁	duct A-bile (ダクト エー バイル)
A cell	アクセサリー細胞	accessory cells (アクセサリー セルズ)
A-Ⅱ	アンジオテンシンⅡ	angiotensin Ⅱ (アンジオテンシン ツー)
AA	匿名禁酒会	alcoholics anonymous (アルコホーリクス アノニマス)
AA	アミノ酸	amino acid (アミノ アシッド)
AA	大動脈弓	aortic arch (エイオーティック アーチ)
AA	再生不良性貧血	aplastic anemia (エイプラスティック アネミア)
AA	人工流産	artificial abortion (アーティフィシャル アボーション)
AA	上行大動脈	ascending aorta (アセンディング エイオータ)
aa.	各々[各]	ana (ラ) (アナ)
AAA	腹部大動脈瘤	abdominal aortic aneurysm (アブドミナル エイオーティック アニュリズム)
AAA	急性不安発作, パニック発作	acute anxiety attack (アキュート アングザイアティ アタック)
AAA	芳香族アミノ酸	aromatic amino acid (アロマティック アミノ アシッド)
AACD	加齢関連認知機能低下	aging-associated cognitive decline (エイジング アソシエイティッド コグニティヴ ディクライン)
AACG	急性閉塞隅角緑内障	acute angle-closure glaucoma (アキュート アングル クロージャー グラウコーマ)
AAD	抗生物質随伴下痢症	antibiotic-associated diarrhea (アンティバイオティック アソウシエイティド ダイアリーア)

A-aDCO₂ 肺胞気・動脈血二酸化炭素〔炭酸ガス〕分圧較差
alveolar-arterial carbon dioxide tension difference
(アルヴィオラー アーテリアル カーボンダイオキサイド テンション ディファレンス)

ABC

A-aDO$_2$	肺胞気・動脈血酸素分圧較差	alveolar-arterial oxygen tension difference
AAE	大動脈弁輪拡張症	annulo aortic ectasia
AAFB	非定型抗酸菌症	atypical acid-fast bacilli
AAFP	米国家庭医学会	American Academy of Family Physicians
AAG	アミロイドアンジオパチー	amyloid angiopathy
AAH	異型腺腫様過形成	atypical adenomatous hyperplasia
AAI	心房抑制型心房ペーシング	atrium-atrium-inhibit pacing
AAMC	米国医科大学協会	American Association of Medical Colleges
AAMI	加齢性記憶障害	age-associated memory impairment
AAO	急性動脈閉塞症	acute arterial occlusion
AAo	上行大動脈	ascending aorta
AAR	抗原抗体反応	antigen antibody reaction
AARP	米国退職者協会	American Association of Retired Persons
AAS	大動脈弓症候群	aortic arch syndrome
AAS	環軸椎亜脱臼	atlantoaxial subluxation
AAT	動物介在療法, アニマルセラピー	animal assisted therapy
AAU	急性前部ぶどう膜炎	acute anterior uveitis
AAV	順応性補助呼吸	adaptive assisted ventilation
AB	抗生物質	antibiotics
AB	喘息性気管支炎	asthmatic bronchitis
AB, Ab	流産	abortion
Ab	抗体	antibody
ABB	酸塩基平衡	acid-base balance
ABC	アバカビル	abacavir
ABC	酸塩基調節	acid-base control
ABC	救命処置, ABC心肺蘇生手順［気道確保, 呼吸, 循環］	airway, breathing, circulation

ABC

ABC	動脈瘤様骨嚢腫	aneurysmal bone cyst
ABC	無呼吸, 遅脈, チアノーゼ	apnea, bradycardia, cyanosis
ABC	穿刺吸引細胞診	aspiration biopsy cytolog
ABC	アビジン-ビオチン複合体	avidin-biotin complex
ABC syndrome	ABC症候群	angry backfiring C-nociceptor syndrome
ABC法	アビジン-ビオチン複合物法	avidin-biotin complex [conjugate] method
ABCC	原爆傷害調査委員会	Atomic Bomb Casualty Commission
ABCDE	A[気道] B[呼吸] C[循環] D[意識] E[保温] アプローチ	ABCDE approach
abd	腹部	abdomen
abd	腹部の	abdominal
abd	外転	abduction
abd resp	腹式呼吸	abdominal respiration
ABE	急性細菌性心内膜炎	acute bacterial endocarditis
A-B gap	気導骨導差	air-bone gap
ABI	上肢下肢血圧比	ankle brachial pressure index
ABI	アテローム血栓性脳梗塞	atherothrombotic brain infarction
ABI	聴性人工脳幹インプラント	auditory brainstem implant
ABK	アルベカシン	arbekacin
ABLB	両耳音の大きさバランス検査	alternate binaural loudness balance test
ABMT	自家骨髄移植	autologous bone marrow transplantation
ABO	ABO式血液型	ABO blood group system
ABP	急性細菌性前立腺炎	acute bacterial prostatitis
ABP	抗原結合タンパク	antigen-binding protein
ABP	動脈圧	arterial blood pressure
ABPA	アレルギー性気管支肺アスペルギルス症	allergic broncho-

pulmonary aspergillosis

ABPC アミノベンジルペニシリン，アンピシリン aminobenzyl penicillin, ampicillin

ABPC/MCIPC アンピシリン/クロキサシリン ampicillin/cloxacillin

ABPC/SBT アンピシリン/スルバクタム ampicillin/sulbactam

ABPM 携帯式血圧測定法 ambulatory blood pressure monitoring

ABR 聴性脳幹反応 auditory brainstem response

ABS 急性脳症候群 acute brain syndrome

ABSCT 自家末梢血幹細胞移植 autologous peripheral blood stem cell transplantation

ABU 無症候性細菌尿 asymptomatic bacteriuria

AC 腹囲 abdominal circumference

AC アセチルシステイン acetylcystein

AC 急性胆嚢炎 acute cholecystitis

AC 腺がん adenocarcinoma

AC 副腎皮質 adrenal cortex

AC 空気伝導 air conduction

AC アルコール性肝硬変 alcoholic cirrhosis

AC 前房 anterior chamber

AC 前交連 anterior commissure

AC 大動脈-冠動脈 aorto-coronary

AC 上腕周囲長 arm circumference

AC 上行結腸 ascending colon

AC 無症候性キャリア asymptomatic carrier

a.c. 食前 ante cibum(ラ)

A-C block 肺胞・毛細管ブロック(症候群) alveolar-capillary block (syndrome)

A-C bypass 大動脈-冠動脈バイパス術 aorto-coronary artery bypass procedure

ACA

ACA	前大脳動脈	anterior cerebral artery
ACBE	空気注腸バリウム浣腸	air contrast barium enema
ACBG	大動脈-冠(状)動脈バイパス術, ACバイパス手術	aortocoronary bypass grafting
ACC	腺様嚢胞がん	adenoid cystic carcinoma
ACD	アレルギー性接触性皮膚炎	allergic contact dermatitis
ACD	アクチノマイシンD	actinomycin D
ACD-CPR	胸骨圧迫	active compression-decompression-cardiopulmonary resuscitation
ACE	急性冠(状)動脈事象 [イベント]	acute coronary event
ACEI	アンジオテンシン変換酵素阻害薬	angiotensin converting enzyme inhibitor
ACG	心血管造影	angiocardiography
ACG	心尖拍動図	apex cardiogram
ACh	アセチルコリン	acetylcholine
ACH	活動性慢性肝炎	active chronic hepatitis
ACH	副腎皮質ホルモン	adrenal cortical hormone
AChA	前脈絡叢動脈	anterior choroidal artery
AChE	アセチルコリンエステラーゼ	acetylcholinesterase
ACI	急性冠不全	acute coronary insufficiency
ACI	副腎皮質機能不全	adrenocortical insufficiency
ACI	大動脈石灰化係数	aortic calcified index
AC-IOL	前房(眼内)レンズ	anterior chamber intraocular lens
ACJ	肩鎖関節	acromioclavicular joint
ACKD	後天性嚢胞腎	acquired cystic kidney disease
ACL	前十字靱帯	anterior cruciate ligament
ACLE	急性皮膚エリテマトーデス	acute cutaneous lupus erythematosus
ACLS	二次救命処置	advanced cardiac life support

ACM	アクラルビシン	aclarubicin
ACMP	肺胞毛細(血)管膜透過性	alveolar capillary membrane permeability
ACNU	ニムスチン	nimustine
ACO	急性冠血管閉塞	acute coronary occlusion
Acom	前交通動脈	anterior communicating artery
Acom aneurysm	前交通動脈動脈瘤	anterior communicating artery aneurysm
ACP	酸ホスファターゼ	acid phosphatase
ACP	米国内科学会	American College of Physicians
ACR	アクラルビシン	aclarubicin
ACS	急性錯乱状態	acute confusional state
ACS	急性冠症候群	acute coronary syndrome
ACT	活性化(賦活)凝固時間	activated coagulation time
ACT	抗凝固療法	anticoagulation[anticoagulant] therapy
ACT-D	アクチノマイシンD	actinomycin D
ACTH	副腎皮質刺激ホルモン	adrenocorticotropic hormone
ACV	アシクロビル, ゾビラックス	aciclovir
ACVD	急性心血管疾患	acute cardiovascular disease
ACVD	アテローム硬化性心血管疾患	atherosclerotic cardiovascular disease
AD	アドレナリン	adrenaline
AD	アルツハイマー病	Alzheimer disease
AD	大動脈解離	aortic dissection
AD	アトピー性皮膚炎	atopic dermatitis
AD	自律性排痰法	autogenic drainage
AD	自己免疫疾患	autoimmune disease
AD	常染色体優性遺伝	autosomal dominant
ad	まで[全量]	ad(ラ)

ad

ad	入院	admission
AD50〈イーディフィフティ〉	50%麻酔有効濃度	anesthetic ED50
AD95	95%麻酔有効濃度	anesthetic ED95
ad lib.	適宜	ad libitum(ラ)
ad us. ext.	外用	ad usum externum(ラ)
ad us. int.	内用	ad usum internum(ラ)
ADA	米国歯科医師会	American Dental Association
AdC	副腎皮質	adrenal cortex
ad-ca	腺がん	adenocarcinoma
ADD	環椎歯突起間距離	atlanto-dental distance
add	内転	adduction
add., ad.	加えよ	addatur(ラ)
Ade	アデニン	adenine
ADEM	急性散在性脳脊髄炎	acute disseminated encephalomyelitis
ADH	アルコール脱水素酵素	alcohol dehydrogenate
ADH	抗利尿ホルモン	antidiuretic hormone
ADHD	注意欠如・多動症, 注意欠如・多動性障害	attention-deficit/hyperactivity disorder
ADI	許容摂取量	acceptable daily intake
ADI	環椎歯突起間距離	atlanto-dental interval
ADIS	不安障害面接基準	anxiety disorder interview schedule
ADL	日常生活動作	activities of daily living
ADLI	常染色体優性葉状魚鱗癬	autosomal dominant lamellar ichthyosis
ADM	小指外転筋	abductor digiti minimi
ADM	アドリアマイシン	adriamycin
AdM	副腎髄質	adrenal medulla
Adm	入院	admission
ADME	薬物動態[吸収・分布・代謝・排泄]	absorption, distribu-

tion, metabolism(メタボリズム), excretion(イクスクリーション)

ADML 急性十二指腸粘膜病変 acute duodenal mucosal lesion(アキュート デュオデナル ミュコーサル リージョン)

admov. 適応せよ admoveatur(アドモヴェアター)(ラ)

Ado アデノシン adenosine(アデノシン)

ADP アデノシン二リン酸 adenosine diphosphate(アデノシン ダイホスフェイト)

ADPKD 常染色体優性多発性嚢胞腎 autosomal dominant polycystic kidney disease(オートソマル ドミナント ポリシスティック キドニー ディジーズ)

ADR 薬物有害反応 adverse drug reaction(アドヴァース ドラッグ リアクション)

ADR 裁判外訴訟[紛争]処理 alternative dispute resolution(オルターナティヴ ディスピュート リゾリューション)

ADS 解剖学的死腔 anatomical dead space(アナトミカル デッド スペイス)

ADS 抗利尿物質 antidiuretic substance(アンティ ダイユレディック サブスタンス)

Ad-St アダムス-ストークス症候群 Adams-Stokes syndrome(アダムス ストークス シンドローム)

ADT アデノシン三リン酸 adenosine triphosphate(アデノシン トリホスフェイト)

ADT 男性ホルモン遮断療法 androgen deprivation therapy(アンドロジェン デプリヴェイション セラピー)

ADV アデノウイルス adenovirus(アデノヴァイラス)

AE 腸性肢端皮膚炎 acrodermatitis enteropathica(アクロダーマタイティス エンテロウパスィカ)

AE 自動運動 active exercise(アクティヴ エクササイズ)

Ae 腹部食道 abdominal esophagus(アブドミナル エソファガス)

AE amp 上腕切断 above elbow amputation(アボウヴ エルボー アンピュテイション)

AECD アレルギー性湿疹性接触皮膚炎 allergic eczematous contact dermatitis(アラージック イグゼマタス コンタクト ダーマタイティス)

AED 抗痙攣薬, 抗てんかん薬 antiepileptic drugs(アンティエピレティック ドラッグズ)

AED 自動体外式除細動器 automated external defibrillator(オートメイティッド イクスターナル ディフィブリレイター)

AEDH 急性硬膜外血腫 acute epidural hematoma(アキュート エピデュラル ヘマトーマ)

AEG 気脳造影図 air encephalogram(エア エンセファログラム)

AEP 急性好酸球性肺炎 acute eosinophilic pneumonia(アキュート イオシノフィリック ニューモニア)

AEP 聴覚誘発電位 auditory evoked potential(オーディトリー イヴォークト ポテンシャル)

AER 聴覚誘発反応 acoustic evoked response(アコースティック イヴォクト リスパンス)

AER アルブミン排泄率 albumin excretion rate(アルブミン イクスクリーション レイト)

AES

AES	大動脈駆出音	aortic ejection sound
a-EtCO₂	動脈・終末呼気二酸化炭素分圧較差	difference between arterial to end-tidal CO_2 tension
AF	アマルガム充填	amalgam filling
AF	羊水	amniotic fluid
AF	大泉門	anterior fontanelle
AF	腹水	ascitic fluid
AF, aF	心房粗動	atrial flutter
Af	心房細動	atrial fibrillation
AFB	無酢酸透析	acetate free biofiltration
AFB	抗酸菌	acid-fast bacillus
AFB	大動脈-大腿動脈バイパス	aorto-femoral bypass
AFBF	無酢酸透析	acetate free biofiltration
AFBN	急性巣状細菌性腎炎	acute focal bacterial nephritis
AFC	抗体産生細胞	antibody forming cell
AFD	在胎週数相当出生体重児	appropriate-for-dates infant
AFE	羊水塞栓(症)	amniotic fluid embolism
AFI	羊水指数	amniotic fluid index
Afib	心房細動	atrial fibrillation
AFL	心房粗動	atrial flutter
AFO	短下肢装具	ankle-foot orthosis
AFP	α-フェトプロテイン	α-fetoprotein
AFR	平均(尿)流量[率]	average flow rate
AFRD	急性熱性呼吸器疾患	acute febrile respiratory disease
AFS	成人ファンコニー症候群	adult Fanconi syndrome
AFT	凝集・絮状検査	agglutination-flocculation test
Afta	人工肛門	Kunstafter(独)
after cat	後発白内障	after cataract
AFTN	自律性機能性甲状腺結節	autonomously functioning thy-

roid nodule ノデュール

AFV	羊水量	amniotic fluid volume アムニオティック フルイド ヴォリューム
AG	腹囲	abdominal girth アブドミナル ガース
AG	血管撮影(法)，血管造影(法)	angiography アンジオグラフィー
AG	陰イオンギャップ，アニオンギャップ	anion gap アニオン ギャップ
A/G ratio	アルブミン・グロブリン比	albumin-globulin ratio アルビューミングロビュリン レイシオ
Ag	抗原	antigen アンティジェン
Ag	銀	argentum アージェンタム
AGA	アレルギー性肉芽腫性血管炎	allergic granulomatous angitis アラージック グラニュロマタス アンジアイティス
AGA	在胎週数相当出生体格児	appropriate-for-gestational age アプロプリエイト フォー ジェステーショナル エイジ
Ag-Ab	抗原抗体	antigen-antibody アンティジェンアンティボディ
AGE	急性胃腸炎	acute gastroenteritis アキュート ガストロエンテリティス
AGEs	終末糖化タンパク生成物	advanced glycation end product アドヴァンスト グリコーション エンド プロダクト
AGF	副腎発育因子	adrenal growth factor アドリナル グロース ファクター
AGG	無γ-グロブリン血症	agammaglobulinemia アガンマグロビュリネミア
agg. 〈アグルチネーション〉	凝集(作用)	agglutination アグルチネーション
agit.	振り混ぜよ	agita(ラ) アジタ
agit. ante sum.	使用前に振盪せよ	agitato ante sumendum(ラ) アジタート アンテ サメンダム
AGML	急性胃粘膜障害	acute gastric mucosal lesion アキュート ガストリック ミュコーサル リージョン
AGN	急性糸球体腎炎	acute glomerulonephritis アキュート グロメルロニフライティス
AGN	失認	agnosia アグノウジャ
AGP	酸性糖タンパク質	acidic glycoprotein アシディック グライコプロテイン
AGS	副腎性器症候群	adrenogenital syndrome アドレノジェニタル シンドローム
AGS	無月経・乳汁分泌症候群	amenorrhea-galactorrhea syndrome エイメノリーアギャラクトリア シンドローム
AGs	アミノグリコシド[アミノ配糖体]抗生物質	aminoglycosides antibiotic アミノグライコサイディス アンティビオティック
AGT	耐糖能異常	abnormal glucose tolerance アブノーマル グルコース トレランス
AGT	抗グロブリン試験	antiglobulin test アンティグロビュリン テスト

● AGTT

AGTT	異常糖負荷試験	abnormal glucose tolerance test
aGVHD	急性移植片対宿主病	acute graft-versus-host disease
AH	腹式子宮摘出術	abdominal hysterectomy
AH	急性肝炎	acute hepatitis
AH	アルコール性肝炎	alcoholic hepatitis
AH	抗ヒスタミン(薬)	antihistamine
AH	動脈性高血圧	arterial hypertension
AH	人工心臓	artificial heart
Ah	遠視性乱視	astigmatismus hypermetropicus
AH interval	心房-ヒス束時間	atrio-His bundle interval
AHA	後天性溶血性貧血	acquired hemolytic anemia
AHA	急性溶血性貧血	acute hemolytic anemia
AHA	米国心臓協会	American Heart Association
AHA	米国病院協会	American Hospital Association
AHA	補助孵卵法	assisted hatching
AHA	自己免疫性溶血性貧血	autoimmune hemolytic anemia
AHC	急性出血性大腸炎	acute hemorrhagic colitis
AHC	急性出血性結膜炎	acute hemorrhagic conjunctivitis
AHC	抗血友病C因子	antihemophilic factor C
AHD	後天性心疾患	acquired heart disease
AHD	急性心疾患	acute heart disease
AHD	抗高血圧薬	antihypertensive drug
AHD	動脈硬化性心疾患	arteriosclerotic heart disease
AHD	自己免疫性溶血性疾患	autoimmune hemolytic disease
AHF	急性心不全	acute heart failure
AHF	抗血友病因子	antihemophilic factor
AHG	抗血友病グロブリン, 第Ⅷ因子	antihemophilic globulin, factor Ⅷ
AHG	抗ヒトグロブリン	antihuman globulin

AHI	無呼吸低呼吸［換気］指数	apnea hypopnea index
AHI	心房-ヒス束時間	atrio-His bundle interval
AHL	人工心肺(装置)	artificial heart-lung
AHP	急性出血性膵炎	acute hemorrhagic pancreatitis
AHRQ	米国医療研究・品質局	Agency for Healthcare Research and Quality
AI	脱臼指数, 臼蓋指数	acetabular index
AI	活動係数	activity index
AI	養子免疫療法	adoptive immunotherapy
AI	大動脈弁閉鎖不全(症)	aortic insufficiency
AI	無呼吸指数	apnea index
AI	人工授精	artificial insemination
AI	自己免疫	autoimmunity
Ai	死亡時画像(病理)診断	autopsy imaging
AIA	抗免疫グロブリン抗体	anti-immunoglobulin antibodies
AIA	抗インスリン抗体	anti-insulin antibody
AIA	アスピリン喘息	aspirin-induced asthma
AIB	鳥類感染性気管支炎	avian infectious bronchitis
AICA	前下小脳動脈	anterior inferior cerebellar artery
AICD	植込み型自動除細動器	automatic implantable cardioverter defibrillator
AICF	自己免疫補体結合反応	autoimmune complement fixation
AICT	受動免疫化学療法	adoptive immunochemotherapy
AID	非配偶者間人工授精	artificial insemination with donor's semen[sperm]
AID	白内障吸引灌流装置	aspiration and infusion device
AID	自己免疫疾患	autoimmune disease
AID	植込み型自動除細動器	automatic implantable defibrillator
AIDP	急性炎症性脱髄性多発神経炎	acute inflammatory demy-

● AIDP ...elinating polyradiculoneuropathy

AIDS	エイズ，後天性免疫不全症候群	acquired immune deficiency syndrome
AIE	急性感染性脳炎	acute infectious encephalitis
AIE	急性感染性心内膜炎	acute infective endocarditis
AIG	抗免疫グロブリン	anti-immunoglobulin
AIGHL	前下肩甲上腕靱帯	anterior inferior glenohumeral ligament
AIH	鎮痛薬誘発頭痛	analgesics induced headache
AIH	配偶者間人工授精	artificial insemination with husband's sperm
AIH	自己免疫性肝炎	autoimmune hepatitis
AIH	自己免疫性脂質異常症[高脂血症]	autoimmune hyperlipidemia
AIHA	自己免疫性溶血性貧血	autoimmune hemolytic anemia
AIHD	後天性免疫出血性疾患	acquired immune hemolytic disease
AIIR	空気感染隔離室	airborne infection isolation room
AILD	肺胞・間質性肺疾患	alveolar-interstitial lung disease
AIMAH	ACTH非依存性両側副腎皮質大結節性過形成	ACTH-independent bilateral adrenocortical macronodular hyperplasia
AIN	急性間質性腎炎	acute interstitial nephritis
AIN	自己免疫性好中球減少症	autoimmune neutropenia
AION	前部虚血性視神経症	anterior ischemic optic neuropathy
AIP	急性特発性心膜炎	acute idiopathic pericarditis
AIP	急性感染性多発性神経炎	acute infectious polyneuritis
AIP	急性間質性肺炎	acute interstitial pneumonia
AIP	アルコール性膵炎	alcohol induced pancreatitis
AIPD	前下膵十二指腸動脈	anterior inferior pancreatic duodenal artery
AIPD	自己免疫性プロゲステロン皮膚炎	autoimmune progesterone

dermatitis(ダーマタイティス)

AIS 簡易外傷スケール abbreviated injury scale(アブリヴィエイティッド インジャリー スケイル)

AIS 上皮内腺がん adenocarcinoma in situ(アデノカーシノウマ イン シトゥ)

AIS アンドロゲン不応症 androgen insensitivity syndrome(アンドロジェン インセンシティヴィティ シンドローム)

AIT 養子免疫療法 adoptive immunotherapy(アドプティヴ イミュノセラピィ)

AITD 自己免疫性甲状腺疾患 autoimmune thyroid disease(オートイミューン サイロイド ディジーズ)

AJ くるぶし反射, アキレス腱反射 ankle jerk(アンクル ジャーク)

a.j. 朝食前 ante jentaculum(アンテ ジェンタカルム)(ラ), before breakfast(ビフォアー ブレイクファスト)

AK 膝上 above the knee(アバーヴ ザ ニー)

AK 乱視矯正角膜切開術 astigmatic keratotomy(アスティグマティック ケラトトミィ)

AKA 関節運動学的アプローチ arthrokinematic approach(アーソロキネマティック アプローチ)

AK-AMP 大腿切断 above-knee amputation(アバーヴニー アンピュテイション)

AKBR 動脈血中ケトン体比 arterial ketone body ratio(アーテリアル キートーン ボディ レイショ)

AKI 急性腎障害 acute kidney injury(アキュート キドニー インジュリィ)

AKM アミノデオキシカナマイシン, ベカナマイシン aminodeoxykanamycin(アミノデオキシカナマイシン), bekanamycin(ベカナマイシン)

AKP 膝前部痛 anterior knee pain(アンテリアー ニー ペイン)

AL 急性白血病 acute leukemia(アキュート リューケミア)

ALA 抗リンパ球抗体 anti-lymphocyte antibody(アンティリムフォサイト アンティボディ)

Ala アラニン alanine(アラニン)

Alb アルブミン albumin(アルビュミン)

ALC 前交連 anterior commissure(アンテリアリア コマシュア)

Alc, alc アルコール alcohol(アルコホール)

ALD 副腎白質ジストロフィー adrenoleukodystrophy(アドレノリューコディストロフィー)

ALD アルコール性肝障害 alcoholic liver disease [injury](アルコホリック リヴァー ディジーズ)(インジュリー)

ALD アルドラーゼ aldolase(アルドラーゼ)

ALD, Ald アルドステロン aldosterone(アルドステロン)

ALF 急性肝不全 acute liver failure(アキュート リヴァー フェイリュア)

ALG 抗リンパ球グロブリン anti-lymphocyte globulin(アンティリムフォサイト グラビュリン)

● ALH

ALH	前葉ホルモン	anterior lobe hormone
ALHL	急性低音障害型難聴	acute low tone hearing loss
ALI	急性肺損傷	acute lung injury
ALI	アルゴンレーザー虹彩切開(術)	argon laser iridotomy
A-line	動脈ライン	arterial line
ALL	急性リンパ性白血病	acute lymphatic leukemia
ALL	前縦靱帯	anterior longitudinal ligament
ALK	自動角膜層状切開術	automated lamellar keratoplasty
ALM	肢端黒子様黒色腫	acral lentiginous melanoma
ALO	開眼失行	apraxia of lid opening
ALP	アルカリホスファターゼ	alkaline phosphatase
ALP	下垂体前葉	anterior lobe of pituitary
ALPP	腹圧性尿漏出圧	abdominal leak point pressure
ALS	二次救命処置	advanced life support
ALS	筋萎縮性側索硬化症	amyotrophic lateral sclerosis
ALT	アラニンアミノトランスフェラーゼ〔=GPT〕	alanine aminotransferase
ALT	前外側大腿皮弁	anterolateral thigh flap
ALTE	乳幼児突発性危急事態	apparent life-threatening event
ALTK	自動角膜層状切開術	automated lamellar therapeutic keratoplasty
ALTS	急性腰部外傷症候群	acute lumbar traumatic syndrome
AM	副腎髄質	adrenal medulla
AM	アメーバ性髄膜脳炎	amebic meningoencephalitis
AM	扁桃体	amygdala
AM	アミラーゼ	amylase
Am	近視性乱視	astigmatismus myopicus
AMA	医学指示拒否	against medical advice
AMA	米国医師会	American Medical Association

AMA	抗ミトコンドリア抗体	anti-mitochondrial antibody
AMA	上腕筋面積	arm muscle area
AMB	アムホテリシンB	amphotericin B
AMC	上腕筋周囲長	arm muscle circumference
AMCHA〈アムチャ〉	4-アミノメチルシクロヘキサンカルボン酸	4-aminomethyl cyclohexane-carboxylic acid
AMD	加齢黄斑変性症	age-related macular degeneration
AMD	アミオダロン	amiodarone
AMH	抗ミュラー管ホルモン	anti-mullerian hormone
AMHTS	自動総合健診システム	automated multiphasic health testing and services
AMI	急性心筋梗塞	acute myocardial infarction
AMK	アミカシン	amikacin
AML	急性単球性白血病	acute monocytic leukemia
AML	急性骨髄性白血病	acute myelocytic leukemia
AML	血管筋脂肪腫	angiomyolipoma
AML	僧帽弁前尖	anterior mitral leaflet
AMM	特発性骨髄線維症	agnogenic myeloid metaplasia
AMMoL	急性骨髄単球性白血病	acute promyemonocytic leukemia
AMP	アデノシン-リン酸	adenosine monophosphate
amp, Amp	切断	amputation
amp.	アンプル	ampoule
AMPC	アモキシシリン	amoxicillin
AMPH-B	アムホテリシンB	amphotericin B
AMPLE	AMPLEヒストリー	allergy medication past history and pregnancy last meal events and environment
AMR	聴骨筋反射	acoustic muscle reflex
AMR	活性代謝率	activity metabolic rate
AMT	急性粟粒結核	acute miliary tuberculosis

● AMV

AMV	補助機械的換気	assisted mechanical ventilation (アシスティッド メカニカル ヴェンティレイション)
AMY, Amy, amy	アミラーゼ	amylase (アミレイス)
AN	黒色表皮腫	acanthosis nigricans (アカンソウシス ニグリカンズ)
AN	聴神経腫	acoustic neuroma (アコースティック ニューローマ)
AN〈アーエヌ〉	不安神経症, 不安障害	Angstneurose（独）(アングストノイローゼ)
AN	神経性やせ症［神経性無食欲症］, 神経性食欲不振症	anorexia nervosa (アノレクシア ナーヴォーサ)
AN	無菌性壊死	aseptic necrosis (エイセプティック ネクロシス)
An	動脈瘤	aneurysm (アニューリズム)
ANA	米国看護師協会	American Nurses' Association (アメリカン ナーシズ アソシエイション)
ANA	抗核抗体	antinuclear antibody (アンティニュークリア アンティボディ)
ANCA〈アンカ〉	抗好中球細胞質抗体	anti-neutrophil cytoplasmic antibody (アンティニュートロフィル サイトプラズミック アンティボディ)
ANE	血管神経性浮腫	angioneurotic edema (アンジオニューロティック エディーマ)
ANF	心房性ナトリウム利尿因子	atrial natriuretic factor (アトリアル ネイトリュレティック ファクター)
ANF	大腿骨頭無腐性壊死	avascular necrosis of the femoral head (アヴァスキュラー ネクロシス オブ ザ フェモラル ヘッド)
ANFH	大腿骨頭壊死	avascular necrosis of femoral head (アヴァスキュラー ネクロシス オブ フェモラル ヘッド)
Angio〈アンジオ〉	血管撮影（法）, 血管造影（法）	angiography (アンジオグラフィー)
ANLL	急性非リンパ性白血病	acute non-lymphocytic leukemia (アキュート ノンリンフォサイティック リューケミア)
ANM	問診	Anamnese（独）(アナムネーゼ)
ANOVA〈アノーバ〉	分散分析	analysis of variance (アナリシス オブ ヴァリアンス)
ANP	急性壊死性膵炎	acute necrotizing pancreatitis (アキュート ネクロタイジング パンクレアタイティス)
ANP	（血漿）心房性ナトリウム利尿ペプチド	atrial natriuretic peptide (アトリアル ネイトリュレティック ペプタイド)
ANS	細(小)動脈性腎硬化症	arteriolarnephrosclerosis (アーテリオラネフロスクレロシス)
ANS	自律神経系	autonomic nervous system (オートノミック ナーヴァス システム)
ANSI	米国国家規格協会	American National Standards Institute (アメリカン ナショナル スタンダーズ インスティテュート)
AO	腹(部)大動脈	abdominal aorta (アブドミナル エイオータ)
AO	吸水軟膏	absorption ointment (アブソープション オイントメント)

APACHE〈アパチェ〉

AO	上行大動脈	ascending aorta
Ao	大動脈	aorta
AOD	動脈閉塞性疾患	arterial occlusive disease
AODM	成人発症型糖尿病	adult-onset diabetes mellitus
AOG	大動脈造影	aortography
AOM	急性中耳炎	acute otitis media
AoP	大動脈圧	aortic pressure
AOSC	急性閉塞性化膿性胆管炎	acute obstructive suppurative cholangitis
AoV	大動脈弁	aortic valve
AP	酸(性)ホスファターゼ	acid phosphatase
AP	活動電位	action potential
AP	急性肺炎	acute pneumonia
AP	狭心症	angina pectoris
AP	下垂体前葉	anterior lobe of pituitary
AP	前→後方向	anterior-posterior
AP	虫垂切除術	appendectomy
AP	動脈圧	arterial pressure
AP, AP-	大動脈圧	aortic pressure
Ap	アプガースコア	appearance, pulse, grimace, activity, respiration score[APGAR-score]
A-P	前→後撮影	anterior-posterior view[projection]
a.p.	夕食前	ante prandium(ラ)
APA	アルドステロン産生腺腫	aldosterone-producing adenoma
APA	米国精神医学会	American Psychiatric Association
APA	抗血小板抗体	anti-blood platelet antibody
APA	抗悪性貧血因子	antipernicious anemia factor
APA	抗リン脂質抗体	antiphospholipid antibody
APACHE〈アパチェ〉	アパシェ重症度評価	acute physiology and

APACHE〈アパチェ〉

chronic health evaluation [APACHE-score]

APB 短母指外転筋　abductor pollicis brevis

APB 心房性期外収縮　atrial premature beat

APBD 膵管胆道合流異常　anomalous arrangement of pancreaticobiliary ducts

APC 活性型プロテインC　activated protein C

APC （家族性）大腸腺腫症　adenomatosis polyposis of the colon

APC 抗原提示細胞　antigen presenting cell

APC アルゴンプラズマ凝固法　argon plasma coagulation

APC 心房性期外収縮　atrial premature contraction

APCC 活性プロトロンビン複合物質　activated prothrombin complex concentrate

APD 自動腹膜透析　automated peritoneal dialysis

APDL 生活関連動作　activities parallel to daily living

APE 急性肺塞栓症　acute pulmonary embolism

APEN 近似エントロピー　approximate entropy

APGAR (score)〈アプガー〉　アプガースコア　appearance, pulse, grimace, activity, respiratory score

APH 下垂体前葉ホルモン　anterior pituitary hormone

APH 失語症　aphasia

APH 心尖部肥大型心筋症　apical hypertrophic cardiomyopathy

API 急性パニック特性尺度　acute panic inventory

API 上下肢血圧比　ankle pressure index

APIC〈エイピック〉　米国感染防止管理士学会　Association for Professionals in Infection Control and Epidemiology

APL 長母指外転筋　abductor pollicis longus

APL 急性前骨髄球性白血病　acute promyelocytic leukemia

Aplas〈アプラ〉　再生不良性貧血　aplastic anemia

APMPPE 急性後部多発性斑状色素上皮症　acute posterior multifocal placoid pigment epitheliopathy

APN	急性腎盂腎炎	acute pyelonephritis
Apo	アポリポタンパク	apolipoprotein
Apo	脳卒中	apoplexia cerebri
APP	急性相反応タンパク	acute phase protein
APP	アミロイド前駆体タンパク	amyloid precursor protein
app	虫垂炎	appendicitis
app	虫垂	appendix
APR	腹会陰式直腸切除術	abdominoperineal resection
APR	急性期反応物質	acute phase reactant
APRV	気道圧内開放換気	airway pressure release ventilation
APS	抗リン脂質抗体症候群	antiphospholipid antibody syndrome
APSGN	急性溶連菌感染後糸球体腎炎	acute post-streptococcal glomerulonephritis
APT	アセチルフェネトライド	acetylpheneturide
APTT	活性化部分トロンボプラスチン時間	activated partial thromboplastin time
APUD〈アプード〉	アミン前駆物質摂取と脱炭酸	amine precursor uptake and decarboxylation
APUDoma	アプドーマ, 腫瘍	amine precursor uptake and decarboxylation cell tumor
APVC	肺静脈還流異常	anomalous pulmonary venous connection
aq.	水, 水溶液	aqua(ラ)
Aq.bull.	沸騰水	Aqua bulliens(ラ)
Aq.com.	常水, 水道水, 井戸水	Aqua communis(ラ)
Aq.dest.	蒸留水	Aqua distillata(ラ)
Aq.puri.	精製水	Aqua purificata(ラ)
AR	アルドース還元酵素	aldose reductase
AR	アレルギー性鼻炎	allergic rhinitis

● AR

AR	大動脈弁閉鎖不全	aortic regurgitation
AR	人工呼吸	artificial respiration
AR	萎縮性鼻炎	atrophic rhinitis
AR	常染色体劣性遺伝	autosomal recessive
Ara-A〈アラエー〉	アデニンアラビノシド/ビダラビン	adenine arabinoside / vidarabine
Ara-C〈アラシー〉	シトシンアラビノシド/シタラビン	cytosine arabinoside / cytarabine
ARAS	上行性網様体賦活系	ascending reticular activating system
ARAS	粥状硬化性腎動脈狭窄症	atherosclerotic renal artery stenosis
ARB	アンジオテンシンⅡ受容体拮抗薬	angiotensin Ⅱ receptor blocker
ARC	網膜異常対応	abnormal retinal correspondence
ARC〈アーク〉	エイズ関連症候群	AIDS-related complex
ARC	米国赤十字社	American Red Cross
ARCD	後天性腎嚢胞性疾患	acquired renal cystic disease
Arch	公文書[記録]	archives
ARD	急性呼吸器疾患, 急性気道疾患	acute respiratory disease
ARDS	急性呼吸窮迫症候群	acute respiratory distress syndrome
ARDS	成人呼吸窮迫症候群	adult respiratory distress syndrome
ARF	急性腎不全	acute renal failure
ARF	急性呼吸不全	acute respiratory failure
ARF	急性リウマチ熱	acute rheumatic fever
Arg	アルギニン	arginine
ARG	オートラジオグラム	autoradiogram
ARI	アルドース還元酵素阻害薬	aldose reductase inhibitor
ARLI	常染色体劣性葉状魚鱗癬	autosomal recessive lamellar ichthyosis

ARM	人工破水，人工破膜	artificial rupture of membranes
ARMD	加齢黄斑変性症	age-related macular degeneration
ARN	急性網膜壊死	acute retinal necrosis
AROM	人工破膜，人工破水	artificial rupture of membrane
ARP	絶対不応期	absolute refractory period
ARP	アルコール依存症リハビリテーションプログラム	alcoholism rehabilitation program
ARP	寄与危険度割合	attributable risk percent
ARPKD	常染色体劣性多発性嚢胞腎(症)	autosomal recessive polycystic kidney disease
ARR	絶対リスク減少(率)	absolute risk reduction
ART	生殖補助医療，補助生殖技術	assisted reproductive technology
ARVC	催不整脈性右室心筋症	arrhythmogenic right ventricular cardiomyopathy
ARVD	不整脈源性右室異形成症	arrhythmogenic right ventricular dysplasia
AS	強直性脊椎炎	ankylosing spondylitis
AS	大動脈弁狭窄	aortic stenosis
AS	アスペルガー症候群	Asperger syndrome
AS	アサーション尺度	assertion scale
AS	乱視	astigmatism
AS	動脈硬化	atherosclerosis
ASA	アセチルサリチル酸，アスピリン	acetylsalicylic acid, aspirin
ASA	アダムス-ストークス発作	Adams-Stokes attack
A-S attack	アダムス-ストークス発作	Adams-Stokes attack
ASB	自発呼吸補助換気	assisted spontaneous breathing
ASC	無症候性キャリア	asymptomatic carrier
Asc-A	上行大動脈	ascending aorta
ASCO	米国臨床腫瘍学会	American Society of Clinical Oncology

● ASCVD

ASCVD 動脈硬化性心血管疾患 arteriosclerotic cardiovascular disease

ASD 急性ストレス障害 acute stress disorder

ASD アルツハイマー型老年認知症 Alzheimer senile dementia

ASD 心房中隔欠損症 atrial septal defect

ASD 自閉スペクトラム症, 自閉症スペクトラム障害 autism spectrum disorder

ASD 自家感作性皮膚炎 autosensitized dermatitis

ASDH 急性硬膜下血腫 acute subdural hematoma

ASF 脊椎前方固定 anterior spinal fusion

ASH アルコール性脂肪性肝炎 alcoholic steatohepatitis

ASH アルドステロン刺激ホルモン aldosterone-stimulating hormone

ASH 強直性脊椎骨増殖症 ankylosing spinal hyperostosis

ASH 非対称性心室中隔肥大 asymmetric septal hypertrophy

ASHD 動脈硬化性心疾患 arteriosclerotic heart disease

ASI 大動脈弁狭窄兼閉鎖不全 aortic stenoinsufficiency

ASIM 米国内科医会 American Society of Internal Medicine

ASIS 上前腸骨棘 anterior superior iliac spine

ASK 抗ストレプトキナーゼ antistreptokinase

ASLO 抗ストレプトリジンO antistreptolysin-O

ASLOT〈アスローテスト〉 抗ストレプトリジンO価測定試験 antistreptolysin-O test

ASM 心房収縮期雑音 atrio-systolic murmur

Asn アスパラギン asparagine

ASO 閉塞性動脈硬化症 arteriosclerosis obliterans

ASOT〈アソテスト〉 抗ストレプトリジンO価測定試験 antistreptolysin-O test

ASP 急性化膿性耳下腺炎 acute suppurative parotitis

ASP 嚥下性肺炎 aspiration pneumonia

Asp	アスパラギン酸	aspartic acid
ASPD	前上膵十二指腸動脈	anterior superior pancreaticoduodenal artery
ASPD	反社会性パーソナリティ障害	antisocial personality disorder
ASR〈アーエスエル〉	アキレス腱反射	Achilles Sehnen Reflex
ASR	大動脈弁狭窄兼閉鎖不全	aortic stenosis and regurgitation
AST	アスパラギン酸アミノトランスフェラーゼ〔=GOT〕	aspartate aminotransferase
AST	星細胞腫	astrocytoma
AT	アキレス腱	Achilles tendon
AT	聴神経腫瘍	acoustic tumor
AT	無気的閾値[無酸素性閾値]，嫌気性閾値	anaerobic threshold
AT	芸術療法	art therapy
AT	動脈血栓症	arterial thrombosis
AT	毛細血管拡張性運動失調症	ataxia telangiectasis
AT	アトロピン	atropine
AT	自律訓練	autogenic training
AT-Ⅲ	アンチトロンビンⅢ	antithrombin Ⅲ
ATC-D	アクチノマイシンD	actinomycin D
ATD	アルツハイマー型認知症	Alzheimer-type dementia
ATD	抗甲状腺薬	antithyroid drug
ATFL	前距腓靱帯	anterior talofibular ligament
ATG	抗胸腺細胞グロブリン	antithymocyte globulin
ATH	腹式子宮全摘術	abdominal total hysterectomy
ATI	エアートラッピング指数	air trapping index
ATL	成人T細胞性白血病	adult T-cell leukemia
ATLA〈アトラ〉	成人T細胞性白血病抗原	adult T-cell leukemia-associated antigen
ATLL	成人T細胞性白血病／リンパ腫	adult T-cell leukemia/

● ATLL
リンフォーマ
lymphoma

ATLS 外傷二次救命処置 advanced trauma life support

ATM 非定型抗酸菌症 atypical mycobacteriosis

ATN 急性尿細管壊死 acute tubular necrosis

ATNR 非対称性緊張性頸反射 asymmetrical tonic neck reflex

ATP アデノシン三リン酸 adenosine triphosphate

ATP 異型上皮 atypical epithelium

ATP 自己免疫性血小板減少性紫斑病 autoimmune thrombocytopenic purpura

ATR アキレス腱反射 Achilles tendon reflex

Atr, atr 萎縮 atrophy

ATRA〈アトラ〉 オールトランス型レチノイン酸 all-trans retinoic acid

ATS 腹部外傷スコア abdominal traumatic score

ATS 不安緊張状態 anxiety tension state

ATSD アルツハイマー型老年認知症 Alzheimer type senile dementia

ATT 救急初期診療チーム advanced triage team

Au 金 aurum

Au-Ag〈オーストラリア・アンチゲン〉 オーストラリア抗原 Australia antigen

AUC 急性単純性膀胱炎 acute uncomplicated cystitis

AUC 薬物血中濃度時間曲線下面積 area under the blood concentration-time curve

auf 1×z.n. 一度に服用〔頓服〕 auf einmal zu nehmen(独)

auf 3×T 1日3回 Xäglich 3 mal(独)

auf 4×6 Stünd. 4回ごと6時間 4 mal 6 Stünde(独)

Auge 眼科 Augenheilkunde(独)

AUL 急性未分化型白血病 acute undifferentiated leukemia

AUR 急性尿閉 acute urinary retention

AUR オーラノフィン〔抗リウマチ薬〕 auranofin

AVSD

AUS	腹部超音波	abdominal ultrasonography
Aus〈アウス〉	子宮内容除去術，子宮内膜掻爬術	Ausräumung und Auskratzung(独)
AV	字ひとつ視力〔視力検査の1つ〕	angular vision
AV	大動脈弁	aortic valve
AV	補助呼吸［換気］	assisted ventilation
AV	房室	atrioventricular
AV, A-V	奇静脈	azygos vein
AV block	房室ブロック	atrioventricular block
AV shunt	動静脈シャント	arteriovenous shunt
AVA	動静脈吻合	arteriovenous anastomosis
AVD	大動脈弁疾患	aortic valve disease
AVD	心房心室不一致	atrioventricular discordance
a-VDO₂	動静脈血酸素分圧較差	arteriovenous oxygen difference
AVF	動静脈瘻	arteriovenous fistula
aVF	左足(増高)単極肢誘導	augmented vector of left foot
avg	平均	average
AVH	急性ウイルス性肝炎	acute viral hepatitis
aVL	左手(増高)単極肢誘導	augmented vector of left arm
AVM	動静脈奇形	arteriovenous malformation
AVN	房室結節	atrioventricular node
AVNRT	房室結節回帰性頻拍	atrioventricular node reentry tachycardia
AVP	大動脈弁形成術	aortic valvuloplasty
AVP	アルギニンバソプレシン	arginine vasopressin
AVR	大動脈弁置換術	aortic valve replacement
aVR	右手(増高)単極肢誘導	augmented vector of right arm
AVRT	房室回帰性頻拍	atrioventricular reentrant tachycardia
AVSD	房室中隔欠損	atrioventricular septal defect

● AVV

AVV	房室弁	atrioventricular valve
AW	エアウェイ，気道	airway
AWD	疾患を抱えて生存中	alive with disease
AWO	気道閉塞	airway obstruction
Ax	軸〔円柱レンズの〕	axis
AZ	アザチオプリン	azathioprine
AZA	アセタゾラミド	acetazolamide
AZM	アジスロマイシン水和物	azithromycin hydrate
AZT	アジドチミジン，ジドブジン	azidothymidine, zidovudine
AZT	アズトレオナム	aztreonam
AZT/3TC	ジドブジン・ラミブジン配合	azidothymidine/lamivudine
AZTEC	アズテック法〔心電図情報の圧縮〕	amplitude, zone, time, epoch, coding
α₂-PI	α₂-プラスミンインヒビター	$α_2$-plasmin inhibitor

memo

B

- **B** 桿菌 *bacillus*
- **B** 好塩基球 basophile
- **B** 血液 blood
- **B** B細胞 bone marrow derived cell
- **B-I** ビルロートⅠ法 Billroth Ⅰ
- **B-Ⅱ** ビルロートⅡ法 Billroth Ⅱ
- **B bile** 胆嚢胆汁 bladder bile
- **BA** 脳底動脈 basilar artery
- **BA** 胆汁酸 bile acid
- **BA** 胆道閉鎖症 biliary atresia
- **BA** 血液寒天培地 blood agar
- **BA** 骨年齢 bone age
- **BA** 気管支喘息 bronchial asthma
- **Ba** バリウム barium
- **Ba** 好塩基球 basophil
- **BA top (aneurysm)** 脳底動脈先端部動脈瘤 basilar top aneurysm
- **BAC** 基礎分泌時最高酸濃度 basal acid concentration
- **BAC** 血中アルコール濃度 blood alcohol concentration
- **BAC** 気管支肺胞細胞 bronchoalveolar cells
- **BAE** 気管支動脈塞栓術 bronchial artery embolization
- **BAEP** 脳幹聴性誘発電位 brainstem auditory evoked potential
- **BAER** 脳幹聴性誘発反応 brainstem auditory evoked response
- **BAG** 上腕動脈造影 brachial arteriography
- **BAG** 気管支動脈造影 bronchial arteriography
- **BAG** 逆行性上腕動脈撮影法 retrograde brachial arteriography
- **BAI** 気管支動脈注入(法) bronchial artery infusion
- **BAL** 血中アルコール濃度レベル blood alcohol concentration level
- **BAL** バル〔英国抗ルイサイト〕, ジメルカプロール British anti-

lewisite

BAL 気管支肺胞洗浄 bronchoalveolar lavage

BALF 〈バルフ〉 気管支肺胞洗浄液 bronchoalveolar lavage fluid

BALL B細胞急性リンパ芽球性白血病 B-cell acute lymphoblastic leukemia

BALT 〈バルト〉 気管支関連リンパ組織 bronchus-associated lymphoid tissue

band 桿状核好中球 band neutrophil

BAO 基礎酸分泌量 basal acid output

BAP 骨型アルカリホスファターゼ bone-alkaline phosphatase

BAPC バカンピシリン bacampicillin

BAR-therapy バー療法 BUdR antimetabolite continuous intra-arterial infusion radiation therapy

BAS バルーン式心房中隔裂開法［心房中隔欠損孔作成］ balloon atrial septostomy

BAT 褐色脂肪組織 brown adipose tissue

BB (全身)清拭 bed bath

BB 血液銀行 blood bank

BB 乳房生検 breast biopsy

BB 緩衝塩基 buffer base

BB β遮断薬, Bブロッカー β-blocker

BBA 病院到着前出産 born before arrival

BBB 血液脳関門 blood-brain barrier

BBB 脚ブロック bundle branch block

BBBB 両脚ブロック bilateral bundle branch block

BBD 良性乳房疾患 benign breast disease

BBO 閉塞性気管支細気管支炎 bronchobronchiolitis obliterans

BBT 基礎体温 basal body temperature

BC 背部清拭 back care

● BC

BC	胆石仙痛	biliary colic
BC	急性転化	blastic crisis
BC	血液培養	blood culture
BC	ブルークロス〔民間非営利入院費給付健康保険〕	Blue Cross
BC	骨伝導	bone conduction
BC	乳がん	breast cancer
BC	ブレストケア	breast care
BCAA	分岐鎖アミノ酸	branched chain amino acid
BCC	基底細胞がん	basal cell carcinoma
BCC	計画出産外来	birth control clinic
BCD	ブレオマイシン+シクロホスファミド+アクチノマイシンD	bleomycin+cyclophosphamide+actinomycin D
BCE	基底細胞上皮腫	basal cell epithelioma
B-cell	B細胞	bone marrow derived cell
BC/FRM	バシトラシン・フラジオマイシン硫酸塩配合	bacitracin/fradiomycin sulfate
BCG	ビーシージー，カルメット−ゲラン・ウシ型桿菌	bacille Calmette et Guérin（仏）
BCGF	B細胞増殖因子	B-cell growth factor
BCIE	水疱型先天性魚鱗癬様紅皮症	bullous congenital ichthyosiform erythroderma
BCLS	一次心臓救命処置	basic cardiac life support
BCR	バイオクリーンルーム，無菌病床	biological clean room
BCR	球海綿体反射	bulbocavernosus reflex
BCRL	球海綿体筋反射潜時	bulbocavernosus reflex latency
BCS	被虐待児症候群	battered child syndrome
BCT	血液凝固時間	blood coagulation time
BCU	熱傷集中監視室	burn care unit
BCW	生物化学兵器	biological and chemical weapons

BD	塩基不足	base deficit
BD	プリズム基底―下方	base of prism down
BD	バセドウ病	Basedow disease
BD	脳死	brain death
BD	気管支拡張薬	bronchodilator
BDAE	ボストン失語診断検査	Boston diagnostic aphasia examination
BDC	胆管がん	bile duct cancer
BDI	ベースライン呼吸困難指数	baseline dyspnea index
BDI	ベックうつ病特性尺度,ベック法	Beck's depression inventory
BDI	ベクロメタゾンインヘラー[吸入器]	beclomethasone dipropionate inhaler
BE	細菌性心内膜炎	bacterial endocarditis
BE	バリウム注腸検査	barium enema
BE	塩基過剰, 過剰塩基	base excess
BE	肘関節下	below elbow
BE	脳浮腫	brain edema
BE	気管支拡張症	bronchiectasis
BE amp	前腕切断	below-elbow amputation
BEAR	聴性脳幹反応	brainstem evoked auditory response
BEE	基礎エネルギー消費量	basal energy expenditure
BEI	生物学的曝露指標	biological exposure indices
Bei Fieber auf 1 mal z.n.	発熱時頓服	Bei Fieber auf 1 mal zu nehmen(独)
Bei kopfschmerz auf 1 mal z.n.	頭痛時頓服	Bei kopfschmerz auf 1 mal zu nehmen(独)
BEL〈ベル〉	骨盤位	Beckenendlage(独), breech presentation, pelvic presentation
BEP	脳誘発電位	brain evoked potential

BERA	聴性脳幹反応	brainstem electric response audiometry
BET	交換輸血	blood exchange transfusion
BET	合成血	blood for exchange transfusion
BF	バイオフィードバック法	biofeedback
BF	血流量	blood flow
BF〈ブロンコ〉	気管支ファイバースコープ，気管支鏡	broncho-fiberscopy
bFGF	ヒト塩基性線維芽細胞成長[増殖]因子	basic fibroblast growth factor
BFHR	基礎胎児心拍数	basal fetal heart rate
BFO	肩関節動的装具	balanced forearm orthosis
BFP	塩基性胎児タンパク	basic fetoprotein
BFP	生物学的偽陽性	biological false positive
BFS	空腹時血糖	blood fasting sugar
BFS〈ブロンコ〉	気管支ファイバースコープ，気管支鏡	broncho-fiberscopy
BG	大脳基底核	basal ganglion
BG	結節間溝	bicipital groove
BG	血液ガス	blood gas
BG	血糖	blood glucose
BG	骨移植(片)	bone graft
BG	気管支造影	bronchography
BGA	動脈血ガス分析	blood gas analysis
BGT	ベンダー - ゲシュタルト法	Bender-Gestalt test
BGTT	境界型ブドウ糖負荷試験	borderline glucose tolerance test
BH	出生身長	birth height
BH	出生歴	birth history
BH	身長	body height
BH-AC	エノシタビン	enocitabine

BHL	両側肺門リンパ節腫脹	bilateral hilar lymphadenitis
BHL	生物学的半減期	biological half life
BI	バーセルインデックス,ADL評価尺度	Barthel index
BI	プリズム基底―内方	base of prism in
BI	ブリンクマン指数	Brinkman index
BI	熱傷指数	burn index
BIA	細菌抑制検査,ガスリーテスト	bacterial inhibition assay
Bic	上腕二頭筋	biceps muscle
BID	入院時すでに死亡	brought in dead
b.i.d.	1日2回	bis in die(ラ)
big	二段脈	bigeminy
BIL	ビリルビン	bilirubin
bil	両側	bilateral
BIP	ブレオマイシン+イホスファミド+シスプラチン	bleomycin + ifosfamide + cisplatin
BIP	閉塞性細気管支炎性間質性肺炎	bronchiolitis obliterans and diffuse alveolar damage
BiPAP〈バイパップ〉	間欠的二段階気道陽圧,二相性陽圧呼吸	biphasic positive airway pressure
BIPM	ビアペネム	biapenem
bis in 7d.	週2回	bis in septem diebus(ラ)
BJ	二頭筋反射	biceps jerk
B & J	骨と関節	bone and joint
BJP	ベンス-ジョーンズタンパク	Bence Jones protein
BK	膝下	below knee
BK	ブラジキニン	bradykinin
BK	水疱性角膜症	bullous keratopathy
BK amp〈ビーケーアンプ〉	下腿切断	below knee amputation
BL	失血,出血	blood loss

● BL

BL	バーキットリンパ腫	Burkitt lymphoma
BLM	ブレオマイシン	bleomycin
BLNAR	β-ラクタマーゼ陰性アンピシリン耐性	β-lactamase-negative ampicillin resistant (*Haemophilus influenzae*)
BLS	一次救命処置	basic life support
BLS	血液・リンパ系	blood and lymphatic systems
BM	基礎代謝	basal metabolism
BM	基底膜	basement membrane
BM	骨髄	bone marrow
BM	便通	bowel movement
BM	母乳	breast milk
BMC	骨塩量	bone mineral content
BMD	ベッカー型筋ジストロフィー症	Becker muscular dystrophy
BMD	骨髄抑制	bone marrow depression
BMD	骨密度	bone mineral density
BME	医用生体工学	biomedical engineering
BMG	良性単クローン性免疫グロブリン血症	benign monoclonal gammopathy
BMI	体格指数，ボディマスインデックス	body mass index
BMP	骨形成因子	bone morphogenetic protein
BMR	基礎代謝率	basal metabolic rate
BMR	両内直筋後転術	bilateral medial rectus recession
BMs	便通	bowel movements
BMT	骨髄移植	bone marrow transplantation
BMZ	基底膜帯	basement membrane zone
BN	神経性過食症，神経性大食症	bulimia nervosa
BNBAS	ブラゼルトン新生児行動評価尺度	Brazelton neonatal behavioral assessment scale
BNC	膀胱頸部硬化症	bladder neck contracture

BNP	脳性ナトリウム利尿ペプチド，Bタイプナトリウムペプチド	brain [B-type] natriuretic peptide
BNT	脳神経伝達物質	brain neurotransmitter
BO	プリズム基底 — 外方	base of prism out
BO	体臭	body odor
BO	腸閉塞	bowel obstruction
BO	閉塞性細気管支炎	bronchiolitis obliterans
BOA	聴性行動反応聴力検査	behavioral observation audiometry
BOA	到着時出産	born on arrival
BOAI	バルーン閉塞動注法	balloon occluded arterial infusion
BOHA	バルーンカテーテル閉塞下肝動脈造影	balloon-occluded hepatic arteriography
BOMP	ブレオマイシン＋ビンクリスチン＋マイトマイシンC＋シスプラチン	bleomycin + vincristine + mitomycin C + cisplatin
BOO	下部尿路閉塞	bladder outlet obstruction
BOOP〈ブープ〉	閉塞性細気管支炎〔器質化肺炎を伴う〕	bronchiolitis obliterans with organizing pneumonia
Borr Ⅰ〜Ⅳ	ボールマンの分類〔胃がんの分類〕	Borrmann classification
BP	ベル麻痺	Bell palsy
BP	双極性障害および関連障害群	bipolar and related disorders
BP	血漿	blood plasma
BP	血圧	blood pressure
BP	水疱性類天疱瘡	bullous pemphigoid
BPD	大横径	biparietal diameter
BPD	血圧低下	blood pressure decrease
BPD	境界性パーソナリティ障害	borderline personality disorder
BPD	気管支肺異形成症	bronchopulmonary dysplasia
BPEC	バイポーラ電気凝固	bipolar electrocoagulation

● BPF

BPF	ブラジキニン活性化因子	bradykinin potentiating factor
BPH	前立腺肥大(症)	benign prostatic hyperplasia
BPM	分時呼吸数	breaths per minute
BPM, bpm	分時拍動数	beats per minute
BPO	基礎ペプシン分泌量	basal pepsin output
BPO	良性前立腺閉塞	benign prostatic obstruction
BPPV	良性発作性頭位めまい症	benign paroxysmal positional vertigo
BPRS	簡易精神医学的評価尺度	brief phychiatric rating scale
BPS	バイオフィジカルプロファイルスコア	biophysical profile score
BPSD	認知症随伴心理行動異常	behavioral and psychological symptoms of dementia
BPT	気管支誘発試験	bronchial provocation test
Bq	ベクレル	becquerel
BR	ボールリリース点	ball release
BR	床上安静	bed rest
BR	気管支拡張症	bronchiectasis
Br	橋義歯	bridge
Br, br	気管支	bronchus
br	呼吸	breath
br	臭素	bromine
BrA	気管支動脈	bronchial artery
bra	徐脈	bradycardia
brady〈ブラディ〉	徐脈	bradycardia
BRAO	網膜動脈分枝閉塞症	branch retinal artery occlusion
BRM	生物学的応答修飾物質	biological response modifiers
BRO	気管支鏡検査法	bronchoscopy
B-RTO	バルーン閉塞下逆行性経静脈的塞栓術	balloon-occluded retrograde transvenous obliteration

BRVO	網膜静脈分枝閉塞症	branch retinal vein occlusion
BS	眼瞼痙攣	blepharospasm
BS	血清	blood serum
BS	血糖	blood sugar
BS	腸雑音	bowel sound
BS	呼吸音	breath sound
B's	バビンスキー反射	Babinski's reflex
BSA	体表面積	body surface area
BSE	ウシ海綿状脳症	bovine spongiform encephalopathy
BSE	乳房自己検診	breast self-examination
BSEP	脳幹誘発電位	brainstem evoked potential
BSF	ブスルファン	busulfan
BSG〈ベーエスゲー〉	赤血球沈降速度	Blutkörperchen-Senkungs Geschwindigkeit(独)
BSI	血流感染	blood stream infection
BSI	ボディ・サブスタンス・アイソレーション,生体物質隔離予防策 body substance isolation	
BSI	脳幹部損傷	brainstem injury
BSN	看護学士	bachelor of science in nursing
BSO	両側(性)卵管卵巣摘出(術)	bilateral salpingo-oophorectomy
BSP test	ブロムサルファレイン試験	bromsulphalein test
BSR	赤血球沈降速度	blood sedimentation rate
BSR	脳幹反応	brainstem response
BSS	平衡塩類溶液	balanced salt solution
BSS	ベルナード-スーリー症候群	Bernard-Soulier syndrome
BST	臨床[地]実習	bedside teaching
BST	血液血清学的試験	blood serologic test
BST	ウベニメクス,ベスタチン	Ubenimex, Bestatin
BSV	基礎分泌量	basal secretion volume

BT

BT	バクテリアルトランスロケーション	bacterial translocation
BT	行動療法	behavior therapy, behavioral therapy
BT	膀胱腫瘍	bladder tumor
BT	出血時間	bleeding time
BT	血液型	blood type
BT	体温	body temperature
BT	腸雑音	bowel tones
BT	脳腫瘍	brain tumor
BT	乳房腫瘍	breast tumor
BTB	ブロモチモールブルー	bromothymol blue
BTF	輸血	blood transfusion
b.t.i.d.	1日2～3回	bis terre in die（ラ）
BTL	両側卵管結紮術	bilateral tubal ligation
BTL	生物学的許容限界	biologically tolerable level
BTLS	一次外傷救命処置	basic trauma life support
BTP	胆道痛	biliary tract pain
BTPD	体温, 大気圧, 乾燥状態	body temperature and ambient pressure, dry
BTPS	体温大気圧水蒸気飽和状態	body temperature and ambient pressure, saturated with water vapor
BTR	二頭筋腱反射	biceps tendon reflex
BTS	徐脈・頻脈症候群	bradycardia-tachycardia syndrome
B-T shunt	ブラロック-タウジッヒ短絡術	Blalock-Taussig shunt
BU	プリズム基底 ―上方	base of prism up
BU	重症熱傷治療, バーンユニット	burn unit
Bu	ブスルファン	busulfan
BUC	ブシラミン	bucillamine
BUN	血中尿素窒素	blood urea nitrogen
BUO	部位不明出血	bleeding of undetermined origin

BUT	涙液層破壊時間	break-up time of tear film
BV	細菌性腟症	bacterial vaginosis
BV	両心室	biventricular
BV	血管	blood vessel
BV	血液量	blood volume
BVAS	両心室補助人工心臓	biventricular assist system
BVH	両心室肥大	biventricular hypertrophy
BVM	バッグバルブマスク	bag valve mask
BVRT	ベントン視覚記銘力検査	Benton visual retention test
BVRV	両大血管右室起始症	both great vessels from right ventricle
BW	出生時体重	birth weight
BW	体重	body weight
BWG	ブランド-ホワイト-ガーランド症候群	Bland-White-Garland syndrome
BWR	体重比	body-weight ratio
BWS	臍ヘルニア・巨舌・巨人症症候群，ベックウィズ-ビーデマン症候群	Beckwith-Wiedemann syndrome
Bx	バイオプシー，生体組織検査［生検］	biopsy
BZ	ベンゾイル	benzoyl
BZD	ベンゾジアゼピン誘導体	benzodiazepine derivative
BZS	ホウ酸亜鉛華軟膏	Bor Zink Salbe
β-hCG	β-ヒト絨毛性ゴナドトロピン	β-human chorionic gonadotropin
β-HS	β溶血性連鎖状球菌	β-hemolytic *streptococcus*
β-LP	β-リポタンパク	β-lipoprotein
β-TG	β-トロンボグロブリン	β-thromboglobulin

C

- **C** 炭素 carbon（カーボン）
- **C** カリエス Caries（キャリーズ）
- **C** 齲蝕 carious tooth（カリーズ トゥース）
- **C** 盲腸 cecum（シーカム）
- **C** 頸椎の，頸髄の cervical（サーヴィカル）
- **C** 頸神経 cervical nerve（サーヴィカル ナーヴ）
- **C** クリアランス clearance（クリアランス）
- **C** 補体 complement（コンプルメント）
- **C** コンプライアンス compliance（コンプライアンス）
- **C** 皮質 cortex（コーテクス）
- **C** 円柱（レンズ） cylinder（シリンダー）
- **C** 肋骨 rib（リブ）
- **c** 毛細管 capillary（キャピラリー）
- **c** サイクル cycle（サイクル）
- **C bile** 肝内胆汁，C胆汁 hepatic bile（ヘパティック バイル）
- **C section** 帝王切開 cesarean section（シゼアリアン セクション）
- **CA** カルシウム拮抗薬 calcium antagonist（カルシアム アンタゴニスト）
- **CA** 心停止 cardiac arrest（カーディアック アレスト）
- **CA** 不整脈 cardiac arrhythmia（カーディアック アンギオグラフィ）
- **CA** 頸動脈 carotid artery（カロティド アーテリー）
- **CA** カテコラミン catecholamine（キャタカラミーン）
- **CA** 腹腔動脈造影 celiac angiography（セリアク アンギオグラフィ）
- **CA** 腹腔動脈 celiac artery（セリアク アーテリー）
- **CA** 暦年，生活年齢 chronological age（クロノロジカル エイジ）
- **CA** 烏口肩峰靱帯 coraco-acromial ligament（コラコアクロミアル リガメント）
- **CA** 冠動脈 coronary artery（コロナリー アーテリー）
- **CA** 胆嚢動脈 cystic artery（システィック アーテリー）
- **CA, Ca, ca** がん（癌） cancer, carcinoma（カンサー，カーシノーマ）

Ca	カルシウム	calcium
Ca	約	circa(ラ)
CA125	糖鎖抗原 125	carbohydrate antigen 125
CA19-9	糖鎖抗原 19-9	carbohydrate antigen 19-9
CAA	脳アミロイドアンギオパチー	cerebral amyloid angiopathy
CAB	混合[完全]男性ホルモン遮断療法	combined[complete] androgen blockade
CABG	冠(状)動脈バイパス術	coronary artery bypass grafting
CABP, CaBP	カルシウム結合タンパク	calcium-binding protein
CaCO₂	動脈血中二酸化炭素[炭酸ガス]含量	content of carbon dioxide in arterial blood
CACS	冠(状)動脈石灰化指数	coronary artery calcification score
CAD	冠(状)動脈疾患	coronary artery disease
CADASIL〈カダシル〉	常染色体優性遺伝性脳動脈症	cerebral autosomal dominant arteriopathy with subcortical infarcts and leucoencephalopathy
CADL	実用コミュニケーション能力検査	communicative ability in daily living
CAG	心血管造影(法)	cardioangiography
CAG	頸動脈血管撮影	carotid angiography
CAG	脳血管撮影	cerebral angiography
CAG	慢性萎縮性胃炎	chronic atrophic gastritis
CAG	冠動脈造影法	coronary angiography
CAH	慢性活動性肝炎	chronic active hepatitis
CAH	先天性副腎過形成症	congenital adrenal hyperplasia
CAHD	冠(状)動脈硬化性心疾患	coronary atherosclerotic heart disease
CALD	慢性活動性肝障害	chronic active liver disease
CAM	補完代替療法	complementary and alternative medicine

● cAMP〈サイクリックエーエムピー〉

cAMP〈サイクリックエーエムピー〉 サイクリックAMP，環状アデノシン一リン酸 cyclic adenosine monophosphate

C-ANCA〈シーアンカ〉 細胞質型抗好中球細胞質抗体 cytoplasmic-antineutrophil cytoplasmic antibody

CAO 慢性気道閉塞 chronic airway obstruction

CAO 冠(状)動脈閉塞 coronary artery obstruction

CaO₂ 動脈血酸素含量 arterial oxygen content

CAP 頸動脈波形 carotid artery pulse

CAP 市中肺炎 community-acquired pneumonia

CAP シクロホスファミド＋アドリアマイシン＋シスプラチン cyclophosphamide＋adriamycin＋cisplatin

Cap, cap. カプセル capsule

CAP RAST 抗原特異的IgE測定法 capsulated hydrophillic carrier polymer radioallergosorbent test

CAPD 持続式外来腹膜透析，連続携帯式腹膜透析 continuous ambulatory peritoneal dialysis

CAPs 在宅ケアプラン指針 client assessment protocols

CAR シトシン アラビノシド cytosine arabinoside

Car. 頸動脈波 carotid pulse wave

CARS〈カース〉 代償性抗炎症反応症候群 compensatory anti-inflammatory response syndrome

CAS 脳動脈硬化(症) cerebral arteriosclerosis

CAS 冠(状)動脈攣縮 coronary artery spasm

CASH 副腎髄質刺激ホルモン corticoadrenal-stimulating hormone

CASHD 冠(状)動脈硬化性心疾患 coronary arteriosclerotic heart disease

CAST アルコール依存症者影響判定 children of alcoholism screening test

CAT	カタラーゼ	catalase (カタラーゼ)
CAT	細胞異型度	cellular atypism (セルラー アティピズム)
CAT	小児知覚テスト	Children's Apperception Test (チルドレンズ アパーセプション テスト)
CAT	コンピュータ断層撮影法	computerized axial tomography (コンピュータライズド アクシアル トモグラフィ)
CAT, Cat, cat	白内障	cataract (カタラクト)
CAUTI	カテーテル関連尿路感染症	catheter-associated urinary tract infection (カテーテルアソシエイティッド ウリナリィ トラクト インフェクション)
CAV	シクロホスファミド＋アドリアマイシン＋ビンクリスチン	cyclophosphamide + adriamycin + vincristine (サイクロフォスファマイド エイドリアマイシン ヴィンクリスティン)
CAVB	完全房室ブロック	complete atrioventricular block (コンプリート アトリオヴェントリキュラー ブロック)
CAVC	共通房室弁孔	common atrioventricular canal (コモン アトリオヴェントリキュラー カナル)
CAVH	持続動静脈血液濾過	continuous arteriovenous hemofiltration (コンティニュアス アーテリオヴェナス ヘモフィルトレイション)
CAVHD	持続動静脈血液透析	continuous arteriovenous hemodialysis (コンティニュアス アーテリオヴェナス ヘモダイアライシス)
CAVHDF	持続動静脈血液濾過透析	continuous arteriovenous hemodiafiltration (コンティニュアス アーテリオヴェナス ヘモダイアフィルトレイション)
CB	(単純性)慢性気管支炎	chronic bronchitis (クロニック ブロンカイティス)
CB	毛様体	ciliary body (シリアリー ボディ)
CB	結合ビリルビン	conjugated bilirubin (コンジュゲイテッド ビリルビン)
CBA	喘息を伴う慢性気管支炎	chronic bronchitis with asthma (クロニック ブロンカイティス ウィズ アズマ)
CBA	非脱分極性筋弛緩薬	competitive neuromuscular junction blocking agent (コンペティティブ ニューロマスキュラー ジャンクション ブロッキング エイジェント)
CBA	先天性胆道閉鎖症	congenital biliary atresia (コンジェニタル ビリアリー アトレジア)
CBAB	補体結合抗体	complement-binding antibody (コンプリメントバインディング アンティボディ)
CBBB	完全脚ブロック	complete bundle branch block (コンプリート バンドル ブランチ ブロック)
CBC	全血球計算値, 全血算	complete blood count (コンプリート ブラッド カウント)
CBD	頸動脈体神経遮断	carotid body denervation (カロティド ボディ ディナーヴェイション)
CBD	総胆管	common bile duct (コモン バイル ダクト)

● CBD

CBD	先天性胆道拡張症	congenital biliary dilatation
CBD	大脳皮質基底核変性症	cortico-basal degeneration
CBDCA	カルボプラチン	carboplatin
CBE	特例記録方式	charting by exception
CBF	毛細(血)管血流	capillary blood flow
CBF	脳血流量	cerebral blood flow
CBF	冠(状)動脈血流量	coronary blood flow
CBF	(腎)皮質血流	cortical blood flow
CBF	皮膚血流量	cutaneous blood flow
CBG	副腎皮質ホルモン結合グロブリン	corticosteroid-binding globulin
CBH	慢性良性肝炎	chronic benign hepatitis
CBP	カルバペネム系抗生物質	carbapenem antibiotics
CBR	慢性的［長期］床上安静	chronic bed rest
CBR	絶対床上安静	complete bed rest
CBSCT	臍帯血(幹細胞)移植	cord blood stem cell transplantation
CBT	認知行動療法	cognitive behavioral therapy
CBV	毛細(血)管血流速度	capillary blood flow velocity
CBV	カテーテルバルーン弁形成術	catheter balloon valvuloplasty for mitral valve
CBV	脳血液量	cerebral blood volume
CBV	循環血液量	circulating blood volume
CBZ	カルバマゼピン	carbamazepine
CC	下腿周囲長	calf circumference
CC	心(臓)カテーテル(法)	cardiac catheterization
CC	化学療法係(指)数	chemotherapeutic coefficient
CC	胸囲	chest circumference
CC	主訴	chief complaint
CC	胆管がん	cholangiocarcinoma

CC	絨毛がん	choriocarcinoma (コリオカーシノーマ)
CC	病棟事務	clinical clerk (クリニカル クラーク)
CC	クリニカルカンファレンス，臨床検討会	clinical conference (クリニカル カンファレンス)
CC	クロージング・キャパシティ	closing capacity (クロージング キャパシティ)
CC	相関係数	coefficients of correlation (コエフィシエント オブ コアレイション)
CC	消費性凝固障害	consumption coagulopathy (コンサンプション コアギュロパシー)
CC	烏口鎖骨靱帯	coracoclavicular ligament (コラコクラヴィキュラ リガメント)
CC	脳梁	corpus callosum (コーパス カラサム)
CC	頭尾方向撮影	cranio-caudal view (クラニオコウダル ヴュー)
CC	クレアチニンクリアランス	creatinine clearance (クレアティニン クリアランス)
CC	クリティカルケア，重症集中ケア	critical care (クリティカル ケア)
CC	危篤状態	critical condition (クリティカル コンディション)
CCA	総頸動脈	common carotid artery (コモン カロティッド アーテリー)
CCAG	慢性閉塞隅角緑内障	chronic closed angle glaucoma (クロニック クローズド アングル グラウコーマ)
CCB	カルシウムチャネル遮断薬	calcium channel blocker (カルシウム チャネル ブロッカー)
CCC	胆管細胞がん	cholangiocellular carcinoma (コランジオセルラー カーシノーマ)
CCC	連続円形破嚢術	continuous curvilinear capsulorhexis (コンティニュアス カーヴィリニアー キャプスロレクシス)
CCE	コレステロール結晶塞栓症	cholesterol crystal embolization (コレステロール クリスタル エンボライゼイション)
CCE	バチ状指・チアノーゼ・浮腫	clubbing, cyanosis and edema (クラビング コレスタティック アンド イディーマ)
CCF	頸動脈海面静脈洞瘻	carotid-cavernous sinus fistula (カロティド カヴァナス サイナス フィステュラ)
C-C fistula	頸動脈海面静脈洞瘻	carotid-cavernous sinus fistula (カロティド カヴァナス サイナス フィステュラ)
CCG	胆嚢造影	cholecystography (コレシストグラフィ)
CCH	慢性胆汁性肝炎	chronic cholestatic hepatitis (クロニック コレスタティック ヘパタイティス)
CCHD	チアノーゼ性先天性心疾患	cyanotic congenital heart disease (サイアノティック コンジェニタル ハート ディジーズ)
CCHF	クリミア・コンゴ出血熱	Crimean-Congo hemorrhagic fever (クリミアンコンゴ ヘモラジック フェーヴァー)
CCI	がん悪液質危険度	cancerous cachexia index (キャンサラス カケクシア インデックス)
CCI	外傷性脳障害	craniocerebral injuries (クレイニオセリブラル インジュリーズ)

CCK

CCK	コレシストキニン	cholecystokinin
CCK-PZ	コレシストキニン-パンクレオザイミン	cholecystokinin-pancreozymin
CCL	セファクロル	cefaclor
CCLE	慢性皮膚エリテマトーデス	chronic cutaneous lupus erythematosus
CCM	非開胸(式)心(臓)マッサージ	closed chest cardiac massage
CCM	うっ血型心筋症	congestive cardiomyopathy
CCM	救命医療	critical care medicine
CCO₂	二酸化炭素[炭酸ガス]含有量	carbon dioxide content
CCP	慢性複雑性腎盂腎炎	chronic complicated pyelonephritis
CCP	環状シトルリン化タンパク, 抗CCP抗体	cyclic citrullinated peptide
CCPD	持続性周期的腹膜透析, 連続循環型腹膜透析	continuous cyclic peritoneal dialysis
CCPR	中枢神経心肺蘇生術, 脳心肺蘇生術	cerebro-cardio-pulmonary resuscitation
Ccr	クレアチニンクリアランス	creatinine clearance
CCRT	同時化学療法	concurrent chemoradiotherapy
CCT	中枢伝導時間	central conduction time
CCTP	冠疾患回復訓練プログラム	coronary care training program
CCU	冠(状)動脈疾患集中治療室	coronary care unit
CCU	(危急)重症患者管理部	critical care unit
CCZ	クロコナゾール	croconazole
CD	帝王切開分娩	caesarean section delivery
CD	心(臓)疾患	cardiac disease
CD	心血管疾患	cardiovascular disease
CD	性格障害	character disorder
CD	脈絡膜剥離	choroidal detachment

CD	クラスター分類	cluster of differentiation
CD	膠原病	collagen disease
CD	接触(性)皮膚炎	contact dermatitis
CD	クローン病	Crohn disease
CD	治療線量	curative dose
cd	カンデラ	candela
CD toxin	クロストリジウム・ディフィシル毒素	clostridium difficile toxin
CD50	50％有効量	half curative dose
CDA	補体依存抗体	complement-dependent antibody
CDC	米国疾病対策センター、米国疾病管理(予防)センター	Centers for Disease Control and Prevention
CDCA	ケノデオキシコール酸	chenodeoxycholic acid
CDD	慢性変性疾患	chronic degenerative disease
CDDP	シスプラチン	cisplatin
CDE	糖尿病療養指導士	certified diabetes educator
CDEJ	日本糖尿病療養指導士	certified diabetes educator of Japan
CDEUS	カラードプラ超音波内視鏡検査	color doppler endoscopic ultrasonography
CDH	頸椎椎間板ヘルニア	cervical disc hernia
CDH	先天性横隔膜ヘルニア	congenital diaphragmatic hernia
CDH	先天性股関節脱臼	congenital dislocation of the hip joint
CDI	中枢性尿崩症	central diabetes insipidus
CDI	小児うつ病特性尺度	childhood depression inventory
CDI	慢性尿崩症	chronic diabetes insipidus
CDILD	慢性びまん性間質性肺疾患	chronic diffuse interstitial lung disease
CD-IP	膠原病性間質性肺炎	collagen disease-interstitial pneu-

monia

CDLE 慢性円板状エリテマトーデス chronic discoid lupus erythematosus

cDNA 補助DNA［デオキシリボ核酸］ complementary DNA

CDR 臨床認知症評価スケール clinical dementia rating

CDS がん患者呼吸困難スケール cancer dyspnea scale

CDTR-PI セフジトレン ピボキシル cefditoren-pivoxil

Cdyn〈シーダイン〉 動肺コンプライアンス dynamic compliance of lung

CDZM セフォジジム cefodizime

CE ワイヤレスカプセル内視鏡 capsule endoscopy

CE カーペンター-エドワーズ弁 Carpentier-Edwards valve

CE 小葉中心性肺気腫 centrilobular emphysema

CE 脳血栓 cerebral embolism

CE コレステロールエステル cholesterol ester

CE 臨床工学技士 clinical engineer

Ce 頸部食道 cervical esophagus

CEA がん胎児性抗原 carcinoembryonic antigen

CEA 頸動脈血栓内膜剥離術 carotid endarterectomy

CECT 濃淡強調CT contrast enhanced computed tomography

CEEG コンピュータ分析脳波 computer-analyzed EEG

CEH コレステロールエステル加水分解酵素 cholesterol ester hydrolase

CEN 認定看護師 certified expert nurse

CEP 大脳誘発反応 cerebral evoked potential

CEP 慢性好酸球性肺炎 chronic eosinophilic pneumonia

CEP 先天性骨髄性ポルフィリ症 congenital erythropoietic porphyria

CEPs セファロスポリン系抗生物質 cephalosporins

CER	対照群イベント発生率	controlled event rate
CET	セファロチン	cefalotin
CETB	セフチブテン	ceftibuten
CETP	コレステロールエステル転送タンパク	cholesterol ester transfer protein
CEX	セファレキシン	cefalexin
CEZ	セファゾリン	cefazolin
CF	心不全	cardiac failure
CF	(白血球)遊走因子	chemotactic factor
CF	凝固因子	clotting factor
CF	補体結合(反応)	complement fixation
CF	嚢胞性線維症	cystic fibrosis
CF	結腸ファイバースコープ	colonofiberscope
CF, C.F.	指数弁	counting fingers
CFA	完全フロインドアジュバント	complete Freunds adjuvant
CFAM	カルガリー家族アセスメントモデル	Calgary family assessment model
CFDN	セフジニル	cefdinir
CFF	中心フリッカー値	central flicker frequency
CFF	限界フリッカー値	critical flicker frequency
CFI	キャンバーウェル家族評価尺度	Camberwell family interview
CFIX	セフィキシム	cefixime
CFPM	セフェピム	cefepime
CFPN-PI	セフカペン ピボキシル	cefcapene-pivoxil
CFR	補体結合反応	complement fixation reaction
CFR	冠血流予備能	coronary flow reserve
CFS	慢性疲労症候群	chronic fatigue syndrome
CFS	結腸ファイバースコープ	colonofiberscope
CFT	カルジオリピン絮状テスト	cardiolipin flocculation test

CFTM-PI	セフテラム ピボキシル	cefteram-pivoxil
CFU	コロニー形成単位	colony forming unit
CG	絨毛性性腺刺激ホルモン	chorionic gonadotropin
CG	膀胱造影(法)	cystography
CGD	慢性肉芽腫症	chronic granulomatous disease
CGH	絨毛性ゴナドトロピン	chorionic gonadotropic hormone
CGL	慢性顆粒球性白血病	chronic granulocytic leukemia
cGMP〈サイクリックジーエムピー〉	サイクリックGMP, 環状グアノシン一リン酸	cyclic guanosine monophosphate
CGN	慢性糸球体腎炎	chronic glomerulonephritis
CGP	循環顆粒球プール	circulating granulocyte pool
CGS	心原性ショック	cardiogenic shock
CGT	絨毛性性腺刺激ホルモン	chorionic gonadotropin
CGT	包括的高齢者運動トレーニング	comprehensive geriatric training
CGTT	コルチゾン・ブドウ糖負荷試験	cortisone-glucose tolerance test
CH	脳出血	cerebral hemorrhage
CH	慢性肝炎	chronic hepatitis
CH	慢性高血圧	chronic hypertension
CH	病歴	clinical history
CH	先天甲状腺機能低下症	congenital hypothyroidism
Ch	コレステロール	cholesterol
CH50	補体50％溶血単位	50% hemolytic unit of complement
CHA	慢性溶血性貧血	chronic hemolytic anemia
CHA	赤血球寒冷凝集テスト	cold hemagglutination test
CHA	総肝動脈	common hepatic artery
CHA	先天性形成不良性貧血	congenital hypoplastic anemia
CHAI	肝動脈持続注療法	continuous hepatic arterial infusion

CHART〈チャート〉	チャート，リハビリテーション評価表	Craig handicap assessment and reporting technique
chart.	分包散剤	chartulae
ChAT	コリンアセチルトランスフェラーゼ	choline acetyltransferas
CHB	B型慢性肝炎	chronic hepatitis B
CHB	完全心ブロック	complete heart block
CHC	C型慢性肝炎	chronic hepatitis C
CHD	長期血液透析	chronic hemodialysis
CHD	総肝管	common hepatic duct
CHD	先天性心疾患	congenital heart disease
CHD	うっ血性心疾患	congestive heart disease
CHD	冠(状)動脈性心疾患	coronary heart disease
CHD	チアノーゼ性心疾患	cyanotic heart disease
CHDF	持続的血液濾過透析	continuous hemodiafiltration
CHE	慢性肝性脳症	chronic hepatitis encephalopathy
ChE	コリンエステラーゼ	cholinesterase
Chemo Ther〈ケモテラ〉	化学療法	chemotherapy
CHF	慢性心不全	chronic heart failure
CHF	先天性心不全	congenital heart failure
CHF	先天性肝線維化症	congenital hepatic fibrosis
CHF	うっ血性心不全	congestive heart failure
CHF	持続血液濾過法	continuous hemofiltration
CHG	クロルヘキシジングルコン酸塩	chlorhexidine gluconate
CHI	クレアチニン身長係数	creatinine height index
CHL	烏口上腕靱帯	coraco-humeral ligament
CHN	中心出血性壊死	central hemorrhagic necrosis
chol	コレステロール	cholesterol
Chole	胆石症	cholelithiasis
CHP	小児精神医学	child psychiatry

CHPP

CHPP	持続温熱腹膜灌流	continuous hyperthermic peritoneal perfusion
chpx	水痘	chickenpox
CHRS	脳肝腎症候群	cerebro hepatorenal syndrome
CI	心係数	cardiac index
CI	心不全	cardiac insufficiency
CI	細胞性免疫	cellular immunity
CI	脳梗塞	cerebral infarction
CI	化学療法係数	chemotherapeutic index
CI	信頼区間	confidence interval
CI	汚染指数	contamination index
CI	持続注入	continuous infusion
CI	冠不全	coronary insufficiency
CI	臨床指標	crinical indicator
Ci〈キュリー〉	キュリー〔放射線量を示す単位 1Ci=3.7×10^{10}Bq〕curie	
CIA	総腸骨動脈	common iliac artery
CIBHA	先天性封入体溶血性貧血	congenital inclusion body hemolytic anemia
CIC	間欠的自己導尿法	clean intermittent catheterization
CICA	頸部内頸動脈	cervical internal carotidartery
CICN	感染管理認定看護師	certified infection control nurse
CICR	カルシウム誘発-カルシウム放出	Ca induced Ca release
CICU	心疾患集中治療部	cardiac intensive care unit
CICU	循環器集中治療部	cardiology intensive care unit
CICU	冠疾患集中治療部	coronary intensive care unit
CIDP	慢性炎症性脱髄性多発神経炎	chronic inflammatory demyelinating polyneuropathy
CIDS	先天性免疫不全症候群	congenital immunity deficiency

syndrome

CIE 先天性魚鱗癬様紅皮症　congenital ichthyosiform erythroderma

CIH 慢性非活動性肝炎　chronic inactive hepatitis

CIIA 総内腸骨動脈　common internal iliac artery

CIII 持続静脈内インスリン注入療法　continuous intravenous insulin infusion

CIIP 慢性特発性偽性腸閉塞症　chronic idiopathic intestinal pseudo-obstruction

CIJ コレステロール指数　cholesterol index of Japan

CIN 子宮頸部上皮内腫瘍　cervical intraepitherial neoplasia

CIN 慢性間質性腎炎　chronic interstitial nephritis

CINAHL〈シナール〉 看護・保健文献索引　Cumulative Index to Nursing & Allied Health Literature

CINV がん化学療法による悪心・嘔吐　chemotherapy-induced nausea and vomiting

CIP 慢性炎症性多発性ニューロパチー　chronic inflammatory polyneuropathy

CIP 慢性間質性肺炎　chronic interstitial pneumonia

CIPC カリンダシリン，カルベニシリンインダニル　carindacillin, carbenicillin indanyl

CIPD 慢性間欠的腹膜透析　chronic intermittent peritoneal dialysis

CIS 上皮内がん　carcinoma *in situ*

CIS 細胞傷害度スコア　cellular injury score

CISC 無菌的間欠自己導尿　clean intermittent self catheterization

CISCA シスプラチン＋シクロホスファミド＋アドリアマイシン　cisplatin＋cyclophosphamide＋adriamycin

CIT 従来型インスリン療法　conventional insulin therapy

Cito!	至急	Cito!(ラ)
CIV	総腸骨静脈	common iliac vein
CIWI	融合性内分水界梗塞	confluent internal watershed infarction
CIXU	持続注入排泄尿路造影	constant infusion excretory urogram
CJ	シクロホスファミド＋カルボプラチン	cyclophosphamide + carboplatin
CJD	クロイツフェルト-ヤコブ病	Creutzfeldt-Jakob disease
C-J disease	クロイツフェルト-ヤコブ病	Creutzfeldt-Jakob disease
C-J stomy	総胆管空腸吻合術	choledocho-jejunostomy
CK	クレアチンキナーゼ	creatine kinase
CK	サイトカイン	cytokine
CKD	慢性腎臓病	chronic kidney disease
CL	カルジオリピン	cardiolipin
CL	慢性白血病	chronic leukemia
CL	口唇裂, 兎唇, みつ口	cleft lip
CL	コリスチン・フラジオマイシン配合	colistin sulfate-fradiomycin sulfate
CL	コンタクトレンズ	contact lens
CL	黄体	corpus luteum
CL	細胞傷害性リンパ球	cytotoxic lymphocyte
CL	肺コンプライアンス	lung compliance
Cl	塩素, クロール	chloride
Cl	クライエント	client
CLA	共役リノール酸	conjugated linoleic acid
CLAC	自閉児用行動評定表	check list for autistic child
CLB	クロバザム	clobazam
CLBBB	完全左脚ブロック	complete left bundle branch block
CLD	慢性肝疾患	chronic liver disease

CLD	慢性肺疾患	chronic lung disease
CLD	先天的四肢欠損(症)	congenital limb deficiency
CLDM	クリンダマイシン	clindamycin
CLH	黄体ホルモン	corpus luteum hormone
Clinical Dx	臨床診断	clinical diagnosis
CLL	慢性リンパ性白血病	chronic lymphocytic leukemia
CLP	口唇口蓋裂	cleft lip and palate
CLSH	黄体刺激ホルモン	corpus luteum-stimulating hormone
CLSL	慢性リンパ肉腫性白血病	chronic lymphosarcomatous leukemia
CLT	慢性リンパ球性甲状腺炎	chronic lymphocytic thyroiditis
CM	心筋症	cardiomyopathy
CM	細胞膜	cell membrane
CM	頸管粘液	cervical mucus
CM	カイロミクロン	chylomicron
CM	蝸牛マイクロホン効果	cochlear microphonics
CM	先天奇形	congenital malformation
CM	造影剤	contrast medium
CM	膀胱内圧測定	cystometry
Cm	最大尿素クリアランス	maximul urea clearance
CM joint	手根中手関節	carpometacarpal joint of the thumb
CMA	慢性代謝性アシドーシス	chronic metabolic acidosis
CMAS	児童用不安尺度	children manifest anxiety scale
Cmax 〈シーマックス〉	最高血中濃度	maximal concentration
CMC	カルボキシメチルセルロース	carboxymethylcellulose
CMC	手根中手関節	carpometacarpal joint of the thumb
CMC	細胞媒介性細胞傷害	cell-mediated cytotoxicity
CMC	慢性皮膚粘膜カンジダ症	chronic mucocutaneous candidiasis

● CMC

CMC	非直視下僧帽弁交連切開術	closed mitral commissurotomy
CMCC	慢性皮膚粘膜カンジダ症	chronic mucocutaneous candidiasis
CMD	先天性筋ジストロフィー	congenital muscular dystrophy
CME	セファメジン	cefamezin
CME	(囊胞様)黄斑浮腫	cystoid macular edema
CMG	膀胱内圧測定[曲線]	cystometrogram
CMG	膀胱内圧測定	cystometrography
CMI	細胞性免疫	cell-mediated immunity
CMI	慢性腸間膜虚血	chronic mesenteric ischemia
CMI	コーネル健康調査表,コーネル・メディカル・インデックス	Cornell medical index
CMIR	細胞性免疫応答	cell-mediated immune response
CMJ	手根中手関節	carpometacarpal joint of the thumb
CMK	先天性多嚢胞性腎	congenital multicystic kidney
CML	慢性骨髄性白血病	chronic myeloid [myelocytic] leukemia
CMM	皮膚悪性黒色腫	cutaneous malignant melanoma
CMMoL〈シーエムモール〉	慢性骨髄単球性白血病	chronic myelomonocytic leukemia
CMNX	セフミノクス	cefminox
CMP	膝蓋軟骨軟化症	chondromalacia patellae
CMPD	慢性骨髄増殖性疾患	chronic myeloproliferative disease
CMPGN	慢性膜増殖性糸球体腎炎	chronic membranoproliferative glomerulonephritis
CMR	脳代謝率	cerebral metabolic rate
CMR	慢性僧帽弁逆流	chronic mitral regurgitation
CMRG	脳ブドウ糖代謝率	cerebral metabolic rate of glucose
CMRglu〈シーエムアールグル〉	脳ブドウ糖代謝率	cerebral metabolic rate of glucose

CMRO₂	脳酸素代謝率	cerebral metabolic rate of oxygen
CMS	子宮頸管粘液	cervical mucous solution
CMS	慢性骨髄異型性症候群	chronic myelodysplastic syndrome
CMT	子宮頸管粘液検査	cervical mucus test
CMT	シャルコー・マリー・トゥース病	Charcot-Marie-Tooth disease
CMV	持続強制換気	continuous mandatory ventilation
CMV	調節呼吸, 調節式機械的換気	controlled mechanical ventilation
CMV	サイトメガロウイルス	cytomegalovirus
CMX	セフメノキシム	cefmenoxime
CMZ	セフメタゾール	cefmetazole
CN	心臓神経症	cardiac neurosis
CN	中枢神経	central nerve
CN	認定看護師	certified nurse
CN	先天性ネフローゼ	congenital nephrosis
CN	脳神経	cranial nerve
CN	新生児チアノーゼ	cyanosis neonatorum
CN	周期性好中球減少症	cyclic neutropenia
CNB	針生検	core needle biopsy
CND	保存的頸部郭清術	conservative neck dissection
CNETP	胸郭外持続陰圧	continuous negative extrathoracic pressure
CNETPV	胸郭外持続陰圧換気	continuous negative extrathoracic pressure ventilation
CNH	中枢神経性過呼吸	central neurogenic hyperpnea
CNL	慢性好中球性白血病	chronic neutrophilic leukemia
CNP	C型ナトリウム利尿ペプチド	C-type natriuretic peptide
CNPA	慢性壊死性肺アスペルギルス症	chronic necrotizing pulmonary aspergillosis

● CNPV

CNPV	持続陰圧換気	continuous negative pressure ventilation
CNS	中枢神経系	central nervous system
CNS	専門看護師	clinical nurse specialist(米国), certified nurse specialist(日本)
CNS	コアグラーゼ陰性ブドウ球菌	coagulase negative *Staphylococcus*
CNSDC	慢性非化膿性破壊性胆管炎	chronic non-suppurative destructive cholangitis
CNSLD	慢性非特異性肺疾患	chronic non specific lung disease
CNT	接合尿細管	connecting tubule
CNV	脈絡膜新生血管	choroidal neovascularization
CO	一酸化炭素	carbon monoxide
CO	心拍出量	cardiac output
CO₂	二酸化炭素，炭酸ガス	carbon dioxide
CO₂	酸素含有量	oxygen content
COA 〈コーエー〉	大動脈縮窄症	coarctation of aorta
CoA 〈コーエー〉	補酵素[コエンザイム]A	coenzyme A
COAD	慢性閉塞性気道疾患	chronic obstructive airway disease
COB	慢性閉塞性細気管支炎	chronic obstructive bronchiolitis
COBT 〈コブト〉	慢性胆道閉塞	chronic obstruction of biliary tract
COC	石灰化歯原性嚢胞	calcifying odontogenic cyst
COCM	うっ血型心筋症	congestive cardiomyopathy
COD 〈コッド〉	死因	cause of death
CODE	シスプラチン＋ビンクリスチン＋ドキソルビシン＋エトポシド	cisplatin＋vincristine＋doxorubicin＋etoposide
COEPS	皮質起原錐体外路系	cortically originating extrapyramidal system
COET	歯原性石灰化上皮腫	calcifying epithelial odontogenic tumor

COH	調節過排卵刺激法	controlled ovarian hyperstimulation
COLD〈コールド〉	慢性閉塞性肺疾患	chronic obstructive lung disease
Collut.	口腔内洗浄剤	collutorium(ラ)
Collyr.	点眼薬	collyrium(ラ)
COM	慢性中耳炎	chronic otitis media
COMT〈コムト〉	カテコール-O-メチルトランスフェラーゼ	catechol-O-methyltransferase
conc.	濃厚，濃度	concenstratus
COP	毛細管浸透圧	capillary osmotic pressure
COP	膠質浸透圧	colloid osmotic pressure
COP	特発性器質化肺炎	cryptogenic organizing pneumonia
COPA	カフ付き口咽頭エアウェイ	cuffed oropharyngeal airway
COPD	慢性閉塞性肺疾患	chronic obstructive pulmonary disease
COPE	慢性閉塞性肺気腫	chronic obstructive pulmonary emphysema
CoQ	補酵素［コエンザイム］Q	coenzyme Q
COR	条件詮索反応聴力検査	conditioned orientation response audiometry
Cor	真皮	corium
COS	調節卵巣刺激法	controlled ovarian stimulation
Cosm	浸透圧クリアランス	osmolar clearance
cost resp	胸式呼吸	costal respiration
COT	歯原性石灰化上皮腫	calcifying epithelial odontogenic tumor
COX〈コックス〉	シクロオキシゲナーゼ	cyclooxygenase
Cox-V	コクサッキーウイルス	Coxsackie virus
CP	半規管機能低下	canal paresis
CP	毛細管圧	capillary pressure
CP	脳性麻痺	cerebral palsy
CP	偶発性タンパク尿	chance proteinuria

● CP

CP	胸痛	chest pain
CP	クロラムフェニコール	chloramphenicol
CP	慢性膵炎	chronic pancreatitis
CP	慢性多発性関節炎	chronic polyarthritis
CP	慢性腎盂腎炎	chronic pyelonephritis
CP	口蓋裂	cleft palate
CP	クリニカルパス	clinical path
CP	臨床病理学	clinical pathology
CP	臨床心理士	clinical psychologist
CP	共同問題	collaborative problem
CP	収縮性心膜炎	constrictive pericarditis
CP	顧問医	consultant physician
CP	肺性心	cor pulmonale
CP	烏口突起	coracoid process
CP	クリティカルパス	critical path
CP	シクロホスファミド	cyclophosphamide
cP	センチポアズ	centipoise
CPA	心肺停止	cardiopulmonary arrest
CPA	シクロホスファミド	cyclophosphamide
CPAAA	来院直後心肺停止	cardiopulmonary arrest immediately after arrival
CPAH	パラアミノ馬尿酸クリアランス	para-aminohippuric acid clearance
CPAOA	来院時心肺停止状態	cardiopulmonary arrest on arrival
CPAP〈シーパップ〉	持続(的)気道(内)陽圧(呼吸)法	continuous positive airway pressure
CPAP	持続肺動脈圧	constant positive airway pressure
CPB	人工心肺	cardiopulmonary bypass

CPB	腹腔神経叢ブロック	celiac plexus block
CPBV	心肺血液量	cardiopulmonary blood volume
CPC	臨床病理検討会	clinicopathological conference
CPCR	心肺脳蘇生(法)〔CPR＋脳(cerebral)〕	cardiopulmonary cerebral resuscitation
CPD	児頭骨盤不均衡	cephalo-pelvic disproportion
CPD	慢性腹膜透析	chronic peritoneal dialysis
CPD	伝染性膿疱性皮膚炎	contagious pustular dermatitis
CPD solution	クエン酸・リン酸・ブドウ糖液	citrate phosphate dextrose solution
CPDX-PR	セフポドキシム-プロキセチル	cefpodoxime proxetil
CPE	心原性肺水腫	cardiogenic pulmonary edema
CPE	慢性肺気腫	chronic pulmonary emphysema
CPE	持続的血漿交換	continuous plasma exchange
CPFG	カスポファンギン	caspofungin
CPFX	シプロフロキサシン	ciprofloxacin
CPGN	慢性増殖性糸球体腎炎	chronic proliferative glomerulonephritis
CPH	慢性持続性肝炎	chronic persistent hepatitis
CPI	カルフォルニア心理検査	California psychological inventory
CPIP	低出生体重児慢性肺機能不全	chronic pulmonary insufficiency of prematurity
CPK	クレアチンリン酸分解酵素，クレアチンホスホキナーゼ	creatine phosphokinase
CPL	頭蓋形成術	cranioplasty
CPLD	先天性リパーゼ欠損症	congenital pancreatic lipase deficiency
CPLS syndrome	口蓋裂側方癒着症候群	cleft palate lateral synechia syndrome

CPM

CPM	橋中心髄鞘崩壊症	central pontine myelinolysis
CPM	持続的他動運動	continuous passive motion
CPM	クリティカル・パス法	critical path method
CPM	シクロホスファミド	cyclophosphamide
CPMS	慢性進行性多発性硬化症	chronic progressive multiple sclerosis
CPN	慢性多発(性)神経症, 慢性多発ニューロパチー	chronic polyneuropathy
CPN	慢性腎盂腎炎	chronic pyelonephritis
CPP	脳灌流圧	cerebral perfusion pressure
CPP	冠灌流圧	coronary perfusion pressure
CPPB	持続(的)陽圧呼吸(法)	continuous positive pressure breathing
CPPD	ピロリン酸カルシウム二水和物結晶沈着症	calcium pyrophosphate dihydrate deposition disease
CPPV	持続陽圧換気	continuous positive pressure ventilation
CPPVB	持続陽圧換気法	continuous positive pressure ventilation breathing
CPR	C-ペプチド活性	C-peptide reactivity
CPR	心肺蘇生(法)	cardiopulmonary resuscitation
CPRS	臨床的精神症状評価尺度	clinical psychopathologic rating scale
CPS	認知行動評価尺度	cognition praxis scale
CPT	動脈波	carotid puls tracing
CPT	寒冷昇圧試験	cold pressure test
CPT-11	イリノテカン	irinotecan
CPTE	慢性肺血栓塞栓症	chronic pulmonary thromboembolism
CPUE	病因不明胸痛	chest pain of unknown etiology
CPV	循環血漿量	circulating plasma volume

CPVT	カテコラミン誘発性多型性心室頻拍	catecholaminergic polymorphic ventricular tachycardia
CPX	心肺運動負荷試験	cardiopulmonary exercise test
CPZ	セフォペラゾン	cefoperazone
CPZ	クロルプロマジン	chlorpromazine
CR	心呼吸系の，心臓呼吸性の，心肺の	cardiorespiratory
CR	胸部X線写真	chest roentgenogram
CR	臨床研究	clinical research
CR	完全寛解	complete remission
CR	完全奏功	complete response
CR	条件反射	conditioned reflex
CR	調節呼吸	controlled respiration
CR	咳嗽反射	cough reflex
Cr	クレアチニン	creatinine
Cr	冠	crown
CRA	網膜中心動脈	central retinal artery
CRA	治験モニタリングコーディネーター，臨床開発モニタ	clinical research associate
CRAI	膵局所動注療法	continuous regional arterial infusion
CRAO	網膜中心動脈閉塞症	central retinal artery occlusion
CRBBB	完全右脚ブロック	complete right bundle branch block
CRBSI	カテーテル関連血流感染症	catheter-related blood stream infection
CRC	治験コーディネーター	clinical research coordinator
CRC	人赤血球濃厚液	concentrated red blood cell
CRD	慢性腎疾患	chronic renal disease
CRD	慢性呼吸器疾患	chronic respiratory disease
Crea	クレアチニン	creatinine
CREB	cAMP応答要素結合タンパク	cAMP responsive element

CREB

binding protein

crep 〈クレプ〉 捻髪音　crepitus

CREST syndrome　クレスト症候群　calcinosis, Raynaud phenomenon, esophageal involvement, sclerodactyly, and telangiectasia syndrome

CRF　慢性腎不全　chronic renal failure

CRF　慢性呼吸不全　chronic respiratory failure

CRF　副腎皮質刺激ホルモン放出因子　corticotropin-releasing factor

CRH　副腎皮質刺激ホルモン放出ホルモン　corticotropin-releasing hormone

CRI　慢性腎不全　chronic renal insufficiency

CRI　慢性呼吸不全　chronic respiratory insufficiency

CRIES　新生児術後痛判定用スコア　crying, requires oxygen for saturation, increased vital sign, expression, sleepless

CRL　(胎児)頭殿長　crown-rump length

CRP　C反応性タンパク　C-reactive protein

CRP　C反応性タンパク試験　C-reactive protein test

CRP　頭蓋咽頭腫　craniopharyngioma

CRP　cAMP受容タンパク　cAMP receptor protein

CRPC　去勢抵抗性前立腺がん　castration-resistant prostatic cancer

CRPS　複合性局所疼痛症候群　complex regional pain syndrome

CRRT　持続的腎機能代替療法　continuous renal replacement therapy

CRS　カテーテル由来敗血症　catheter-related sepsis

CRS　総合リスクスコア　comprehensive risk score

CRS　先天性風疹症候群　congenital rubella syndrome

CRSD　概日リズム睡眠障害　circadian rhythm sleep disorders

CRT	毛細血管再満時間	capillary refilling time
CRT	心蘇生チーム	cardiac resuscitation team
CRT	心臓再同期療法	cardiac resynchronization therapy
CRT	化学放射線療法	chemoradiotherapy
CRV	網膜中心静脈	central retinal vein
CRVF	うっ血性右室不全	congestive right ventricular failure
CRVO	網膜中心静脈閉塞症	central retinal vein occlusion
CS	心原性ショック	cardiogenic shock
CS	頸動脈洞	carotid sinus
CS	頸椎	cervical spine
CS	頸部脊椎症	cervical spondylosis
CS	冠静脈洞	coronary sinus
CS	コルチコステロイド	corticosteroid
CS	クラッシュ症候群, 圧挫症候群	crash syndrome
CS	サイクロセリン, シクロセリン	cycloserine
CS	膀胱鏡	cystoscope
CS, C/S〈カイザー, シーセクション〉	帝王切開(術)	cesarean section
CsA	シクロスポリンA	cyclosporin A
CSAS〈シーサス〉	中枢型睡眠時無呼吸症候群	central sleep apnea syndrome
CSB	チェーン-ストークス呼吸	Cheyne-Stokes breathing
CSC	中心性漿液性網脈絡膜症	central serous chorioretinopathy
CSD	心臓突然死	cardiac sudden death
CSD	ネコひっかき病	cat-scratch disease
CSDH	慢性硬膜下血腫	chronic subdural hematoma
CSE	脊椎麻酔・硬膜外麻酔併用法	combined spinal-epiduralblock anesthesia
CSEA	脊髄くも膜下硬膜外併用麻酔	combined spinal-epidural anesthesia

● CSF

CSF	脳脊髄液	cerebrospinal fluid
CSF	コロニー形成刺激因子	colony stimulating factor
CSF exam.	脳脊髄液検査	cerebrospinal fluid examination
CSFP	脳脊髄液圧	cerebrospinal fluid pressure
CSH	慢性硬膜下血腫	chronic subdural hematoma
CSI	持続皮下注入療法	continuous subcutaneous infusion
CSII	持続皮下インスリン注入療法	continuous subcutaneous insulin infusion
CSM	頸動脈洞マッサージ	carotid sinus massage
CSM	頸椎症性脊髄症	cervical spondylotic myelopathy
CSM	瓦礫の下の医療〔地震, 事故などの災害現場での救命治療〕	confined space medicin
CSOM	慢性化膿性中耳炎	chronic suppurative otitis media
CSP	脳脊髄圧	cerebrospinal pressure
CSR	頸動脈洞反射	carotid sinus response
CSR	中央材料室	central supply room
CSR	頸椎症性神経根症	cervical spondylotic radiculopathy
CSR	チェーン-ストークス呼吸	Cheyne-Stokes respiration
CSS	頸動脈洞症候群	carotid sinus syndrome
CSS	チャーグ-ストラウス症候群	Churg-Strauss syndrome
CST	収縮ストレステスト, 子宮収縮刺激テスト	contraction stress test
Cst〈シースタティック〉	静的(肺)コンプライアンス	static(lung)compliance
CSVV	皮膚小血管性血管炎	cutaneous small-vessel vasculitis
CT	カルシトニン	calcitonin
CT	心タンポナーデ	cardiac tamponade
CT	手根管	carpal tunnel
CT	脳血栓	cerebral thrombosis

CT	脳腫瘍	cerebral tumor
CT〈ケモテラ〉	化学療法	chemotherapy
CT	慢性甲状腺炎	chronic thyroiditis
CT	循環時間	circulating time
CT	臨床検査技師	clinical technologist
CT	凝固時間	coagulation time
CT	認知療法	cognitive therapy
CT	コンピュータ断層撮影	computed[computerized]tomography
CT	結合(組)織	connective tissue
CT	クームス試験	Coombs test
CT	頭蓋瘻	craniotabes
CT	全肺胸部コンプライアンス	total lung and thorax compliance
CT, C/T	心胸郭比	cardiothoracic ratio
C/T ratio	心胸郭比	cardiothoracic ratio
CTA	CT血管造影, CTアンギオグラフィー	CT angiography
CTAP	経動脈性門脈造影下CT	CT during arterial portography
CTCAE	有害事象共通用語規準	common terminology criteria for adverse events
CTCG	CT脳槽造影法	CT cisternography
CTCL	皮膚T細胞リンパ腫	cutaneous T-cell lymphoma
CTD	椎間板造影CT	computerized tomography with discography
CTD	結合織病	connective tissue disease
CTG	胎児心拍陣痛図	cardiotocogram
CTGA	完全大血管転位(症)	complete transposition of great arteries
CTL	細胞傷害性Tリンパ球	cytotoxic T lymphocyte
CTM	セフォチアム	cefotiam
CTM	脊髄腔造影CT	computerized tomography with myelography

CTM-HE	セフォチアム ヘキセチル	cefotiam hexetil
CTO	慢性完全閉塞病変	chronic total occlusion
CTR	心胸郭比	cardiothoracic ratio
CTRX	セフトリアキソン	ceftriaxone
CTS	手根管症候群	carpal tunnel syndrome
CTX	セフォタキシム	cefotaxime
CTX	脳腱黄色腫	cerebrotendinous xanthomatosis
CTZ	化学受容体トリガー層	chemoreceptor trigger zone
CU	潰瘍性大腸炎	colitis ulcerosa
Cu	銅	cuprum, copper
Cua	尿酸クリアランス	uric acid clearance
CUG	膀胱尿道造影撮影法	cystourethrography
CUR	禁制型代用膀胱	continent urinary reservoir
CUTS	肘部管症候群	cubital tunnel syndrome
CV	中心静脈	central vein
CV	中心静脈注射	central venous injection
CV	クロージングボリューム，閉鎖量	closing volume
CV	変動係数	coefficient of variation
CV	字づまり視力〔視力検査の1つ〕	cortical vision
CVA	脳血管障害	cerebro-vascular accident
CVA	クラブラン酸	clavulanic acid
CVA	肋骨脊柱角	costovertebral angle
C-VAMP	シクロホスファミド＋ビンクリスチン＋ドキソルビシン＋メチルプレドニゾロン	cyclophosphamide＋vincristine＋doxorubicin＋methylprednisolone
CVC	中心静脈カテーテル	central venous catheter
CvCO$_2$	混合静脈血二酸化炭素含量	mixed venous carbon dioxide content
CVD	心血管疾患	cardiovascular disease

CVD	脳血管疾患	cerebro-vascular disease
CVD	色覚異常	color vision deficiency
CVD	持続脳室ドレナージ	continuous ventricular drainage
CVG	脳静脈撮影	cerebral venography
CVG	脳室造影	cerebral ventriculography
CVH	中心静脈栄養法	central venous hyperalimentation
CVI	呼気閉塞指数	check valve index
CVID	原発型[分類不能型]免疫不全症	common variable immunodeficiency
CVO	産科的真結合線	conjugata vera obstetrica
CvO$_2$	混合静脈血酸素含量	mixed venous ocygen content
CVP	中心静脈圧	central venous pressure
CVPPP	包括的暴力防止プログラム	comprehensive violence prevention and protection programme
CVR	心血管抵抗	cardiovascular resistance
CVR	脳血管抵抗	cerebral vascular resistance
CVR	冠血管抵抗	coronary vascular resistance
CVRR	心電図R-R間隔変動係数	coefficient of variation of R-R interval
CVS	心血管系	cardiovascular system
CVT	血管診療技師	clinical vascular technologist
CVVH	持続的血液限外濾過法	continuous veno-venous hemofiltration
CVVHD	持続的静脈-静脈血液濾過	continuous veno-venous hemodiafiltration
CW	心仕事量	cardiac work
Cw	白色静脈瘤	color white
CWAP〈シーワップ〉	災害弱者[(C)子ども, (W)女性, (A)高齢者, (P)患者・病人・障害者]	children women aged people patients

CWD	連続波ドプラー法	continuous wave Doppler method
CWOP	無痛分娩	childbirth without pain
CWS	ステロイド離脱症候群	corticosteroid withdrawal syndrome
CX	回旋枝	circumflex branch
Cx	子宮頸部	uterine cervix
CXD	セフロキサジン	cefroxadine
CXM-AX	セフロキシム アキセチル	cefuroxime axetil
CXR	胸部単純X線撮影	chest X-ray roentgenogram
CY	シクロホスファミド	cyclophosphamide
CyA	シクロスポリン	ciclosporin
CYFRA	サイトケラチン19フラグメント	cytokeratin 19 fragment
cyl	円柱（レンズ）	cylinder
CyP, CYP	シトクロム［チトクロム］P450	cytochrome P450
CYS	膀胱鏡検査	cystoscopy
Cys	システイン	cysteine
Cys.C	シスタチンC	cystatin C
Cyt	シトシン	cytosine
cytol	細胞診断学, 細胞診	cytology
CZ	前立腺中心領域	central zone
CZL	フェノール・亜鉛華リニメント	carbolic acid zinc liniment, phenol and zinc oxide liniment
CZOP	セフォゾプラン	cefozopran
CZP	クロナゼパム	clonazepam
CZX	セフチゾキシム	ceftizoxime

memo

● D

D

D	D-ダイマー	D-dimer
D	死亡	death
D	うつ病	depression
D	下行結腸	descending colon
D	診断計画	diagnostic plan
D	横隔膜	diaphragm
D	ジオプトリー	diopter
D	ジフテリア	diphtheria
D	背部の	dorsal
d	用量	dose
d	右の	dexter(ラ)
D., d.	与えよ	da(ラ)
d.	用量	dose
d4A	アンドロステンジオン	androstenedione
d4T	サニルブジン	sanilvudine
DA	変形性関節炎	degenerative arthritis
DA	発達年齢	developmental age
DA	ドパミン	dopamine
DAA	解離性大動脈瘤	dissecting aortic aneurysm
DAD	びまん性肺胞障害	diffuse alveolar damage
DAH	びまん性肺胞出血	diffuse alveolar hemorrhage
DAI	びまん性軸索損傷	diffuse axonal injury
DALE	健康寿命, 障害調整平均余命	disability adjusted life year
DAM〈ダム〉	人物画テスト, 人物画検査	draw-a-man test
DAP	ダプトマイシン	daptomycin
DAP	人物描画法	draw-a-person test
DAR	蘇生後死亡	death after resuscitation
DAS	糖尿病を合併する閉塞性動脈硬化症	diabetic athero sclerosis

DAT	アルツハイマー型認知症	dementia of the Alzheimer type
DB	Ⅲ度熱傷	deep burn
DB	直接(型)ビリルビン，抱合型ビリルビン	direct bilirubin
DB	ドブタミン	dobutamine
dB	デシベル	decibel
DBA	ダイアモンド-ブラックファン貧血	Diamond-Blackfan anemia
DBD	直接(型)ビリルビン	direct bilirubin
DBE	びまん性気管支拡張症	diffuse bronchiectasis
DBE	ダブルバルーン小腸内視鏡	double ballon endoscope
DBECPCG	ベンジルペニシリン ベンザチン	benzylpenicillin benzathine hydrate
DBI	びまん性脳損傷	diffuse brain injury
D-Bil	直接(型)ビリルビン	direct bilirubin
D-Bill〈ディービル〉	直接(型)ビリルビン	direct bilirubin
DBP	拡張期血圧	diastolic blood pressure
DBS	深脳部刺激法	deep brain stimulation
DBT	深部体温	deep body temperaure
DBT	二重盲検法	double blind test
DBW	理想体重	desirable body weight
DC	樹状細胞	dendritic cell
DC	デオキシコール酸	deoxycholic acid
DC	下行結腸	descending colon
DC	直流通電	direct current shock
DC	包帯交換	dressing change
DC, D/C	退院，退院した	discharge, discharged
D&C	子宮内容除去術［頸管拡張および搔爬］	cervical dilatation and uterine curettage
DCA	方向性冠動脈粥腫切除(術)	directional coronary atherectomy
DCCT	糖尿病合併症対照試験	The Diabetes Control and Com-

DCCT

	plications Trial	
DCF	ペントスタチン	pentostatin
DCG	ドップラー心エコー法	Doppler cardiography
DCH	遅延型皮膚過敏症	delayed cutaneous hypersensitivity
DCI	脱炭酸酵素抑制薬	decarboxylase inhibitor
DCIS	乳管上皮内がん	ductal carcinoma *in situ*
DCM	認知症ケアマッピング	dementia care mapping
DCM	拡張型心筋症	dilated cardiomyopathy
DCR	涙嚢鼻腔吻合術	dacryocystorhinostomy
DCS	ダメージコントロールサージェリー	damage control surgery
DCT	直接クームス試験	direct Coombs' test
DCT	ドラッグチャレンジテスト	drug challenge test
DCV	徐放性製剤技術	diffusion controlled vesicle
DD	消化器系疾患	digestive disease
DD	乳頭径	disc diameter
d.d.	毎日	de die (ラ)
DD twin	二絨毛膜二羊膜双胎	dichorionic diamniotic twin
DDAVP	デスモプレシン	desmopressin
DDB	深達性Ⅱ度熱傷	deep dermal burn
DDD	ユニバーサルペーシング	double double double
DDEB	優性栄養障害性表皮水疱症	dominant dystrophic epidermolysis bullosa
DDH	発育性股関節形成不全	developmental dysplasia of the hip
ddI	ジダノシン	didanosine
DDR	拡張期弁後退速度	diastolic descent rate
Ddr	医師	doctor
DDS	ジアフェニルスルホン	diaphenylsulfone
DDS	ドラッグデリバリーシステム, 薬物送達システム	drug delivery system

DDST	デンバー式発達スクリーニング検査	Denver Developmental Screening Test
DDx	鑑別診断	differential diagnosis
DE	指診	digital examination
DEAE	ジエチルアミノエチル	2-diethylaminoethyl
Def	排便	defecation
Deg Pig	網膜色素変性症	pigmentary degeneration of the retina
DEH	遅発性内リンパ水腫	delayed endolymphatic hydrops
Del	三角筋	deltoid
Derm	皮膚炎	dermatitis
Derma	皮膚科	dermatology
DES〈デス〉	薬剤溶出(性)ステント	drug-eluting stent
DESIGN〈デザイン〉	褥瘡状態評価と分類スケール	depth, exudate, size, inflammation/infection, granulation tissue, necrotic tissue, pocket
DESIGN-R	DESIGN-R褥瘡状態評価法	depth, exudate, size, inflammation/infection, granulation tissue, necrotic tissue, pocket-rating
det.	与えよ	detur(ラ)
Dex〈デックス〉	デキサメタゾン, デキサメサゾン	dexamethasone
DEXA〈デクサ〉	二重エネルギーX線吸収法, 骨密度測定法	dual-energy X-ray absorptiometry
dext	右の	dexter(ラ)
DF	陥没骨折	decompression fracture, depressed fracture
DF	除細動器	defibrillator
DF	糖尿病(性)足病変	diabetic foot
DF	食物繊維	dietary fibers
DF	デジタル透視(撮影)法	digital fluorography
DF, df	除細動	defibrillation

DFD

DFD 限定栄養食 defined formula diet

DFDBA 脱灰凍結乾燥骨 demineralized freeze-dried bone allograft

DFNa ジクロフェナクナトリウム diclofenac sodium

DFPE 二重濾過血漿交換 double filtration plasma exchange

DFPP 二重濾過血漿分離 double filtration plasma pheresis

DFS 無再発生存期間 disease free survival

DFs 十二指腸ファイバースコープ duodenofiberscope

DFSP 隆起性皮膚線維肉腫 dermatofibrosarcoma protuberance

DFT 除細動閾値 defibrillation threshold

DG 椎間板造影法 discography

DG〈デーゲー〉 十二指腸潰瘍 Duodenalgeschwür(独)

DGN びまん性糸球体腎炎 diffuse glomerulonephritis

DGS 糖尿病性糸球体硬化症 diabetic glomerulosclerosis

DH デイホスピタル day hospital

DH 遅延型過敏反応 delayed type hypersensitivity reaction

DH 歯科衛生士 dental hygienist

DH 疱疹状皮膚炎 dermatitis herpetiformis

DH 発育歴 developmental history

DHA デヒドロエピアンドロステロン dehydroepiandrosterone

DHA デヒドロ酢酸 dehydroacetic acid

DHA ドコサヘキサエン酸 docosahexaenoic acid

DHEA デヒドロエピアンドロステロン dehydroepiandrosterone

DHF デング出血熱 dengue hemorrhagic fever

DHHS 米国厚生省 Department of Health and Human Services

DHP 血液灌流 direct hemoperfusion

DHR 遅延型過敏反応 delayed type hypersensitivity reaction

DHT デヒドロテストステロン dehydrotestosterone

DHTR 遅発性溶血性輸血副作用 delayed hemolytic transfusion

リアクション
reaction

DI 尿崩症 ダイアビーティス インシピダス diabetes insipidus
DI 画像診断 ダイアグノスティック イミジング diagnostic imaging
DI 不快指数 ディスコンフォート インデックス discomfort index
DI 点滴 ドリップ インフュージョン drip infusion
DI 医薬品情報 ドラッグ インフォメーション drug information
DI ドワイヤー法 ドワイヤ インストラメンテイション Dwyer instrumentation
DI 下垂体性尿崩症 ピテュイタリー ダイアビーティス インシピダス pituitary diabetes insipidus
Diag 診断 ディアグノーゼ Diagnose（独）
diast. 拡張期 ダイアストリック diastolic
DIC 播種性血管内血液凝固 ディセミネイティッド イントラヴァスキュラー コアギュレイション disseminated intravascular coagulation
DIC 点滴静注胆道造影 ドリップ インフュージョン コランジオグラフィー drip infusion cholangiography
DIC 点滴静注胆嚢造影 ドリップ インフュージョン コレシストグラフィー drip infusion cholecystography
DIC 薬剤性大腸炎 ドラッグ インデュースト コライティス drug-induced colitis
DIC syndrome 播種性血管内血液凝固症候群 ディセミネイティッド イントラヴェントリキュラー コアギュレイション シンドローム disseminated intraventricular coagulation syndrome
DICOM〈ダイコム〉 医用画像・通信の標準規格 デジタル イミジング アンド コミュニケーション イン メディシン Digital Imaging and Communication Medicine
dieb. alt. 隔日［2日に1回］ ダイバス アルタナス diebus alternis（ラ）
dieb. secund. 2日ごと ダイバス セカンディス diebus secundis（ラ）
dieb. tert. 3日ごと ダイバス テルティアス diebus tertius（ラ）
DIHS 薬剤性過敏症症候群 ドラッグインデュースト ハイパーセンシティヴィティー シンドローム drug-induced hypersensitivity syndrome
DIL 薬剤誘発性ループス ドラッグインデュースト ルーパス drug-induced lupus
dil. 希釈せよ ディルタス dilutus（ラ）
dim. 半分の ディミディアス dimidius（ラ）
DIND 遅発性脳虚血発作 ディレイド イスキミック ニューロロジカル ディフィシット delayed ischemic neurological deficit
DIP 剥離性間質性肺炎 ディスクワメイティヴ インタースティシャル ニューモニア desquamative interstitial pneumonia

DIP

DIP	遠位指節間	distal interphalangeal
DIP	点滴静注腎盂造影	drip infusion pyelography
DIP joint	遠位指節間関節	distal interphalangeal joint
DIS	診断学的面接基準	diagnostic interview schedule
dis	退院	discharge
Disc	退院	discharge
DISH	びまん性特発性骨増殖症	diffuse idiopathic skeletal hyperostosis
disl(o)	脱臼	dislocation
DIT	食事誘発性体熱産生	diet-induced thermogenesis
DIV	点滴静脈注射	drip infusion of vein
div.	分割せよ	divide
DIVP	点滴静注腎盂造影	drip-intravenous pyelography
DJD	変形性関節症	degenerative joint disease
DJS	デュビン-ジョンソン症候群	Dubin-Johnson syndrome
DKA	糖尿病性ケトアシドーシス	diabetic ketoacidosis
DKB	ジベカシン	dibekacin
DL	肺拡散能力	diffusing capacity of the lung
DLB	レヴィー[レビー]小体型認知症	dementia with Lewy bodies
DLBCL	びまん性大細胞型B細胞性リンパ腫	diffuse large B-cell lymphoma
DLC	ダブルルーメンカテーテル	double lumen catheter
DLco	一酸化炭素に対する肺拡散能力	diffusing capacity of the lung for carbon monoxide
DLE	慢性円板状エリテマトーデス	chronic discoid lupus erythematosus
DLF	投与量規定因子	dose limiting factor
DLI	ドナーリンパ球輸注療法	donor lymphocyte infusion
DLKP	深部表層角膜移植	deep lamellar keratoplasty

DLST	薬剤リンパ球刺激試験	drug-induced lymphocyte stimulation test
DLT	ドナーリンパ球輸注	donor lymphocyte transfusion
DLV	分離肺換気	differential lung ventilation
DM	皮膚筋炎	dermatomyositis
DM	糖尿病	diabetes mellitus
DM	拡張期雑音	diastolic murmur
DM	筋強直性ジストロフィー	dystrophia myotonica
DM/PM	皮膚筋炎/多発性筋炎	dermatomyositis/polymyositis
DMARDs〈ディーマーズ〉	遅効性[疾患修飾性]抗リウマチ薬	disease modifying anti-rheumatic drugs
DMAT〈ディーマット〉	災害(派遣)医療チーム	disaster medical assistance team
DMD	デュシェンヌ型筋ジストロフィー	Duchennes muscular dystrophy
DMOADs〈ディーモーズ〉	変形性関節症治療薬	disease modifying osteoarthritis drugs
DMP	進行性筋ジストロフィー	dystrophia musculorum progressiva
DMR	糖尿病(性)網膜症	diabetic retinopathy
DN	糖尿病性神経障害, 糖尿病性ニューロパチー	diabetic neuropathy
DN	切痕	dicrotic notch
DNA	デオキシリボ核酸	deoxyribonucleic acid
DNAR	心肺停止の蘇生を行わない「蘇生不要の事前指示」	do not attempt resuscitation
DNase, DNASE〈ディーナーゼ, ディーエヌエース〉	デオキシリボヌクレアーゼ	deoxyribonuclease
DNCB	ジニトロクロロベンゼン	dinitrochlorobenzene
DNO	地区[地域]看護行政官	district nursing officer

● DNP

DNP	デオキシリボ核タンパク	deoxyribonucleoprotein
DNR	ダウノルビシン	daunorubicin
DNR	蘇生術不要(指示)	do not resuscitate order
DNS	異形成母斑症候群	dysplastic nevus syndrome
D/NS	ブドウ糖生理食塩液	dextrose in normal saline
DO₂	酸素供給量	oxygen delivery
DOA	入院日	date of hospital admission
DOA	来院時死亡	dead on arrival
DoA	ドパミン	dopamine
DOB	生年月日, 誕生日	date of birth
DOB	ドブタミン	dobutamine
DOC	11-デオキシコルチコステロン	11-deoxycorticosterone
DOC	意識障害	disturbance of consciousness
Doc	医師	doctor
DOC/TXT	ドセタキセル	docetaxel
DOD	死亡日	date of death
DOD	原疾患による死亡	death of disease
DOE	労作性呼吸困難	dyspnea on exertion
DOL	生命の尊厳	dignity of life
DOLV	両大血管左室起始症	double outlet left ventricle
DOMP	医原病	disease of medical practice
DORV	両大血管右室起始症	double outlet right ventricle
DOS	手術日	day of surgery
dos.	用量	dosage, dose
DOT	直接監視化治療, 服薬確認	directly observed treatment
DOXY	ドキシサイクリン	doxycycline
DP	胸三角筋部皮弁	deltopectoral flap
DP	膵尾部切除術	distal pancreatectomy
DP flap	胸三角筋部皮弁	deltopectoral flap

DPA	ドパミン部分アゴニスト	dopamine partial agonist
DPB	びまん性汎(細)気管支炎	diffuse panbronchiolitis
DPC	診断群分類	Diagnosis-Procedure Combination
DPG	幽門側部分胃切除術	distal partial gastrectomy
DPH	ジフェニルヒダントイン	diphenylhydantoin
DPI	食事性タンパク質摂取	dietary protein intake
DPI	ドライパウダー吸入器	dry powder inhaler
DPLN	びまん性増殖性ループス腎炎	diffuse proliferative lupus nephritis
DPN	糖尿病性多発神経障害	diabetic polyneuropathy
DPP-4	ジペプチジルペプチダーゼⅣ阻害薬	dipeptidyl peptidase-4
DPPHR	十二指腸温存膵頭切除術	duodenum preserving pancreas head resection
DPT	ジフテリア，百日咳，破傷風［三種混合ワクチン］	diphtheria, pertussis, tetanus
DPTI	拡張期圧・時間係数	diastolic pressure time index
DQ	発達指数	development quotient
DR	分娩室	delivery room
DR	デジタルラジオグラフ	digital radiograph
DR	糖尿病網膜症	diabetic retinopathy
Dr.	医師	doctor
DRA	透析アミロイドーシス	dialysis-related amyloidosis
DRE	直腸指診	digital rectal examination
DRG/PPS	診断群別包括支払制度	diagnosis related groups/prospective payment system
DRPLA	歯状核赤核淡蒼球ルイ体萎縮症	dentatorubral-pallidoluysian atrophy
DRPM	ドリペネム	doripenem

● DS

DS	死腔	dead space
DS	ダウン症候群，21-トリソミー症候群	Down's syndrome
DS	ドライシロップ	dry syrup
DS	ダンピング症候群	dumping syndrome
DS, D/S	ブドウ糖食塩液	dextrose in saline
DSA	破壊性脊椎関節症	destructive spondyloarthropathy
DSA	デジタルサブトラクション血管造影法	digital subtraction angiography
DSCG	クロモグリク酸ナトリウム	disodium cromoglycate
DSD	排尿筋・括約筋協調不全	detrusor sphincter dyssynergia
DSD	災害神経症	disaster stress disorder
DSE	ドブタミン負荷心エコー法	dobutamine stress echocardiography
DSI	うつ状態評価尺度	depression status inventory
DSM	可溶性デンプン微粒子，微小デンプン球	degradable starch microspheres
DSM	精神障害分類診断基準	Diagnostic and Statistical Manual of Mental Disorders
DSN	鼻中隔彎曲症	deviatio septi nasi
DSN	看護学博士	doctor of science in nursing
DSPN	遠位対称性多発神経炎	distal symmetric polyneuropathy
DSS	ジオクチルソジウムスルホサクシネート	dioctyl sodium sulfosuccinate
DST	デキサメタゾン[デキサメサゾン]抑制試験	dexamethasone suppression test
DSU	デイサージャリー診療部，日帰り手術部門	day surgery unit
DT	振戦せん妄	delirium tremens
DTAA	解離性胸部大動脈瘤	dissecting thoracic aortic aneurysm
DTC	医薬品の一般消費者向け情報提供	direct to consumer

DTH	遅延型過敏反応	delayed type hypersensitivity reaction
DTI	深部組織損傷	deep tissue injury
DTIC	ダカルバジン	dacarbazine
DTICH	遅発性外傷性脳内血腫	delayed traumatic intracerebral hematoma
DTP	ジフテリア, 破傷風, 百日咳 [三種混合ワクチン]	diphtheria, tetanus, pertussis
DTR	深部腱反射	deep tendon reflex
DTT	ジフテリア, 破傷風 [混合ワクチン]	diphtheria-tetanus toxid
DTX	解毒	detoxification
DU	褥瘡潰瘍	decubitus ulcer
DU	皮膚潰瘍	dermal ulcer
DU	十二指腸潰瘍	duodenal ulcer
DUB	機能性子宮出血	dysfunctional uterine bleeding
DUD	排尿筋・尿道協調不全	detrusor urethral dyssynergia
DV	家庭内暴力, ドメスティックバイオレンス	domestic violence
DV	複視	double vision
DVA	動体視力	dynamic visual acuity
DVI	心室抑制型房室順次ペーシング	double ventricle inhibit
DVP	ダウノマイシン+ビンクリスチン+プレドニゾロン	daunomycin + vincristine + prednisolone
DVR	二弁置換術	double valve replacement
DVT	下肢深部静脈血栓症	deep vein thrombosis
DW	蒸留水	distilled water
DW	乾燥体重, 至適体重, ドライウェイト	dry weight
D/W	ブドウ糖(水溶)液	dextrose in water
DWI	拡散強調画像	diffusion-weighted image
DX	デキストラン	dextran
Dx	診断	diagnosis

● Dx Imp

Dx Imp	診断的印象	diagnostic impression (ダイアグノスティック インプレッション)
DXA	二重エネルギーX線吸収法, 骨密度測定法	dual-energy X-ray absorptiometry (デュアルエナジィ エックスレイ アブソープティオメトリィ)
DXR	ドキソルビシン	doxorubicin (ドクソルビシン)
dz	ダース	dozen (ダズン)
DZP	ジアゼパム	diazepam (ダイアゼパム)
⊿⁴-A	アンドロステンジオン	androstenedione (アンドロステンダイオン)

memo

E

E	アドレナリン	adrenaline (アドレナリン)
E	教育計画	educational plan (エデュケイショナル プラン)
E	内視鏡	endoscope (エンドスコープ)
E	浣腸	enema (エネマ)
E	エンフルレン	enflurane (エンフルレン)
E	酵素	enzyme (エンザイム)
E	エピネフリン	epinephrine (エピネフリン)
E	エストロゲン	estrogen (エストロジェン)
E_1	エストロン	estron (エストロン)
E_2	エストラジオール	estradiol (エストラダイオール)
E_3	エストリオール	estriol (エストリオール)
E_4	エステトロール	estetrol (エステトロール)
EA	教育年齢	educational age (エデュケイショナル エイジ)
EA	労作性狭心症	effort angina (エフォート アンジャイナ)
EAA	必須アミノ酸	essential amino acid (エッセンシャル アミノ アシッド)
EAC	外耳道	external auditory canal (イクスターナル オーディトリー カナル)
EACA	ε-アミノカプロン酸	epsilon aminocaproic acid (イプシロン アミノ カプロイック アシッド)
EACD	湿疹状アレルギー性接触皮膚炎	eczematous allergic contact dermatitis (イグジーマタス アラージック コンタクト ダーマタイティス)
EAD	硬膜外アミロイド沈着	extradural amyloid deposit (エクストラデュアル アミロイド デポジット)
EAEC	腸管付着性大腸菌	enteroadherent *Escherichia coli* (エンテロドヒアレント エシェリキア コリ)
EAM	内視鏡的吸引粘膜切除法	endoscopic aspiration mucosectomy (エンドスコーピック アスピレイション ミュコセクトミィ)
EAP	労作性狭心症	effort angina pectoris (エフォート アンジャイナ ペクトリス)
EAP	電気鍼(療法)	electric acupuncture (エレクトリック アキュパンクチュア)
EAP	従業員支援プログラム	employee assisted program (エンプロイー アシスティッド プログラム)
EB	表皮熱傷,I度熱傷	epidermal burn (エピダーマル バーン)
EB	表皮水疱症	epidermolysis bullosa (エピダーモライシス ブロサ)

EB	EBウイルス，エプスタイン・バーウィルス	Epstein-Barr virus
EB	エタンブトール	ethambutol
EBA	後天性表皮水疱症	epidermolysis bullosa acquisita
EBA	肝外胆道閉鎖症	extrahepatic biliary atresia
EBD	内視鏡的胆道ドレナージ	endoscopic biliary drainage
EBHC	根拠に基づく医療活動	evidence-based medical care
EBL	推定出血量	estimated blood loss
Ebl	赤芽球	erythroblast
EBM	根拠に基づく医療	evidence-based medicine
EBN	エビデンスに基づく看護	evidence-based nursing
EBNA〈エブナー〉	EB［エプスタイン・バー］ウイルス関連核抗原 EBV-associated nuclear antigen	
EBP	根拠に基づく臨床実践	evidence-based practice
EBRT	体外照射放射線治療	external beam radiation therapy
EBS	内視鏡的胆管ステント留置術	endoscopic biliary stenting
EBUS	気管支腔内超音波内視鏡	endobronchial ultrasonography
EBV	有効血液量	effective blood volume
EBV	EBウイルス，エプスタイン・バーウィルス	Epstein-Barr virus
EC	電気凝固（術）	electrocoagulation
EC	胎児性がん	embryonal carcinoma
EC	心内膜炎	endocarditis
EC	食道がん	esophageal carcinoma
EC	エステル型コレステロール	esterified cholesterol
EC$_{50}$	50％有効濃度	50% effective concentration
EC cell	腸クロム親和性細胞	enterochromaffin cell
ECA	腸内細菌共通抗原	enterobacterial common antigen
ECA	外頸動脈	external carotid artery
ECa	食道がん	esophageal carcinoma
ECC	胚［胎児性］細胞がん	embryonal cell carcinoma

● ECC

ECC 緊急心処置，心血管緊急治療 emergency cardiac care
ECC 興奮-収縮連関 excitation-contraction coupling
ECC 胸郭外胸部圧迫法 external cardiac care
ECC 体外循環 extracorporeal circulation
ECCE 白内障嚢外摘出術 extracapsular cataract extraction
ECCO₂R 体外式二酸化炭素除去 extracorporeal carbon dioxide removal
ECD 心内膜床欠損症 endocardial cushion defect
ECDUS 内視鏡的超音波カラードプラー法 endoscopic color Doppler ultrasonography
ECF 細胞外液 extracellular fluid
ECFV 細胞外液量 extracellular fluid volume
ECG 心電計 electrocardiograph
ECG 心電図 electrocardiography
ECHO エコーウイルス enteric cytopathogenic human orphan virus
Echo 超音波診断法 echography
ECI 脳電気的無活動，平坦脳波 electro cerebral inactivity
E-C junction, Z line 食道噴門接合部 esophagocardial junction
ECLA〈エクラ〉体外式肺補助 extracorporeal lung assist
ECLHA 体外式心肺補助 extracorporeal lung and heart assist
ECM 体外心マッサージ external cardiac massage
ECM 細胞外マトリックス，細胞外基質 extracellular matrix
ECMO〈エクモ〉体外式膜型人工肺 extracorporeal membrane oxygenator
E. Coch. G 蝸電図法 electrocochleography
ECoG 皮質脳波 electrocorticogram
E. coli 大腸菌 *Escherichia coli*
ECP 胸壁外カウンターパルセーション法 external counterpulsation

ECRL	長橈側手根伸筋	extensor carpi radialis longus muscle
ECSWL	体外衝撃波(結石)破砕術	extracorporeal shock wave lithotripsy
ECT	電撃療法	electric convulsive therapy
ECT	電気ショック療法	electroconvulsive shock therapy
ECT	放射型コンピュータ断層撮影，エミッションCT	emission computed tomography
ECTR	内視鏡手根管開放術	endoscopic carpal tunnel release
ECU	尺側手根伸筋	extensor carpi ulnaris muscle
ECUM 〈イーカム〉	体外限外濾過法	extracorporeal ultrafiltration method
ECV	骨盤位外回転術	external cephalic version
ECW	細胞外液	extracellular water
ED	早発性徐脈	early deceleration
ED	有効量	effective dose
ED	成分栄養，成分栄養剤	elemental diet
ED	救急治療部	emergency department
ED	勃起障害	erectile dysfunction
ED	点眼	eye drop
ED50	50%有効量	50% effective dose
ED tube	成分栄養チューブ	elemental diet tube
EDA	皮膚電位	electrodermal activity
EDAS	脳硬膜血管吻合術	encephalo-duro arterio synangiosis
EDC	総指伸筋	extensor digitrum communis muscle
EDCS	内分泌攪乱化学物質	endocrine disrupting chemicals
EDD	分娩予定日	expected date of delivery
EDH	硬膜外血腫	epidural hematoma
EDM	固有小指伸筋	extensor digiti minimi muscle
EDP	拡張末期圧	end-diastolic pressure

● EDRF

EDRF	血管内膜由来(血管平滑筋)弛緩因子	endothelium-derived relaxing factor
EDS	エーラス-ダンロス症候群	Ehlers-Danlos syndrome
EDS	日中の過度の眠気	excessive daytime sleepiness
EDSP	内視鏡的二重係蹄ポリープ切除術	endoscopic double snare polypectomy
EDTA	エチレンジアミン四酢酸	ethylenediamine tetra acetic acid
EDV	拡張末期容量	end-diastolic volume
EDX	エンドキサン	endoxan
E-E	端々	end-to-end
EEA	自動吻合器, 端々吻合	end to end anastomosis
EEG	脳波計	electroencephalograph
EEG	脳波	electroencephalography
EELV	呼気終末肺容量	end-expiratory lung volume
EEM	多形滲出性紅斑	erythema exsudativum multiforme
EEMG	誘発筋電図	evoked electromyogram
EEP	呼気終末圧	end-expiratory pressure
EER	介入群イベント発生率	experimental event rate
EF	駆出率	ejection fraction
EF	食道ファイバースコープ	esophagofiberscope
EFA	必須脂肪酸	essential fatty acid
EFBW	推定胎児体重	estimated fetal body weight
EFM	胎児心拍モニタリング	electronic fetal heart rate monitoring
EFV	エファビレンツ	efavirenz
EFW	推定胎児体重	estimated fetal weight
EG	腸管グルカゴン	enteroglucagon
EGC	早期胃がん	early gastric cancer
EGD	上部消化管内視鏡検査	endogastroduodenoscopy
EGD	食道胃十二指腸内視鏡検査	esophagogastroduodenoscopy

EGF	上皮成長[増殖]因子	epidermal growth factor
EGFR	上皮成長因子受容体	epidermal growth factor receptor
EGG	胃電図	electrogastrogram
EGJ	食道胃接合部	esophagogastric junction
EH	経腸的高カロリー栄養	enteral hyperalimentation
EH	本能性高血圧(症)	essential hypertension
EHBD	肝外胆管	extrahepatic bile duct
EHC	流行性出血性結膜炎	epidemic hemorrhagic conjunctivitis
EHEC	腸管出血性大腸菌	enterohemorrhagic *Escherichia coli*
EHF	エボラ出血熱	Ebola heamorrhagic fever
EHG	子宮筋電図検査	electrohysterography
EHL	電気水圧衝撃波砕石術	electrohydraulic lithotripsy
EHL	長母趾伸筋	extensor hallucis longus
EHO	肝外門脈閉塞症	extrahepatic portal occlusion
EI	伝染性紅斑	erythema infectiosum
Ei	固有示指伸筋	extensor indicis muscle
EIA	早期幼児自閉症	early infantile autism
EIA	酵素免疫測定法	enzyme immunoassay
EIA	運動誘発喘息	exercise induced asthma
EIA	外腸骨動脈	external iliac artery
EIAB	頭蓋外・内動脈バイパス	extracranial-intracranial arterial bypass
EIEC	腸管組織侵入性大腸菌	enteroinvasive *Escherichia coli*
EIP	吸気末プラトー[休止]	end-inspiratory pause
EIS	内視鏡的硬化療法	endoscopic injection sclerotherapy
EIT	赤血球鉄交代率	erythrocyte iron turnover rate
EITR	赤血球鉄交代率	erythrocyte iron turnover rate
EKC	流行性角結膜炎	epidemic keratoconjunctivitis
EKG	心電図	Elektrokardiogramm (独)

ELAP

ELAP 内視鏡的前立腺レーザー焼灼術　endoscopic laser ablation of the prostate

ELBW 超低出生体重児　extremely low birth weight infant

ELCA レーザー冠動脈形成術　excimer laser coronary angioplasty

ELISA〈エライサ〉 酵素免疫吸着測定法　enzyme-linked immunosorbent assay

Elix エリキシル　elixir

ELST 救急救命士　emergency life saving technician

EM 駆出性雑音　ejection murmur

EM 子宮内膜　endometrium

EM 多形紅斑　erythema multiforme

EM エリスロマイシン　erythromycin

Em 正視　emmetropia

EMB 子宮内膜組織診　endometrial biopsy

EMB 心内膜心筋生検　endomyocardial biopsy

EMB エタンブトール　ethambutol

EMD 電導収縮解離　electromechanical dissociation

EMDR 眼球運動による脱感作と再処理法　eye movement desensitization and reprocessing

EMF 心内膜心筋線維症　endomyocardial fibrosis

EMG 筋電計　electromyograph

EMG 筋電図　electromyography

EMG エマジコール　emergency call

EMM 黄斑上膜　epimacular membrane

EMMV 拡大分時強制換気　extended mandatory minute ventilation

Empy 副鼻腔炎, 蓄膿症　empyema paranasalis

EMR 内視鏡的粘膜切除術　endoscopic mucosal resection

EMR-C 透明キャップを用いた内視鏡的粘膜切除術　endoscopic mucosal resection using a cap-fitted endoscope

EMS	救急医療	emergency medical service
EMT	救急医療チーム	emergency medical team
EMU	早朝尿	early morning urine
EN	経腸栄養法	enteral nutrition
EN	結節性紅斑	erythema nodosum
ENBD	内視鏡的経鼻胆道ドレナージ	endoscopic naso-biliary drainage
ENCD	内視鏡的経鼻外瘻ドレナージ	endoscopic naso-cystic drainage
Endo	心内膜	endocardium
enem	浣腸	enema
ENF	エンフルレン	enflurane
ENG	電気眼振図	electronystagmogram
ENGBD	内視鏡的経鼻胆嚢ドレナージ	endoscopic naso-gallbladder drainage
ENK	エンケファリン	enkephalin
ENPD	内視鏡的経鼻膵管ドレナージ	endoscopic naso-pancreatic drainage
ENRD	内視鏡所見を伴わない胃食道逆流症状	endoscopy negative gastro-esophageal reflux disease
ENT	耳鼻咽喉科	ear nose throat
ENT	内分泌腫瘍	endocrine tumor
Ent〈エント〉	退院	Entlassen(独)
Eo	好酸球	sinophil, eosinophile
EOA	食道閉鎖式エアウェイ	esophageal obturator airway
EOD	〔前立腺がん骨転移〕病変の広がり	extent of disease
EOG	眼球電図	electro-oculogram
EOG	酸化エチレンガス	ethylene oxide gas
EOM	外眼筋	extraocular muscles

● EOM

EOM	眼球運動	eye ocular movement
EOT	有効酸素運搬	effective oxygen transport
EP	子宮外妊娠，外妊	ectopic pregnancy
EP	教育計画	educational plan
EP	蝸牛内直流電位	endocochlear potential
EP	内因性発熱物質	endogenous pyrogen
EP	上位腫	ependymoma
EP	エピネフリン	epinephrine
EP	内斜位	esophoria
EP	エトポシド＋シスプラチン	etoposide＋cisplatin
EP	誘発電位（検査）	evoked potential
Ep, EP〈エポ〉	エリスロポエチン	erythropoietin
Ep	硬膜外麻酔	epidural anesthesia
Ep cell	上皮細胞	epithelial cell
EPA	エイコサペンタエン酸	eicosapentaenoic acid
EPAP〈イーパップ〉	呼気気道陽圧呼吸	expiratory positive airway pressure
E-PASS〈イーパス〉	イーパススコアリングシステム	estimation of physiologic ability and surgical stress
EPB	短母指伸筋	extensor pollicis brevis muscle
EPBD	内視鏡的乳頭バルーン拡張術	endoscopic papillary balloon dilatation
EPC	血管内皮前駆細胞	endothelial progenitor cell
EPC	持続性部分てんかん	epilepsia partialis continua
EPCG	内視鏡的膵胆管造影	endoscopic pancreatocholangiography
EPEC〈イーペック〉	病原性大腸菌，腸管病原性大腸菌	enteropathogenic *Escherichia coli*
EPG	電気瞳孔計	electronic pupillography
EPH	浮腫・タンパク尿・高血圧	edema-proteinuria-hypertension

EPI	超高速撮像	echo planar imaging (エコー プラナー イメジング)
EPI	エピルビシン	epirubicin (エピルビシン)
EPI, Epi	心外膜	epicardium (エピカーディアム)
Epi	てんかん	epilepsy (エピレプシー)
Epid	硬膜外麻酔	epidural anesthesia (エピデュラル アネスシージャ)
Epidura (H)	硬膜外血腫	epidural hematoma (エピデュラル ヘマトマ)
EPInet™〈エピネット〉	曝露防止情報ネットワーク	exposure prevention information network (エクスポージャー プリヴェンション インフォメイション ネットワーク)
epith	上皮	epithelium (エピセリアム)
EPL	内視鏡的膵石破砕術	endoscopic pancreatolithotripsy (エンドスコーピック パンクレアトリソトリプシー)
EPL	必須リン脂質	essential phospholipid (エッセンシャル フォスフォリピド)
EPL	長母指伸筋	extensor pollicis longus muscle (イクステンサー ポリシス ロンガス マッスル)
EPMR	内視鏡的分割的粘膜切除術	endoscopic piecemeal mucosal resection (エンドスコーピック ピースミール ミューコーサル リセクション)
Epo, EPO〈エポ〉	エリスロポエチン	erythropoietin (エリスロポイエチン)
EPP	終板電位	end-plate potential (エンドプレイト ポテンシャル)
EPP	骨髄性プロトポルフィリン症	erythropoietic protoporphyria (エリスロポエティック プロトポルフィリア)
EPPB	終末陽圧呼吸	end-positive pressure breathing
EPR	横隔膜電気刺激性呼吸	electrophrenic respiration (エレクトロフレニック レスピレイション)
EPS	電気生理学検査	electrophysiology study (エレクトロフィジオロジー スタディ)
EPS	被嚢性腹膜硬化症	encapsulating peritoneal sclerosis (エンカプスレイティングペリトニアル スクレロシス)
EPS	心窩部痛症候群	epigastric pain syndrome (エピガストリック ペイン シンドローム)
EPS	錐体外路症候群	extrapyramidal syndrome (エクストラピラミダル シンドローム)
EPS	錐体外路系	extrapyramidal system (エクストラピラミダル システム)
EPSP	興奮性シナプス後電位	excitatory postsynaptic potentials (イクサイトトリー ポストシナプティック ポテンシャルズ)
EPT	電気歯髄診	electric pulp test (エレクトリック パルプ テスト)
EPT	内視鏡的乳頭切開術	endoscopic papillotomy (エンドスコーピック パピロトミー)
ePTFE	テフロン	expanded polytetrafluoroethylene (イクスパンディド ポリテトラフルオロエシリン)
EQ	教育指数	educational quotient (エデュケイショナル クオシェント)

Eq

Eq 当量 equivalent

ER 胚置換，胚移植 embryo replacement

ER 救急室 emergency room

ER エストロゲン受容体 estrogen receptor

ER 外旋 external rotation

Er びらん erosion

ERA 皮膚電気反応聴力検査 electric response audiometry

ERA〈エラ〉 誘発反応聴力検査 evoked response audiometry

ERB 特発性腎出血 essential renal bleeding

ERBD 内視鏡的逆行性胆道ドレナージ endoscopic retrograde biliary drainage

ERBF 有効腎血流量 effective renal blood flow

ERC 内視鏡的逆行性胆管造影 endoscopic retrograde cholangiography

ERCC 内視鏡的逆行性胆嚢造影 endoscopic retrograde cholecystography

ERCP 内視鏡的逆行性胆膵管造影 endoscopic retrograde cholangio pancreatography

ERG 網膜電図 electroretinogram

ERGBD 内視鏡的逆行性胆嚢胆管ドレナージ endoscopic retrograde gallbladder and biliary drainage

ERHSE 高張エピネフリン局注法 endoscopic resection with local injection of hypersaline-epinephrine

ERL 救急室開腹 emergency room laparotomy

ERM 黄斑上膜 epiretinal membrane

EROM 早期破水 early rupture of membranes

ERP 有効不応期 effective refractory period

ERP 内視鏡的逆行性膵管造影 endoscopic retrograde pancreatography

ERPF	有効腎血漿流量	effective renal plasma flow
ERS	内視鏡的逆行性乳頭括約筋切開術	endoscopic retrograde sphincterotomy
ERT	救急室開胸	emergency room thoracotomy
ERT	エストロゲン補充療法	estrogen replacement therapy
ERV	予備呼気量	expiratory reserve volume
ES	弾性ストッキング	elastic stockings
ES	石けん浣腸	enema saponis
ES	食道	esophagus
ES	突発性発疹	exanthema subitum
ES〈エス〉	期外収縮	extrasystole
ES cell	ES細胞, 胚性幹細胞	embryonic stem cell
E-S	端側	end-to-side
ESB	単純型表皮水疱症	epidermolysis bullosa simplex
ESBD	超音波内視鏡検査法ガイド下胆道ドレナージ術	endosonography-guided biliary drainage
ESBL	基質特異性拡張型βラクタマーゼ	extended-spectrum β lactamase
ESD	早期退院支援サービス	early supported discharge
ESD	内視鏡的粘膜下層剥離術	endoscopic submucosal dissection
ESKD	末期腎臓病	end-stage kidny disease
ESM	駆出性収縮期雑音	ejection systolic murmur
ESM	エトスクシミド	ethosuximide
ESP	有効収縮期圧	effective systolic pressure
ESP	収縮期末圧	end-systolic pressure
ESR	皮膚電気抵抗	electric skin resistance
ESR	赤血球沈降速度	erythrocyte sedimentation rate
ESRD	末期腎疾患	end-stage renal disease
ESRF	末期腎不全	end-stage renal failure

● EST

EST	電気ショック療法	electric shock therapy
EST	内視鏡的乳頭括約筋切開術	endoscopic sphincterotomy
ESV	有効1回拍出量	effective stroke volume
ESV	収縮末期容量	end-systolic volume
ESVEM〈エスベム〉	臨床生理学的検査 vs 心電図モニタリング	Electrophysiology Study Versus Electrocardiographic Monitoring
ESWL	体外衝撃波結石破砕術	extracorporeal shock wave lithotripsy
ET	駆出時間	ejection time
ET	内毒素，エンドトキシン	endotoxin
ET	ストーマ療法士〔ストーマ・ケアの専門家〕	enterostomal therapist
ET	上皮性腫瘍	epithelial tumor
ET	内斜視	esotropia
ET	本態性血小板血症	essential thrombocythemia
ET	本態性振戦	essential tremor
ET	交換輸血	exchange transfusion
et al.	およびその他の者	et alii（ラ）
ET-°C	有効温度	effective temperature
ETA	気管内エアウェイ	endotracheal airway
E$_T$CO$_2$	呼気終末二酸化炭素[炭酸ガス]濃度	end-tidal carbon dioxide concentration
ETEC	腸管毒素原性大腸菌	enterotoxigenic *Escherichia coli*
ETGBD	内視鏡的経乳頭胆嚢ドレナージ	endoscopic transpapillary gallbladder drainage
ETH	エチオナミド	ethionamide
E$_T$O	酸化エチレンガス	ethylene oxide gas
ETP〈エトポ〉	エトポシド，VP-16	etoposide
ETS	環境タバコ煙	environmental tobacco smoke
ETT	気管内チューブ	endotracheal tube

ETT	運動負荷試験	exercise tolerance test
ETV	神経内視鏡下第3脳室底開窓術	endoscopic third ventriculostomy
EUA	尿中尿酸排泄量	uric acid excretion
EUP	子宮外妊娠	extrauterine pregnancy
EUS	超音波内視鏡検査法	endoscopic ultrasonography
EUS	外尿道括約筋	external urethral sphincter muscle
EUS-FNA	超音波内視鏡ガイド下穿刺吸引術	EUS-guided fine needle aspiration
EV	疣贅状表皮発育異常症	epidermodysplasia verruciformis
EV	食道静脈瘤	esophageal varices
eV	電子ボルト〔エネルギーの単位〕	electron volt
EV染色	エラスチカ・ワン・ギーソン染色	Elastica-van Gieson stain
EVC	内視鏡的静脈瘤クリッピング	endoscopic variceal clipping
EVC	呼気肺活量	expiratory vital capacity
EVD	脳室ドレナージ	external ventricular drainage
EVE	内視鏡的静脈瘤電気凝固術	endoscopic variceal electrocoagulation
EVL	内視鏡的静脈瘤結紮術	endoscopic variceal ligation
EVM	エンビオマイシン	enviomycin
Ex	エキス剤	extract
ex	運動，訓練	exercise
ex-lap	試験的開腹術	exploratory laparotomy
Exp	呼気	expiration
EXT	抜歯，摘出	extraction
Ext	エキス剤	extract
ext	伸展	extension
ext	外	external
Ez	湿疹	eczema

F

- **F** コルチゾール cortisol
- **F** 因子 factor
- **F** 大便 feces
- **F** 女 female
- **F** 脳弓 fornix
- **F** フレンチ French size
- **F** 前頭部の frontal
- **f.** 調整せよ fiat(ラ)
- **F to N** 指鼻試験 finger to nose test
- **FA** ファンコニー貧血 Fanconi's anemia
- **FA** 脂肪酸 fatty acid
- **FA** 大腿動脈 femoral artery
- **FA** 応急処置 first aid
- **FA** フルオレセイン標識抗体 fluorescein-labelled antibody
- **FA** 蛍光眼底造影 fluorescent angiography
- **FA** 葉酸 folic acid
- **FA** フロインドアジュバント Freund's adjuvant
- **FA** フルクトサミン fructosamine
- **FAB〈ファブ〉** FAB(白血病)分類 French-American-British classification
- **Fab** 抗原結合部位 antigen binding fragment
- **FABER** フェーバーテスト flexion in abduction and external rotation
- **FAC** フルオロウラシル+アドリアマイシン+シクロホスファミド fluorouracil+adriamycin+cyclophosphamide
- **F$_A$CO$_2$** 肺胞気二酸化炭素[炭酸ガス]濃度 fraction of alveolar carbon dioxide concentration
- **FACP** 米国内科医資格 Fellow of the American College of Phy-

sicians

FACS 米国外科医資格 Fellow of the American College of Surgeons

FACS 蛍光活性化細胞解析分離装置 fluorescence activated cell sorter

FAD 家族性アルツハイマー病 familial Alzheimer disease

FAD フラビンアデニンジヌクレオチド flavin adenine dinucleotide

FAG フルオレセイン蛍光眼底撮影 fundus fluorescein angiography

FALS 家族性筋萎縮性側索硬化症 familial amyotrophic lateral sclerosis

FAM フルオロウラシル＋アドリアマイシン＋マイトマイシンC fluorouracil＋adriamycin＋mitomycin C

FAM 機能的予後評価法 functional assessment measure

FAMTX フルオロウラシル＋アドリアマイシン＋メトトレキサート fluorouracil＋adriamycin＋methotrexate

FAO 国連食糧農業機関 Food and Agriculture Organization of the United Nations

F$_{AO_2}$ 肺胞気酸素濃度 alveolar oxygen concentration

FAP 家族性大腸腺腫症，家族性腺腫性ポリポーシス familial adenomatous polyposis

FAP〈ファップ〉 家族性アミロイドポリニューロパチー familial amyloid polyneuropathy

FAS 胎児性アルコール症候群 fetal alcohol syndrome

FAS test FASテスト fetal acoustic stimulation test

FAST〈ファスト〉 アルツハイマー型認知症病期分類・重症度表 functional assessment stages

FAT 蛍光抗体法 fluorescent antibody technique

FB 横指 finger breadth

FB

FB	足浴	foot bath
FB	異物	foreign body
Fb	フィブリン, 線維素	fibrin
Fbg	フィブリノゲン	fibrinogen
FBM	胎児呼吸様運動	fetal breathing movement
FBS	空腹時血糖	fasting blood sugar
FBS	ファイバー気管支鏡検査	fiber bronchoscopy
FC	顔貌所見	facial condition
FC	熱性痙攣	febrile convulsion
FC	遊離コレステロール	free cholesterol
Fc	定常領域	constant region
FCA	フロインド完全アジュバント	Freund's complete adjuvant
FCH	家族性複合型高脂血症［脂質異常症］	familial combined hyperlipidemia
FCHL	家族性複合型高脂血症［脂質異常症］	familial combined hyperlipidemia
FCM	フローサイトメトリー	flow cytometry
FCR	橈側手根屈筋	flexor carpi radialis muscle
FCU	尺側手根屈筋	musculus flexor carpi ulnaris
FCV	ファムシクロビル	famciclovir
FD	顔面ジスキネジア	facial dyskinesia
FD	致死量	fatal dose
FD	胎児ジストレス, 胎児仮死	fetal distress
FD	陰影欠損	filling defect
FD	総義歯, 全部床義歯	full denture, complete denture
FD	機能性胃腸症, 機能性ディスペプシア	functional dyspepsia
FD$_{50}$	50％致死量	median fatal dose
FDA	米国食品薬品局	Food and Drug Administration
FDBA	凍結乾燥骨	freeze-dried bone allograft

FDE	固定薬疹	fixed drug eruption
FDEIA	食物依存性運動誘発アナフィラキシー	food-dependent exercise-induced anaphylaxis
FDG	フルオロデオキシグルコース	fluorodeoxyglucose
FDG PET-CT	フルオロデオキシグルコース・ポジトロン	fluorodeoxyglucose positron emission tomography-CT
FDGF	線維芽細胞由来成長[増殖]因子	fibroblast derived growth factor
FDH	家族性脂質異常高血圧症	familial dyslipidemic hypertension
FDH	巣状皮膚形成不全症	focal dermal hypoplasia
FDL	軟性ダブルルーメンカテーテル	flexible double-lumen catheter
FDP	フィブリン分解産物	fibrin and fibrinogen degradation product
FDP	深指屈筋	flexor digitorum profundus
FDS	十二指腸ファイバースコープ	fiberduodenoscope
FDS	浅指屈筋	flexor digitorum superficialis
FDV	初発尿意	first desire to void
Fe	鉄	ferrum
FE	胎児エコー	fetal echo
FEC	努力性呼気肺活量	forced expiratory capacity
FECG	胎児心電図	fetal electrocardiogram
FEF	前頭眼野	frontal eye field
FEF$_{25}$	25%努力性呼気量	forced expiratory flow after 25% of vital capacity
FEFx	努力性呼気流量	forced expiratory flow
FENa〈フィーナ〉	尿中ナトリウム排泄率	fractional excretion of filtrated Na
FES	機能的電気刺激	functional electrical stimulation
FESS	機能的内視鏡下副鼻腔手術	functional endoscopic sinus

● FESS surgery

FET	強制呼気[呼出]法，強制呼出手技	forced expiratory technique
FETCO2	呼気終末二酸化炭素[炭酸ガス]濃度	fraction of endtidal carbon dioxide
FEV	努力呼気肺活量	forced expiratory volume
FEV1	1秒量	forced expiratory volume in 1 second
FEV1.0%〈フェブワンパーセント〉	1秒率	percentage of forced expiratory volume in 1 second
FEVR	家族性滲出性硝子体網膜症	familial exudative vitreoretinopathy
FF	濾過率	filtration fraction
FFA	遊離脂肪酸	free fatty acid
FFB	大腿大腿動脈バイパス	femoro-femoral bypass
FFD	指尖床距離	finger floor distance
FFI	致死性家族性不眠症	fetal familial insomnia
F-FLCZ	ホスフルコナゾール	fosfluconazole
FFM	除脂肪体重	fat-free mass
FFP	新鮮凍結血漿	fresh frozen plasma
FGF	線維芽細胞成長[増殖]因子	fibroblast growth factor
FGFR3	線維芽細胞増殖因子レセプター3	fibroblast growth factor receptor 3
FGI	フォーカス・グループ・インタビュー	focus group interview
FGID	機能性消化管障害	functional gastro intestinal disorder
FGN	巣状糸球体腎炎	focal glomerulonephritis
FGS	ファイバー・ガストロスコープ，胃ファイバースコープ	fiber gastroscope
FGS	巣状糸球体硬化症	focal glomerular sclerosis
FH	家族性高コレステロール血症	familial hypercholesterolemia
FH	家族歴	family history

FH	劇症肝炎	fulminant hepatitis
FHB	胎児心拍	fetal heart beat
F-Hb	血漿遊離ヘモグロビン	free hemoglobin
FHF	劇症肝不全	fulminant hepatic failure
FHH	家族性低カルシウム尿性高カルシウム血症	familial hypocalciuric hypercalcemia
FHL	長母趾屈筋	flexor hallucis longus muscle
FHM	胎児心拍	fetal heart movement
FHR	家族性低リン血症性くる病	familial hypophosphatemic rickets
FHR	胎児心拍数	fetal heart rate
FHS	胎児心音	fetal heart sound
FIA	蛍光免疫測定法	fluorescent immunoassay
FIA	フロインド不完全アジュバント	Freund's incomplete adjuvant
FIF	線維芽細胞由来インターフェロン	fibroblast interferon
FIGO	世界産婦人科連合	International Federation of Gynecology and Obstetrics
FIM	インシデントレポート	facilliated incident monitoring
FIM	機能的自立尺度評価法	functional independence measure
Final Dx	最終診断	final diagnosis
F$_I$O$_2$	吸入気酸素濃度	fractional concentration of inspiratory gas
FIRI	空腹時血中インスリン値	fasting immunoreactive insulin
FIS	小腸ファイバースコープ	fiberintestinoscope
FISH〈フィッシュ〉	フィッシュ法, 蛍光インサイチュー・ハイブリダイゼーション	fluorescence *in situ* hybridization
FIT	脂肪負荷テスト	fat tolerance test
FITC	蛍光色素	fluorescent isothiocyanate
FIV	努力吸気肺活量	forced inspiratory volume

● FIVC

FIVC 努力吸気肺活量 forced inspiratory vital capacity
Fix 固定 fixation
FJN 家族性若年性腎症 familial juvenile nephrophthisis
FK506 タクロリムス tacrolimus
FL 脂肪肝 fatty liver
FL 大腿骨長 femoral length
FL 濾胞性リンパ腫 follicular lymphoma
FL 前頭葉 frontal lobe
Flair 反転回復撮影法 fluid attenuated inversion recovery
FLCZ フルコナゾール fluconazole
FLD 線維性肺疾患 fibrotic lung disease
FLM 内側縦束 fasciculus longitudinalis medialis, medial longitudinal fasciculus
FLP 胎児鏡下胎盤吻合血管レーザー凝固術 fetoscopic laser photocoagulation
flu インフルエンザ〔流行性感冒〕 influenza
FM 胎動 fetal movement
FMD 線維筋異形成 fibromuscular dysplasia
FMD 口蹄疫 foot and mouth disease
FMEA 失敗モード影響分析法 failure mode effect analysis
FMF 最大呼気中間流量 forced midexpiratory flow
FMN フラビンモノヌクレオチド flavin mononucleotide
FMOX〈エフモックス〉 フロモキセフナトリウム flomoxef sodium
FMP 最終月経期 final menstrual period
fMRI 機能MRI functional MRI
FMS 線維筋痛症 fibromyalgia syndrome
FN 顔面神経 facial nerve
FN フィブロネクチン fibronectin
FNAB〈エフナブ〉 細針吸引生検 fine-needle aspiration biopsy

FNAC	穿刺吸引細胞診	fine-needle aspiration cytology
FND	機能的全頸部郭清術	functional neck dissection
FNF	大腿(骨)頸部骨折	femoral neck fracture
FNH	限局性結節性過形成	focal nodular hyperplasia
FNHTR	発熱性非溶血性輸血副作用	febrile nonhemolytic transfusion reaction
FNP	ファミリーナースプラクティショナー	family nurse practitioner
FNS	大腿神経伸展試験	femoral nerve stretching test
FNST	大腿神経伸展試験	femoral nerve stretching test
F-N test	指鼻試験	finger to nose test
FO	眼底	fundus oculi
FOB	便潜血	fecal occult blood
FOB	気管支ファイバースコープ	fiberoptic bronchoscopy
FOM〈フォム〉	ホスホマイシン	fosfomycin
FOP	進行性骨化性線維異形成症	fibrodysplasia ossificans progressiva
FP	顔面神経麻痺	facial palsy
FP	偽陽性	false positive
FP	食中毒	food poisoning
FP	非投球側足接地点	foot plant
FP	新鮮液状血漿	fresh plasma
FP	凍結血漿	frozen plasma
FPAH	家族性肺高血圧症	familial pulmonary arteria hypertension
FPB	短母指屈筋	flexor pollicis brevis muscle
F-P bypass	大腿膝窩動脈バイパス	femoro-popliteal bypass
FPC	家族性大腸ポリポーシス[線維症]	familial polyposis of colon
FPCG	胎児心音図	fetal phonocardiogram
FPD	胎児胎盤不適合[不均衡]	fetoplacental disproportion
FPG	空腹時血漿グルコース	fasting plasma glucose

● FPL

FPL	長母指屈筋	flexor pollicis longus muscle
FPPH	家族性原発性肺高血圧(症)	familial primary pulmonary hypertension
FPV	ホスアンプレナビル	fosamprenavir
FR	濾過率	filtration rate
FR	流量	flow rate
Fr-R	フリードマン反応	Friedman's reaction
FR, Fr〈フレンチ〉	フレンチサイズ	French size
frac.	骨折	fraction
FRC	機能的残気量	functional residual capacity
FRCP	英国内科医資格	Fellow of the Royal College of Physicians
FRCS	英国外科医資格	Fellow of the Royal College of Surgeons
FRDA	フリードライヒ失調症	Friedreich ataxia
frem	音声振盪	fremitus vocalis
FRF	卵胞刺激ホルモン放出因子	follicle-stimulating hormone releasing factor
FRG	機能に基づく患者分類	function related group
FRH	卵胞刺激ホルモン放出ホルモン	follicle-stimulating hormone releasing hormone
FRJM	関節最大可動域	full range of joint movement
FRM	フラジオマイシン, ネオマイシン	fradiomycin, neomycin
FRP	機能的不応期	functional refractory period
FRPM	ファロペネム	faropenem
FRS	痛み表情等級スケール	face pain rating scale
FRT	固視反射テスト	fixation reflex test
Fru	フルクトース, 果糖	fructose
FS	フェイス・スケール	face scale
FS	左室内径短縮率	fractional shortening
FS, f.s.	凍結切片	frozen section

FSE	高速スピンエコー	fast spin echo
FSGS	巣状分節性糸球体硬化症	focal segmental glomerulosclerosis
FSH	卵胞刺激ホルモン	follicle-stimulating hormone
FSS	家族性低身長	familial short stature
FT	卵管鏡下卵管形成術	falloposcopic tuboplasty
FT	テガフール, フトラフール	tegafur, futorafur
ft.	調整せよ	fiat(ラ)
FT$_3$	遊離トリヨードサイロニン	free triiodothyronine
FT$_4$	遊離サイロキシン	free thyroxine
FTA	フォルトツリー解析［分析］	fault tree analysis
FTA	大腿脛骨角	femoro-tibial angle
FTA	胎児躯幹横断面積	fetal trunk area
FTA	梅毒トレポネーマ蛍光抗体試験, トレポネーマ蛍光抗体法	fluorescent treponemal antibody test
FTD	前頭側頭葉型認知症	frontotemporal dementia
FTDP-17	家族性前頭側頭型認知症	frontotemporal dementia and parkinsonism linked to chromosome 17
FTG	全層植皮	full thickness graft
FTLD	前頭側頭葉変性症	frontotemporal lobar degeneration
FTND	ニコチン依存度質問表	Fagerstrom test for nicotine dependence
FTND	満期正常分娩	full term and normal delivery
FTNSD	満期正常自然分娩	full term normal spontaneous delivery
FTNVD	満期正常経腟分娩	full term normal vaginal delivery
FTRC	解凍人赤血球濃厚液	frozen-thawed human red-blood cells
FTSG	全層植皮	full thickness skin graft
FTT	脂肪負荷テスト	fat tolerance test
FTT	フルクトース負荷試験	fructose tolerance test

●F/U

F/U 経過観察　follow up
FUO （原因）不明熱　fever of unknown origin
FUS〈ファス〉 集束超音波手術　focused ultrasound surgery
FV フローボリューム　flow volume
FV 液量　fluid volume
FV curve フローボリューム曲線　flow-volume curve
FVC 努力性肺活量　forced vital capacity
FWB 全荷重　full weight bearing
Fx 骨折　fraction

memo

G

G	ゲージ〔注射針の太さ：1インチ（25.4mm）の何分の1かを表示〕 gauge	

- **G** ガウス gauss
- **G** 胚細胞腫 germinoma
- **G** 歯肉 gingiva
- **G** グルコース，ブドウ糖 glucose
- **G** グリシン glycine
- **G** 重力 gravity
- **G** グアニン guanine
- **G-__** 妊娠歴__回 Gravida__
- **G6PD** グルコース-6-リン酸脱水素酵素 glucose-6-phosphate dehydrogenase
- **G.7.t.d.** 7日分投与 Geben 7 Tage Dosen（独）
- **GA** 胃液検査，胃液分析 gastric analysis
- **GA** 全身麻酔 general anesthesia
- **GA** 在胎週齢 gestational age
- **GA** グリコアルブミン，糖化アルブミン glycated albumin
- **GA** 環状肉芽腫 granuloma annulare
- **Ga** ガリウム gallium
- **GA1** グルタル酸血症Ⅰ型 glutaric acidemia type Ⅰ
- **GA2** グルタル酸血症Ⅱ型 glutaric acidemia type Ⅱ
- **GABA** γ-アミノ酪酸 γ-aminobutyric acid
- **GAD** 全般性不安障害，全般不安症 generalized anxiety disorder
- **GAD** グルタミン酸脱炭酸酵素 glutamic acid decarboxylase
- **GAG** グリコサミノグリカン glycosaminoglycan
- **Gal** ガラクトース galactose
- **GalNAc** N-アセチルガラクトサミン N-acetylgalactosamine
- **GALT** 腸管関連リンパ組織 gut-associated lymphoid tissue

GAPDH	グリセルアルデヒドリン酸デヒドロゲナーゼ	glyceraldehyde phosphate dehydrogenase
GARG, garg.〈ガーグ〉	含嗽, 含嗽剤	gargling, gargle
GAS〈ガス〉	汎適応症候群	general adaptation syndrome
GAS	全身性動脈硬化症	generalized arteriosclerosis
GAS	A型連鎖球菌, A群溶連菌	group A *streptococcus*
Gaw	気道コンダクタンス	airway conductance
GB	胆嚢	gallbladder
Gb	血液比重	specific gravity of blood
GB exam	胆嚢造影検査	gallbladder examination
GBA	節遮断薬	ganglionic-blocking agent
GBD	胆嚢疾患	gallbladder disease
GBM	糸球体基底膜	glomerular basement membrane
GBMF	多型性神経膠芽腫	glioblastoma multiform
GBR	骨誘導再生法	guided bone regeneration
GBS	胆嚢ポリープ	gallbladder polyp
GBS	胆嚢結石	gallbladder stone
GBS	B型連鎖球菌, B群溶連菌	group B *streptococcus*
GBS	ギラン-バレー症候群	Guillain-Barre syndrome
GC	ガスクロマトグラフィ	gas chromatography
GC	腓腹筋	gastrocnemius
GC	胚中心	germinal center
GC	糖質コルチコイド, グルココルチコイド	glucocorticoid
GC	杯細胞	goblet cell
GC	淋菌	gonococcus
GCA	巨細胞性動脈炎	giant cell arteritis
Gca	胃がん	gastric cancer
GCAP	顆粒球吸着療法	granulocytapheresis
GCLS	リンパ球浸潤胃がん	gastric carcinoma with lymphoid

● GCLS

	stroma (ストローマ)
GCP	優良臨床試験基準　good clinical practice (グッド クリニカル プラクティス)
GCS	ジャノッティ-クロスティ症候群　Gianotti-Crosti syndrome (ジャノッティ クロスティ シンドローム)
GCS	グラスゴー・コーマスケール　Glasgow Coma Scale (グラスゴー コーマ スケイル)
G-CSF	顆粒球コロニー刺激因子　granulocyte colony stimulating factor (グラニュロサイト コロニー スティミュレイティング ファクター)
GCT	ゲートコントロール説　gate control theory (ゲイト コントロール セオリィ)
GCT	骨巨細胞腫　giant cell tumor of bone (ジャイアント セル テューマー オブ ボーン)
GCT	ブドウ糖チャレンジ試験　glucose challenge test (グルコース チャレンジ テスト)
GCU	新生児回復期治療室, 継続保育室　growing care unit (グロウイング ケア ユニット)
GCV	ガンシクロビル　ganciclovir (ガンシクロヴィル)
GDA	胃十二指腸動脈　gastroduodenal artery (ガストロデュオディナル アーテリー)
Gd-DTPA	ガドリニウムDTPA　gadolinium-DTPA (ガドリニウム ディーティーピーエー)
Gd-en-hanced image	ガドリニウム造影画像　gadolinium-enhanced image (ガドリニウム エンハンスト イミッジ)
GDH	グルコース脱水素酵素, ブドウ糖脱水素酵素　glucose dehydrogenase (グルコース ディハイドロジェネイス)
GDH	グルタミン酸脱水素酵素　glutamic acid dehydrogenase (グルタミック アシッド ディハイドロジェネイス)
GDH	グリセロール脱水素酵素　glycerol dehydrogenase (グリセロール ディハイドロジェネイス)
GDH	絨毛ホルモン, 性腺刺激ホルモン　gonadotropic hormone (ゴナドトロピック ホルモン)
GDM	妊娠糖尿病　gestational diabetes (ジェステイショナル ダイアビーティクス)
GDS	高齢者用うつ尺度短縮版　geriatric depression scale (ジェリアトリィック ディプレッション スケール)
GDU	胃・十二指腸潰瘍　gastroduodenal ulcer (ガストロデュオディナル アルサー)
GE	胃腸炎　gastroenteritis (ガストロエンテリティス)
GE	胃腸吻合術　gastroenterostomy (ガストロエンテロストミィ)
GE	全身性てんかん　generalized epilepsy (ジェネライズド エピレプシ)
GE	グリセリン浣腸　glycerin enema (グリセリン エネマ)
GEA	胃大網動脈　gastroepiploic artery (ガストロエピプロイック アーテリー)
GEM	ゲムシタビン　gemcitabine (ゲムシタビン)

GEP	胃・腸・膵内分泌系	gastro-entero-pancreatic endocrine system
GER	胃食道逆流現象	gastroesophageal reflux
GERD	胃食道逆流症	gastroesophageal reflux disease
GET	胃内容排出時間	gastric emptying time
GF	増殖因子	growth factor
GFAP	膠線維性酸性タンパク	glial fibrillary acidic protein
GFAT	酵母グルコサミン-6-リン酸合成酵素	glucosamine fructose-6-phosphate dehydrogenase
GFLX	ガチフロキサシン	gatifloxacin
GFP	発光クラゲ蛍光タンパク質	green fluorescent protein
GFR	糸球体濾過量	glomerular filtration rate
GFS	胃ファイバースコープ	gastrofiberscope
GG	γ-グロブリン	gamma globulin
GGO	すりガラス陰影	ground glass opacity
GGTT	ブドウ糖-グルカゴン-トリブタミド負荷試験	glucose-glucagon-tributamide tolerance test
GH	性器ヘルペス	genital herpes
GH	成長ホルモン	growth hormone
GHB	グリコヘモグロビン	glycohemoglobin
GHD	成長ホルモン分泌不全性低身長	growth hormone deficiency
GHF	糸球体濾過亢進	glomerular hyperfiltration
GH-IH	成長ホルモン分泌抑制ホルモン	growth hormone inhibiting hormone
GHRF	成長ホルモン放出因子	growth hormone-releasing factor
GHRH	成長ホルモン分泌促進ホルモン	growth hormone-releasing hormone
GHRP	成長ホルモン放出ペプチド	growth hormone-releasing peptide

● GI

GI	消化管出血	gastrointestinal bleeding
GI	胃腸管系	gastrointestinal
GI	グリセミック指数	glycemic index
GI	グルカゴン・インスリン療法, GI療法	glucagon insulin therapy
GI therapy	グルカゴン・インスリン療法, GI療法	glucagon insulin therapy
GIA	胃腸吻合	gastrointestinal anastomosis
GIBF	胃腸内細菌叢	gastrointestinal bacterial flora
GICA	消化器がん	gastrointestinal cancer
GID	性同一性障害	gender identity disorder
GIF	消化管ファイバースコープ	gastrointestinal fiberscope
GIF	上部消化管内視鏡検査	gastrointestinal fiberscopy
GIF	成長ホルモン分泌抑制因子	growth hormone inhibiting factor
GIF	発育阻止因子	growth inhibiting factor
GIFT	配偶子卵管内移植	gamete intra-fallopian transfer
GIH	胃腸管出血	gastrointestinal hemorrhage
Gih	成長ホルモン放出抑制ホルモン	growth hormone release inhibiting hormone
GIK	ブドウ糖・インスリン・カリウム療法	glucose-insulin-kalium therapy
GIMT	〔消化管の〕間葉系腫瘍	gastrointestinal mesenchymal tumor
GIO〈ジオ〉	一般目標	general instructional objective
GIP	胃酸分泌抑制ペプチド	gastric inhibitory peptide
GIP	胃酸分泌抑制ホルモン	gastric inhibitory polypeptide
GIP	巨細胞性間質性肺炎	giant cell interstitial pneumonia
GIP	グルコース依存性インスリン分泌刺激ポリペプチド	glucose-dependent insulinotropic polypeptide
GIS	ゴナドトロピン抑制物質	gonadotropin inhibiting

substance

GIST 〈ジスト〉 消化管間葉系[間質]腫瘍 gastrointestinal stromal tumor

GIT 消化管 gastrointestinal tract

GITT ブドウ糖・インスリン負荷試験 glucose-insulin tolerance test

GL グリセミック・ロード glycemic load

GL ガイドライン guideline

gla 緑内障 glaucoma

GLC ガス液体クロマトグラフィー gas-liquid chromatography

Glc グルコース，ブドウ糖 glucose

GlcN グルコサミン glucosamine

GlcNA N-アセチルグルコサミン N-acetylglucosamine

GLDH グルタミン酸脱水素酵素 glutamate dehydrogenase

Gln グルタミン glutamine

Glob グロブリン globulin

GLP 腸管グルカゴン，エンテログルカゴン glucagon-like peptide

GLP-1 グルカゴン様ペプチド-1 glucagon-like peptide-1

Glu 〈グル〉 グルコース，ブドウ糖 glucose

Glu グルタミン酸 glutamic acid

GLUT-4 インスリン感受性糖輸送体，インスリン依存性輸送担体 glucose transporter type 4

Gly グリシン glycine

GM ゲンタマイシン gentamicin

GM (てんかん)大発作 grand mal (仏)

GM-CFC 顆粒球・マクロファージコロニー形成細胞 granulocyte-macrophage colony-forming-cell

GM-CSF 顆粒球・マクロファージコロニー刺激因子 granulocyte-macrophage colony-stimulating factor

GMP

GMP	優良医薬品製造基準	good manufacturing practice
GMP	グアノシーリン酸	guanosine monophosphate
GN	糸球体腎炎	glomerulonephritis
Gn	ゴナドトロピン〔性腺刺激ホルモン〕	gonadotropin
Gn-RH	ゴナドトロピン放出ホルモン	gonadotropin-releasing hormone
Gn-RHa	ゴナドトロピン放出ホルモンアゴニスト	gonadotropin-releasing hormone agonist
GNB	グラム陰性桿菌	gram-negative bacillus
GNC	グラム陰性球菌	gram-negative coccus
GNF-GNR	ブドウ糖非発酵グラム陰性桿菌	glucose non-fermenting gram-negative rod
GNR	グラム陰性桿菌	gram-negative rod
GNT	巨大陰性T(波)	giant negative T(wave)
GO	笑気麻酔	gas oxygen
GOA	全身性(変形性)関節症	generalized osteoarthritis
GOD	ブドウ糖酸化酵素	glucose oxidase
GOF	笑気ハロセン麻酔	gas oxygen fluothane
GOI	笑気イソフルラン麻酔	gas oxygen isoflurane
GOLD	慢性閉塞性肺疾患に対するグローバルイニシアチブ	Global Initiative for Chronic Obstructive Lung Disease
GOS	笑気セボフルラン麻酔	gas oxygen sevoflurane
GOS〈ゴス〉	グラスゴー転帰尺度	Glasgow outcome scale
GOT	グルタミン酸オキザロ酢酸トランスアミナーゼ	glutamic oxaloacetic transaminase
GOT	治療経過目標	goals of treatment
GOTS	大後頭三叉神経症候群	great occipito-trigeminal syndrome
GP	進行麻痺, 全身性麻痺	general paresis
GP	一般医, 家庭医	general practitioner

GP	淡蒼球	globus pallidus
GP	糖タンパク	glycoprotein
GP	ゴールドマン視野計	Goldmann perimeter
GP	握力	grip strength
GPB	グラム陽性桿菌	gram-positive bacillus
GPC	グラム陽性球菌	gram-postitive coccus
GPI	グルコースリン酸イソメラーゼ	glucosephosphate isomerase
GPT	グルタミン酸ピルビン酸トランスアミナーゼ	glutamic pyruvic transaminase
GPx	グルタチオンペルオキシダーゼ	glutathione peroxidase
GR	胃切除術	gastrectomy
GR	グルココルチコイド受容体	glucocorticoid receptor
GR	グルタチオン還元酵素	glutathione reductase
GRA	グルココルチコイド反応性アルドステロン症	glucocorticoid-remediable aldosteronism
GRASS	GRASS法	gradient recalled acquisition in the steady state
GRBAS尺度	嗄声の聴覚心理的評価	grade, rough, breathy, asthenic, strained
GRE	グルココルチコイド応答配列	glucocorticoid responsive element
GRE	勾配エコー(法)	gradient echo
GRF	ゴナドトロピン放出因子	gonadotropin-releasing factor
GRF	成長ホルモン放出因子	growth hormone-releasing factor
GRH	成長ホルモン放出ホルモン	growth hormone-releasing hormone
GRNX	ガレノキサシン	garenoxacin
GRPR	ガストリン放出ペプチド受容体	gastrin-releasing peptide receptor

GS

GS	胆石症	gall stone
GS	胃炎	gastritis
GS	胎嚢	gestational sac
GS	グリソンスコア	Gleason score
GSB	皮膚電気反応	galvanic skin response
GSD	糖尿病	glucose storage disease
GSH	グルココルチコイド反応性アルドステロン症	glucocorticoid suppressive hyperaldosteronism
GSH	グルタチオン	glutathione
GSL	隅角癒着解離術	goniosynechiolysis
GSP	ゲノム・スーパーパワー	genome super power
GSS	ゲルストマン-ストロイスラー-シェインカー症候群	Gerstmann-Sträussler-Scheinker syndrome
GSSG	酸化型グルタチオン	oxidized glutathione
GST	金チオリンゴ酸ナトリウム	sodium aurothiomalate
GSTP1	グルタチオンS-トランスフェラーゼP1	glutathione S-transferase P1
GT	胃チューブ	gastric tube
GT	胃瘻造設術	gastrostomy
GT	上腕骨大結節	greater tubercle of humerus
GTCS	全身性強直性間代性発作	generalized tonic-clonic seizure
GTH	絨毛ホルモン，性腺刺激ホルモン	gonadotropic hormone
GTP	グアノシン三リン酸	guanosine triphosphate
GTR法	歯周組織再生誘導法	guided tissue regeneration technique
GTT	ブドウ糖負荷試験	glucose tolerance test
gtt.	滴	gutta
GU	胃潰瘍	gastric ulcer
GU	生殖・泌尿器	genito-urinary
GU	淋菌性尿道炎	gonococcal urethritis

Gua	グアニン	guanine
GVH	移植片対宿主	graft-versus-host
GVHD	移植片対宿主病	graft-versus-host disease
GVHR	移植片対宿主拒絶反応	graft-versus-host reaction
GVL	移植片対白血病	graft-versus-leukemia
GVLR	移植片対白血病反応	graft-versus-leukemia reaction
GWAS	ゲノムワイド関連解析	Genome-Wide Association Study
Gy〈グレイ〉	吸収線量, グレイ	gray
GYN, Gyn.〈ギネ〉	婦人科学	gynecology
γ-GTP	γ-グルタミルトランスペプチダーゼ	γ-glutamyl transpeptidase

H

H	ハロタン	halothane (ハロセイン)
H	肝臓	hepar(ラ) (ヘパー)
H	病歴, 〜歴	history (ヒストリー)
H	水素	hydrogen (ハイドロゲン)
H, h	身長	height (ハイト)
H, h	時間	hour (アウワ)
Ho~3	肉眼的肝転移の程度の分類	hepatic metastasis (ヘパティック メタスタシス)
HA	頭痛	headache (ヘデイク)
HA	身長年齢	height age (ハイト エイジ)
HA	血液吸着法	hemadsorption (ヘマドソープション)
HA	赤血球凝集(反応)	hemagglutination (ヘマグルティネイション)
HA	溶血性貧血	hemolytic anemia (ヘモリティック アニーミア)
HA	肝動脈	hepatic artery (ヘパティック アーテリー)
HA	A型肝炎	hepatitis A (ヘパタイティス エー)
HA	ヒアルロン酸	hyaluronic acid (ヒアルロニック アシッド)
HA	ハイドロキシアパタイト	hydroxyapatite (ハイドロクシアパタイト)
HA	過敏性肺胞炎	hypersensitivity alveolitis (ハイパーセンシティビティ アルヴィオライティス)
HAAb	A型肝炎抗体	hepatitis A antibody (ヘパタイティス エー アンティボディ)
HA-Ag	A型肝炎抗原	hepatitis A antigen (ヘパタイティス エー アンティジェン)
HAAP	HTLV関連関節症	HTLV-associated arthropathy (エイチティーエルヴイアソシエイティッド アースロパシー)
HAART	高活性抗レトロウイルス療法	high active anti-retrovirus therapy (ハイ アクティヴ アンティレトロヴァイラス セラピー)
HABF	肝動脈血流	hepatic artery blood flow (ヘパティック アーテリー ブラッド フロー)
HAC	多動児	hyperactive children (ハイパラクティヴ チルドレン)
HACE	高所脳浮腫	high altitude cerebral edema (ハイ アルティテュード セレブラル イディーマ)
HAD	HIV-1関連認知症	human immunodeficiency virus-1-associated dementia (ヒューマン イミュノデフィシェンシー ヴァイラス ワン アソシエイテッド ディメンシャ)
HADS尺度	不安・抑うつ測定尺度	Hospital Anxiety and

		Depression Scale
HAE	肝動脈塞栓	hepatic arterial embolization
HAI	肝動脈注入化学療法	hepatic arterial infusion
HAI	赤血球凝集抑制試験	hemagglutination inhibition test
HAIT	赤血球凝集抑制試験	hemagglutination inhibition test
HALS	用手補助下腹腔鏡下手術	hand-assisted laparoscopic surgery
HAM	HTLV-1関連脊椎症	HTLV-1-associated myelopathy
HAM	ヒト肺胞マクロファージ	human alveolar macrophage
HAM-D	ハミルトンうつ病評価尺度	Hamilton psychiatric rating scales for depression
HAND	HIV-1関連神経認知障害	human immunodeficiency virus-1-associated neurocognitive disorders
HANE	遺伝性血管神経性浮腫	hereditary angioneurotic edema
h-ANP	ヒト心房性ナトリウム利尿ポリペプチド	human atrial natriuretic polypeptides
HAP	院内肺炎	hospital-acquired pneumonia
HAPE	高所肺水腫	high altitude pulmonary edema
HAV	A型肝炎ウイルス	hepatitis A virus
HB	B型肝炎	hepatitis B
Hb	血色素量, ヘモグロビン	hemoglobin
HbA1c	ヘモグロビンA1c	hemoglobin A1c
HBAb	B型肝炎抗体	hepatitis B antibody
HB-Ag	B型肝炎抗原	hepatitis B antigen
HBc-Ag	B型肝炎コア抗原	hepatitis B core antigen
HBcAb	B型肝炎コア抗体	hepatitis B core antibody
HBE	ヒス束心電図	His bundle electrocardiogram
HBe-Ag	B型肝炎e抗原	hepatitis B early antigen
HBF	肝血流量	hepatic blood flow

- HBGF

HBGF	ヘパリン結合性増殖因子	heparin binding growth factor
HBGM	在宅血糖測定	home blood sugar determination
HBIG	B型肝炎免疫グロブリン，抗HBsヒト免疫グロブリン	hepatitis B immunoglobulin
HBO	高圧酸素療法	hyperbaric oxygen therapy
HbO₂	オキシヘモグロビン，酸素化ヘモグロビン	oxyhemoglobin, oxygenated hemoglobin
HBP	高血圧	high blood pressure
HBs-Ag	B型肝炎表面抗原，オーストラリア抗原	hepatitis B surface antigen
HBV	B型肝炎ウイルス	hepatitis B virus
HC	脳出血	cerebral hemorrhage
HC	頭囲	head circumference
HC	保健所	health center
HC	C型肝炎	hepatitis C
HC	ヒドロコルチゾン	hydrocortisone
HC telephone	身体障害者用電話	handicapped telephone
HCAP	医療機関連肺炎	healthcare associated pneumonia
HCC	肝細胞がん	hepatocellular carcinoma
HCD	H鎖病，重鎖病	heavy chain disease
HCFA	医療財政管理庁	Health Care Financing Administration
HCG, hCG	ヒト絨毛性ゴナドトロピン	human chorionic gonadotropin
HCL	毛様細胞性白血病，ヘアリー細胞白血病	hairy cell leukemia
HCL	ハードコンタクトレンズ	hard contact lens
HCM	肥大型心筋症	hypertrophic cardiomyopathy
HCO₃⁻	炭酸水素イオン，重炭酸イオン	bicarbonate ion
HCP	ヘルスケアプロバイダー	health care provider
HCS, hCS	ヒト絨毛性ソマトマンモトロピン	human chorionic

somatomammotropin (ソマトマモトロピン)

Hct 血球容量，ヘマトクリット値　hematocrit (ヘマトクリット)

HCTZ ヒドロクロロチアジド　hydrochlorothiazide (ハイドロクロロチアザイド)

HCU 高度集中治療室　high care unit (ハイ ケア ユニット)

HCV C型肝炎ウイルス　hepatitis C virus (ヘパタイティス シー ヴァイラス)

HCVD 高血圧性心血管疾患　hypertensive cardiovascular disease (ハイパーテンシヴ カーディオヴァスキュラー ディジーズ)

HD ハンセン病　Hansen's disease (ハンセンズ ディジーズ)

HD 血液透析　hemodialysis (ヘモダイアラシス)

HD 股関節離断　hip disarticulation (ヒップ ディサーティキュレイション)

HD ホジキン病　Hodgkin disease (ホジキン ディジーズ)

HD 地方保健担当部課　Local Health Departments (ローカル ヘルス ディパートメンツ)

HDA 高濃度領域　high density area (ハイ デンシティ エリア)

HDF 血液濾過透析　hemodiafiltration (ヘモダイアフィルトレイション)

HDG 低緊張十二指腸造影　hypotonic duodenography (ハイポトニック デュオデノグラフィー)

HDL 高比重リポタンパク　high-density lipoprotein (ハイ デンシティ リポプロテイン)

HDL-C HDL-コレステロール　HDL-cholesterol (エイチディーエルコレステロール)

HDN 新生児溶血性疾患　hemolytic disease of the newborn (ヘモリティック ディジーズ オブ ザ ニューボーン)

HDS ハミルトンうつ病評価尺度　Hamilton depression scale (ハミルトン ディプレッション スケイル)

HDS 椎間板ヘルニア症候群　herniated disc syndrome (ハーニエイティッド ディスク シンドローム)

HDS-R 長谷川式簡易知能評価スケール（改訂）　Hasegawa dementia scale-revised (ハセガワ デイメンシャ スケイル リヴァイズド)

HDT 大量化学療法　high dose chemotherapy (ハイ ドース ケモセラピィ)

HDV D型肝炎ウイルス　hepatitis D virus (ヘパタイティス ディー ヴァイラス)

HE 硬性白斑　hard exudate (ハード イクスデート)

HE 肝性脳症　hepatic encephalopathy (ヘパティック エンセファロパシィ)

HE E型肝炎　hepatitis E (ヘパタイティス イー)

He ヘリウム　helium (ヘリウム)

HE染色 ヘマトキシリン・エオジン染色　hematoxylin-eosin stain (ヘマトクシリンエオジン ステイン)

● HEC

HEC	病院倫理委員会	Hospital Ethics Committee
HEEH	在宅成分栄養法	home elemental enteral hyperalimentation
HELLP syndrome	HELLP症候群	hemolysis, elevated liver enzymes, low platelets syndrome
Hemi.	片麻痺	hemiplegia
Hemo	痔核	hemorrhoids
HEN	在宅経腸栄養	home enteral nutrition
HEPA	超高性能[高率]空気濾過	high efficiency particulate air
HEPA filter	高性能微粒子エアフィルター	high efficiency particulate air filter
HER-2	ヒト上皮成長[増殖]因子受容体2,トラスツズマブ	human epidermal growth factor receptor type 2
HES	好酸球増加症候群	hypereosinophilic syndrome
HEV	E型肝炎ウイルス	hepatitis E virus
HEV	高内皮性細静脈	high endothelial venule
HF	枯草熱	hay fever
HF	心不全	heart failure
HF	血液濾過	hemofiltration
HFA	ハンフリー視野計	Humphrey Field Analyzer
H-FABP	ヒト心臓由来脂肪酸結合タンパク	human heart fatty acid-binding protein
HFD	在胎期間に比し重い出生体重(児)	heavy for dates infant
HFJV	高頻度ジェット換気	high frequency jet ventilation
HFMD	手足口病	hand-foot-mouth disease
HFO〈エイチフォー〉	高頻度振動換気(療法)	high frequency oscillation
HFOV〈エイチフオブ〉	高頻度振動換気法	high frequency oscillatory ventilation
HF-PDD	高機能広汎性発達障害	high functioning pervasive

development disorder

HFPPV	高頻度陽圧呼吸	high frequency positive pressure ventilation
HFRS	腎症候性出血熱	hemorrhagic fever with renal syndrome
HFS	手足症候群	hand-foot syndrome
HFS	半側顔面痙攣	hemifacial spasm
HFV	高頻度人工換気	high frequency ventilation
HG	G型肝炎	hepatitis G
Hg	水銀(柱)	hydrargyrum
HGA	在胎期間に比し重い出生体重児	heavy for gestational age infant
Hgb〈ヘモグロビン〉	ヘモグロビン，血色素	hemoglobin
hG-CSF	ヒト顆粒球コロニー刺激因子	human granulocyte colony-stimulating factor
HGF	肝細胞増殖因子	hepatocyte growth factor
HGH	ヒト成長ホルモン	human growth hormone
HGPS	ハッチンソン・ギルフォード・プロジェリア症候群	Hutchinson-Gilford progeria syndrome
HGV	G型肝炎ウイルス	hepatitis G virus
HHD	高血圧性心疾患	hypertensive heart disease
HHE	片麻痺てんかん症候群	hemiconvulsion-hemiplegia-epilepsy syndrome
HHM	悪性液性因子高カルシウム血症	humoral hypercalcemia of malignancy
HHNC	高血糖性高浸透圧性昏睡	hyperglycemic hyperosmolar nonketotic coma
HHS	高浸透圧高血糖症候群	hyperosmolar hyperglycemic syndrome
HHV	ヒトヘルペスウイルス	human herpesvirus

HI	頭部外傷	head injury
HI	赤血球凝集抑制［阻止］反応	hemagglutination inhibition reaction
HI法	赤血球凝集抑制［阻止］試験	hemagglutination inhibition test
HIA	赤血球凝集抑制抗体	hemagglutination inhibition antibody
HIAA	米国健康保険協会	Health Insurance Association of America
Hib	インフルエンザ桿菌B型	hemophilus influenzae type B
HICPAC	病院感染管理諮問委員会	hospital infection control practice advisory committee
HID	椎間板ヘルニア	herniated intervertebral disc
HID syndrome	高IgD症候群	hyperimmunoglobulin D syndrome
HIE	低酸素性虚血性脳症	hypoxic ischemic encephalopathy
HIE syndrome	高IgE症候群	hyperimmunoglobulin E syndrome
HIF	低酸素誘導因子	hypoxia inducible factor
HIFU	高密度焦点式超音波療法	high intensity focused ultrasound therapy
HIH	高血圧性脳内出血	hypertensive intracerebral hematoma
HIM syndrome	高IgM症候群	hyperimmunoglobulin M syndrome
HIMAC	重粒子線がん治療装置	heavy ion medical accelerator in Chiba
HIPP	海馬	hippocampus
His	ヒスチジン	histidine
HIT	ヘパリン起因性血小板減少症	heparin-induced thrombocytopenia
HIT〈ヒット〉	在宅輸液療法	home infusion therapy
HIV	ヒト免疫不全ウイルス	human immunodeficiency virus

H-J classification	ヒュー-ジョーンズ分類	Hugh-Jones classification
HL	高脂血症，脂質異常症	hyperlipidemia
HLA	ヒト組織適合性遺伝子座抗原，組織適合抗原 histocompatibility locus antigen	
HLA	同種白血球抗体	homologous leucocytic antibodies
HLA	ヒト白血球抗原	human leukocyte antigen
HLH	血球貪食性リンパ組織球症	hemophagocytic lymphohistiocytosis
HLHS	左心形成不全症候群	hypoplastic left heart syndrome
HLP	高リポタンパク血症	hyperlipoproteinemia
HLR	心肺係数	heart lung ratio
HLS	高張乳酸加食塩液	hypertonic lactated saline solution
HLTx	心肺移植	heart lung transplantation
HLV	ヘルペス(疱疹)様ウイルス	herpes-like virus
HM	手動弁	hand motion
hm	心雑音	heart murmur
H/M ratio	心縦隔比	heart-to-mediastinum ratio
HMD	肺硝子膜症	hyaline membrane disease
HMG, hMG	ヒト閉経期ゴナドトロピン，ヒト閉経期性腺刺激ホルモン human menopausal gonadotropin	
HMG-CoA	ヒドロキシメチルグルタリル補酵素A	hydroxy-methyl-glutaryl-CoA
HMO	健康維持組織	Health Maintenance Organization
HMSN	遺伝性運動-知覚ニューロパチー	hereditary motor-sensory neuropathy
HMV	在宅人工呼吸療法	home mechanical ventilation
H&N	頭頸部	head & neck
HNCM	非閉塞性肥大型心筋症	hypertrophic nonobstructive

● HNCM

		cardiomyopathy
HNKC	高浸透圧性非ケトン性昏睡	hyperosmolar nonketotic coma
HNPCC	遺伝性非ポリポーシス性大腸がん	hereditary non-polyposis colorectal cancer
HNPP	遺伝性圧迫性ニューロパチー	hereditary neuropathy with liability to pressure palsies
HNS	視床下部・神経下垂体系	hypophyseal neurohypophyseal system
HO	親水軟膏	hydrophilic ointment
HOA	肥大型骨関節症	hypertrophic osteoarthropathy
HOCM	肥大型閉塞性心筋症	hypertrophic obstructive cardiomyopathy
HOMA-β	インスリン抵抗性指数β	homoeostasis model assesment β
HOMA-IR	HOMA-IR法〔インスリン抵抗性指標〕	homeostasis model assessment of insulin resistance
HOMA-R	インスリン抵抗性指数R	homoeostasis model assesment R
HONK	高血糖性高浸透圧性昏睡	hyperosmolar non-ketotic diabetic coma
HOT	在宅酸素療法	home oxygen therapy
HOT	高圧酸素療法	hyperbaric oxygen therapy
HP	ヘリコバクター・ピロリ	*Helicobacter pylori*
HP	血液灌流法	hemoperfusion
HP	現病歴	history of present illness
HP	温罨法, ホットパック	hot pack
HP	病院専属医	house physician
HP	過敏性肺炎	hypersensitivity pneumonitis

Hp	ハプトグロビン	haptoglobin
HPA	視床下部-下垂体-副腎皮質系	hypothalamic-pituitary-adrenocortical
HPA axis	視床下部-下垂体-副腎系	hypothalamic-pituitary-adrenal
HPAI	高病原性鳥インフルエンザ	highly pathogenic avian influenza
HPD	高タンパク食	high protein diet
HPD	在宅腹膜透析	home peritoneal dialysis
hPDGF	ヒト血小板由来成長因子	human platelet derived growth factor
HPF	強拡大	high power field
HPF	低カロリータンパク食	hypocaloric protein feeding
HP-F, Hp-F	ヘパリン加新鮮血液	heparinized fresh whole blood
HPFH	遺伝性高胎児ヘモグロビン血症	hereditary persistence of fetal hemoglobin
HPG	ヒト下垂体性腺刺激ホルモン	human pituitary gonadotropin
HPI	肝動脈門脈血流比	hepatic perfusion index
HPI	現病歴	history of present illness
HPL	ヒトプロラクチン	human prolactin
hPL	ヒト胎盤性ラクトゲン	human placental lactogen
HPLC	高速液体クロマトグラフィ	high potential liquid chromatography
HPN	在宅(中心)静脈栄養法	home parenteral nutrition
HPS	血球貪食症候群	hemophagocytic syndrome
HPS	肥厚性幽門狭窄症	hypertrophic pyloric stenosis
HPT	ヘパプラスチンテスト	hepaplastin test
HPT	ヒスタミン誘発試験	histamine provocation test
HPT	副甲状腺[上皮小体]機能亢進(症)	hyperparathyroidism

● HPV

HPV	肝門脈	hepatic portal vein
HPV	ヒトパピローマウイルス	human papilloma virus
HPVD	高血圧性肺血管疾患	hypertensive pulmonary vascular disease
HPX	部分肝切除	partial hepatectomy
HR	心拍数	heart rate
HRA	健康危険度評価	health risk appraisal
HRCT	高分解能コンピュータ断層撮影[CT]	high-resolution computerized tomography
HRmax	最大心拍数	maximum heart rate
HRQOL	健康関連QOL	health related quality of life
HRR	心拍(数)予備能	heart rate reserve
HRS	肝腎症候群	hepatorenal syndrome
HRSD	ハミルトンうつ病評価尺度	Hamilton rating scale for depression
HRT	ホルモン補充療法	hormone replacement therapy
HRV	心拍変動	heart rate variability
HS	心音	heart sound
HS	遺伝性球状赤血球症	hereditary spherocytosis
HS	単純疱疹	herpes simplex
HS	病院専属外科医	house surgeon
Hs	心気症	hypochondriasis
h.s.	就寝時	hora somni(ラ)
HSA	ヒト血清アルブミン	human serum albumin
HSAN	遺伝性知覚性自律神経性ニューロパチー	hereditary sensory and autonomic neuropathy
HSAP	耐熱性アルカリホスファターゼ	heat stable alkaline phosphatase
HSCR	ヒルシュスプルング病	Hirschsprung disease

hs-CRP	高感度CRP，高感度C反応性タンパク	high sensitive C reactive protein
HSCT	造血幹細胞移植	hematopoietic stem cell transplantation
HSE	単純ヘルペス脳炎	herpes simplex encephalitis
HSE	アドレナリン加高張食塩水	hypertonic saline-adrenaline
HSF	ヒスタミン感作因子	histamine-sensitizing factor
HSG	子宮卵管造影法	hysterosalpingography
HSP	熱ショックタンパク	heat shock protein
HSP	ヘノッホ-シェーンライン紫斑(病)	Henoch-Schönlein purpura
HSPN	ヘノッホ-シェーンライン紫斑病性腎炎	Henoch-Schönlein purpura nephritis
HSV	単純疱疹ウイルス，単純ヘルペスウイルス	herpes simplex virus
HT	高体温	high temperature
HT	ハバードタンク	Hubbard tank
HT	水治療法	hydrotherapy
HT	高血圧	hypertension
Ht	身長	height
Ht	ヘマトクリット(値)，赤血球容積率，血球容量	hematocrit
HTACS	ヒト甲状腺アデニレートシクラーゼ刺激物質	human thyroid adenylate cyclase stimulator
HTC	肝がん細胞	hepatoma cells
HTL	ヒトT細胞白血病	human T cell leukemia
HTLA	ヒトTリンパ球抗原	human T lymphocyte antigen
HTLV	ヒトTリンパ球好性ウイルス，ヒト[成人]T細胞白血病ウイルス	human T cell lymphotropic[leukemia]virus
HTLV-1	ヒトTリンパ球好性ウイルス1型，ヒト[成人]T細胞白血病ウイルス1型	human T cell lymphotropic[leukemia]virus type1
HTO	高位脛骨骨切り術	high tibial osteotomy

HTP	家・樹木・人物画法	house-tree-person technique
HTS	ヒト甲状腺刺激因子[物質]	human thyroid stimulator
HTSH	ヒト甲状腺刺激ホルモン	human thyroid-stimulating hormone
HTx	心臓移植	heart transplantation
HU	ヒドロキシカルバミド	hydroxycarbamide
HUS	溶血性尿毒症症候群	hemolytic uremic syndrome
HUT試験	ヘッドアップティルト試験	head up tilt test
HV	外反母趾	hallux valgus
HV	肝静脈	hepatic vein
HV	ヘルペスウイルス	herpes virus
HV	ヒス-心室時間	His-ventricular interval
HV	過呼吸, 過換気	hyperventilation
HV angle	HV角	Hallux Valgus angle
HV block	ヒス束下ブロック	His-ventricular block
HV interval	ヒス-心室時間	His-ventricular interval
HVA	ホモバニリン酸	homovanillic acid
HVD	高血圧性血管疾患	hypertensive vascular disease
HVGR	宿主対移植片(拒絶)反応	host-vs-graft reaction
HVJ	センダイウイルス	hemagglutinating virus of Japan
HVS	過換気症候群	hyperventilation syndrome
HX	原因不明性組織球増殖症	histiocytosis X
Hx	病歴, ～歴	history
Hy	遠視	hyperopia
Hy	ヒステリー	Hysterie(独)
HyP	ヒドロキシプロリン	hydroxyproline
HZ	帯状疱疹	herpes zoster
Hz	ヘルツ	hertz
HZA	半透明帯への精子接着試験	hemizoma assay

memo

I

I	回腸	ileum (イリアム)
I	吸気	inspiration (インスピレイション)
I	ヨウ素	iodine (アイオダイン)
I	イソロイシン	isoleucine (イソリューシン)
IA	免疫測定法	immunoassay (イミュノアッセイ)
IA	インドシアニングリーン蛍光眼底撮影	indocyanine green angiography (インドサイアニン グリーン アンジオグラフィー)
IA	知能年齢	intelligence age (インテリジェンス エイジ)
IA, ia	動脈内	intraarterial (イントラアーテリアル)
IAA	回腸嚢肛門吻合	ileal pouch anal anastomosis (イリアル パウチ アナル アナストモウシス)
IAA	インスリン自己抗体	insulin autoantibody (インスリン オートアンティボディ)
IAA	大動脈弓離断症	interruption of aortic arch (インタラプション オブ エイオーテック アーチ)
IABP	大動脈内バルーンパンピング(法)	intraaortic balloon pumping (イントラエイオーティック バルーン パンピング)
IAC	内耳道	internal auditory canal (インターナル オーディトリー カナル)
IACA	回腸嚢肛門管吻合	ileal pouch anal canal anastomosis (イリアル パウチ アナル カナル アナストモウシス)
IADH	抗利尿ホルモン分泌異常	inappropriate antidiuretic hormone (イナプロプリエイト アンティダイユレティック ホルモン)
IADL	手段的日常生活動作, 手段的ADL	instrumental activities of daily living, instrumental ADL (インストルメンタル アクティヴィティズ オブ デイリー リヴィング インストルメンタル エーディーエル)
IAET	IAET分類〔褥瘡の深度分類〕	International Association for Enterostomal Therapy (インターナショナル アソシエイション フォア エンテロストマル セラピー)
IAHA	免疫粘着赤血球凝集(反応)	immune adherence hemagglutination (イミューン アドヒアランス ヘマグルティネーション)
IAR	即時型喘息反応	immediate asthmatic response (イミディエイト アズマティック レスポンス)
IARC	国際がん研究機関	International Agency for Research on Cancer (インターナショナル エイジェンシー フォア リサーチ オン カンサー)
IARF	虚血性急性腎不全	ischemic acute renal failure (イスキミック アキュート リナル フェイリュア)

IAS	心房中隔	interatrial septum
IAV	間欠的補助換気	intermittent assist ventilation
IB	封入体	inclusion body
IB	間接(型)ビリルビン	indirect bilirubin
IBBBB	不完全両脚ブロック	incomplete bilateral bundle branch block
IBC	(血清)鉄結合能	iron-binding capacity
IBD	炎症性腸疾患	inflammatory bowel disease
I-Bil	間接(型)ビリルビン	indirect bilirubin
IBL	免疫芽球性リンパ節症	immunoblastic lymphadenopathy
IBL	探求型学習	inquiry-based learning
IBP	(血清)鉄結合タンパク	iron-binding protein
IBS	超音波後方散乱信号	integrated backscatter
IBS	過敏性(大)腸症候群	irritable bowel syndrome
IBW	標準体重	ideal body weight
IC	腸骨稜	iliac crest
IC	免疫複合体	immune complex
IC	インフォームド・コンセント	informed consent
IC	(最大)吸気量	inspiratory capacity
IC	肋間の	intercostal
IC	間欠性跛行	intermittent claudication
IC	内包	internal capsule
IC	間質性膀胱炎	interstitial cystitis
IC	冠動脈内	intracoronary
IC	虚血性大腸炎	ischemic colitis
IC	内頸動脈	internal carotid artery
i.c.	食間	inter cibos(ラ)
IC$_{50}$	50％抑制濃度	50% inhibiting concentration
ICA	内頸動脈	internal carotid artery

ICA

ICA	膵島細胞抗体, 坑ランゲルハンス島抗体	islet cell antibody
ICAM〈アイカム〉	細胞間接着分子	intercellular adhesion molecule
ICC	感染対策委員会	infection control commitee
ICCD	孤発性心臓伝導障害	isolated cardiac conduction defect
ICCE	白内障嚢内摘出術	intracapsular cataract extraction
ICCU	冠疾患集中治療部門	intensive coronary care unit
ICD	免疫複合体疾患	immune complex disease
ICD	植込み型除細動器	implantable cardiac defibrillator
ICD	感染制御[管理]専門医	infection control doctor
ICD	国際疾病分類	International Classification of Diseases
ICER	増分費用効果比	incremental cost-effectiveness ratio
ICF	国際生活機能分類	International Classification of Functioning, Disability and Health
ICF	細胞内液	intracellular fluid
ICG	インドシアニングリーン蛍光眼底撮影	indocyanine green angiography
ICG test	インドシアニングリーン試験	indocyanine green test
ICH	特発性心(筋)肥大	idiopathic cardiac hypertrophy
ICH	脳内血腫	intracerebral hematoma
ICH	頭蓋内血腫	intracranial hematoma
ICH	頭蓋内圧亢進	intracranial hypertension
ICHD code	ペーシングモードのコード	Inter-society Commission Heart Disease code
ICI	陰茎海綿体注射	intracavernous injection
ICI	人工授精	intrauterine insemination
ICIDH	国際障害分類	International Classification of Impairments, Disabilities and Handicaps
ICIQ-SF	国際尿失禁スコア	International Consultation on Incontinence Questionnaire-Short Form

ICS

ICM	特発性心拡大	idiopathic cardiomegaly
ICM	特発性心筋症, 原発性心筋症	idiopathic cardiomyopathy
ICM	国際助産師連盟	International Confederation of Midwives
ICMT	感染制御認定臨床微生物検査技師	infection control medical technologist
ICN	感染管理看護師	infection control nurse
ICN	国際看護師協会	International Council of Nurses
ICNP	看護実践国際分類	International Classification for Nursing Practice
ICO	インピーダンス心拍出量	impedance cardiac output
ICP	感染対策施行者・(感染管理)専門家	infection control practitioners/professionals
ICP	頭蓋内圧	intracranial pressure
ICP	頭蓋内圧測定装置	intracranial pressure recording
ICPC	内頸動脈後交通動脈瘤	internal carotid-posterior communicating aneurysm
ICPC aneurysm	内頸動脈後交通動脈瘤	internal carotid-posterior communicating aneurysm
ICPCG	心内心音図	intracardiac phonocardiography
ICR	感染管理ラウンド	infection control round
ICRA	感染管理リスクアセスメント	infection-control risk assessment
ICRC	赤十字国際委員会	International Committee of the Red Cross
ICRP	国際放射線防護委員会	International Commission on Radiological Protection
ICS	immotile-cilia症候群, 線毛不動症候群	immotile-cilia syndrome
ICS	心臓刺激伝導系	impulse conducting system

● ICS

ICS	吸入ステロイド薬	inhaled corticosteroid
ICS	肋間腔	intercostal space
ICS	国際禁制学会	International Continence Society
ICS	過敏性大腸症候群，過敏性(結)腸症候群	irritable colon syndrome
ICSA	膵島細胞膜抗体	islet cell surface antibody
ICSD	睡眠障害国際分類	International classification of sleep disorders
ICSH	間質細胞刺激ホルモン	interstitial cell-stimulating hormone
ICSI	卵細胞質内精子注入法, 細胞質内精子注入法	intracytoplasmic sperm injection
ICSW	国際社会福祉協議会	International Council for Social Welfare
ICT	インジゴカルミン(腎)検査法	indigocarmine test
ICT	間接クームス試験	indirect Coombs test
ICT	術前化学療法	induction chemotherapy
ICT	感染対策チーム	infection control team
ICT	インスリン昏睡療法	insulin coma therapy
ICT	冠動脈内血栓溶解療法	intracoronary thrombolysis
ICT	頭蓋内腫瘍	intracranial tumor
ICU	集中治療室	intensive care unit
ICW	細胞内水分量	intracellular water
ICX	免疫複合体	immune complex
ID	同定	identification
ID	免疫不全	immunodeficiency
ID	免疫拡散法	immunodiffusion
ID	感染症	infectious disease
ID	初診	initial diagnosis

ID	投与量，注入量	injected dose
ID, I.D.	内径	inside diameter
id	イディオタイプ	idiotypic
ID, id	皮内，真皮内	intradermal
id, ID	皮内注射	intradermal injection
ID50	50％抑制用量	half inhibitory dose
ID50	50％感染量	median infective dose
IDA	鉄欠乏性貧血	iron-deficiency anemia
IDCM	特発性拡張型心筋症	idiopathic dilated cardiomyopathy
IDDM	インスリン依存型糖尿病〔1型糖尿病〕	insulin-dependent diabetes mellitus
IDI	対人依存特性尺度	interpersonal dependency inventory
IDK	膝関節内障	internal derangement of knee
IDL	中間比重リポタンパク	intermediate-density lipoprotein
IDM	特発性心筋疾患	idiopathic disease of the myocardium
IDM	糖尿病母体児	infant of diabetic mother
IDP	特発性血小板減少性紫斑病	idiopathic thrombocytopenic purpura
IDPA	特発性肺動脈拡張症	idiopathic dilatation of the pulmonary artery
IDR	イダルビシン	idarubicin
IDS	免疫不全症候群	immunodeficiency syndrome
IDSEP	死腔負荷呼吸訓練	increased dead space and expiratory pressure
IDT	皮内テスト	intradermal test
IDUS	管腔内超音波検査	intraductal ultrasonography
IDV	インジナビル	indinavir
IDV	管腔内型十二指腸憩室	intermittent demand ventilation
IE	感染性心内膜炎	infectious endocarditis, infective

IE

endocarditis

IEA	免疫電気泳動法	immunoelectrophoretic analysis
IEA	酵素免疫測定法	immunoenzymatic assay
IEA	下腹壁動脈	inferior epigastric artery
IEC	上皮内がん	intraepithelial carcinoma
IED	免疫増強栄養剤	immune enhancing diet
IEM	先天性代謝異常	inborn errors of metabolism
IEP	免疫電気泳動法	immunoelectrophoresis
IF	免疫蛍光法	immunofluorescence staining
IF	抑制因子	inhibiting factor
IF technique	蛍光抗体法	immunofluorescence technique
IFA	免疫蛍光測定法	immunofluorescence assay, immunofluorescent assay
IFA	不完全フロインドアジュバント	incomplete Freunds adjuvant
IFEHD	内部濾過促進型血液透析	internal filtration enhanced hemodialysis
IFG	空腹時血糖異常	impaired fasting glucose
IFM	イホスファミド	ifosfamide
IFN	インターフェロン	interferon
iFOBT	免疫学的便潜血検査	immuno fecal occult blood test
IFR	吸気流量率	inspiratory flow rate
IFV	細胞間質液量	interstitial fluid volume
IFV	細胞内液量	intracellular fluid volume
IG	胃内	intragastric
Ig	免疫グロブリン	immunoglobulin
IgA	免疫グロブリンA	immunoglobulin A
IgA-NP	IgA腎症	IgA nephropathy
IGCCC	国際胚細胞がん協同研究班	International Germ Cell Cancer Collaborative group

IgD	免疫グロブリンD	immunoglobulin D
IgE	免疫グロブリンE	immunoglobulin E
IGF	インスリン様成長[増殖]因子	insulin-like growth factor
IGF-I	インスリン様成長因子-I	insulin-like growth factor-I
IGFBP	インスリン様成長[増殖]因子結合タンパク	insulin-like growth factor binding protein
IgG	免疫グロブリンG	immunoglobulin G
IgM	免疫グロブリンM	immunoglobulin M
IGT	耐糖能障害	impaired glucose tolerance
IGTT	静脈内[経静脈]ブドウ糖負荷試験	intravenous glucose tolerance test
IH	鼠径ヘルニア	inguinal hernia
IHA	両側副腎病変[過形成]	idiopathic hyperaldosteronism
IHA	間接赤血球凝集反応	indirect hemagglutination
IHBD	肝内胆管	intrahepatic bile duct
IHD	虚血性心疾患	ischemic heart disease
IHMS	イソニアジドメタンスルホン酸ナトリウム	isoniazid sodium methanesulfonate
IHP	特発性上皮小体[副甲状腺]機能低下症	idiopathic hypoparathyroidism
IHPH	肝内門脈高血圧	intrahepatic portal hypertension
IHSS	特発性肥大型大動脈弁下狭窄症	idiopathic hypertrophic subaortic stenosis
IHT	インスリン低血糖試験	insulin-induced hypoglycemia test
II	黄疸指数	icteric index
IIA	内腸骨動脈	internal iliac artery
I-ICP	頭蓋内圧亢進	increased intracranial pressure
IIDM	インスリン非依存型糖尿病〔2型糖尿病〕	insulin-independent diabetes mellitus

IIEF

IIEF 国際勃起機能スコア International Index of Erectile Function score

IIEF5 国際勃起機能スコア問診表 International Index of Erectile Function 5

IIP 特発性間質性肺炎 idiopathic interstitial pneumonia

IL 自立生活 independent living

IL インターロイキン interleukin

ILBBB 不完全左脚ブロック incomplete left bundle branch block

ILCP 前立腺組織内レーザー凝固術 interstitial laser coagulation of the prostate

ILD 間質性肺疾患 interstitial lung disease

ILDL 中間型低比重リポタンパク intermediate low density lipoprotein

Ile イソロイシン isoleucine

ILM 内境界膜 inner limiting membrane

ILS インターフェロン様物質 interferon-like substance

IM 内科 internal medicine

IM 伝染性単核球症 infectious mononucleosis

IM, im 筋肉内 intramuscular

IM, im 筋肉内注射 intramuscular injection

IMA 下腸間膜動脈 inferior mesenteric artery

IMA 内胸動脈 internal mammary artery

IMB 月経期外出血 intermenstrual bleeding

IMC 空腹期強収縮群 interdigestive migrating motor complex

IMC 内膜中膜複合体 intimal-medial complex

IMD 虚血性心筋障害 ischemic myocardial damage

IMF 顎間固定 intermaxillary fixation

IMH 特発性心筋肥大 idiopathic myocardial hypertrophy

IMI 切迫心筋梗塞 impending myocardial infarction

IMI	下部心筋梗塞	inferior myocardial infarction
IMIP	イミプラミン	imipramine
IMP	特発性心筋症	idiopathic myocardiopathy
IMP	イノシン酸	inosine monophosphate, inosinic acid
IMPS	入院患者用多次元的精神症状評価尺度	inpatient multidimensional psychiatric scale
IMR	乳児死亡率	infant mortality rate
IMR	虚血性僧帽弁閉鎖不全症	ischemic mitral regurgitation
IMRT	強度変調放射線治療	intensity modulated radiation therapy
IMT	インドメタシン	indomethacin
IMT	吸気筋訓練	inspiratory muscle training
IMV	下腸間膜静脈	inferior mesenteric vein
IMV	間欠的強制換気	intermittent mandatory ventilation
In	インジウム	indium
in situ 〈インサイチュー〉	生体内現位置で	*in situ*
in vitro 〈インビトロ〉	試験管内で, 非生体内で	*in vitro*
in vivo 〈インビボ〉	生体内で	*in vivo*
INAH 〈アイナ〉	イソニアジド, イソニコチン酸ヒドラジド	isoniazid, isonicotinic acid hydrazide
INCB	国際麻薬統制委員会	International Narcotics Control Board
IND	治験薬	investigational new drug
inf	下方の	inferior
inflamm	炎症	inflammation
INH	イソニアジド, イソニコチン酸ヒドラジド	isoniazid, isonicotinic acid hydrazide
Inj	注射	injectio(ラ), injection
INK	未知外傷	injury not known
Innom	無害性心雑音	innocent murmur

INOH

INOH	起立直後性低血圧	instantaneous orthostatic hypotension
iNOS	誘導型一酸化窒素合成酵素	inducible nitric oxide synthase
IN/OUT〈インアウト〉	水分出納	intake/output
INPB	間欠的陰圧呼吸	intermittent negative pressure breathing
iNPH	特発性正常圧水頭症	normal pressure hydrocephalus
INPV	間欠的陰圧(補助的)換気	intermittent negative pressure (assisted) ventilation
INR	国際標準化指数	international normalized ratio
INS	特発性ネフローゼ症候群	idiopathic nephrotic syndrome
Insp	吸気	inspiration
int	内	internal
INVAGI	腸重積症	invagination
IO	下斜筋	inferior oblique muscle
IO	骨髄内輸液	intraosseous access
IOC	間欠的口腔カテーテル栄養法	intermittent oral catheterization
IOFB	眼内異物	intraocular foreign body
IOH	特発性起立性低血圧症	idiopathic orthostatic hypotension
IOI	骨髄内輸液	intraosseous infusion
IOL	眼内レンズ	intraocular lens
ION	特発性大腿骨頭壊死	idiopathic osteonecrosis of the femoral
IOP	眼圧	intraocular pressure
IORT	術中放射線療法	intraoperative radiotherapy
IP	腸腰筋	iliopsoas
IP	色素失調症	incontinentia pigmenti
IP	国際薬局方	International Pharmacopoeia
IP	指節間	interphalangeal
IP	間質性肺炎	interstitial pneumonia
IP	静脈性腎盂造影(法)	intravenous pyelography

IP, ip	腹腔内，腹腔内の	intraperitoneal
IP3	イノシトール三リン酸	inositol trisphosphate
IPA	個人診療協会	Independent Practice Association
IPA	侵襲性アスペルギルス症	invasive pulmonary aspergillosis
IPAH	特発性肺動脈高血圧症	idiopathic pulmonary arterial hypertension
IPAP〈アイパップ〉	吸気気道陽圧	inspiratory postive airway pressure
IPC	間欠的空気圧迫法	intermittent pneumatic compression
IPD	即時型黒化	immediate pigment darkening
IPD	間欠的腹膜透析	intermittent peritoneal dialysis
IPE	間質性肺気腫	interstitial pulmonary emphysema
IPF	特発性肺線維症	idiopathic pulmonary fibrosis
IPF	間質性肺線維症	interstitial pulmonary fibrosis
IPH	特発性門脈圧亢進症	idiopathic portal hypertension
IPH	特発性肺ヘモジデリン沈着症	idiopathic pulmonary hemosiderosis
IPHP	腹腔内温熱灌流療法	intraperitoneal hyperthermic perfusion
IPJ	指節間関節	interphalangeal joint
IPMC	膵内乳頭粘液性腺がん	intraductal papillary mucinous carcinoma
IPM/CS	イミペネム/シラスタチン	imipenem/cilastatin
IPMN	膵管内乳頭粘液性腫瘍	intraductal papillary mucinous neoplasm
IPMN-B	胆管内乳頭粘液性腫瘍	intraductal papillary mucinous neoplasm of the bile duct
IPMT	膵管内乳頭粘液性腫瘍	intraductal papillary mucinous tumor
IPNB	胆管内乳頭腫瘍	intraductal papillary neoplasm of the

● IPNB

bile duct

IPNPV 間欠的陽陰圧換気　intermittent positive-negative pressure ventilation

IPP 胸膜間圧　intrapleural pressure

IPPA 視診・触診・打診・聴診　inspection, palpation, percussion, auscultation

IPPA ヨードフェニルペンタデカン酸　iodophenyl-pentadecanoic acid

IPPB 間欠的陽圧呼吸　intermittent positive pressure breathing

IPPF 国際家族計画連盟　International Planned Parenthood Federation

IPPO 間欠的陽圧酸素療法　intermittent positive pressure inflation with oxygen

IPPV 間欠的陽圧換気　intermittent positive pressure ventilation

IPPVB 間欠的陽圧呼吸　intermittent positive pressure ventilation breathing

IPS iPS細胞，人工多能性幹細胞　induced pluripotent stem cell

iPS cell iPS細胞，人工多能性幹細胞　induced pluripotent stem cell

IPSP 抑制性シナプス後電位　inhibitory post-synaptic potentials

IPSS 国際前立腺症状スコア　International Prostate Symptom Score

IPT 対人関係療法　interpersonal psychotherapy

IQ 知能指数　intelligence quotient

IR 不完全奏効　incomplete response

IR 下直筋　inferior rectus muscle

IR 吸気予備量　inspiratory reserve volume

IR 吸気抵抗　inspiratory resistance

IR 内旋　internal rotation

IR 直腸内　intrarectal

IRA	放射免疫アッセイ	immunoradioassay
IRA	下直腸動脈	inferior rectal artery
IRB	治験審査委員会	Institutinal Review Board
IRBBB	不完全右脚ブロック	incomplete right bundle branch block
IRC	国際赤十字	International Red Cross
IRCA	血管内赤血球凝集	intravascular red cell aggregation
IRDNI	特発性新生児呼吸障害	idiopathic respiratory distress of the newborn infant
IRDS	新生児呼吸窮迫症候群	infantile respiratory distress syndrome
IRDS syndrome	特発性呼吸窮迫症候群	idiopathic respiratory distress syndrome
IRF	インターフェロン制御因子	interferon-regulatory factor
IRG	免疫反応性グルカゴン	immunoreactive glucagon
IRI	免疫反応性インスリン	immunoreactive insulin
IRI	赤外光内視鏡	infra-red imaging
IRIS	免疫再構築症候群	immune reconstitution inflammatory syndrome
IRMA	免疫放射定量法	immunoradiometric assay
IRR	腎盂内逆流	intrarenal reflux
IRS	インスリン受容体基質	insulin receptor substrate
IRT	効果発現時間	initial response time
IRT	等容性弛緩時間	isovolumetric relaxation time
IRV	吸気予備量	inspiratory reserve volume
IS	インセンティブスパイロメーター，刺激的肺活量測定	incentive spirometer
IS	皮下注射	subcutaneous injection
Is gene	免疫抑制遺伝子	immune suppression gene

ISA

ISA	内因性交感神経刺激作用	intrinsic sympathomimetic activity
ISA	ヨウ化血清アルブミン	iodinated serum albumin
ISC	間質細胞	interstitial cells
ISCF	間質細胞液	interstitial cell fluid
ISD	免疫抑制薬	immunosuppressive drug
ISD	心房中隔欠損(症)	interatrial septal defect
ISDN	硝酸イソソルビド	isosorbide dinitrate
ISF	間質液, 組織間液	interstitial fluid
ISG	免疫血清グロブリン	immune serum globulin
ISH	収縮期高血圧	isolated systolic hypertension
ISI	外傷重症度係数	injury severity index
ISI	インスリン感受性指数	insulin sensitivity index
ISP	棘下筋, 棘下筋腱	infraspinatus muscle
ISP	イセパマイシン	isepamicin
ISP test	棘下筋テスト	infraspinatus test
ISQ	インプラント安定指数	implant stability quotient
ISR	ステント内再狭窄	in-stent restenosis
ISR	括約筋間切除(術), 内括約筋切除(術)	intersphincteric resection
ISRE	インターフェロン応答配列	interferon stimulated response element
ISS	外傷重症度スコア	injury severity score [scale]
ISSA	国際社会保障協会	International Social Security Association
IST	インスリンショック療法	insulin shock therapy
ISW	間質液, 組織間液	interstitial water
IT	免疫療法	immunotherapy
IT	吸入療法	inhalation therapy
IT	企図振戦	intension[intention]tremor

IT	核異性体転移	isomeric transition
ITA	内胸動脈	intra thoracic artery
ITB	髄腔内バクロフェン療法	intrathecal baclofen therapy
ITCZ	イトラコナゾール	itraconazole
ITF	間欠的経管栄養法	intermittent tube feeding
ITP	特発性血小板減少性紫斑	idiopathic thrombocytopenic purpura
ITP	イリノイ心理言語能力テスト[試験]	Illinois test of psycholinguistic abilities
ITPN	膵管内管状乳頭腫瘍	intraductal tubulopapillary neoplasm (of the pancreas)
ITT	インスリン負荷試験	insulin tolerance test
ITナイフ	ITナイフ	insulated-tipped diathermic knife
IU	国際単位	international unit
IUC	特発性潰瘍性大腸炎	idiopathic ulcerative colitis
IUCW	国際児童福祉連合	International Union for Child Welfare
IUD	子宮内避妊器具	intrauterine contraceptive device
IUFD	子宮内胎児死亡	intrauterine fetal death
IUGR	子宮内胎児発育遅延	intrauterine growth restriction
IUI	子宮腔内人工授精	intrauterine insemination
IUS	子宮内システム	intrauterine system
IV	血管内	intravascular
IV	静脈注射	intravenous injection
IV, iv	静脈内	intravenous
IVC	下大静脈	inferior vena cava
IVC	吸気肺活量	inspiratory vital capacity
IVC	血管内凝固	intravascular coagulation
IVC	経静脈性胆管造影	intravenous cholangiography

IVC

IVC	経静脈性胆嚢造影	intravenous cholecystography
IVCD	心室内伝導障害	intraventricular conduction disturbance
IVCG	下大静脈造影	inferior venacavography
IVCT	経静脈的冠動脈血栓溶解療法	intravenous coronary thrombolysis
IVD	点滴静脈内注射	intravenous drip infusion
IVDSA	経静脈的動脈造影	intravenous digital subtraction angiography
IVECG	静脈内心電図	intravenous electrocardiography
IVF	体外受精	in-vitro fertilization
IVF	血管内液	intravascular fluid
IVF-ET	体外受精・胚移植	in-vitro fertilization and embryo transfer
IVGTT	静脈内[経静脈]ブドウ糖負荷試験	intravenous glucose tolerance test
IVH	高カロリー輸液, 中心静脈栄養法	intravenous hyperalimentation
IVH	脳室内出血	intraventricular hemorrhage
IVIG	免疫グロブリン静注療法	intravenous immunoglobulin
IVM	不随意運動	involuntary movement
IVN	経静脈栄養	intravenous nutrition
IVP	静脈性腎盂造影法	intravenous pyelography
IVR	インターベンショナルラジオロジー	interventional radiology
IVS	心室中隔	interventricular septum
IVSD	心室中隔欠損	interventricular septal defect
IVST	心室中隔厚	interventricular septal thickness
IVT	特発性心室頻拍	idiopathic ventricular tachycardia
IVT	経静脈的血栓溶解療法	intravenous thrombolysis
IVT	静脈内輸液	intravenous transfusion

IVUS

IVU	血管内超音波法	intravascular ultrasonography (イントラヴァスキュラー ウルトラソノグラフィ)
IVU	静脈性尿路造影	intravenous urography (イントラヴィーナス ユログラフィー)
IVUS	血管内超音波検査, 血管内エコー	intravascular ultrasound (イントラヴァスキュラー ウルトラサウンド)

● J〈ジュール〉

J〈ジュール〉 ジュール〔エネルギーの単位のSI単位〕 joule

JAK ヤーヌスキナーゼ Janus kinases

JAMA 米国医師会雑誌 The Journal of the American Medical Association

JAN 医薬品一般的名称 Japanese Accepted Name

JAS ジェンキンス活動性調査尺度 Jenkins activity survey

JATEC 外傷初期診療ガイドライン日本版 Japan Advanced Trauma Evaluation and Care

JCAHO 保健医療組織認定合同委員会 Joint Commission on Accreditation of Health Care Organization

JCML 若年性慢性骨髄性白血病 juvenile chronic myeloid leukemia

JCP 若年性慢性多発性関節炎 juvenile chronic polyarthritis

JCQHC 日本医療機能評価機構 Japan Council for Quality Health Care

JCS ジャパン・コーマ・スケール Japan Coma Scale

JDM 若年型糖尿病 juvenile diabetes mellitus

JE 日本脳炎 Japanese encephalitis

JEB 接合部型表皮水疱症 junctional epidermolysis bullosa

JET 接合部異所性頻拍 junctional ectopic tachycardia

JEV 日本脳炎ウイルス Japanese encephalitis virus

JGA 傍糸球体装置 juxtaglomerular apparatus

JGC 傍糸球体細胞 juxtaglomerular cell

JIA 若年性特発性関節炎 juvenile idiopathic arthritis

JICA 国際協力機構 Japan International Cooperation Agency

J-LIT 日本脂質介入試験 Japan lipid intervention trial

JMA 日本医師会 Japan Medical Association

JME 若年ミオクロニーてんかん juvenile myoclonic epilepsy

JMML 若年性骨髄単球性白血病 juvenile myelomonocytic

leukemia リューケミア

JNA 日本看護協会 Japanese Nursing Association

JNTEC 外傷初期看護セミナー，標準外傷看護コース Japan nursing trauma evaluation and care

JOD 若年型糖尿病 juvenile onset diabetes

JP 日本薬局方 Japanese Pharmacopoeia

JPB 房室接合部性期外収縮 junctional premature beat

JPBC 房室接合部性期外収縮 junctional premature beat contraction

JPTEC 日本救急医学会公認の病院前外傷教育プログラム Japan Prehospital Trauma Evaluation and Care

JRA 若年性関節リウマチ juvenile rheumatoid arthritis

J-RACT 服薬能力判定試験 Japanese regimen adherence capacity tests

JRC 日本赤十字社 Japan Red Cross Society

JSDQ 自己開示尺度 Jourard self-disclosure questionnaire

JST 日本人のスキンタイプ分類 Japanese skin type

Jug. 頸静脈波 jugular venous pulse wave

JV 頸静脈 jugular vein

JVP 頸静脈圧 jugular venous pressure

JVP 頸静脈波 jugular venous pulse

K

- **K** カリウム kalium
- **K cell** キラー細胞 killer cell
- **KA** ケトアシドーシス ketoacidosis
- **KAFO** 長下肢装具 knee-ankle-foot orthosis
- **KAS** カッツ法 Katz adjustment scales
- **kat** カタール〔酵素活性の国際単位〕 katal
- **KC** ケラチノサイト,角化細胞 keratinocyte
- **kcal** 熱量の単位 kilocalorie
- **KCl** 塩化カリウム kaliumchlorid
- **KCS** ドライアイ dry eye syndrome
- **KD** 川崎病 Kawasaki disease
- **KDA** 既知薬物アレルギー known drug allergy
- **kg** キログラム kilogram
- **KHF** 韓国型出血熱 Korean hemorrhagic fever
- **KHP** 非投球側膝関節最高到達点 knee highest position
- **KI** ヨウ化カリウム potassium iodide
- **K_{ICG}** 血漿消失率 plasma clearance rate of ICG
- **KICU** 腎疾患集中治療[監視]室 kidney intensive care unit
- **KJ** 膝蓋腱反射 knee jerk
- **kJ** キロジュール kilojoule
- **KK**〈カーカー〉 子宮体がん Korpuskrebs(独)
- **KKK**〈カーカーカー〉 喉頭がん Kehlkopfkrebs(独)
- **KM** カナマイシン kanamycin
- **KO** 膝関節症 knee osteoarthritis
- **KOH鏡検法** 苛性カリ鏡検法 potassium interpharangeal preparation
- **KP** 角膜後面沈着物 keratic precipitates
- **KPE** ケルマン超音波水晶体乳化吸引術 Kelman's phaco

emulsification

KPS	表層点状角膜炎	keratitis punctata superficialis
Kr	クリプトン	krypton
KS	カポジ肉腫	Kaposi's sarcoma
KSD	びまん性表層角膜炎	keratitis superficialis diffusa
KTPP	進行性指掌角化症	keratoderma tylodes palmaris progressiva
KUB	腎・尿管・膀胱部のX線撮影	kidney, ureter and bladder
KVA	動体視力	kinetic visual acuity
KVO	キープベインオープン,静脈確保	keep vein open
KW	キース-ワーグナー(高血圧眼底)分類	Keith-Wagener classification
KW	キンメルスチール-ウィルソン症候群	Kimmelstiel-Wilson syndrome
KW分類	キース-ワーグナー(高血圧眼底)分類	Keith-Wagener classification
KWS	キンメルスチール-ウィルソン症候群	Kimmelstiel-Wilson syndrome
kymo	動態撮影,キモグラフィ	kymography
KYT	危険予知トレーニング	kiken-yochi-training

L

L	左葉外側区域	lateral segment
L	左の, 左側	left
L	ロイシン	leucine
L	前庭部領域〔胃の下部1/3〕	lower third of the stomach
L	腰椎の, 腰髄の	lumbar
L	腰神経	lumbar nerve
LA	乳酸	lactic acid
LA	ラテックス凝集法	latex agglutination
LA	ラテックスアレルギー	latex allergy
LA	左心房, 左房	left atrium
LA	ループス抗凝固因子, 抗リン脂質抗体	lupus anticoagulant
LAA	左心耳	left atrial appendage
Lab	検査室	laboratory
LAC	ループス抗凝固因子, 抗リン脂質抗体	lupus anticoagulant
LAD	乳酸脱水素酵素	lactic acid dehydrogenase
LAD〈ラッド〉	左前下行枝	left anterior descending coronary artery
LAD〈ラッド〉	左房径	left atrial dimension
LAD	左軸偏位	left axis deviation
LADG	腹腔鏡補助下幽門側胃切除術	laparoscopy-assisted distal gastrectomy
LAF	層流, 層流式空気浄化	laminar air flow
LAF	リンパ球活性化因子	lymphocyte activating factor
LAFB	左脚前枝ブロック	left anterior fascicular block
LAH	左脚前枝ヘミブロック	left anterior hemiblock
LAH	左房肥大	left atrial hypertrophy
LAHS	リンパ腫関連血球貪食症候群	lymphoma-associated hemophagocytic syndrome
LAIR	ラテックス凝集阻止反応	latex agglutination inhibition

reaction

LAK 〈ラック〉 リンホカイン活性キラー細胞　lymphokine-activated killer cell

LAM 腹腔鏡補助下筋腫核出術　laparoscopically-assisted myomectomy

LAM リンパ脈管平滑筋腫症　lymphangioleiomyomatosis

LAM 肺リンパ脈管筋腫症　pulmonary lymphangioleiomyomatosis

LAO 第2斜位，左前斜位　left anterior oblique (position)

LAP 〈ラパロ〉 腹腔鏡検査　laparoscopy

LAP 左房圧　left atrial pressure

LAP ロイシン・アミノペプチダーゼ　leucine-aminopeptidase

lap 開腹術　laparotomy

Laparo 〈ラパロ〉 腹腔鏡検査　laparoscopy

Lap-C 腹腔鏡下胆嚢摘出術　laparoscopic cholecystectomy

LAR 遅発型喘息反応　late asthmatic response [reaction]

LAR ラテックス凝集反応　latex agglutination reaction

LAR 低位前方切除　lower anterior resection

lar 左側臥位　left arm reclining

LAS 腹腔鏡補助下外科手術，腹腔鏡補助下手術　laparoscopy-assisted surgery

LASER レーザー　light amplification by stimulated emission of radiation

LASIK 〈レーシック〉 エキシマレーザー生体内角膜切開術　laser in situ keratomileusis

L-ASP L-アスパラギナーゼ　L-asparaginase

LAT 乳酸嫌気性閾値　lactate anaerobic threshold

LAT 〈ラット〉 ラテックス凝集試験　latex agglutination test

lat 側方の　lateral

LATS 持続性甲状腺刺激物質　long acting thyroid stimulator

● LAVH

LAVH 腹腔鏡補助下腟式子宮全摘術 laparoscopically-assisted vaginal hysterectomy

LB 肝生検 liver biopsy

LB 肺生検 lung biopsy

LBBB 左脚ブロック left bundle branch block

LBL リンパ芽球型リンパ腫 lymphoblastic lymphoma

LBM 除脂肪体重 lean body mass

LBP 腰痛 low back pain

LBP 低血圧 low blood pressure

LBW 低出生体重児 low birth weight infant

LC ランゲルハンス細胞 Langerhans cell

LC 液体クロマトグラフィ liquid chromatography

LC 肝硬変 liver cirrhosis

LC 肺がん lung cancer

LCA 左結腸動脈 left colic artery

LCA 左総頸動脈 left common carotid artery

LCA 左冠動脈 left coronary artery

LCA 白血球共通抗原 leukocyte common antigen

LCAP 白血球除去療法 leukocytapheresis

LCAT レシチンコレステロールアシルトランスフェラーゼ lecithin cholesterol acyltransferase

LCBF 局所脳血流量 local cerebral blood flow

LCC 大細胞がん large cell carcinoma

LCC 先天性股関節脱臼 luxatio coxae congenita

LCCA 晩発性小脳皮質萎縮症 late cerebellar cortical atrophy

LCD L鎖病 light chain disease

LCFA 長鎖脂肪酸 long chain fatty acid

LCH ランゲルハンス細胞組織球症 langerhans-cell histiocytosis

LCHAD欠損症 長鎖ヒドロキシアシル-CoA脱水素酵素欠損症

long-chain 3-hydroxyacyl-CoA dehydrogenase

LCI	肺クリアランス指数	lung clearance index
LCL	外側側副靱帯	lateral collateral ligament
LCM	リンコマイシン	lincomycin
LCMV	リンパ球性脈絡髄膜炎ウイルス	lymphocytic choriomeningitis virus
LCP	リンパ球除去療法	lymphocytapheresis
LCR	リガーゼチェインリアクション法	ligase chain reaction
LCT	長鎖脂肪酸	long chain triglyceride
LCX	左回旋枝	left circumflex
LD	広背筋皮弁	latissimus dorsi musculo-cutaneous flap
LD	学習障害	learning disorder
LD	致死量	lethal dose
LD	限局型	limited disease
LD50	50％致死量	median lethal dose
LDA	左前下行枝	left anterior descending coronary artery
LDA	低濃度領域	low density area
LDH	乳酸脱水素酵素	lactic acid dehydrogenase
LDH	腰椎椎間板ヘルニア	lumbar disc hernia
LDL	低比重リポタンパク	low-density lipoprotein
LDLA	LDLアフェレーシス，LDL吸着療法	low density lipoprotein apheresis
LDL-C	LDL［低比重リポタンパク］コレステロール	low density lipoprotein cholesterol
LDLR	LDL［低比重リポタンパク］受容体	low density lipoprotein receptor
LDLT	生体肝移植術	living donor liver transplantation
L-DOPA〈エルドーパ〉	ジヒドロキシフェニルアラニン，レボドパ	L-dihydroxyphenylalanine

● LDR

LDR 分娩・出産・回復室 labor-delivery-recovery room

LE 下肢 lower extremity

LE エリテマトーデス,紅斑性狼瘡 lupus erythematosus

LE cell 紅斑性狼瘡細胞 lupus erythematosus cell

LE test 紅斑性狼瘡試験 lupus erythematosus test

LED 播種性紅斑性狼瘡 lupus erythematosus disseminatus

LEIT 腹腔鏡下エタノール注入療法 laparoscopic ethanol injection therapy

LES ランバート-イートン筋無力症候群 Lambert-Eaton syndrome

LES レーザー内視鏡 laser endoscope

LES 下部食道括約筋 lower esophageal sphincter

Leu ロイシン leucine

LF 洗浄液 lavage fluid

LF 低周波成分(領域) low frequency

LFA リンパ球機能関連抗原 lymphocyte function associated antigen

L-FABP 肝脂肪酸結合タンパク liver fatty acid binding protein

LFD 最小致死量 least fatal dose

LFD 在胎期間に比し低出生体重(児),不当軽量児,LFD児 light for dates infant

LFD 低脂肪食 low fat diet

LFLX ロメフロキサシン lomefloxacin

LFT ラテックス結合反応テスト latex fixation test

LFT 肝機能検査 liver function test

LG リンパ節 lymph glands

LGA 在胎期間に比し大きい新生児,LGA児 large for gestational age infant

LGA 左胃動脈 left gastric artery

LGB	外側膝状体	lateral geniculate body (ラテラル ジェニキュレイト ボディ)
LGE	左胃大網動脈	left gastroepiploic artery (レフト ガストロエピプロイック アーテリー)
LGEA	左胃大網動脈	left gastroepiploic artery (レフト ガストロエピプロイック アーテリー)
LGI	下部消化管	lower gastrointestinal (ローワー ガストロインテスティナル)
LGL	ローン・ガノン・レヴィン症候群	Lown-Ganong-Levine syndrome (ローン ガノン レヴィン シンドローム)
LGL leukemia	大顆粒リンパ球性白血病	large granular lymphocyte leukemia (ラージ グラニュラー リンフォサイト リューケミア)
LGV	鼠径リンパ肉芽腫(症)	lymphogranuloma venereum (リンフォグラニューローマ ヴェネリューム)
LH	腹腔鏡下子宮全摘術	laparoscopic hysterectomy (ラパロスコーピック ヒステレクトミー)
LH	黄体形成ホルモン	luteinizing hormone (ルテイナイジング ホルモン)
LHA	左肝動脈	left hepatic artery (レフト ヘパティック アーテリー)
LHB	上腕二頭筋長頭腱	long head of biceps (ロング ヘッド オブ バイセプス)
LHB	上腕二頭筋腱長頭腱	long head of biceps brachii muscle (ロング ヘッド オブ バイセプス ブレイキイ マッスル)
LHC	左心カテーテル法	left heart catheterization (レフト ハート カシテライゼイション)
LHF	左心不全	left heart failure (レフト ハート フェイリュア)
LHRF	黄体形成ホルモン放出因子	luteinizing hormone-releasing factor (ルテイナイジング ホルモンリリーシング ファクター)
LHRH, LH-RH	黄体形成ホルモン放出ホルモン	luteinizing hormone-releasing hormone (ルテイナイジング ホルモンリリーシング ホルモン)
LI	レーザー虹彩切開術	laser iridotomy (レイザー イリドトミー)
Li	リチウム	lithium (リティウム)
LIF	白血病抑制因子	leukemia inhibitory factor (リューケミア インヒビトリー ファクター)
LIM	腹腔鏡下胃内粘膜切除術	laparoscopic intragastric mucosal resection (ラパロスコーピック イントラガストリック ミュコーサル リセクション)
LIMA	左内胸動脈	left internal mammary artery (レフト インターナル マーマリー アーテリー)
LINAC, linac〈リナック, ライナック〉	直線加速器	linear accelerator (リニア アクセレレイター)
LIP	限局性腸穿孔	localized intestinal perforation (ローカライズド インテスティナル パーフォレイション)
LIP	リンパ球様間質性肺炎	lymphoid interstitial pneumonia (リンフォイド インタースティシャル ニューモニア)

- **Liq, Liq.** 液, リコール liquor
- **Liq CSF** 脳脊髄液 liquor cerebrospinalis
- **LIS** 側方内肛門括約筋切開(術) lateral internal sphincterotomy
- **LITA** 左内胸動脈 left internal thoracic artery
- **LIVC** 左下大静脈 left inferior vena cava
- **LK**〈エルカー〉 肺がん Lungenkrebs(独)
- **LKM-1** 肝腎ミクロソーム1抗体 liver-kidney microsome antibody type 1
- **LKP** 表層角膜移植 lamellar keratoplasty
- **L&K&S** 肝・腎・脾臓 liver, kidney, and spleen
- **LLB** 長下肢装具 long leg brace
- **LLC** 長下肢ギプス包帯 long leg cast
- **LLL** 左(肺)下葉 left lower lobe(of the lung)
- **LLN** 正常下限 lower limits of normal
- **LLQ** 左下腹部 left lower quadrant
- **LLSB** 胸骨下部左縁 left limit of sternal border
- **LM** キタサマイシン, ロイコマイシン kitasamycin, Leucomycin
- **LM** 腹腔鏡下筋腫核出術 laparoscopic myomectomy
- **LM** ラリンジ[ゲ]アルマスク laryngeal mask
- **lm** ルーメン lumen
- **LMA** ラリンジ[ゲ]アルマスクエアウェイ laryngeal mask airway
- **LMC** 腹腔鏡下マイクロ波凝固療法 laparoscopic microwave coagulation therapy
- **LMC** リンパ球依存性細胞毒性[傷害性]試験 lymphocyte dependent cytotoxicity test
- **LMCA** 左主冠(状)動脈 left main coronary artery
- **LMCAD** 左主冠(状)動脈疾患 left main coronary artery disease
- **LMCT** 腹腔鏡下マイクロ波凝固療法 laparoscopic microwave coagulation therapy

LMDF	顔面播種状粟粒性狼瘡	lupus miliaris disseminatus faciei
LMM	黒色腫，悪性黒子	lentigo maligna melanoma
LMN	下位運動ニューロン	lower motor neuron
LMNL	下位運動ニューロン障害	lower motor neuron lesion
LMOX	ラタモキセフ	latamoxef
LMP	最終月経(期)	last menstrual period
LMS	ラリンゴマイクロサージェリー〔咽頭微細手術〕	laryngo microsurgery
LMS	平滑筋肉腫	leiomyosarcoma
LMT	左冠動脈主幹部	left main trunk
LMT	風景構成法	The Landscape Montage Technique
LMWH	低分子ヘパリン	low molecular weight heparin
LN	リンクナース〔病院で専門チーム，委員会と病棟ナースをつなぐ役割〕	link nurse
LN	リポイドネフローゼ	lipoid nephrosis
LN	ループス腎炎	lupus nephritis
LN	リンパ節	lymph node
LN2	液体[液化]窒素	liquid nitrogen
LNMP	最終正常月経(期)	last normal menstrual period
LNP	リポ核タンパク	liponucleoprotein
loc	意識消失	loss of consciousness
LOH	加齢男性性腺機能低下	late-onset hypogonadism
LOH	ヘンレ係蹄	loop of Henle
LOHF	遅発性肝不全	late onset hepatic failure
LOM〈ロム〉	運動制限	limitation of movement
LOS	意識消失	loss of consciousness
LOS	低心拍出量症候群	low output syndrome
LOVA	成人長期持続著明脳室拡大	long standing overt ventriculomegaly in adult

● LP

- **LP** 遅延電位, レイトポテンシャル late potential
- **LP** 心室遅延電位 late ventricular potential
- **LP** 扁平苔癬 lichen planus
- **LP** 腰椎穿刺 lumbar puncture
- **Lp** リポタンパク lipoprotein
- **L/P** 乳酸/ピルビン酸(比) lactate/pyruvate(ratio)
- **LPA** 左肺動脈 left pulmonary artery
- **LPa** リポタンパクa lipoprotein a
- **L-PAM** メルファラン melphalan
- **LPC** レーザー光凝固術 laser photocoagulation
- **LPC** リソフォスファチジルコリン lysophosphatidyl choline
- **LPD** リピオドール注入塞栓術 lipiodolization
- **LPH** 左脚後枝ヘミブロック left posterior hemiblock
- **LPH** リポトロピン lipotropin
- **LPH** 低灌流充血 low perfusion hyperemia
- **LPI** リジン尿性タンパク不耐症 lysinuric protein intolerance
- **LPL** リポプロテインリパーゼ lipoprotein lipase
- **LPN** 准看護師 licensed practical nurse
- **LPO** 左後斜位 left posterior oblique
- **LPO** 過酸化脂質 lipid peroxide
- **LPRC** 白血球除去赤血球 leukocyte poor red cells
- **LPRD** 咽喉頭酸逆流症 laryngopharyngeal reflux disease
- **LPS** リポ多糖体, リポポリサッカライド lipopolysaccharide
- **LPS** 凍結乾燥豚皮 lyophilized porcine skin
- **L-P shunt** 腰部[腰椎]くも膜下腔腹腔短絡術 lumbar-peritoneal [lumbo-peritoneal] shunting
- **Lp-TAE** リピオドール併用注入肝動脈塞栓術 lipiodol transarterial embolization
- **LPV** 左肺血管 left pulmonary vessel

LpX	リポタンパクX	lipoprotein X
LPZ	ランソプラゾール	lansoprazole
LQTS	QT延長症候群	long QT syndrome
LR	外直筋	lateral rectus muscle
LR	対光反射	light reflex
LR	尤度比	likelihood ratio
LRCS	赤十字社連盟	League of Red Cross Societies
LRD	低残渣食	low residue diet
LRF	黄体形成ホルモン放出因子	luteinizing hormone-releasing factor
LRLT	生体部分肝移植術	living-related liver transplantation
LRMP	最終正常月経(期)	last regular menstrual period
LRTI	下気道感染	lower respiratory tract infection
LS	腹腔鏡手術	laparoscopic surgery
LS	学習方略	learning strategy
LS	光覚	light sensation
LS	腰椎	lumbar spine
LS	末梢血リンパ球数	lymphocyte score
LS	リンパ肉腫	lymphosarcoma
L/S	レシチン・スフィンゴミエリン比	lecithin-sphingomyelin ratio
LSA	硬化性萎縮性苔癬	lichen sclerosus et atrophicus
LSC	腹腔鏡下胆嚢摘出術	laparoscopic cholecystectomy
LSCA	左鎖骨下動脈	left subclavian artery
LSCS	腰部脊柱管狭窄症	lumbar spinal canal stenosis
LSD	最小有意差	least significant difference
LSG	悪性リンパ腫研究グループ分類	Lymphoma Study Group classification
LSH	黄体刺激ホルモン	lutein-stimulating hormone
LSH	リンパ球刺激ホルモン	lymphocyte-stimulating hormone

● LSM

LSM	収縮終期雑音	late systolic murmur
L-SOD	リポゾームスーパーオキシドジスムターゼ	liposomal superoxide dismutase
LSP	肝特異(リポ)タンパク	liver specific protein[lipoprotein]
LSS	生命維持装置	life support system
LST	リンパ球刺激試験	lymphocyte stimulation test
LSVC	左上大静脈	left superior vena cava
LT	乳酸性作業閾値，乳酸性閾値	lactate threshold
LT	左眼眼圧	left tension
LT	ロイコトリエン	leukotriene
Lt	胸部下部食道	lower thoracic esophagus
lt	左の，左側	left
LTB	喉頭気管気管支炎	laryngotracheal bronchitis
LTG	低眼圧緑内障	low-tension glaucoma
LTH	黄体刺激ホルモン	luteotropic hormone
LTOT〈エルトット〉	長期酸素療法	long-term oxygen therapy
LTP	レーザー線維柱帯形成術	laser trabeculoplasty
LTRA	ロイコトリエン受容体拮抗薬	leukotriene receptor antagonist
LTT	乳糖負荷試験	lactose tolerance test
LTx	肺移植	lung transplantation
LUL〈ルル〉	左上葉(肺)	left upper lobe(of lung)
LUL	左肺上葉切除	left upper lobectomy
LUQ	左上腹部	left upper quadrant
LUS	超音波腹腔鏡	laparoscopic ultrasonography
LUTS	下部尿路症状	lower urinary tract symptom
LV	ホリナートカルシウム	calcium folinate
LV	左心室，左室	left ventricle
LV	左眼視力	left vision

LV	白血病ウイルス	leukemia virus
LV	低容量	low volume
LV	ロービジョン	low-vision
LV	腰椎	lumbar vertebra
LV	肺容量	lung volume
LV mass	左室体積	left ventricular mass
LV out.	左室流出路	left ventricular outflow tract
LVA	左室動脈瘤	left ventricular aneurysm
LVAD	左室補助人工心(臓)	left ventricular assist device
LVAS	左心補助人口心(臓)システム	left ventricular assist system
LVD	左心径	left ventricular diameter [dimension]
LVD	左室機能不全	left ventricular dysfunction
LVDd	左室拡張末期径	left ventricular end-diastolic dimension
LVDP	左室拡張期圧	left ventricular diastolic pressure
LVDs	左室収縮末期径	left ventricular end-systolic dimension
LVDV	左室拡張期容量	left ventricular diastolic volume
LVE	左室拡大	left ventricular enlargement
LVED	左室拡張終期	left ventricular end-diastolic
LVEDD	左室拡張末期径	left ventricular end-diastolic dimension
LVEDP	左室拡張終期圧	left ventricular end-diastolic pressure
LVEDVI	左室拡張終期圧容積係数	left ventricular end-diastolic volume
LVEF	左室駆出率	left ventricular ejection fraction
LVESD	左室収縮末期径	left ventricular end-systolic dimension
LVET	左室駆出時間	left ventricular ejection time
LVF	左室不全	left ventricular failure
LVF	左室機能	left ventricular function
LVFX	レボフロキサシン	levofloxacin
LVG	左室造影	left ventriculography

● LVH

LVH	左室肥大	left ventricular hypertrophy
LVI	左室不全	left ventricular insufficiency
LVMI	左室重量係数	left ventricular mass index
LVOT〈エルボット〉	左室流出路	left ventricular outflow tract
LVP	左室圧	left ventricular pressure
LVPW	左室後壁	left ventricular posterior wall
LVRS	肺容量縮小[減少]手術	lung volume reduction surgery
LVSO	左室収縮期駆出	left ventricular systolic output
LVSP	左室収縮期圧	left ventricular systolic pressure
LVSV	左室駆出量	left ventricular stroke volume
LVSW	左室(拍出)仕事	left ventricular stroke work
LVV	左室容量	left ventricular volume
LVW	左室壁	left ventricular wall
LX	脱臼	luxation
lx	ルクス	lux
Ly	リンパ球	lymphocyte
ly	リンパ管浸潤度	lymphatic invasion degree
LYM	リンパ節転移	lymph node metastasis
Lys	リジン	lysine
LZD	リネゾリド	linezolid

memo

●M

M

M	男	male (メイル)
M	悪性の	malignant (マリグナント)
M	麻疹	measles (ミーズルズ)
M	内側区域	medial segment (ミディアル セグメント)
M	髄膜種	meningioma (メニンジオーマ)
M	月経	menstruation (メンストルエイション)
M	(遠隔)転移	metastasis (メタスタシス)
M	胃角部領域〔胃の中部1/3〕	middle third of the stomach (ミドル サード オブ ザ スタマック)
m	心雑音	cardiac murmur, heart murmur (カーディアック マーマー, ハート マーマー)
m, m癌	粘膜層のがん〔壁深達度によるがんの分類〕	mucosa (ミュコーサ)
m., M.	混和せよ	misce(ラ), mix (ミース, ミクス)
m.d.	指示どおり	more dicto(ラ) (モア ディクト)
m.d.s.	混和し，使用法を記入して与えよ	misce da signa(ラ) (ミース ダ シグナ)
m.dict.	用法口授	modo dictum(ラ) (モド ディクタム)
m.ft.	混和し，作れ	misce fiat(ラ) (ミース フィアト)
m.ft.pulv.	混和し，散剤とせよ	misce fiat pulvis(ラ) (ミース フィアト プルヴィス)
m.ft.sol.	混和し，水剤とせよ	misce fiat solutio(ラ) (ミース フィアト ソルティオ)
MA	巨赤芽球性貧血	megaloblastic anemia (メガブラスティック アニーミア)
MA	精神年齢	mental age (メンタル エイジ)
MA	毛細血管瘤	microaneurysm (マイクロアニュリズム)
MA	僧帽弁閉鎖症	mitral atresia (マイトラル アトレジア)
MA	運動性失語	motor aphasia (モーター アフェイジア)
mA	ミリアンペア	milliampere (ミリアンペア)
MA tube	ミラー-アボット管	Miller-Abbott tube (ミラーアボット テューブ)
MAA	大凝集[大集塊]アルブミン	macroaggregated albumin (マクロアグリゲイテッド アルビュミン)
MAB	最大アンドロゲン遮断療法	maximal androgen blockade (マクシマル アンドロジェン ブロケイド)
Mab	モノクローナル抗体	monoclonal antibody (モノクローナル アンティボディ)
MABP	平均動脈血圧	mean arterial blood pressure (ミーン アーテリアル ブラッド プレッシャー)

MAPK

MAC	最高酸濃度	maximal acid concentration
MAC〈マック〉	最大許容濃度	maximum allowable concentration
MAC〈マック〉	最小肺胞内濃度	minimum alveolar concentration
MAC〈マック〉	最小麻酔濃度	minimum anesthetic concentration
MAC	僧帽弁輪部石灰化	mitral annular calcification
MAD〈マッド〉	最大許容線量	maximum allowable dose
MAF〈マフ〉	マクロファージ活性化因子	macrophage-activating factor
MAHS	リンパ腫関連血球貪食症候群	malignancy associated hemophagocytic syndrome
MALT	粘膜系リンパ組織	mucous membrane-associated lymphoid tissue
MALT lymphoma	粘液関連リンパ組織に由来するリンパ腫	mucosa-associated lymphoid tissue lymphoma
MAMMO〈マンモ〉	マンモグラフィー，乳房撮影	mammography
MAO	最高酸分泌量	maximal acid output
MAO	モノアミン酸化酵素	monoamine oxidase
MAO-I	モノアミン酸化酵素阻害薬	monoamine oxidase inhibitor
MAP〈マップ〉	マンニトールアデノシンリン酸加赤血球濃厚液	mannitol-adenine-phosphate
MAP〈マップ〉	平均気道内圧	mean airway pressure
MAP	平均動脈圧	mean arterial pressure
MAP	平均血圧	mean arterial [blood] pressure
MAP〈マップ〉	僧帽弁輪形成術	mitral annuloplasty
MAP	単相性活動電位	monophasic action potential
MAPCA	主要大動脈肺動脈側副動脈	major aortopulmonary collateral artery
MAPK	マイトジェン活性化プロテインキナーゼ	mitogen-activated

● MAPK

protein kinase (プロテイン カイネイス)

MAR	骨髄転移	bone marrow metastasis (ボーン マロウ メタスタシス)
MARTA	多元受容体標的化抗精神病薬	multi-acting receptor targeted antipsychotics (マルチアクティング レセプター ターゲッティド アンティサイコティクス)
MAS	吸収不良[不全]症候群	malabsorption syndrome (マルアブソープション シンドローム)
MAS〈マス〉	(顕在性)不安尺度	Manifest Anxiety Scale (マニフェスト アンザイティ スケイル)
MAS	胎便吸引症候群	meconium aspiration syndrome (ミコニアム アスピレイション シンドローム)
MAST〈マスト〉	(抗)ショックパンツ	military antishock trousers (ミリタリー アンティショック トラウザーズ)
MAT	運動年齢テスト	motor age test (モーター エイジ テスト)
MB	髄芽腫	medulloblastoma (メデュロブラストーマ)
Mb	ミオグロビン	myoglobin (マイオグロビン)
MBC	(分時)最大換気量	maximum breathing capacity (マキシマム ブリージング キャパシティ)
MBC	最小殺菌濃度	minimum bactericidal concentration (ミニマム バクテリサイダル コンセントレイション)
MBD	微細脳障害症候群	minimal brain damage syndrome (ミニマル ブレイン ダメイジ シンドローム)
MBF	筋肉血流量	muscle blood flow (マッスル ブラッド フロー)
Mbl	骨髄芽球,ミエロブラスト	myeloblast (マイエロブラスト)
MBP	主要塩基性タンパク	major basic protein (メジャー ベーシック プロテイン)
MBP〈ミーンビーピー〉	平均血圧	mean blood pressure (ミーン ブラッド プレッシャー)
MBP	ムコタンパク結合多糖類	mucoprotein-bond polysaccharide (ミュコプロテインボンド ポリサッカライド)
MBP	ミエリン塩基性タンパク質	myelin basic protein (ミエリン ベーシック プロテイン)
MBq	メガベクレル	megabecquerel (メガベクレル)
MBVP	最高膀胱随意圧	maximum bladder voluntary pressure (マキシマム ブラダー ヴォランタリー プレッシャー)
MC	肥満[胖(はん)]細胞	mast cell (マスト セル)
MC	メディカルコントロール	medical control (メディカル コントロール)
MC	ミネラルコルチコイド,鉱質コルチコイド	mineral corticoid (ミネラル コーティコイド)
MC	伝染性軟属腫,みずいぼ	molluscum contagiosum (モリュスカム コンタジオスム)
MC	口腔ケア,口腔清拭	mouth care (マウス ケア)
MCA	中大脳動脈	middle cerebral artery (ミドル セレブラル アーテリー)
MCA	中結腸動脈	middle colic artery (ミドル コリック アーテリー)

McB	マクバーニー圧痛点	McBurney point
MCC	最大膀胱容量	maximum cystometric capacity
MCC	平均赤血球色素濃度	mean corpuscular hemoglobin concentration
MCC遺伝子	大腸がん変異遺伝子	mutated in colorectal cancer gene
MCCU	移動CCU	mobile coronary care unit
MCD	髄質嚢胞腎(症)	medullary cystic kidney disease
MCE	心筋コントラストエコー法	myocardial contrast echocardiography
MCF	マクロファージ遊走因子	macrophage chemotactic factor
MCF	心筋収縮力	myocardial contractile force
MCFA	中鎖脂肪酸	medium chain fatty acid
MCFG	ミカファンギン	micafungin
M-C flap	筋肉皮弁	muscle cutaneous flap
MCG	心磁図	magnetocardiogram
MCG	心機図	mechanocardiography
MCH	母子保健	maternal and child health
MCH	平均赤血球ヘモグロビン量	mean corpuscular hemoglobin
MCH	筋収縮性頭痛	muscle contraction headache
MCHC	平均赤血球ヘモグロビン濃度	mean corpuscular hemoglobin concentration
MCI	軽度認知障害	mild cognitive impairment
MCI	多発性脳梗塞	multiple cerebral infarction
MCL	内側側副靭帯	medial collateral ligament
MCL	鎖骨中線	midclavicular line
MCLA	皮膚粘膜リンパ節関節炎	mucocutaneous lymphnode arthritis
MCLS	皮膚粘膜リンパ節症候群	mucocutaneous lymphnode

● MCLS

	syndrome	
MCN	粘液性嚢胞腫瘍	mucinous cystic neoplasm
MCNS	微小変化型ネフローゼ症候群	minimal change nephrotic syndrome
MCNU	ラニムスチン	ranimustine
MCP	中手指節間関節	metacarpophalangeal joint
MCP-1	単球走化性タンパク-1，単球遊走促進因子-1	monocyte chemoattractant protein-1
MCPAP	マスクシーパップ	mask continuous positive airway pressure
MCQ	多肢選択試験	multiple choice question
M-CSF	マクロファージコロニー刺激因子	macrophage colony-stimulating factor
MCT	中鎖脂肪酸，中鎖トリグリセライド	medium-chain triglyceride
MCT	粘液性膿疱腫瘍	mucinous cystic tumor
MCTD	混合性結合組織病	mixed connective tissue disease
MCU	排尿時膀胱尿道造影	micturiting cystourethrography
MCV	平均赤血球容積	mean corpuscular volume
MCV	運動神経伝導速度	motor nerve conduction velocity
MCZ	ミコナゾール	miconazole
MD	医師〔の学位〕	medical doctor
MD	メニエール病	Ménière's [Meniere's] disease
MD	精神発達遅滞	mental deficiency
MD	微細濃度測定法〔骨密度の測定〕	microdensitometry
MD	筋ジストロフィー	muscular dystrophy
MD	筋強直〔筋緊張〕性ジストロフィー	myotonic dystrophy
MD twin	一絨毛膜二羊膜双胎	monochorionic diamniotic twin
MDA	骨幹端骨幹角	metaphyseal-diaphyseal angle

MDA-LDL	マロンジアルデヒド低比重リポタンパク	malonyldialdehyde low density lipoprotein
MDCM	軽度拡張型心筋症	mildly-dilated cardiomyopathy
MDCT	多列検出型コンピュータ断層撮影,マルチディテクターCT	multidetector (row) computed tomography
MDF	心筋抑制因子	myocardial depressant factor
MDGs	ミレニアム開発目標	Millennium Development Goals
MDI	躁うつ病	manisch-depressive Irresein(独)
MDI	定量噴霧式吸入器	metered dose inhaler
MDL	胃透視	Magendurchleuchtung(独)
MDM	医学判断学	medical decision making
MDP	ムラミルジペプチド	muramyl dipeptide
MDR	最小1日必要量	minimum daily requirement
MDR	多剤耐性	multiple drug resistance
MDR-TB	多剤耐性結核菌	multi-drug resistant tuberculosis
MDRO	多剤耐性菌	multi-drug resistant organism
MDRP	多剤耐性緑膿菌	multi-drug resistant *Pseudomonas aeruginosa*
MDS	骨髄異形成症候群	myelodysplastic syndrome
MDS-HC	在宅ケアアセスメント表	minimum data set-home care
MDS/RAPs	ケアアセスメント表・ケアプラン指針	minimum data set/resident assessment protocols
MDT	マゴット療法	maggot debridement thrapy
MDT	集学的治療法	multidisciplinary treatment
MDV	最大尿意	maximum desire to void
MDV	平均拡張期速度	mean diastolic velocity
MDVs	多容量バイアル	multiple-dose vials
ME	医用電子装置	medical electronics
ME	医用工学	medical engineering

ME

ME	ミオクローヌスてんかん	myoclonus epilepsy
ME₅₀	50％最大効果	50% maximal effect
MEA	多発性内分泌腺腫症	multiple endocrine adenomatosis
MEC	最小有効濃度	minimal effective concentration
MED〈メッド〉	最低有効量	minimum effective dose
MED	最小紅斑量	minimum erythema dose
Med	縦隔	mediastinum

MEDLARS 医学文献分析検索システム medical literature analysis and retrieval system

MEF〈メフ〉	最大呼気速度	maximal expiratory flow
MEFR	最大呼気速度	maximal expiratory flow rate
MEFV	最大呼気流量容量	maximal expiratory flow volume
MEG〈メグ〉	脳磁図	magnetoencephalogram

MELAS〈メラス〉 メラス〔ミトコンドリア病の一臨床病型〕
mitochondrial myopathy, encephalopathy, lactic acidosis and stroke-like episodes

MEM	最大エントロピー（法）	maximum entropy method
MEN	多発性内分泌腺腫症	multiple endocrine neoplasia

MEOS ミクロソーム酸化系 microsomal ethanol oxidizing system

MEP	最大呼気圧	maximal expiratory pressure
MEP	運動誘発電位	motor evoked potential
MEPM	メロペネム	meropenem
mEq〈メック〉	メック〔ミリグラム当量〕	milliequivalent
MER	投球肩最大外旋位点	maximum external rotation
MER	平均駆出率	mean ejection rate

MERRF〈メルフ〉 赤色ぼろ線維・ミオクローヌスてんかん症候群，MERRF型脳筋症 myoclonus epilepsy associated with ragged-red fiber mitochondrial encephalomyopathy

MERS〈マーズ〉	中東呼吸器症候群	middle east respiratory syndrome
MES	微小塞栓[栓子]信号[シグナル]	microembolic signal
MESA〈メサ〉	精巣上体精子吸引術, (顕微鏡下)精巣上体精子回収法 microsurgical epididymal sperm aspiration	
MESS	切断四肢重症度スコア	mangled extremity severity score
Met	メチオニン	methionine
Met Hb	メトヘモグロビン	methemoglobin
MET(s)〈メッツ〉	代謝平衡, 代謝当量	metabolic equivalents
METT	最大負荷試験	maximum exercise tolerance test
MEV	最大運動換気	maximal exercise ventilation
MEXT	文部科学省	Ministry of Education, Culture, Sports, Science and Technology
MF	マイトジェン因子, リンパ球分裂促進因子	mitogenic factor
MF	菌状息肉症	mycosis fungoides
MF	骨髄線維症	myelofibrosis
MF	心筋線維症	myocardial fibrosis
MFA	外務省	Ministry of Foreign Affairs
MFD	最小致死量	minimum fatal dose
MFH	悪性線維性組織球症	malignant fibrous histiocytosis
MFICU	母体胎児集中治療室	maternal-fetal intensive care unit
MFLX	モキシフロキサシン	moxifloxacin
MFP	循環系平均充満圧	mean circulatory filling pressure
MFR	最大(尿)流量率	maximum urinary flow rate
MFT	運動機能検査	motor function test
MFT	筋機能検査	muscle function test
MG〈エムゲー〉	胃潰瘍	Magengeschwür(独)
MG〈エムゲー〉	黄疸指数, モイレングラハト単位	Meulengracht unit
MG	重症筋無力症	myasthenia gravis

Mg

Mg	マグネシウム	magnesium
mg	ミリグラム	milligram
MGA	大血管転位(症)	malposition of great arteries
MGF	マクロファージ成長因子	macrophage growth factor
MGFA	MGFA分類〔重症筋無力症の重症度分類〕	Myasthenia Gravis Foundation of America
MGHL	中肩甲上腕靱帯	middle glenohumeral ligament
MGN	膜性糸球体腎炎	membranous glomerulonephritis
MH	黄斑円孔	macular hole
MH	悪性高熱(症)	malignant hyperthermia
MH	結婚歴	marital history
MH	病歴	medical history
MH	月経歴	menstrual history
MHA	主要組織適合抗原	major histocompatibility antigen
MHA	細血管障害性溶血性貧血	microangiopathic hemolytic anemia
MHC	主要組織適合遺伝子複合体	major histocompatibility complex
MHC	精神保健センター	mental health center
MHC	ミオシン重鎖	myosin heavy chain
MHD	最小赤血球凝集量	minimal hemagglutinating dose
MHD	〔補体の〕最小溶血量	minimum hemolytic dose
MHLW	厚生労働省	Ministry of Health, Labour and Welfare
MHN	新生児溶血性疾患	morbus haemolyticus neonatorum
MHR	最大心拍数	maximal heart rate
MI	メカニカルインデックス	mechanical index
MI	更年期指数	menopausal index
MI	顕微授精	micro insemination
MI	僧帽弁閉鎖不全(症)	mitral insufficiency

MI	運動指数	motility index
MI	モチベーション・インタビュー	motivational interviewing
MI	心筋梗塞	myocardial infarction
MIA syndrome	MIA症候群〔栄養障害・炎症・粥状動脈硬化の3つの病態をあわせもつ〕	malnutrition inflammation atherosclerosis syndrome
MIC	最大吸気量, 最大強制換気量	maximum inspiratory capacity
MIC	微小浸潤がん	microinvasive carcinoma
MIC	最小発育阻止濃度	minimum inhibitory concentration
MICS	低侵襲心臓外科手術	minimally invasive cardiac surgery
MID	最小抑制量	minimal inhibiting dose
MID〈ミッド〉	最小感染量	minimum infective dose
MID〈ミッド〉	多発脳梗塞性認知症	multi-infarct dementia
MIDCAB〈ミッドキャブ〉	低侵襲性冠(状)動脈バイパス術	minimally invasive direct coronary artery bypass
MIF〈ミフ〉	マクロファージ遊走阻止因子	macrophage migration inhibitory factor
MIF〈ミフ〉	最大吸気(流)量	maximal inspiratory flow
MIFR	最大吸気流速	maximum inspiratory flow rate
MIFT〈ミフト〉	ミフト顕微授精	microinjection and intrafallopian transfer
MIGB	メタヨードベンジルグアニジン	metaiodobenzylguanidine
MINO〈ミノ〉	ミノサイクリン	minocycline
MIP	マクロファージ炎症タンパク	macrophage inflammatory protein
MIP〈ミップ〉	最大吸気圧	maximum inspiratory pressure
MIP	最大値投影法	maximum intensity projection
MIR	投球肩最大内旋位点	maximum internal rotation
MIS	低侵襲手術	minimally invasive surgery

MIT〈ミット〉

MIT〈ミット〉 マクロファージ遊走阻止試験 macrophage migration inhibition test
MIT 低侵襲治療 minimally invasive therapy
MIT ミトキサントロン mitoxantrone
MIT インスリン頻回注射療法 multiple insulin infusion therapy
MITAS 低侵襲的経肛門切除(術) minimally invasive transanal surgery
MJD マシャド-ジョセフ病 Machado-Joseph disease
MJP 中手指節関節 metacarpophalangeal joint
MK〈エムカー〉 胃がん Magenkrebs(独)
MK モノカイン monokine
ML 悪性リンパ腫 malignant lymphoma
ML 正中 mid line
ML 中肺葉 middle lobe
mL ミリリットル milliliter
MLC 最小致死濃度 minimum lethal concentration
MLC 混合リンパ球培養 mixed lymphocyte culture
MLC ミオシン軽鎖 myosin light chain
MLCK ミオシン軽鎖キナーゼ myosin light chain kinase
MLD 中間致死量 median lethal dose
MLD 異染性白質ジストロフィー metachromatic leukodystrophy
MLD 最低致死量 minimum lethal dose
MLD 徒手(用手的)リンパドレナージ manual lymph drainage
MLF syndrome 内側縦束症候群 medial longitudinal fasciculus syndrome
MLFS 内側縦束症候群 medial longitudinal fasciculus syndrome
MLG ミエロ, 脊髄造影法, 脊髄腔造影 myelography
MLHFQ ミネソタ心不全質問表 Minnesota Living with Heart Failure Questionnaire

MLL	混合型白血病	mixed lineage leukemia
MLs	マクロライド抗生物質	macrolides
MM	悪性黒色腫	malignant melanoma
MM	多臓器多病変	multi-system multi-site
MM	多発性骨髄腫	multiple myeloma
MM	骨髄腫	myeloma
mM	ミリモル	millimole
mm	手動弁	motus manus
MM twin	一絨毛膜一羊膜双胎	monochorionic monoamniotic twin
MMA	中硬膜動脈	middle meningeal artery
MMC	マイトマイシンC	mitomycin C
MMD	微小心筋傷害	minor myocardial damage
MMD	もやもや病	moyamoya disease
MME	Mモード心エコー図	M-mode echocardiography
MMF	最大中間呼気速度	maximal midexpiratory flow
MMF	ミコフェノール酸モフェチル	mycophenolate mophetil
mmH$_2$O	ミリメートル水柱	milimeter in water
mmHg	ミリメートル水銀柱〔1mmHg≒1torr〕	millimeters of mercury
MMIHS	巨大膀胱短小結腸腸管蠕動不全症	megacystis microcolon intestinal hypoperistalsis syndrome
MMK	乳がん	Mammakrebs(独)
MMM	骨髄化生を伴う骨髄硬化症	myelofibrosis with myeloid metaplasia
MMN	多巣性運動性ニューロパチー	multifocal motor neuropathy
mmol	ミリモル〔10^{-3}mol〕	millimole
MMP	マトリックスメタロプロテアーゼ	matrix metalloproteinase
MMPI	ミネソタ多面人格目録	Minnesota Multiphasic Personality

● MMPI

Inventory

MMQ モーズレイ健康調査表　Maudsley medical questionnaire

MMR 麻疹・流行性耳下腺炎・風疹混合ワクチン　measles-mumps-rubella vaccine

MMSE ミニメンタルステート検査，簡易知能評価スケール mini-mental state examination

MMT 徒手筋力テスト　manual muscle test

MMV 強制分時換気　mandatory minute ventilation

MN 膜性腎症　membranous nephropathy

MN 運動ニューロン　motor neuron

Mn マンガン　manganese

MNCV 最大神経伝達速度　maximum nerve conduction velocity

MNCV 運動神経伝導速度　motor nerve conduction velocity

MND 運動ニューロン疾患　motor neuron disease

MNMS 代謝性筋腎症候群　myonephropathic metabolic syndrome

MO 分時拍出量　minute output

Mo 単球　monocyte

MOB 腰椎多数回手術例　multiply operated back

MOC 最大酸素消費量　maximum oxygen consumption

MOC 心筋酸素消費量　myocardial oxygen consumption

MOD 成人型糖尿病　maturity onset type diabetes

MOD 日直医　medical office of the day

MODD 日差変動幅〔血糖値の〕　mean of daily difference

MODS〈モッズ〉 多臓器機能障害症候群　multiple organ dysfunction syndrome

MODY〈モーディー〉 若年成人発症型糖尿病　maturity onset type diabetes of youth

MOF 複合臓器不全，多臓器不全，多臓器障害　multiple organ

failure

MOI〈モイ〉 最大酸素摂取量 maximum oxygen intake

mol モル mole

mol ほくろ mole

Mole 胞状奇胎 hydatidiform mole

mortal 死亡率 mortality

MOS 僧帽弁開放音 mitral opening snap

mOsm ミリオスモル〔10^{-3}Osm〕 milliosmole

MP 平均圧 mean pressure

MP ムコタンパク mucoprotein

MP 経産婦 multipara

MP 固有筋層までのがん〔壁深達度によるがんの分類〕 muscularis propria

MP joint 中手指節関節 metacarpophalangeal joint

MP joint 中足指節関節 metatarsophalangeal joint

MPA 主肺動脈 main pulmonary artery

MPA 酢酸メドロキシプロゲステロン medroxy progesterone acetate

MPA 顕微鏡的多発血管炎 microscopic polyangitis

mPAP〈ミーンピーエーピー〉 平均肺動脈圧 mean pulmonary arterial pressure

MPC 最大許容濃度 maximum permissible concentration

MPD 主膵管 main pancreatic duct

MPD 最大許容線量 maximum permissible dose

MPD 膜電位差 membrane potential difference

MPD 多重人格障害 multiple personality disorder

MPD 骨髄増殖性疾患 myeloproliferative disorder

MPGN 膜性増殖性糸球体腎炎 membranoproliferative glomerulonephritis

● MPI

MPI	モーズレイ性格検査	Maudsley Personality Inventory
MPI	心筋血流イメージング	myocardial perfusion imaging
MPj	中手指節関節	metacarpophalangeal joint
MPL	メルファラン	melphalan
MPN	メサンギウム増殖性糸球体腎炎	mesangial proliferative glomerulonephritis
MPO	最高ペプシン分泌量	maximal pepsin output
MPO	ミエロペルオキシダーゼ	myeloperoxidase
MPP	マイコプラズマ肺炎	mycoplasma pneumonia
MPPE	多発性後極部網膜色素上皮症	multifocal posterior pigment epitheliopathy
MPQ	マクギル式疼痛質問紙	McGill pain questionaire
MPR	多断面再構成法	multiplanar reconstruction
MPS	単核性食細胞系	mononuclear phagocyte system
MPS	ムコ多糖体	mucopolysaccharide
MPS	ムコ多糖症	mucopolysaccharidosis
MPV	平均血小板容積	mean platelet volume
mp癌	固有筋層までのがん〔壁深達度によるがんの分類〕muscularis propria	
MR〈エムエル〉	胃切除術	Magenresektion（独）
MR	麻疹・風疹混合ワクチン，MRワクチン	measles-rubella vaccine
MR	内直筋	medial rectus muscle
MR	医療記録	medical record
MR	医学的リハビリテーション	medical rehabilitation
MR	医療情報担当者	medical representative
MR	精神発達遅滞	mental retardation
MR	代謝率	metabolic rate
MR	最少寛解	minimum remission

MR	僧帽弁閉鎖不全	mitral regurgitation
MR	死亡率	mortality rate
MR	筋弛緩薬	muscle relaxant
mR	ミリレントゲン	milliroentgen

MRA 〈エムアールアンギオ〉 磁気共鳴血管造影法, MR血管造影
magnetic resonance angiography

MRA 悪性関節リウマチ malignant rheumatoid arthritis

MRBF 平均腎血流量 mean renal blood flow

MRC MR脳槽造影法 magnetic resonance cisternography

MRCP 磁気共鳴胆道膵管造影法, MR膵胆管造影法 magnetic resonance cholangiopancreatography

MRD 微小残存病変 minimal residual disease

MRD 最小反応量 minimum reacting dose

MRDM 栄養不良関連糖尿病 malnutrition-related diabetes mellitus

MRF メラニン細胞刺激ホルモン放出因子 melanocyte-stimulating hormone-releasing factor

MRFIT 多種因子介入的研究 multiple risk factor intervention trial

MRH メラニン細胞刺激ホルモン放出ホルモン melanocyte-stimulating hormone-releasing hormone

MRI 磁気共鳴画像法 magnetic resonance imaging

MRI 僧帽弁逆流指数 mitral regurgitation index

MRI SAS MRI脳表解剖画像 MRI surface anatomy scanning

MRL 医学図書館 medical record library

MRM vaccine 麻疹・風疹・流行性耳下腺炎ワクチン measles, rubella, mumps vaccine

mRNA メッセンジャーリボ核酸 messenger RNA

MRP 最大静止圧 maximum resting pressure

MRP

MRP	多剤耐性タンパク	multi-drug resistance protein
MRRA	中直腸動脈	middle rectal artery
MRS	磁気共鳴スペクトロスコピー	magnetic resonance spectroscopy
MRSA	メチシリン耐性黄色ブドウ球菌	methicillin-resistant *Staphylococcus aureus*
MRSE	メチシリン耐性表皮ブドウ球菌	methicillin-resistant *Staphylococcus epidermidis*
MRTK	腎悪性横紋筋肉腫様腫瘍	malignant rhabdoid tumor of the kidney
MRV	MR静脈造影法	magnetic resonance venography
MS	医薬品卸営業担当者	marketing specialist
MS	質量分析法	mass spectrometry
MS	胸骨縦切開	median sternotomy
MS	医学生	medical student
MS	メニエール症候群	Ménière's [Meniere's] syndrome
MS	精神状態	mental status
MS	僧帽弁狭窄	mitral stenosis
MS	朝のこわばり	morning stiffness
MS	硫酸モルヒネ	morphine sulfate
MS	多発性硬化症	multiple sclerosis
MSBOS	最大手術血液準備量	maximum surgical blood order schedule
MSE	筋力強化運動	muscle strengthening exercise
MSF	マクロファージ拡散因子	macrophage-spreading factor
MSH	メラニン細胞刺激ホルモン	melanocyte-stimulating hormone
MSI	微生物学的安全指数	microbial safety index
MSI	僧帽弁狭窄兼閉鎖不全	mitral stenoinsufficiency

MSM	症状マネジメントモデル	Model of Symptom Management
MSN	看護学修士	master of science in nursing
MSNA	筋交感神経活動	muscle sympathetic nerve activity
MSOF	多系統器官不全	multiple system organ failure
MSP	最大随意収縮圧	maximum squeeze pressure
MSQ	精神状況質問紙	mental status questionnaire
MSR	僧帽弁狭窄兼閉鎖不全	mitral stenosis and regurgitation
MSRPP	多面人格尺度	multidimensional scale for rating psychiatric patients
MSSA	メチシリン感受性黄色ブドウ球菌	methicillin sensitive *Staphylococcus aureus*
MST	平均生存時間	mean survival time
MSU	中間尿	midstream urine
MSUD〈エムサッド〉	メープルシロップ尿症，楓糖尿症	maple syrup urine disease
MSV	最高胃液分泌量	maximal secretion volume
MSW	医療ソーシャルワーク	medical social work
MSW	医療ソーシャルワーカー	medical social worker
MT	胃チューブ	Magen tube
MT	平均循環時間測定装置	mean transit time computer
MT	臨床検査技師	medical technician
MT	環境療法	milieu therapy
MT〈エムテー〉	ムンテラ	Mund Therapie(独)
MT	音楽療法	music therapy
Mt	胸部中部食道	middle intrathoracic esophagus
MTCT	母子感染	mother-to-child infection, mother-to-child transmission
MTD	最大耐用量	maximum tolerated dose
MTT	最大トレッドミル検査	maximum treadmill testing

MTT	平均循環時間	mean transit time
MTX	メソトレキセート	methotrexate
muc	粘液がん	mucinous adenocarcinoma
MurNAc	N-アセチルムラミン酸	N-acetylmuramic acid
MuSK	筋特異的チロシンキナーゼ	muscle specific tyrosine kinase
MV	麻疹ウイルス	measles virus
MV	分時換気量	minute volume
MV	僧帽弁	mitral valve
MVD	微小血管減圧術	microvascular decompression
MV̇O₂	心筋酸素消費量	myocardial oxygen consumption
MVP	僧帽弁逸脱	mitral valve prolapse
MVP	僧帽弁形成術	mitral valvuloplasty
MVPS	僧帽弁逸脱症候群	mitral valve prolapse syndrome
MVR	最高排尿速度	maximum voiding rate
MVR	僧帽弁置換術	mitral valve replacement
MVV	最大換気量	maximal voluntary ventilation
MWS	マロリー-ワイス症候群	Mallory-Weiss syndrome
MWS	マックル-ウェルズ症候群	Muckle-Wells syndrome
MWST	改訂水飲みテスト	modified water swallowing test
M-W syndrome	マロリー-ワイス症候群	Mallory-Weiss syndrome
My	近視, 近眼	myopia
MyD〈ミッド〉	緊張性筋ジストロフィー	myotonic muscular dystrophy
Myelo〈ミエロ〉	脊髄腔造影, 脊髄造影法	myelography
MZ	一卵性双胎, 双生児	monozygotic twins
Mφ	マクロファージ, 大食球, 大食細胞	macrophage
μL	マイクロリットル〔10^{-6}L〕	microliter

μmol　マイクロモル〔10⁻⁶mol〕　micromole

N

- **N** 神経 nerve (ナーヴ)
- **N** 神経症 neurosis (ニューロシス)
- **N** 好中球 neutrophilic leukocyte (ニュートロフィリック リューカサイト)
- **N** 窒素 nitrogen (ナイトロジェン)
- **N** 所属リンパ節転移の程度 regional lymph nodes (リージョナル リンフ ノーズ)
- **N, n** 規定,正常 normal (ノーマル)
- **n** ナノ〔SI接頭語 10^{-9}〕 nano (ナノ)
- **N₂O** 笑気,亜酸化窒素 nitrous oxide (ナイトラス オクサイド)
- **NA** ナリジクス酸,ナリジキシン酸 nalidixic acid (ネイルディクシク アシッド)
- **NA** 薬物依存症者の会 Narcotics Anonymous (ナーカティクス アノニマス)
- **NA** 壊死性血管炎 necrotizing angiitis (ネクロタイジング アンジアイティス)
- **NA** ニコチン酸 nicotinic acid (ニコティニック アシッド)
- **NA** ノルアドレナリン noradrenaline (ノーアドレナリン)
- **NA** 看護助手 nurse's aide (ナーシズ エイド)
- **Na** ナトリウム natrium (ナトリアム)
- **NAA** ニコチン酸アミド nicotinic acid amide (ニコティニック アシッド アマイド)
- **NAC** ネオアジュバンド化学療法,術前補助化学療法 neoadjuvant chemotherapy (ニオアジュヴァント ケモセラピー)
- **NAC** 看護監査委員会 nursing audit committee (ナーシング オーディット コミッティー)
- **NAD** ニコチンアミドアデニンジヌクレオチド nicotinamide adenine dinucleotide (ニコティンアマイド アデニン ダイニュークリアタイド)
- **NAD** 特記すべき疾患なし no appreciable disease (ノー アプリーシアブル ディズィーズ)
- **NAD** 検査異常なし nothing abnormal detected (ナシング アブノーマル ディテクティド)
- **NADH** 還元型ニコチンアミドアデニンジヌクレオチド reduced nicotinamide adenine dinucleotide (レデュースト ニコティンアマイド アデニン ダイニュークリアタイド)
- **NADP** ニコチンアミドアデニンジヌクレオチドリン酸 nicotinamide adenine dinucleotide phosphate (ニコティンアマイド アデニン ダイニュークリアタイド フォスフェイト)
- **NADPH** 還元型ニコチンアミドアデニンジヌクレオチドリン酸

reduced nicotinamide adenine dinucleotide phosphate

NAFLD 非アルコール性脂肪性肝疾患　non-alcoholic fatty liver disease

NAG〈ナグ〉 N-アセチル-β-D-グルコサミニダーゼ　N-acetyl-β-D-glucosaminidase

NAI 栄養評価指数　nutritional assessment index

NAM 健常成人男性　normal adult male

NANB 非A非B型肝炎　non A, non B hepatitis

NANC 非アドレナリン作動性・非コリン作動性神経　non-adrenergic non-cholinergic nerves

NANDA〈ナンダ〉 北米看護診断協会　North American Nursing Diagnosis Association

NAP 好中球アルカリホスファターゼ　neutrophil alkaline phosphatase

nasal CPAP〈ネーザルシーパップ〉 経鼻持続的陽圧呼吸　nasal continuous positive airway pressure

NASH 非アルコール性脂肪性肝炎　non-alcoholic fatty steatohepatitis

NB 神経芽細胞腫　neuroblastoma

N-B 鼻・胆道チューブ　naso-biliary tube

NBAS 新生児行動評価　neonatal behavioral assessment scale

NBD 神経因性膀胱機能障害　neurogenic bladder dysfunction

NBI 狭帯域光観察　narrow band imaging

NBI 狭帯域光内視鏡　narrow band imaging endoscope

NBM ナラティブ・ベイスト・メディスン　narrative based medicine

NBM 絶食　nothing by mouth

NBN 新生児室　newborn nursery

NBP 非細菌性咽頭炎　nonbacterial pharyngitis

NBTE 非細菌性血栓性心内膜炎　nonbacterial thrombotic

● NBTE

endocarditis

NC	訴えなし	no complaints
NC	特記すべきことなし	non-contributory
n.c.	矯正不能	non corrigant
NCA	神経循環無力症, 虚脱症	neurocirculatory asthenia
NCCHD	非チアノーゼ性心疾患	non-cyanotic congenital heart disease
NCCS	がんサバイバーシップ連合	National Coalition for Cancer Survivorship
NCd	尾状核	nucleus caudatus
NCE	非痙攣性てんかん	nonconvulsive epilepsy
NCHS	米国保健福祉省衛生統計センター	National Center for Health Statistics
NCI-CTC	NCI-CTC分類	National Cancer Institute-Common Toxicity Criteria
NCIP	分類不能の間質性肺炎	nonclassifiable interstitial pneumonia
NCL	神経セロイドリポフスチン症	neuroal ceroid lipofuscinosis
NCLM	結節性皮膚ループスムチン症	nodular cutaneous lupus mucinosis
NCM	栄養ケア・マネジメント	nutrition care and management
NCN	母斑細胞母斑, 色素性母斑	nevus cell nevus
N-CPAP	経鼻持続的陽圧呼吸	nasal continuous positive airway pressure
NCPE	非心原性肺水腫	noncardiogenic pulmonary edema
NCT	非接触型眼圧計	noncontact tonometer
NCU	神経疾患患者治療部門	neurological care unit
NCV	神経伝導速度	nerve conduction velocity
ND	神経難聴	nerve deafness

ND	神経性うつ病	neurotic depression
ND	正常量	normal dose
ND	看護診断	nursing diagnosis
Nd-YAG〈エヌディーヤグ〉	Ndヤグレーザー	neodymium-yttrium aluminum garnet laser
NDA	新薬承認申請	new drug application
NDE	臨死体験	near-death experience
n.d.E.	食後	nach dem Essen（独）
NDEC〈エヌデック〉	看護診断拡大分類	nursing diagnosis extension classification
NDFX	ナジフロキサシン	nadifloxacin
NDI	腎性尿崩症	nephrogenic diabetes insipidus
NDV	ニューキャッスル病ウイルス	Newcastle disease virus
NE	神経終末	nerve ending
NE	ノルアドレナリン	noradrenaline
NE	ノルエピネフリン	norepinephrine
NEAA	非必須アミノ酸	non-essential amino acids
NEC	壊死性腸炎	necrotizing enterocolitis
NED	疾患の所見なし	no evidence of disease
NEEP〈ニープ〉	終末呼気陰圧換気	negative end-expiratory pressure
NEET	ニート，若年無業者	Not in Employment, Education or Training
NEFA〈ネーファ〉	遊離脂肪酸	non esterified fatty acid
Neg	陰性	negative
NEP	ノルエピネフリン	norepinephrine
NERD	非びらん性胃食道逆流症	non-erosive reflux disease
NESS	非内分泌性低身長症	non-endocrine short stature
NET	神経興奮性検査	nerve excitability test
Neuro	神経内科	neurology

● NF

NF	中性脂肪	neutral fat
NF1	神経線維腫症1型	neurofibromatosis type 1
NFBD	神経線維束欠損	nerve fiber bundle defect
NFLD	神経線維層欠損	nerve fiber layer defect
NFLPN	米国全国実務看護師連盟	National Federation of Licensed Practical Nurses
NFLX	ノルフロキサシン	norfloxacin
NFT	リン酸化タウタンパク神経原線維変化	neurofibrillary tangle
NFV	ネルフィナビル	nelfinavir
NG	腎造影法	nephrography
NG	ニトログリセリン	nitroglycerin
ng	ナノグラム〔10億分の1グラム〕	nanogram
NG tube	経鼻胃チューブ，鼻腔栄養チューブ	nasogastric tube
NGB	神経因性膀胱	neurogenic bladder
NGF	神経成長因子	nerve growth factor
NGO	非政府組織	non-governmental organization
NGU	非淋菌性尿道炎	non-gonococcal urethritis
NH	新生児肝炎	neonatal hepatitis
NH₃	アンモニア	ammonia
NHB	国家医療会議	National Health Board
NHL	非ホジキンリンパ腫	non-Hodgkin lymphoma
NHS	国民医療サービス〔イギリス・カナダ〕	National Health Service
NHS	新生児肝炎症候群	neonatal hepatitis syndrome
NI	看護面接	nursing interview
Ni.Hos.	ナイトホスピタル	night hospital
NIC〈ニック〉	看護介入分類	Nursing Interventions Classification
NICU	新生児集中治療室	neonatal intensive care unit
NICU	神経疾患集中管理室	neurointensive care unit
NIH	米国国立保健[衛生]研究所	National Institute of Health

NIHF	非免疫性胎児水腫	non-immunologic hydrops fetalis
NIHSS	米国国立神経疾患・脳卒中スケール	National Institute of Health Stroke Scale
NIPPV	非侵襲的陽圧換気(法)	noninvasive positive pressure ventilation
NIV	非侵襲的陽圧換気	noninvasive positive ventilation
NK	ナチュラルキラー細胞	natural killer cell
NK	ニューロキニン	neurokinin
NK/T lymphoma	NK/T細胞リンパ腫	natural killer/T cell lymphoma
NKHS	非ケトン高浸透圧性昏睡	non-ketotic hyperosmolar
NL	正常範囲	normal limits
NLA	ニューロレプト麻酔	neurolept-analgesia, neurolept-anesthesia
NLF	鼻唇溝	nasolabial fold
NLN	米国全国看護連盟	National League for Nursing
NLP	神経言語プログラミング	neuro-linguistic programming
NLP	光覚なし, 失明	no light perception
NM	ネオマイシン, フラジオマイシン	neomycin, fradiomycin
NM	ナイトロジェンマスタード	nitrogen mustard
nM	ナノモル	nanomolar
NMA	神経性筋萎縮	neurogenic muscular atrophy
NMDA	N-メチル-D-アスパラギン酸	N-methyl-D-asparate
NME	壊死性遊走性紅斑	necrolytic migratory erythema
NMJ	神経筋結合部	neuromuscular junction
NMR	新生児死亡率	neonatal mortality rate
NMR	核磁気共鳴	nuclear magnetic resonance
NMS	神経調節性失神	neurally mediated syncope
NMS	神経遮断薬関連悪性症候群	neuroleptic malignant

syndrome
NMSCT 骨髄非破壊的同種造血幹細胞移植 nonmyeloablative stem cell transplantation
NMU 神経筋単位 neuromuscular unit
NMV 鼻マスク人工換気法 nasal mask ventilation
NN 神経鞘腫 neurinoma
NNIS 米国院内感染サーベイランス National Nosocomial Infections Surveillance
NNT 治療必要数 number needed to treat
NO 鼻閉 nasal obstruction
NO 一酸化窒素 nitric monoxide
No 番号 number, numero(ラ)
no p.l. 光覚なし,失明 no perception of light
NOAEL 無毒性量 no observed adverse effect level
NOC〈ノック〉 看護成果分類 Nursing Outcomes Classfication
NOS 一酸化窒素合成酵素 nitric oxide synthase, nitrogen monoxide synthase
NOx〈ノックス〉 窒素酸化物 nitrogen oxides
NP 鼻ポリープ,鼻茸 nasal polyp
NP 神経麻痺 nerve palsy
NP 神経ペプチド neuropeptide
NP 核タンパク nucleoprotein
NP ナースプラクティショナー nurse practitioner
NP 看護計画 nursing care plan
np 異常なし,特記すべきことなし no particular
NPC 上咽頭がん nasopharyngeal cancer
NPC 鼻咽頭がん nasopharyngeal carcinoma
NPC 非タンパク質熱量 non-protein calorie
NPD 自己愛性パーソナリティ[人格]障害 narcissistic

personality disorder

NPD ニーマン-ピック病　Niemann-Pick disease

NPD 夜間腹膜透析　night peritoneal dialysis

NPE 神経原性肺水腫　neurogenic pulmonary edema

NPE 神経心理学的評価　neuropsychological evaluation

NPH 中間型インスリン　neutral protamine hagedorn

NPH 正常圧水頭症　normal pressure hydrocephalus

NPH 椎間板ヘルニア　nucleus pulposus herniation

NPN 残余窒素, 非タンパク窒素　nonprotein nitrogen

NPO, n.p.o. 絶食, 禁食　non per os

NPPV 非侵襲的陽圧換気　noninvasive positive pressure ventilation

NPT 夜間勃起（現象）　nocturnal penile tumescence

NPUAP NPUAP分類〔褥瘡の深度分類〕　National Pressure Ulcer Advisory Panel

NPV 陰圧換気, 胸郭外陰圧人工呼吸器　negative pressure ventilation

NPWT 陰圧閉鎖療法　negative pressure wound therapy

NQs ニューキノロン系抗生物質　new quinolones

NR 神経根　nerve root

NR 無反応　no reaction, no response

NR 正常反応　normal reaction

NRBC 正常赤血球　normal red blood cell

NRC 網膜正常対応　normal retinal correspondence

NRDS 新生児呼吸窮迫症候群　neonatal respiratory distress syndrome

NREM ノンレム睡眠　non-rapid eye movement sleep

NRFS 胎児機能不全　non-reassuring fetal status

NRI 栄養学的手術危険指数　nutritional risk index

NRM

NRM	正常可動域	normal range of motion
NROM	正常可動域	normal range of motion
NRS	数字評価スケール	numerical rating scale
NS	ネフローゼ症候群	nephrotic syndrome
NS	神経系	nervous system
NS	生理食塩液	saline
NS, n.s.	有意性なし	not significant
Ns〈ナース〉	看護師	nurse
NSAIDs	非ステロイド性[系]抗炎症薬	non-steroidal anti-inflammatory drugs
NSCLC	非小細胞肺がん	non-small cell lung cancer
NSD	正常自然分娩	normal spontaneous delivery
NSE	ニューロン特異性エノラーゼ	neuron-specific enolase
NSFTD	正常自然満期産	normal spontaneous full term delivery
NSGCT	非セミノーマ性肺細胞腫瘍	non-seminomatous germ cell tumor
NSI	針刺し損傷	needle stick injury
NSIDS	未然型乳幼児突然死症候群	near sudden infant death syndrome
NSIP	非特異型間質性肺炎	nonspecific interstitial pneumonia
NSR	正常洞調律	normal sinus rhythm
NSS	栄養補助サービス	nutrition support service
NST	ノンストレステスト	non-stress test
NST	栄養サポートチーム	nutrition support team
NSU	非特異性尿道炎	nonspecific urethritis
NSVT	非持続性心室頻拍	nonsustainded ventricular tachycardia
NT	経鼻気管内チューブ	nasotracheal tube
NT	神経性伝達物質	neurotransmitter
NT	後頸部浮腫	nuchal translucency

NTA	腎毒性抗体	nephrotoxic antibody
NTG	ニトログリセリン	nitroglycerin
NTG	正常眼圧緑内障	normal tension glaucoma
NTM	非結核性抗酸菌症	nontuberculous mycobacteriosis
NTN	腎毒性腎炎	nephrotoxic nephritis
NUD	非潰瘍性消化管症状	nonulcer dyspepsia
Nv	裸眼視力	naked vision
N/V, N&V	悪心・嘔吐	nausea and vomiting
NVAF	非弁膜症性心房細動	nonvalvular atrial fibrillation
NVC	神経血管圧迫症候群	neurovascular compression syndrome
NVD	乳頭新生血管	disc neovascularization
NVD	乳頭上血管新生	neovascularization on the disc
NVE	網膜新生血管	neovascularization elsewhere
NVG	血管新生緑内障	neovascular glaucoma
NVP	ネビラピン	nevirapine
NWB	免荷	non-weight bearing
Nx	ナロキソン	naloxone
Ny	眼振	nystagmus
NYD	未診断	not yet diagnosed
NYHA (class Ⅰ〜Ⅳ)	ニューヨーク心臓協会心疾患機能分類	New York Heart Association classification of cardiac patient
NYS〈ナイス〉	ナイスタチン	nystatin
NZP	ニトラゼパム	nitrazepam

O

O	客観的所見	objective data
O	他覚的所見	objective findings
O	後頭部の	occipital
O	経口的，口の	oral
O₂	両眼に	oculo utro(ラ)
O₂	酸素	oxygen
O157	腸管出血性大腸菌O157	O157
O Ther	酸素療法	oxygen therapy
OA	後頭動脈	occipital artery
OA	視神経萎縮	optic atrophy
OA	経口栄養	oral alimentation
OA	起立性タンパク尿	orthostatic albuminuria
OA	変形性関節症	osteoarthritis
OAA	オキサロ酢酸	oxaloacetic acid
OAB	過活動膀胱	overactive bladder
OAD	閉塞性気道疾患	obstructive airway disease
OAG	口腔アセスメントガイド	oral assessment guide
OALL	前縦靭帯骨化症	ossification of anterior longitudinal ligament
OAP	眼動脈圧	ophthalmic artery pressure
OA-PICA anastomosis	後頭動脈-後下小脳動脈吻合(術)	occipital artery-posterior inferior cerebellar artery anastomosis
OAS	口腔アレルギー症候群	oral allergy syndrome
OB	肥満(症)	obesity
OB	産科	obstetrics
OB	潜血	occult blood, occult bleeding
Ob	斜位	oblique
OB-GYN	産科・婦人科	obstetrics and gynecology

OBS	器質性精神症候群	organic brain syndrome
OC	経口避妊薬	oral contraceptive
OC	卵巣がん	ovarian cancer
OC	酸素消費量	oxygen consumption
OCA	眼皮膚白皮症	oculocutaneous albinism
OCCB	潜血反応	occult blood
OCD	強迫症，強迫性障害	obsessive-compulsive disorder
OCD	離断性骨軟骨炎	osteochondritis dissecans
OCG	経口胆嚢造影撮影法	oral cholecystography
OCH	経口避妊ホルモン	oral contraceptive hormone
OCPD	強迫性パーソナリティ障害	obsessive-compulsive personality disorder
OCR	頭位変換眼球反射	oculocephalic reflex
OCT	光干渉断層計	optical coherence tomography
OCT	オキシトシン負荷試験	oxytocin challenge test
OCU	分娩監視装置	obstetric care unit
OCV	硝子体混濁	opacitas corporis vitrei
OD	右眼	oculus dexter
OD	日直医	officer of the day
OD	1日量1回投与	once daily
OD	開放点滴	open drop
OD	起立性調節障害	orthostatic dysregulation
OD, O.D.	外径	outside diameter
O.D.	右眼に	oculo dextro(ラ)
ODA	客観的栄養評価	objective data assessment
ODT	閉鎖密封療法	occlusive dressing technique
ODT	自律神経失調症テスト	orthostatic disturbance test
OE	外耳炎	otitis externa
OEF	酸素摂取率	oxygen extraction fraction

● OER

OER	酸素効果比	oxygen enhancement ratio
OET	経口食道チューブ	oral esophageal tube
OffJT	職場外教育	off the job training
OFLX	オフロキサシン	ofloxacin
OGI	骨形成不全症	osteogenesis imperfecta
OGTT	経口ブドウ糖負荷試験	oral glucose tolerance test
OH	職業歴	occupational history
OH	起立性低血圧症	orthostatic hypotension
Oh	1時間ごと	omni hora(ラ)
OHA	経口血糖降下薬, 経口糖尿病薬	oral hypoglycemic agent
OHCPA	院外心肺(機能)停止	out-of-hospital cardiopulmonary arrest
OHD	器質的心疾患	organic heart disease
OHI	口腔清拭指数	oral hygiene index
OHP	高圧酸素療法	oxygen under high pressure
OHS	肥満低換気症候群	obesity hypoventilation syndrome
OHS	開心術	open heart surgery
OHSS	卵巣過剰刺激症候群	ovarian hyperstimulation syndrome
OI	日和見感染	opportunistic infection
OI	内耳炎	otitis internal
OI	酸素化係数	oxygenation index
OI	オキシトシン分娩誘発	oxytocin induction
OI	骨形成不全症	osteogenesis imperfecta
OICU	産科集中監視室, 母体・胎児集中治療室	obstetric intensive care unit
OIH	排卵誘発ホルモン	ovulation inducing hormone
Oint, oint.	軟膏	ointment
OJ	閉塞性黄疸	obstructive jaundice
OJT	職場内教育	on the job training

ÖK	食道がん	Ösophaguskrebs(独)
OK-432	抗悪性腫瘍溶連菌製剤	OK-432
OKK〈オーカーカー〉	上顎がん	Oberkiefer krebs(独)
OKN	視運動性眼振	optokinetic nystagmus
O.L.	左眼に	oculo laevo(ラ)
OLD	初期認知症徴候観察リスト	observation list for early signs of dementia
OLG	乏突起膠腫	oligodendroglioma
OM	骨軟化症	osteomalacia
OM	骨髄炎	osteomyelitis
OM	中耳炎	otitis media
OMA	急性中耳炎	otitis media acuta
OMC	直視下僧帽弁交連切開術	open mitral commissurotomy
OMD	器質性精神障害	organic mental disorder
OME	滲出性中耳炎	otitis media with effusion
OMI	陳旧性心筋梗塞	old myocardial infarction
OML	眼窩外耳孔線	orbitomeatal basal line
OMPC	慢性化膿性中耳炎	otitis media purulenta chronica
ON〈オン〉	視神経	optic nerve
ON〈オン〉	骨壊死	osteonecrosis
ONBD	術中経鼻胆汁ドレナージ	operative nasal bile drainage
OOB	離床, 歩行可	out of bed
OP	手術	operation
OP	器質化肺炎	organizing pneumonia
OP	浸透圧	osmotic pressure
OP	骨粗鬆症	osteoporosis
OP, O/P	外来患者	outpatient
OPC	外来診療所[部]	outpatient clinic
OPCA	オリーブ橋小脳萎縮症	olivo-pontocerebellar atrophy

● OPCAB

OPCAB	オフポンプ冠動脈バイパス術	off-pump coronary artery bypass
OPD	外来	outpatient department
Oph	検眼鏡	ophthalmoscope
OPLL	後縦靱帯骨化症	ossification of posterior longitudinal ligament
OPN	オステオポンチン	osteopontin
OPSI	脾摘後重症感染症	overwhelming postsplenectomy infection
OPV	経口ポリオワクチン	oral poliovirus vaccine
OR	オッズ比	odds ratio
OR	手術室	operating room
OR	抗腫瘍効果	overall objective tumor response
OR	オピオイドローテーション	opioid rotation
ORIF	観血的整復と内固定	open reduction and internal fixation
ORL	耳鼻咽喉科学	oto-rhino-laryngology
ORN	手術室看護師	operating room nurse
ORT	手術室技師	operating room technician
ORT	経口輸液 [補水] 療法	oral rehydration therapy
ORT	視能訓練士	orthoptist
Ortho	整形外科	orthopedics
OS	左眼	oculus sinister
OS〈オス〉	僧帽弁開放音, オープニングスナップ	opening snap
OS〈オーソ〉	徐波睡眠, オーソ睡眠	orthosleep
OS〈オス〉	骨肉腫	osteosarcoma
OS	全生存期間	overall survival
OSAS	閉塞型睡眠時無呼吸症候群	obstructive sleep apnea syndrome
OSCE〈オスキー〉	客観的臨床実技評価試験	objective structured

クリニカル イグザミネイション
clinical examination

OSM オンコスタチンM　oncostatin M

Osm〈オスモル〉 オスモル〔1モルの理想溶液と等しい浸透圧を示す濃度が1Osm〕 osmole

OSTEO 骨髄炎　osteomyelitis

OT 作業療法士　occupational therapist

OT 作業療法　occupational therapy

OT 陳旧性結核　old tuberculin

OT 視索　optic tract

OT 酸素療法　oxygen therapy

OTC 手術室　operating theatre

OTC 一般用医薬品　over the counter drugs

OTC オキシテトラサイクリン　oxytetracycline

OTCD オルニチントランスカルバミラーゼ欠損症　ornithine transcarbamylase deficiency

OU 両眼　oculi uterque（ラ）

OVA 卵白アルブミン　ovalbumin

Ova 卵巣　ovary

Ova Ca〈オパシーエー〉 卵巣がん　ovarian carcinoma

O/W 水中油滴型，水中油型基剤　oil in water

OX オキシトシン　oxytocin

Ox オキシダント　oxidant

OXY オキシトシン　oxytocin

OYL 黄色靱帯骨化症　ossification of yellow ligament

oz オンス〔薬用式重量単位〕　ounce

P

P

- **P** ガス圧，分圧 pressure, gas pressure
- **P** P波 P-wave
- **P** 経産，出産の回数 para
- **P** 頭頂部の parietal
- **P** 辺縁性歯周炎 periodontitis
- **P** 腹膜 peritoneum
- **P** リン phosphorus
- **P** 計画 plan
- **P** 血漿 plasma
- **P** 右葉後区域 posterior segment
- **P** 確率 probability
- **P** 肛門管 proctos
- **P** プロゲステロン progesterone
- **P** タンパク質 protein
- **P** 脈拍 pulse
- **P** 瞳孔 pupil (of the eye)
- **P-__** 出産歴__回 Para__
- **P0～3** 肉眼的腹膜播種性転移の程度の分類 peritoneal dissemination
- **P0.1**〈ピーポイントワン〉 気道閉塞圧 airway occlusion pressure
- **P2** プレグナンジオール pregnanediol
- **P4** プロゲステロン progesterone
- **PA** 心房圧 atrial pressure
- **PA** パニック発作，恐慌 panic attack
- **PA** 動脈周囲炎 periarteritis
- **PA** 悪性貧血 pernicious anemia
- **PA** 下垂体腺腫 pituitary adenoma
- **PA** プラスミノゲンアクチベーター plasminogen activator
- **PA** 多発性動脈炎 polyarteritis

PA	後→前方向	posterior-anterior
PA	原発性アルドステロン症	primary aldosteronism
PA	プロカインアミド	procainamide
PA	進行性非流暢性失語	progressive nonfluent aphasia
PA	乾癬性関節炎	psoriatic arthritis, psoriatic arthropathy
PA	精神分析学者	psychoanalyst
PA	肺動脈	pulmonary artery
PA	肺動脈(弁)閉鎖症	pulmonary atresia
Pa	パラノイア	paranoia
Pa	パスカル	pascal
P&A	打診と聴診	percussion and auscultation
PAB	肺動脈絞扼術	pulmonary artery banding
PABA〈パバ〉	パラアミノ安息香酸	para-aminobenzoic acid
PAC	シクロホスファミド+ドキソルビシン+シスプラチン	cyclophosphamide + doxorubicin + cisplatin
PAC	小児丘疹性先端皮膚炎	papular acrodermatitis of childhood
PAC〈パック〉	自我状態モデル	parent-adult-child
PAC	心房性期外収縮	premature atrial contraction
PACE	コミュニケーション能力測定法	promoting aphasics' communication effectiveness
PACG	原発閉塞隅角緑内障	primary angle closure glaucoma
PaCO₂	肺胞気二酸化炭素[炭酸ガス]分圧	alveolar carbon dioxide pressure
PACU	麻酔後回復室	post anesthesia care unit
PAD	経皮的膿瘍ドレナージ	percutaneous abscess drainage
PAD	末梢動脈疾患	peripheral arterial disease
PAD	自動体外式除細動器	public access defibrillation
PADP	肺動脈拡張期圧	pulmonary arterial diastolic pressure

● PAE

PAE	抗菌薬持続効力，後抗菌薬効果	postantibiotic effect
PAEDP	肺動脈拡張終期圧	pulmonary artery end-diastolic pressure
p. aeq.	～回分	partes aequales（ラ）
PAF	血小板活性化因子	platelet-activating factor
PAF〈パフ〉	血小板凝集因子	platelet-aggregating factor
PAF	進行性自律神経障害	progressive autonomic failure
PAF, PAf	発作性心房細動	paroxysmal atrial fibrillation
PAG	骨盤内血管撮影	pelvic angiography
PAG	骨盤動脈造影	pelvic arteriography
PAG〈パグ〉	肺動脈造影	pulmonary arteriogram
PAGE	ポリアクリルアミドゲル電気泳動	polyacrylamide gel electrophoresis
PAH	パラアミノ馬尿酸	para-aminohippuric acid
PAH	妊娠高血圧症	pregnancy associated hypertension
PAH	肺動脈高血圧症	pulmonary arterial hypertension
PAI-1	プラスミノゲンアクチベーターインヒビター1	plasminogen activator inhibitor 1
PAIgG	血小板結合IgG	platelet-associated IgG
PAIS	アンドロゲン不能症候群〔不全型〕	partial androgen insensitivity syndrome
pal〈パル〉	動悸，心悸亢進	palpitation
PAM	過ヨウ素酸メセナミン銀染色	periodic acid methenamine stain
PAM	プラリドキシム	pralidoxime
PAN〈パン〉	結節性多発動脈炎	polyarteritis nodosa
PAO	最大刺激時酸分泌量	peak acid output
P$_A$O$_2$	肺胞気酸素分圧	alveolar oxygen pressure
P$_a$O$_2$	動脈血酸素分圧	arterial oxygen pressure

PAP	PAP染色, パパニコロー染色	Papanicolaou stain
PAP〈パップ〉	原発性異型肺炎	primary atypical pneumonia
PAP	前立腺性酸ホスファターゼ	prostatic acid phosphatase
PAP	肺胞タンパク症	pulmonary alveolar proteinosis
PAP〈パップ〉	肺動脈圧	pulmonary arterial pressure
Pap	Pap分類, パパニコロー分類	Papanicolaou class
Pap	乳頭腫	papilloma
Pap	乾癬	psoriasis
pap	乳頭腺がん	papillary adenocarcinoma
PAPM/BP	パニペネム/ベタミプロン	panipenem/betamipron
PAPVC	部分(的)肺静脈還流異常	partial anomalous pulmonary venous connection
PAPVD	部分(的)肺静脈還流異常	partial anomalous pulmonary venous drainage
PAPVR	部分(的)肺静脈還流異常	partial anomalous pulmonary venous return
PAR〈パール〉	人口寄与危険度割合	population attributable risk percent
PAR〈パール〉	肺動脈抵抗	pulmonary arterial resistance
para	対麻痺	paraplegia
PARKIN	パーキンソン症候群	parkinsonism
PAS〈パス〉	パラアミノサリチル酸	para-aminosalicylic acid
PAS	PAS染色, 過ヨウ素酸シッフ染色	periodic acid Schiff stain
PAS	周辺虹彩前癒着	peripheral anterior synechia
PASA〈パサ〉	原発性後天性鉄芽球性貧血	primary acquired sideroblastic anemia
PASG	ショックパンツ	pneumatic antishock garment
Past	パスタ剤	pasta
PAT	発作性心房性頻拍	paroxysmal atrial tachycardia

PAT

PAT	血小板凝集試験	platelet-aggregation test
Path Dx	病理診断	pathological diagnosis
Patho	病理学	pathology
PAV	プロカルバジン+ニムスチン+ビンクリスチン	procarbazine + nimustine hydrochloride(ACNU) + vincristine
PAV	肺動脈弁	pulmonary artery valve
Paw	気道内圧	airway pressure
PAWP	肺動脈楔入圧	pulmonary artery wedge pressure
PB	パラフィン浴	paraffin bath
PB	部分清拭	partial bath
PB	末梢血	peripheral blood
PB	フェノバルビタール	phenobarbital
PB	期外収縮	premature beat
PB	大気圧	barometric pressure
PBC	原発性胆汁性肝硬変	primary biliary cirrhosis
PBF	肺血流量	pulmonary blood flow
PBI	熱傷予後指数	prognostic burn index
PBI	タンパク結合ヨウ素	protein bound iodine
PBL	末梢血リンパ球	peripheral blood lymphocyte
PBL	問題基盤型学習	problem based learning
PBP	進行性球麻痺	progressive bulbar palsy
PBP	仮性球麻痺	pseudobulbar palsy
PBSC	末梢血幹細胞	peripheral blood stem cell
PBSCT	末梢血幹細胞移植	peripheral blood stem cell transplantation
PC	レーザー光凝固術	laser photocoagulation
PC	ペーパークロマトグラフィ	paper chromatography
PC	収縮性心膜炎	pericarditis constrictiva
PC	ファーマシューティカルケア	pharmaceutical care

PC	褐色細胞腫	pheochromocytoma
PC	ホスファチジルコリン，レシチン	phosphatidylcholine
PC	光凝固	photo-coagulation
PC	濃厚血小板，血小板濃厚液	platelet concentrate
PC	呼吸調節中枢	pneumotaxic center
PC	体位変換	position change
PC	後房	posterior chamber
PC	合併症の潜在状態	potential complication
PC	プライマリケア	primary care
PC	前立腺がん	prostatic cancer, prostatic carcinoma
PC	プロテインC	protein C
PC	肺毛細管	pulmonary capillary
p.c.	食後	post cibos, post cibum（ラ）
PC, Pc	ペニシリン	penicillin
PC rupture	後嚢破損	posterior capsule rupture
PCA〈ピーカ〉	後大脳動脈	posterior cerebral artery
PCA	患者自己鎮痛管理法	patient controlled analgesia system
PCa	前立腺がん	prostatic carcinoma
PCAS	患者自己鎮痛管理法	patient controlled analgesia system
PCB	ポリ塩化ビフェニル（類）	polychlorinated biphenyls
PCD	プログラム細胞死	programmed cell death
PCF	最大咳流量	peak cough flow
PCF	咽頭結膜熱	pharyngoconjunctival fever
PCF	恥骨頸部筋膜	pubocerical fascia
PCG	ベンジルペニシリン，ペニシリンG	benzyl penicillin (penicillin G)
PCG	ペーパークロマトグラフィ	paper chromatography
PCG	心音図	phonocardiogram, phonocardiografy
PCG	心音計	phonocardiograph

PCH

PCH	発作性寒冷ヘモグロビン尿症，特発性寒冷血色素尿症 paroxysmal cold hemoglobinuria	
PCH	原発性慢性肝炎	primary chronic hepatitis
PC-HLA	濃厚血小板HLA	platelet concentrate HLA
PchE	偽コリンエステラーゼ	pseudocholinesterase
PCI	経皮冠(状)動脈インターベンション	percutaneous coronary intervention
PCI	生理的コスト指数	physiological cost index
PC-IOL	後房(眼内)レンズ	posterior chamber intraocular lens
PCKD	多発性嚢胞腎，多嚢胞性腎	polycystic kidney (disease)
PCL	形質細胞白血病	plasma cell leukemia
PCL	後十字靱帯	posterior cruciate ligament
PCM	原発性心筋症	primary cardiomyopathy
PCM	タンパク・カロリー・低栄養状態	protein calorie malnutrition
PCNSL	中枢神経系原発リンパ腫	primary central nervous system lymphoma
PCO	一酸化炭素分圧	carbon monoxide pressure
PCO	水晶体後嚢混濁	posterior capsule opacification
PCO₂	二酸化炭素分圧	partial pressure of carbon dioxide
Pcom	後交通動脈	posterior communicating artery
PCOS	多嚢胞性卵巣症候群	polycystic ovary syndrome
PCP	ニューモシスティス肺炎，カリニ肺炎	Pneumocystis carinii pneumonia
PCP	肺毛細血管圧	pulmonary capillary pressure
PCPS	経皮的心肺補助	percutaneous cardio pulmonary support
PCR	ポリメラーゼ連鎖反応	polymerase chain reaction
PCR	タンパク異化率	protein catabolic rate
PCS	門脈下大静脈吻合術	portcaval shunt

PCS	胆嚢摘出後症候群	postcholecystectomy syndrome
PCs	ペニシリン群抗生物質	penicillins
PCSK9	前駆タンパク質転換サブチリシン/ケキシン9型 proprotein convertase subtilisin/kexin type 9	
PCT	緩和ケアチーム	palliative care team
PCT	薬物痙攣療法	pharmacological convulsive therapy
PCT	晩発性皮膚ポルフィリン症	porphyria cutanea tarda
PCT	近位尿細管	proximal convoluted tubule
PCU	パリアティブケアユニット，緩和ケア病棟	palliative care unit
PCU	段階的患者管理部門	progressive care unit
PCV	フェノキシメチルペニシリン，ペニシリンV	phenoxymethyl penicillin
PCV	ポリープ状脈絡膜血管症	polypoidal choroidal vasculopathy
PCV	圧補助[制御]換気，プレッシャーコントロール換気	pressure control ventilation
PCWP	肺動脈楔入圧，肺毛細血管楔入圧	pulmonary capillary wedge pressure
PCZ	プロカルバジン	procarbazine
PD	膵頭十二指腸切除術	pancreatico-duodenectomy
PD	パニック症，パニック障害	panic disorder
PD	パーキンソン病	Parkinson disease
PD	パーキンソン認知症	Parkinsonism-dementia
PD	部分床義歯	partial denture
PD	腹膜透析	peritoneal dialysis
PD	パーソナリティ障害群	personality disorder
PD	ピック病	pick disease
PD	体位排液，体位ドレナージ	postural drainage
PD	進行	progressive disease
PD	肺疾患	pulmonary disease

PD

PD	瞳孔間距離	pupillary distance
PDA	動脈管開存症	patent ductus arteriosus
PDD	広汎性発達障害	pervasive developmental disorder(s)
PDE	ホスホジエステラーゼ	phosphodiesterase
PDEI	ホスホジエステラーゼ阻害薬, PDE阻害薬	phosphodiesterase inhibitor
PDGF	血小板由来成長因子	platelet-derived growth factor(s)
PDL	プレドニゾロン	prednisolone
PDN	プレドニン	predonine
PDPH	硬膜穿刺後頭痛	post dural puncture headache
PDR	増殖糖尿病網膜症	proliferative diabetic retinopathy
PDS	胎盤機能不全症候群	placental dysfunction syndrome
PDS	食後不定愁訴症候群	postprandial distress syndrome
PDT	光線力学療法, レーザー治療法	photodynamic therapy
PE	心嚢(貯留)液, 心膜液	pericardial effusion
PE	フィジカルイグザミネーション, 身体検査, 理学的検査	physical examination
PE	血漿交換	plasma exchange
PE	胸水, 胸膜滲出	pleural effusion
PE	(水晶体)偽落屑症候群	pseudoexfoliation syndrome
PE	肺水腫	pulmonary edema
PE	肺塞栓症	pulmonary embolism
PE	肺気腫	pulmonary emphysema
PEA	超音波[水晶体]乳化吸引術	phacoemulsification and aspiration
PEA	無脈性電気活動	pulseless electrical activity
PECT	陽電子放射コンピュータ断層撮影法, ポジトロンCT	positron emission computed tomography
PED	小児科	pediatrics

PEE	肺炎随伴性胸水	parapneumonic effusion
PEEP	呼気終末気道陽圧	positive end-expiratory pressure
PEF〈ペフ〉	ピークフロー，最大呼気流速	peak expiratory flow
PEFR	最大呼気速度	peak expiratory flow rate
PEG	経皮内視鏡的胃瘻造設術	percutaneous endoscopic gastrostomy
PEG	気脳撮影	pneumoencephalography
PEG-IFN	ペグ-インターフェロン	polyethylene glycol-interferon
PEI	経皮的エタノール注入療法	percutaneous ethanol injection therapy
PEIT	経皮的エタノール注入療法	percutaneous ethanol injection therapy
PEJ	経皮的内視鏡腸瘻造設術	percutaneous endoscopic jejunostomy
PELD	経皮的内視鏡椎間板ヘルニア摘出術	percutaneous endoscopic lumber discectomy
PEM	タンパク質エネルギー栄養障害	protein energy malnutrition
PEO	進行性外眼筋麻痺	progressive external ophthalmoplegia
PEP	ペプロマイシン	peplomycin
PEP	呼気陽圧	positive expiratory pressure
PEP	曝露後感染予防	post exposure prophylaxis
PEP	前駆出期	pre-ejection period
PEPP	呼気陽圧プラトー	positive expiratory pressure plateau
Per	根尖性歯周炎	periapical periodontitis
Perico	智歯周囲炎	pericoronitis
PERT	百日咳	pertussis
PESA	経皮的精巣上体精子吸引法	percutaneous epididymal sperm aspiration
PET	膵内分泌腫瘍	pancreatic endocrine tumor

PET

PET	陽電子放射断層撮影法, ポジトロンCT	positron emission tomography
PETCO2	呼気終末二酸化炭素[炭酸ガス]分圧	end-tidal carbon dioxide tension
PET-CT	陽子放電	positive emission CT
PEV	最大呼気速度	peak expiratory velocity
PF	ピークフロー, 最大呼気流量	peak flow
PF	人格因子	personality factor
PF	小泉門	posterior fontanel
PF	肺機能	pulmonary function
P/F	ファロー五徴症	pentalogy of Fallot
PF4	血小板第4因子	platelet factor 4
PF joint	膝蓋大腿関節	patellofemoral joint
PFC	胎児循環遺残症候群	persistent fetal circulation syndrome
PFC	プラーク形成細胞	plaque-forming cell
PFD	膵機能診断テスト	pancreatic function diagnosis
PFME	骨盤底筋強化体操	pelvic floor muscle exercise
PFO	卵円孔開存	patent foramen ovale
PFR	最大呼気速度	peak flow rate
PFS	圧力尿流[膀胱内圧]試験	pressure flow study
PFSS	肺機能状態尺度	pulmonary functional status scale
PFT	膵機能検査	pancreatic function test
PFT	絵画・欲求不満テスト	picture frustration test
PFT	肺機能検査	pulmonary function test
PFU	プラーク形成単位	plaque-forming unit
PG	耳下腺	parotid gland
PG	卒業後の(大学院)	postgraduate
PG	プロゲステロン	progesterone
PG	プロスタグランジン	prostaglandin

PG	壊疽性膿皮症	pyoderma gangrenosum
pg	ピコグラム	picogram
PGA	プロスタグランジンA	prostaglandin A
PGD	着床前遺伝子診断	preimplantation genetic diagnosis
PGI2	プロスタグランジンI2	prostaglandin I2
PGN	増殖性糸球体腎炎	proliferative glomerulonephritis
P-gp	P糖タンパク	P-glycoprotein
PGR	精神皮膚電流反射	psychogalvanic reflex
PgR	プロゲステロン受容体	progesterone receptor
PGS	プロスタグランジン合成酵素	prostaglandin synthetase
PGTT	プレドニゾロンブドウ糖負荷試験	prednisolone-glucose tolerance test
PGU	淋疾患治療後尿道炎	*postgonococcal urethritis*
PGx	薬理ゲノミックス	pharmacogenomics
PH	上皮小体ホルモン, 副甲状腺ホルモン	parathyroid hormone
PH	既往歴	past history
PH	門脈圧亢進症	portal hypertension
PH	前立腺肥大	prostatic hypertrophy
PH	公衆衛生	public health
PH	肺高血圧症	pulmonary hypertension
Ph'	フィラデルフィア染色体	Philadelphia chromosome
pH〈ペーハー〉	水素イオン指数	pondus hydrogenii
Ph1〈ピーエイチワン〉	フィラデルフィア染色体	Philadelphia chromosome
PHA	受身血球凝集反応, 間接血球凝集反応	passive hemagglutination
PHA	植物性血球凝集素	phytohemagglutinin
PHC	プライマリヘルスケア	primary health care
PHC	原発性肝がん	primary hepatic (liver) carcinoma

PHCC	発症後病院到着前心疾患対策	prehospital coronary care
PHD	個人健康情報	personal health data
Ph.D.	博士号	Doctor of Philosophy
Phe	フェニルアラニン	phenylalanine
PHF	ねじれ細管	paired helical filament
PHG	門脈圧亢進性胃症	portal hypertensive gastropathy
PHLA	ヘパリン静注後リパーゼ活性	postheparin lipolytic activity
PHLC	原発性肝がん	primary hepatic (liver) carcinoma
PhMA	米国製薬業協会	Pharmaceutical Research and Manufactures of America
PHN	帯状疱疹後神経痛	post-herpetic neuralgia
PHN	保健師	public health nurse
PHOT	熱湯注入療法	percutaneous hot saline injection therapy
PHP	原発性上皮小体機能亢進症，原発性副甲状腺機能亢進症	primary hyperparathyroidism
PHP	偽性副甲状腺機能低下症	pseudohypoparathyroidism
PHPV	第一次硝子体過形成遺残	persistent hyperplastic primary vitreous
PHR	最大心拍数	peak heart rate
PHS法	プロリン・ヘルニアシステム法	PROLENE hernia system
PHT	フェニトイン	phenytoin
PHT	門脈圧亢進症	portal hypertension
PI	未熟児	premature infant
PI	現病歴	present illness
PI	肺梗塞症	pulmonary infarction
PI	肺動脈弁閉鎖不全	pulmonary insufficiency
PIA	心筋梗塞後狭心症	post infarction angina
PIC	血漿鉄クリアランス	plasma iron clearance
PIC	プラスミン-α2-プラスミン複合体	plasmin-α_2-plasmin

inhibitor complex

PICA	後下小脳動脈	posterior inferior cerebellar artery
PICA syndrome	後下小脳動脈症候群	posterior inferior cerebellar artery syndrome
PICC〈ピック〉	末梢穿刺中心静脈カテーテル	peripherally inserted central catheter
PICU	小児集中治療部門	pediatric intensive care unit
PICU	周産期集中監視室〔MFICU（母胎・胎児集中治療室）と同義〕	perinatal intensive care unit
PICU	精神科集中管理室	psychiatric intensive care unit
PID	骨盤内炎症性疾患	pelvic inflammatory disease
PID	血漿鉄消失率	plasma iron disappearance
PID	椎間板ヘルニア	prolapsed intervertebral disk
PIE	肺好酸球増加症，PIE症候群	pulmonary infiltration with eosinophilia
PIE	肺間質水腫	pulmonary interstitial edema
PIE	間質性肺気腫	pulmonary interstitial emphysema
PIF	最大吸気流	peak inspiratory flow
PIF	プロラクチン抑制因子	prolactin inhibiting factor
PIF	増殖阻止因子	proliferation inhibiting factor
PIFR	最大吸気流速	peak inspiratory flow rate
PIH	妊娠高血圧症候群	pregnancy induced hypertension
PIH	プロラクチン放出抑制ホルモン	prolactin release inhibiting hormone
PIL	実存心理検査	Purpose in Life Test
pil	丸薬	pilula（ラ）
PImax	最大吸気圧	maximum inspiratory pressure
PiO$_2$	吸入気酸素分圧	partial pressure of inspiratory oxygen
PION	後部虚血性視神経症	posterior ischemic optic neuropathy

PIP 〈ピップ〉

PIP 〈ピップ〉 最大吸気圧, 最大気道内圧　peak inspiratory pressure

PIP joint 近位指節間関節　proximal interphalangeal joint

PIPC ピペラシリン　piperacillin

PIPD 後下膵十二指腸動脈　posterior inferior pancreatic duodenal artery

PIPS 経皮的下大静脈・門脈短絡術　percutaneous inferior vena cava-to-portal vein shunt

PIPS 経皮的肝静脈門脈短絡術　percutaneous intrahepatic portosystemic shunt

PISP ペニシリン低感受性肺炎球菌　penicillin insensitive resistant *Streptococcus pneumoniae*

PIT 血漿鉄交代率　plasma iron turnover rate

PIVKA 〈ピブカ〉 異常プロトロンビン, ビタミンK欠乏時産生タンパク　protein induced by vitamin K absence or antagonist

PIVKA-Ⅱ ビタミンK欠乏誘導タンパク　protein induced by vitamin K absence or antagonist-Ⅱ

PJ drainage 膵空腸吻合カテーテル　pancreato-jejunostomy drainage catheter

PJC 接合部期外収縮　premature junctional contraction

PK 膵臓がん　pancreas carcinoma

PK プロテインキナーゼ, タンパクキナーゼ　protein kinase

PK test プラウスニッツ-キュストナーテスト　Prausnitz-Küstner test

PKC プロテインキナーゼC　protein kinase C

PKD 多発性囊胞腎, 多囊胞性腎　polycystic kidney(disease)

PKK 膵頭部がん　Pankreaskopfkrebs(独)

PKN パーキンソニズム　Parkinsonism

PKP 全層角膜移植　penetrating keratoplasty

PKU フェニルケトン尿症　phenylketonuria

PL	光覚	perception of light
PL	リン脂質	phospholipid
PL	プラスミン,線維素溶解酵素	plasmin
PL	問題リスト	problem list
PL	プロラクチン,乳汁分泌ホルモン	prolactin
PL, pl	偽薬,プラセボ,プラシーボ	placebo
pl	胸膜	pleura
p.l.	光覚弁	perception of light
Plat	血小板	blood platelet
PL-B	ポリミキシンB	polymyxin B
PLC	原発性肝がん	primary liver carcinoma
PLDD	経皮的レーザー椎間板除圧［減圧］術	percutaneous laser disk decompression
PLEVA	急性痘瘡状苔癬状粃糠疹	pityriasis lichenoides et varioliformis acuta
PLF	後側方固定術	posterior-lateral fusion
PLG	プラスミノゲン	plasminogen
PLGE	タンパク漏出性胃腸疾患	protein-losing gastroenteropathy
PLIF	後方腰椎椎間固定術	posterior lumbar interbody fusion
PLL	後縦靱帯	posterior longitudinal ligament
PLL	前リンパ球性白血病	prelymphocytic leukemia
PLN	末梢リンパ節	peripheral lymph node
PLPHA	腰椎穿刺後頭痛	post-lumbar puncture headaches
PLS	小児救命処置	pediatric life support
PLS	長期救命処置	prolonged life support
PLSVC	左上大静脈遺残	persistent left superior vena cava
PLT, plt	血小板	platelet
PLTP	リン脂質転送タンパク	phosphoid transfer protein
PM	人工ペースメーカー	pacemaker

PM

PM	乳頭筋	papillary muscle
PM	小発作	petit mal（仏）
PM	気縦隔	pneumomediastinum
PM	ポリオ，多発性筋炎，急性灰白髄炎	polymyositis
PM	肺マクロファージ	pulmonary macrophage
PM	ピリドキサミン	pyridoxamine
PMA	進行性筋萎縮（症）	progressive muscular atrophy
PMA	下顎前方移動スプリント	prosthetic mandibular advancement
Pmax	最高気道内圧	maximum airway pressure
PMB	閉経後出血	post-menopausal bleeding
PMC	橋排尿中枢	pontine micturition center
PMC	偽膜性腸炎	pseudomembranous colitis
PMCT	経皮的マイクロ波凝固療法	percutaneous microcoagulation therapy
PMD	特発性心筋症	primary myocardial disease
PMD	かかりつけの医師	private medical doctor
PMD	進行性筋ジストロフィー	progressive muscular dystrophy
PMDD	月経前不快気分障害	premenstrual dysphoric disorder
pMDI	加圧式定量噴霧器	pressurized metered dose inhaler
PME	多形核好酸性球	polymorphonuclear eosinophil leukocytes
PMG	気縦隔造影	pneumomediastinogram
PMH	既往歴	past medical history
PMI	ペースメーカー植込み術	pacemaker implatation
PMI	周術期心筋梗塞	perioperative myocardial infarction
PMI	心筋梗塞後症候群	postmyocardial infarction syndrome
PMI 50	50歳以上死亡割合	proportional mortality indicator
PML	多形核白血球	polymorphonuclear leukocytes
PML	僧帽弁後尖	posterior mitral leaflet

PML	進行性多巣性白質脳症	progressive multifocal leukoencephalopathy
PMMC	大胸筋皮弁	pectoral major musculo-cutaneous flap
PMMC flap〈ピーエムエムシーフラップ〉	大胸筋皮弁	pectoralis major myocutaneous flap
PMN	多形核白血球	polymorphonuclear leukocyte
PMP	最終月経期	previous menstrual period
PMP	ピリドキサミンリン酸	pyridoxamine phosphate
PMR	最高代謝率	peak metabolic rate
PMR	周産期罹患率	perinatal morbidity rate
PMR	周産期死亡率	perinatal mortality rate
PMR	ピマリシン	pimaricin
PMR	リウマチ性多発筋痛	polymyalgia rheumatica
PMR	50歳以上死亡割合	proportional mortality ratio
PMS	患者監視システム	patient monitoring system
PMS	睡眠時周期性運動	periodic movements during sleep
PMS	閉経期後症候群	post-menopausal syndrome
PMS	妊馬血清	pregnant mare serum
PMS	月経前症候群	premenstrual syndrome
PMTC	歯科医師や歯科衛生士による専門機器を用いた歯石除去, 歯面清掃	professional mechanical tooth cleaning
PMV	(経皮経管)僧帽弁バルーン形成術	percutaneous mitral balloon valvotomy
PN	非経口的栄養法	parenteral nutrition
PN	経皮的腎瘻造設術	percutaneous nephrostomy
PN	経皮的髄核摘出術	percutaneous nucleotomy
PN	結節性動脈周囲炎	periarteritis nodosa
PN	末梢神経	peripheral nerve
PN	横隔神経	phrenic nerve

● PN

PN	結節性多発性動脈炎	polyarteritis nodosa
PN	多発(性)神経炎	polyneuritis
PN	准看護師	practical nurse
PN	経過記録	progress notes
PN	腎盂腎炎	pyelonephritis
PN	ピリドキシン塩酸塩	pyridoxine hydrochloride
Pn	肺炎球菌	pneumococcus
Pn	肺炎	pneumonia
PNC	皮膚結節性動脈周囲炎	periarteritis nodosa cutaneous
PNC	呼吸調節中枢	pneumotaxic center
PN-cutting	経皮的腎盂尿管移行部切開	percutaneous nephrostomy-cutting
PND	発作性夜間呼吸困難	paroxysmal nocturnal dyspnea
PNE	気脳造影法	pneumoencephalogram
PNE	偽膜性壊疽性腸炎	pseudomembranous necrotizing enterocolitis
PNET	原始神経外胚葉腫瘍	primitive neuroectodermal tumor
PNF	固有受容体神経筋促進法	proprioceptive neuromuscular facilitation
PNH	発作性夜間血色素尿症, 発作性夜間ヘモグロビン尿症	paroxysmal nocturnal hemoglobinuria
PNI	がん神経周囲浸潤	perineural invasion
PNI	出生後感染, 産褥感染	postnatal infection
PNI	予後[推定]栄養指数	prognostic nutritional index
PNIP	最大吸気陰圧	peak negative inspiratory pressure
PNL	経皮的腎砕石(術)	percutaneous nephrolithotomy
PNL	末梢神経障害	peripheral nerve lesion
PNL	多形核好中性白血球	polymorphonuclear neutrophilic leukocyte

PNMA	進行性神経性筋萎縮症	progressive neural muscular atrophy
PNP	末梢神経障害	peripheral neuropathy
PNPV	自動陽陰圧呼吸装置	positive negative pressure ventilator
PNS	副交感神経系	parasympathetic nervous system
PNS	経皮的腎瘻造設術	percutaneous nephrostomy
PNS	末梢神経系	peripheral nervous system
PNT	ペンタマイシン	pentamycin
PNX	肺切除術	pneumonectomy
Pnx	気胸	pneumothorax
PO	経口的	per os(ラ)
PO	手術後	postoperative
PO	義肢装具士	prosthetist and orthotist
PO	人工心肺装置	pump-oxygenator
p/o	指摘	pointed out
P.o., p.o.	経口	per os
PO₂	酸素分圧	partial pressure of oxygen
POA〈ポア〉	膵がん胎児抗原	pancreatic oncofetal antigen
POAG	原発開放隅角緑内障	primary open angle glaucoma
POB	フェノキシベンザミン	phenoxybenzamine
POBA	経皮的古典的バルーン血管形成術	percutaneous [plain] old balloon angiopathy
POC	多嚢胞卵巣症候群	polycystic ovary syndrome
POD	ペルオキシダーゼ	peroxidase
POD〈ポッド〉	術後日数	postoperative day
POEMS〈ポエム〉	ポエムス症候群	polyneuropathy, organomegaly, endocrinopathy, M-protein, skin change syndrome
POF	早発卵巣機能不全	premature ovarian failure
POI	早発卵巣機能不全	primary ovarian insufficiency

● Polio, polio〈ポリオ〉

Polio, polio〈ポリオ〉	急性灰白髄炎	acute poliomyelitis, poliomyelitis anterior acuta	
POM	運動痛	pain on motion	
POMC	術後性上顎嚢胞	postoperative maxillary cyst	
POMR	問題志向型診療記録	problem oriented medical records	
POMS	問題志向型診療システム	problem-oriented medical system	
POMS	気分状態特性尺度	profile of mood state	
PONR	問題志向型看護記録	problem-oriented nursing records	
POP	骨盤臓器脱	pelvic organ prolapse	
POP	膝窩動脈	popliteal artery	
POP-Q法	性器脱の進行期分類	pelvic organ prolapse quantification	
POPS	経口膵管内視鏡	perioral pancreatoscopy	
por	低分化腺がん	poorly differentiated adenocarcinoma	
POS	問題志向型システム	problem oriented system	
Posm	血漿浸透圧	plasma osmolality	
POTA	精神科作業療法協会	Psychiatric Occupational Therapy Association	
PP	部分麻痺	partial paralysis	
PP	分圧	partial pressure	
PP	灌流圧	perfusion pressure	
PP	周期性四肢麻痺	periodic paralysis	
PP	前置胎盤	placenta praevia[previa]	
PP	血漿灌流	plasma perfusion	
PP	血漿タンパク	plasma protein	
PP	胎児先進部	presenting part	
PP	進行麻痺	progressive paralysis	
PP	プロトポルフィリン	protoporphyrin	

PP	脈圧	pulse pressure
Pp	初産婦	primipara
PPA	ピペミド酸	pipemidic acid
PPA	分娩後無月経	postpartum amenorrhea
PPA	純型肺動脈閉鎖	pure pulmonary atresia
PPARγ	ペルオキシゾーム増殖活性化受容体	peroxisome proliferator-activated recepter γ
PPB	陽圧呼吸法	positive pressure breathing
PPC	心嚢気腫	pneumopericardium
PPC	術後肺合併症	postoperative pulmonary complication
PPC	段階的患者管理	progressive patient care
PPD	猜疑性パーソナリティ障害，妄想性パーソナリティ障害	paranoid personality disorder
PPD	指腹手間距離	pulp palm distance
PPD	精製ツベルクリン	purified protein derivative of tuberculin
pPDGF	ブタ血小板由来成長因子	porcine platelet derived growth factor
PPDR	前増殖糖尿病網膜症	preproliferative diabetic retinopathy
PPE	個人曝露防護具	personal protective equipment
PPF	血漿タンパク分画	plasma protein fraction
PPG	幽門輪温存胃切除術	pylorus-preserving gastrectomy
PPH	下垂体後葉ホルモン	posterior pituitary hormone
PPH	分娩後出血，産褥出血	postpartum hemorrhage
PPH	原発性肺高血圧症	primary pulmonary hypertension
PPHN	新生児遷延性肺高血圧症	persistent pulmonary hypertension of the newborn
PPHP	偽性偽性副甲状腺機能低下症	pseudopseudohypoparathyroidism
PPI	プロトンポンプ阻害薬	proton pump inhibitor

PPL	経毛様体扁平部水晶体切除術	pars plana lensectomy
PPLO	ウシ肺疫菌様病原体，マイコプラズマ	pleuropneumonia-like organism
PPM	永久的ペースメーカー	permanent pacemaker
PPM	プリシード・プロシードモデル	precede-proceed model
ppm	百万分率	parts per million
PPN	末梢静脈栄養(法)	partial [peripheral] parenteral nutrition
PPO	血小板ペルオキシダーゼ	platelet peroxidase
PPP	痛がりな人	pain prone personality
PPP	乏血小板血漿	platelet-poor plasma
PPP	門脈灌流圧	portal perfusion pressure
PPP	掌蹠膿疱症	pustulosis palmaris et plantaris
PPPD, PpPD	幽門輪温存膵頭十二指腸切除術	pylorus-preserving pancreatoduodenectomy
PPRF	傍正中橋網様体	pontine paramedian reticular formation
PPS	発痛物質	pain producing substance
PPS	末梢性肺動脈狭窄	peripheral pulmonic stenosis
PPS	分娩後不妊術	postpartum sterilization
PPS	予見支払いシステム	prospective payment system
PPT	部分プロトロンビン時間	partial prothrombin time
PPV	経毛様体扁平部硝子体手術	pars plana vitrectomy
PPV	陽圧換気	positive pressure ventilation
PQ	問診	physicians questionnaire
PQ	PQ時間	PQ time
PQRST	痛みの問診項目	provocative/palliative factors, quality, region/radiation, severity, temporal characteristics/time
PR	部分寛解，部分奏効	partial response
PR	末梢抵抗	peripheral resistance
PR	プロセス・レコード，経過記録	process record

PR	プロゲステロン受容体	progesterone receptor
PR	暫管補綴物	provisional restoration
PR	肺動脈弁閉鎖不全(症)	pulmonic regurgitation (insufficiency)
PR	脈拍数	pulse rate
PR	PR間隔[時間]	PR interval
Pr	老視	presbyopia
PRA	血漿レニン活性	plasma renin activity
prac	開業	practice
PRBC	濃縮赤血球	packed red blood cells
PRC	濃縮赤血球	packed red blood cells
PRCA	赤芽球癆	pure red cell aplasia
PRD	プレドニゾン	prednisone
Preg〈プレグナンシー〉	妊娠	pregnancy
pre-medi	麻酔の前投薬	preanesthetic medication
PRF	進行性腎不全	progressive renal failure
PRF	プロラクチン放出因子	prolactin-releasing factor
PRH	プロラクチン放出ホルモン	prolactin-releasing hormone
PRIND	遷延性可逆性虚血性神経症候	prolonged reversible ischemic neurological deficit
PRK	レーザー屈折矯正角膜切除術	photorefractive keratectomy
PRL	プロラクチン	prolactin
PRM	パロモマイシン	paromomycin
p.r.n.	必要時	pro re nata(ラ)
Pro	プロリン	proline
Prof	教授	professor
PROG	下顎前突症,顎変形症	prognathism
PROM〈ピーロム〉	他動的可動域	passive range of motion
PROM	前期破水	premature rupture of membrane
PRP	汎網膜光凝固術	panretinal photocoagulation

PRP

PRP	多血小板血漿	platelet-rich plasma
PRP	後腹膜気体造影法	pneumoretroperitoneum
PRP	ダブルプロダクト	pressure rate product
PrP	プリオンタンパク	prion protein
PRPP	ホスホリボシルピロリン酸	phosphoribosyl pyrophosphate
PRR	人口相対危険度	population relative risk
PRRF	腎後性腎不全	postrenal renal failure
PRS	術前リスクスコア	preoperative risk score
PRSP	ペニシリン耐性肺炎球菌	penicillin resistant *Streptococcus pneumoniae*
PRT	術後呼吸療法	postoperative respiratory treatment
PRVC	圧制御従量式換気	pressure regulated volume control ventilation
PS	患者満足度	patient satisfaction
PS	パフォーマンス・ステータス	performance status
PS, Ps	光刺激	photic stimulation
PS	多糖類	polysaccharides
PS	処方(箋),投薬	prescription
PS	現症	present symptoms
PS	肺動脈(弁)狭窄	pulmonary stenosis
PS	幽門狭窄症	pyloric stenosis
PS test	パンクレオザイミン-セクレチン試験	pancreozymin-secretin test
PSA	前立腺特異抗原	prostatic specific antigen
PSC	後嚢下白内障	posterior subcapsular cataract
PSC	原発性硬化性胆管炎	primary sclerosing cholangitis
PSD	心身症	psychosomatic disease
PSE	部分的脾動脈塞栓術	partial splenic embolization
PSG	終夜睡眠ポリソムノグラフィ	polysomnography

PSH	脊麻後頭痛	postspinal headache
PSI	プロスタグランジン合成阻害薬	prostaglandin synthetic inhibitor
PSK	かわらたけ多糖体製剤	polysaccharide-Kureha
PSL	プレドニゾロン	prednisolone
PSLS	脳卒中病院前看護	prehospital stroke life support
PSM	前収縮期雑音	presystolic murmur
PSM	心身医学	psychosomatic medicine
PSMA	進行性脊髄性筋萎縮症	progressive spinal muscular atrophy
PSN	副交感神経	parasympathetic nerve
PSNS	副交感神経系	parasympathetic nervous system
PSO	尋常性乾癬	psoriasis vulgaris
PSP	進行性核上(性)麻痺	progressive supranuclear palsy
PSP test	フェノールスルホンフタレインテスト	phenolsulfonphthalein test
PSPD	後上膵十二指腸動脈	posterior superior pancreatic duodenal artery
PSR〈ピーエスエル〉	膝蓋腱反射	patellar tendon reflex
PSS	生理食塩水	physical saline solution
PSS	進行性全身性硬化症	progressive systemic sclerosis
PSSP	ペニシリン感受性肺炎球菌	penicillin sensitive *Streptococcus pneumoniae*
PSST	褥瘡状態判定用ツール	pressure sore status tool
PST	パンクレオザイミン-セクレチン試験	pancreozymin secretin test
PSTI	膵分泌性トリプシンインヒビター	pancreatic secretory trypsin inhibitor
PSV	圧補助換気，プレッシャーサポート換気	pressure support

● PSV

ventilation

PSVT 発作性上室性頻拍 paroxysmal supraventricular tachycardia

PSW 精神科ソーシャルワーカー psychiatric social worker

Psy〈プシコ〉 精神医学，精神科 psychiatry

PT 発作性頻脈 paroxysmal tachycardia

PT 理学療法士 physical therapist

PT 物療科 physical therapy

PT プロトロンビン時間 prothrombin time

PT 錐体路 pyramidal tract

Pt 患者 patient

PT-INR プロトロンビン時間国際標準化比 prothrombin time: international normalized ratio

Pt-N-I 患者-看護師関係 patient-nurse interaction

PTA 経皮的血管形成術 percutaneous transluminal angioplasty

PTA 扁桃周囲膿瘍 peritonsillar abscess

PTA 外傷後健忘 posttraumatic amnesia

PTA 純音聴力検査 pure tone audiometry

pta 入院前〜 prior to admission

PTAD〈ピータッド〉 経皮経肝膿瘍ドレナージ percutaneous transhepatic abscess drainage

PTAH PTAH染色，リンタングステン酸ヘマトキシリン染色 phosphotungstic acid-hematoxylin stain

PTB 膝蓋腱荷重式 patellar tendon bearing

PTB brace 膝蓋腱支持装具 patellar tendon bearing brace

PTBA 経皮的経管バルーン血管形成術 percutaneous transluminal balloon angioplasty

PTBD 経皮経肝胆管ドレナージ percutaneous transhepatic biliary drainage

PTC	経皮経肝胆道造影	percutaneous transhepatic cholangiography
PTCA	経皮的冠動脈形成術	percutaneous transluminal coronary angioplasty
PTCC	経皮経肝胆嚢造影	percutaneous transhepatic cholecystography
PTCCD	経皮経肝胆嚢ドレナージ	percutaneous transhepatic cholecystodrainage
PTCD	経皮経肝胆管ドレナージ	percutaneous transhepatic cholangio drainage
PTCL	経皮経肝胆道鏡切石術	percutaneous transhepatic cholangioscopic lithotomy
PtcO₂	経皮酸素分圧	transcutaneous oxygen tension
PTCR	経皮的冠動脈血栓溶解術	percutaneous transluminal coronary recanalization
PTCRA	ロータブレータ	percutaneous transluminal coronary rotational angioplasty[atherectomy]
PTCS	経皮経肝胆道鏡検査	percutaneous transhepatic cholangioscopy
PTD	防ぎえた外傷死	preventable trauma death
PTE	肺血栓塞栓症	pulmonary thromboembolism
PTEG	経皮経食道胃管挿入術	percutaneous transesophageal gastro-tubing
PTFE	ポリテトラフルオロエチレン糸	polytetrafluoroethylene
PTG	副甲状腺，上皮小体	parathyroid gland
PTG	眼圧計	pneumatometry
PTGBD	経皮経肝胆嚢ドレナージ	percutaneous transhepatic gallbladder drainage
PTH	副甲状腺ホルモン，上皮小体ホルモン	parathyroid hormone

PTH

PTH	輸血後肝炎	post-transfusion hepatitis
PTHrP	PTH関連タンパク	PTH-related protein
PTMC	経皮経静脈的僧帽弁交連裂開術	percutaneous transvenous mitral commissurotomy
PTO	経皮経肝食道静脈瘤塞栓術	percutaneous transhepatic obliteration of esophageal varices
PTP	経皮経肝門脈造影	percutaneous transhepatic portography
PTP	圧迫包装	press through pack
PTP syndrome	輸血後紫斑病症候群	post-transfusion purpura syndrome
PTPC	経皮経肝門脈カテーテル法	percutaneous transhepatic portal catheterization
PTPE	経皮経肝門脈塞栓術	percutaneous transhepatic portal embolization
PTPI	外傷性肺機能不全, ショック肺	posttraumatic pulmonary insufficiency
PTR	膝蓋腱反射	patellar tendon reflex
PTRA	経皮的経管腎血管形成術	percutaneous transluminal renal angioplasty
PTSD	心的外傷後ストレス障害	posttraumatic stress disorder
PTSMA	経皮的中隔心筋焼灼術	percutaneous transluminal septal myocardial ablation
PTT	部分トロンボプラスチン時間	partial thromboplastin time
PTU	プロピルチオウラシル	propylthiouracil
PTX	パクリタキセル	paclitaxel
PTX	副甲状腺摘出術	parathyroidectomy
PU	消化性潰瘍	peptic ulcer
PUFA	多価不飽和脂肪酸	polyunsaturated fatty acid
PUFX	プルリフロキサシン	prulifloxacin

PUJ	腎盂尿管移行部	peripelvic ureteral junction
PUL〈プル〉	経皮的腎超音波砕石術	percutaneous ultrasonic lithotripsy
Pul	歯髄炎	pulpitis
pulv, pulv.	散剤, 粉末	pulvis(ラ)
Punk, punc	穿刺	punltion(独), puncture
PUO	(原因)不明熱	fever of unknown origin
PUPPP	妊娠性搔痒性丘疹	pruritic urticarial papules and plaques of pregnancy
PUVA〈プーバ〉	PUVA療法, ソラレン紫外線療法	psolaren ultra-violet A therapy
PV	血漿量	plasma volume
PV	真性多血症, 真性赤血球増多症	polycythemia vera
PV	門脈	portal vein
PV	肺動脈弁	pulmonary valve
PV	肺静脈	pulmonary vein
PVC	ポリ塩化ビニル	polyvinyl chloride
PVC	心室性期外収縮	premature ventricular contraction
PVC	肺静脈うっ滞	pulmonary venous congestion
PvCO₂	混合静脈血二酸化炭素[炭酸ガス]分圧	mixed venous carbon dioxide pressure
PVD	後部硝子体剥離	posterior vitreous detachment
PVE	人工弁心内膜炎	prosthetic valve endocarditis
PVG	脳室周囲灰白質	periventricular gray
PVG	気脳室写	pneumoventriculogram
PVH	脳室周囲出血	periventricular hemorrhage
PVI	圧・容積指標	pressure-volume index
PVL	脳室周囲白質軟化症	periventricular leukomalacia
PVN	末梢静脈栄養	peripheral venous nutrition

● PVO

PVO	肺静脈閉塞	ブルモナリー ヴェナス オブストラクション	piulmonary venous obstruction
PvO2	混合静脈血酸素分圧	パーシャル プレッシャー オブ ミックスド ヴェナス オキシジェン	partial pressure of mixed venous oxygen
PVP	末梢静脈圧	ペリフェラル ヴェナス プレッシャー	peripheral venous pressure
PVP	門脈圧	ポータル ヴェイン プレッシャー	portal vein pressure
PVP	肺静脈圧	プルモナリー ヴェナス プレッシャー	pulmonary venous pressure
PVR	末梢血管抵抗	ペリフェラル ヴァスキュラー レジスタンス	peripheral vascular resistance
PVR	排尿後残尿量	ポストヴォイド レシデュアル ユリン ヴォリューム	postvoid residual urine volume
PVR	圧・容積関係	プレッシャーヴォリューム リレイションシップ	pressure-volume relationship
PVR	圧・容積反応	プレッシャーヴォリューム レスポンス	pressure-volume response
PVR	増殖性硝子体網膜症	プロリファレイティヴ ヴィトレオレチノパシー	proliferative vitreoretinopathy
PVR	肺動脈弁置換術	プルモナリィ ヴァルヴ リプレイスメント	pulmonary valve replacement
PVR	肺血管抵抗	パルモナリー ヴァスキューラー レジスタンス	pulmonary vascular resistance
PVS	色素性絨毛結節性滑膜炎	ピグメンティッド ヴィロノデュラー シノヴァイティス	pigmented villonodular synovitis
PVS	肺動脈弁狭窄	プルモナリィ ヴァルヴ ステノシス	pulmonary valve stenosis
P-V shunt	腹腔静脈短絡術	ペリトニーオヴィーナス シャント	peritoneo-venous shunt
PVT	発作性心室性頻拍	パロキシズマル ヴェントリキュラー タキカーディア	paroxysmal ventricular tachycardia
PVT	無脈性心室頻拍	パルスレス ヴェントリキュラー タキカーディア	pulseless ventricular tachycardia
PVTT	門脈内腫瘍栓	ポータル ヴェイン トータル スロンバス	portal vein total thrombus
PW	肺動脈楔入圧	パルモナリー ウェッジ プレッシャー	pulmonary wedge pressure
PWB	部分荷重	パーシャル ウェイト ベアリング	partial weight bearing
PWBC	末梢白血球	ペリフェラル ホワイト ブラッド セルズ	peripheral white blood cells
PWC	身体作業能力	フィジカル ワーキング キャパシティ	physical working capacity
PWI	灌流強調画像	パーフュージョンウェイテッド イミジ	perfusion-weighted image
PWP	肺動脈楔入圧	パルモナリー ウェッジ プレッシャー	pulmonary wedge pressure
PWS	プラダー–ウィリー症候群	プラダー ウィリー シンドローム	Prader-Willi syndrome
PWV	脈波伝搬速度	パルス ウェイヴ ヴェロシティ	pulse wave velocity
PX	身体検査，理学的検査，フィジカルイグザミネーション	フィジカル イグザミネーション	physical examination

PX	気胸	pneumothorax (ニューモソラックス)
Px	既往歴	past history (パースト ヒストリィ)
Px	予後	prognosis (プログノシス)
Pyr	ピリミジン	pyrimidine (パイリミディン)
PZ	パンクレオザイミン	pancreozymin (パンクレオザイミン)
PZ	辺縁域	peripheral zone (ペリフェラル ゾーン)
PZA	ピラジナミド	pyrazinamide (ピラジナマイド)
PZD	卵透明帯開窓法	partial zona dissection (パーシャル ゾーナ ディセクション)
PZFX	パズフロキサシン	pazufloxacin (パズフロキサシン)
PZI	プロタミン亜鉛インスリン	protamine zinc insulin (プロタミン ジンク インスリン)

Q

Q	グルタミン	glutamine
Q	Q波	Q-wave
Q	血液量, 血流量	volume of blood
Q̇〈キュードット〉	単位時間流量	volume of blood/unit time
q, Q	〜ごと	quisque
q.	〜ごと	quaque(ラ)
Q熱	キュー熱, Q熱	Q fever
Q角	Qアングル	Q angle
q.a.d.	隔日	quaque altera die(ラ)
QALY	質調整生存年	quality adjusted life years
q.a.m.	毎朝	quaque ante mendiem(ラ)
QAS	クイーデルアレルギースクリーン	quidel allergy screen
Qave	平均尿流率	average urinary flow rate
QB	血液流量	blood flow rate
QC	品質管理	quality control
QCA	定量的冠(状)動脈造影	quantitative cardioangiography
QCT	定量的コンピュータ断層撮影	quantitative computed tomography
QD	透析液流量	dialysate flow rate
QF	大腿四頭筋	quadriceps femoris
QI	質評価指標	quality indicator
q.i.d.	1日4回	quater in die(ラ)
q.l.	適量	quantum libet(ラ)
Qmax	最大尿流量	maximum urinary flow rate
QMI	Q波梗塞	Q-wave myocardial infarction
Q-n	ユビキノン	ubiquinone
QOD	隔日[2日に1回]	every other day
QOL	生活の質, 生命の質, クオリティオブライフ	quality of life

QOPR	除痛の質	quality of pain relief
Qp/Qs	肺-体血流比	ratio of pulmonary to systemic blood flow
q.p.	適量	quantum placet(ラ)
QPA	肺動脈血流量	pulmonary arterial flow
QRS	QRS波	QRS-wave
QS	QS間隔[時間]	QS interval
QS	QSパターン	QS pattern
Qs	十分量	quantum sufficit
Q̇S〈キュードットエス〉	シャント血流量	shunt flow
QS/QT	肺シャント率	right to left shunt ratio
QSE	大腿四頭筋セッティング運動	quadriceps setting exercis
QT	QT間隔[時間]	QT interval
QT	クイック試験	quick test
Qt	心拍出量	total blood flow
qt	クォート	quart
Q̇t〈キュードットティー〉	分時心拍出量	cardiac output per minute
Q-test	クエッケンシュテット検査	Queckenstedt test
quad	四肢麻痺	quadriplegia
QUEST〈クエスト〉	QUEST問診表	questionnaire
QUS	定量的超音波	quantitative ultrasound
Qw	毎週	every week

R

R	R波	R-wave
R	直腸	rectum
R	抵抗, 耐性	resistant
R	呼吸	respiration
R	呼吸商, 呼吸交換率, ガス交換率	respiratory exchange ratio
R	リケッチア	rickettsia
R	右の, 右側	right
R	レントゲン〔放射線量の単位 1R=2.58×10⁻⁴C/kg〕	roentgen
R	風疹	rubella
R.	処方(箋), 投薬	recipe, recipe(ラ)
R15ICG	15分停滞率	ICG retention rate at 15 minutes
R on T	R on T型期外収縮	R on T
RA	橈骨動脈	radial artery
RA	受容体拮抗薬	receptor antagonist
RA	不応性貧血〔MDSの一種〕	refractory anemia
RA	安静時狭心症	rest angina
RA	関節リウマチ	rheumatoid arthritis
RA	右房	right atrium
Ra	上部直腸	rectum above the peritoneal reflection
RA test	リウマチ試験, リウマチ因子検出テスト	rheumatoid arthritis test
RAA	レニン・アンジオテンシン・アルドステロン系	renin-angiotensin-aldosterone system
RAA	右側大動脈弓	right aortic arch
RAA	右心耳	right atrial appendage
RAD	右軸偏位	right axis deviation
Rad	放射線治療	radiation therapy
rad	ラド〔1Gy=100rad〕	rad

$1R = 2.58 \times 10^{-4} C/kg$

Rad Dx	放射線学的診断	radiological diagnosis
rad op	根治手術	radical operation
Rad Ther	放射線治療	radiation therapy
RAEB	芽球増加を伴う不応性貧血〔MDSの一種〕	refractory anemia with excess of blasts
RAEB in t	移行期のRAEB〔MDSの一種〕	RAEB in transformation
RAG	腎動脈造影	renal arteriography
RAH	右房肥大	right atrial hypertrophy
RAHA〈ラハ〉	関節リウマチ赤血球凝集試験	rheumatoid arthritis hemagglutination test
RAIU	放射性ヨード摂取試験	radioactive iodine uptake test
RALP	ロボット支援前立腺全摘術	robot-assisted laparoscopic prostatectomy
RALS	遠隔操作式高線量率腔内照射	remote after loading system
RAMC	腹直筋皮弁	rectus abdominis musculo-cutaneous flap
RAO	第1斜位, 右前斜位	right anterior oblique position
RAO	寛骨臼回転骨切り術	rotational acetabular osteotomy
RAP	反復〔再発〕性腹痛	recurrent abdominal pain
RAP	腎動脈圧	renal artery pressure
RAP	網膜血管腫状増殖	retinal angiomatous prolifaration
RAP〈ラップ〉	右房圧	right atrial pressure
RAPA	リウマチ受け身凝集反応	rheumatoid arthritis passive agglutination
RAPD	相対的求心性瞳孔反応障害	relative afferent pupillary defect
RAPs	施設ケアプラン指針	resident assessment protocols
RARE〈ラーレ〉	ラーレ撮影法	rapid acquisition with relaxation enhancement
RARS〈ラルス〉	環状鉄芽球を伴う不応性貧血〔MDSの一種〕	

● RARS〈ラルス〉

refractory anemia with ringed sideroblasts

RAS 再発性アフタ性口内炎　recurrent aphthous stomatitis

RAS 腎動脈狭窄　renal artery stenosis

RAS レニン・アンジオテンシン系　renin-angiotensin system

RAS〈ラス〉 網様体賦活系　reticular activating system

RAST 放射性アレルギー吸着試験　radioallergosorbent test

Raw 気道抵抗　airway resistance

RB レギュラーベベル　regular bevel

RB 腎生検　renal biopsy

RB 網様体　reticulate body

RB 網膜芽細胞腫　retinoblastoma

RB リーメンビューゲル，ゲル〔先天性股間接脱臼治療用の装置〕
Riemenbügel(独)

Rb 下部直腸　rectum below the peritoneal reflection

RBBB 右脚ブロック　right bundle branch block

RBC 赤血球　red blood cell

RBC count 赤血球算定　red blood cell count

RBF 腎血流量　renal blood flow

RBP レチノール結合タンパク　retinol-binding protein

RBT リファブチン　rifabutin

RC 赤十字　Red Cross

RC 呼吸停止　respiration cease

RC 呼吸中枢　respiratory center

RC sign 発赤所見　red-color sign

RCA 右結腸動脈　right colic artery

RCA 右冠動脈　right coronary artery

RCA 根本原因分析　root cause analysis

Rca 直腸がん　rectal cancer

rCBF 局所脳血流　regional cerebral blood flow

RCC	赤血球濃厚液	red cell concentrate
RCC	腎細胞がん	renal cell carcinoma
RCC	右冠尖	right coronary cusp
RCF	根管充填	root canal filling
RCIT〈アールシット〉	赤血球鉄交代	red cell iron turnover
RCM	拘束型心筋症	restrictive cardiomyopathy
RC-MAP	MAP加赤血球濃厚液	red cells mannitol, adenine, phosphate
RCS	服薬理解能力評価スケール	regimen comprehension scale
RCS	細網肉腫症	reticulum cell sarcoma
RCT	ランダム化比較試験, 無作為対照比較試験	randomized controlled trial
RCT	再循環時間	recirculation time
RCT	根管治療	root canal treatment
RCT	腱板断裂	rotator cuff tear
RCU	重症呼吸不全集中治療室	respiratory care unit
%RCU	赤血球利用率	percentage of red cell utilization
RCV	赤血球容量	red cell volume
RD	レイノー病	Raynaud disease
RD	網膜剥離	retinal detachment
RD	リウマチ性疾患	rheumatic disease
RDA	栄養所要量	recommended dietary allowance for nutrients
RDC	急速破壊型股関節症	rapidly destructive coxarthropathy
RDC	研究用診断基準	research diagnostic criteria
RDS	呼吸窮迫症候群	respiratory distress syndrome
RE	逆流性食道炎	reflux esophagitis
RE	レチノール当量	retinol equivalent
REAL	REAL分類	revised european-american lymphoma classification

● REE

REE	安静時エネルギー消費量	resting energy expenditure (レスティング エナジー イクスペンディチャー)
ref	反射	reflex (リフレックス)
ref.	文献	reference (リファランス)
reg	規則的	regular (レギュラー)
Rehab	リハビリテーション	rehabilitation (リハビリテイション)
Rehabili	リハビリテーション	rehabilitation (リハビリテイション)
REM(sleep)	レム睡眠, 急速眼球運動睡眠	rapid eye movement sleep (ラピッド アイ ムーヴメント スリープ)
rem	レム〔線量当量の単位 1rem=10mSv〕	rem (レム)
removal of ILM	内境界膜剥離	removal of internal limiting membrane (リムーヴァル オブ インターナル リミティング メンブレイン)
REPE〈レペ〉	再膨張性肺水腫	reexpansion pulmonary edema (リエクスパンション プルモナリィ イディーマ)
RER	粗面小胞体	rough surfaced endoplasmic reticulum (ラフ サーフェイスト エンドプラズミック リティキュラム)
RES	細網内皮系	reticuloendothelial system (レティキュロエンドセリアル システム)
Res	研究	research (リサーチ)
Res	レジデント, 専門医学研修医	resident (レジデント)
RESIM	蘇生訓練用生体シミュレーター	resuscitation simulator (リサシティション シミュレイター)
resp	呼吸	respiration (レスピレイション)
Ret	網状赤血球	reticulocyte (レティキュロサイト)
RETRO	レトロウイルス	reverse transcriptase containing oncogenic virus (リヴァース トランスクリプテイズ コンテイニング オンコジェニック ヴァイラス)
RF	ラジオ波	radiofrequency wave (レイディオフリークエンシー ウェイヴ)
RF	急速充満期	rapid filling (ラピッド フィリング)
RF	腎不全	renal failure (リナル フェイリュア)
RF	レジン充填	resin filling (レジン フィリング)
RF	呼吸不全	respiratory failure (レスピレイタリィ フェイリャー)
RF	リウマチ熱	rheumatic fever (リューマティック フィーヴァー)
RF	リウマトイド因子, リウマチ因子	rheumatoid factor (リューマトイド ファクター)
RF	危険因子, リスクファクター	risk factor (リスク ファクター)

RFA	ラジオ波焼灼療法	radiofrequency ablation
RFA	共鳴振動周波数分析	resonance frequency analysis
RFP	リファンピシン	rifampicin
RGA	右胃動脈	right gastric artery
RGE	右胃大網動脈	right gastroepiploic artery
RH	放出ホルモン	releasing hormone
RH	網膜出血	retinal hemorrhage
Rh	Rh因子	Rh factor
Rh	リウマチ	rheumatism
rh	ラ音	rale
Rh因子	赤毛ザル因子	rhesus factor
RHA	右肝動脈	right hepatic artery
RHC	右心カテーテル	right heart catheterization
RHD	リウマチ性心疾患	rheumatic heart disease
rhG-CSF	遺伝子組み換えヒトG-CSF	recombinant human G-CSF
RI	放射性同位元素,ラジオアイソトープ	radioisotope
RI	核医学検査	radioisotope examination
RI	レギュラーインスリン	regular insulin
RI	呼吸係数	respiratory index
RI	ローレル指数	Röhrer index
RI lesion	腱板疎部損傷	rotator interval lesion
RIA	ラジオイムノアッセイ	radioimmunoassay
RICE	安静,冷却,圧迫,拳上	rest, ice, compression, elevation
RICU	呼吸器疾患集中監視室	respiratory intensive care unit
RIE	放射免疫電気泳動法	radio immunoelectrophoresis
RIND〈リンド〉	可逆性虚血性神経脱落(症状)	reversible ischemic neurological deficit
RIP	放射標識免疫沈降(試験)	radio immunoprecipitin (test)

RISA

RISA	放射性ヨード標識ヒト血清アルブミン	radioiodinated human serum albumin
RIST	放射性免疫吸着試験	radioimmunosorbent test
RIT	赤血球鉄交代率	red cell iron turnover rate
RITA	右内胸動脈	right internal thoracic artery
RK	放射状角膜切開術	radial keratotomy
RK	直腸がん	Rektumkrebs(独)
RLF	水晶体後部線維増殖症	retrolental fibroplasia
RLH	反応性リンパ細網細胞増殖症	reactive lymphoreticular hyperplasia
RLL	右肺下葉	right lower lobe
RLN	反回神経	recurrent laryngeal nerve
RLND	後腹膜リンパ節郭清(術)	retroperitoneal lymph node dissection
RLP	レムナント様リポタンパク	remnant-like lipoprotein particles
RLQ	右下腹部	right lower quadrant
RLS	レストレスレッグス症候群, むずむず足症候群	restless legs syndrome
RM	呼吸代謝	respiratory metabolism
RM	呼吸運動	respiratory movement
Rmax	インドシアニングリーン最大除去率	maximal removal rate of ICG
RMI	亜急性心筋梗塞	recent myocardial infarction
RML	右中(肺)葉	right middle lobe (of lung)
RMR	エネルギー代謝率	relative metabolic rate
RMR	安静時代謝量	resting metabolic rate
RMS	横紋筋肉腫	rhabdomyosarcoma
RMSF	ロッキー山紅斑熱	rocky mountain spotted fever

RMV	分時呼吸量	respiratory minute volume
RN	逆流性腎症	reflux nephropathy
RN	看護師	registered nurse
Rn	ラドン	radon
RNA	リボ核酸	ribonucleic acid
RNase〈アールエヌアーゼ〉	リボヌクレアーゼ, RNA分解酵素 ribonuclease	
RND	根治的全頸部郭清術	radical neck dissection
RNP	リボ核タンパク	ribonucleoprotein
RO	リアリティオリエンテーション	reality orientation
R/O, RO	除外(診断)	rule out
ROD	腎性骨異栄養症	renal osteodystrophy
ROI	関心領域	region of interest
ROM	(関節)可動域	range of motion(of the joint)
ROM〈ロム〉	破水	rupture of membranes
ROME〈ローム〉	関節可動域訓練	range of motion exercise
RomeⅢ	ローマⅢ	RomeⅢ
ROMT	関節可動域テスト	range of motion test
ROP	未熟児網膜症	retinopathy of prematurity
Ror	ロールシャッハテスト	Rorschach's test
ROR/O	除外診断	rule out
ROS	全身診察所見, 系統的レビュー	review of systems
ROSC	心拍再開	return of spontaneous circulation
ROT	右後頭横位, 第2頭位	right occiput transverse position
RP	レイノー現象	Raynaud's phenomenon
RP	網膜色素変性症	retinitis pigmentosa
RP	逆行性腎盂造影法	retrograde pyelography
Rp	処方(箋), 投薬	recipe
Rp.	処方(箋), 投薬	recipe(ラ)

Rp/Rs

Rp/Rs	体肺抵抗比	resistance of PA/resistance of systemic
RPE	網膜色素上皮	retinal pigment epithelium
RPF	腎血漿流量	renal plasma flow
RPF	後腹膜線維症	retroperitoneal fibrosis
RPG	放射線防護基準	radiation protection guide
RPGN	急速進行性糸球体腎炎	rapidly progressive glomerulonephritis
RPHA	逆受身血球凝集反応	reversed passive hemagglutination
RPLS	後頭葉皮質下白質の可逆性病変	reversible posterior leukoencephalopathy syndrome
RPP	心筋酸素消費量	rate pressure product
RPP	逆行性気体腎盂造影法	retrograde pneumopyelography
RPR	迅速血漿レアギン試験	rapid plasma reagin test
RQ	回復指数	recovery quotient
RQ	呼吸商	respiratory quotient
RR	放射線効果	radiation response
RR	回復室，リカバリールーム	recovery room
RR	相対リスク	relative risk
RR	呼吸	respiration
RR	呼吸数	respiratory rate
RR	RR間隔	RR interval
RRA	放射受容体測定法	radioreceptor assay
RRD	裂孔原性網膜剥離	rhegmatogenous retinal detachment
rRNA	リボソームRNA，リボソームリボ核酸	ribosomal ribonucleic acid
RRP	相対不応期	relative refractory period
RRPM	心拍応答型ペースメーカー	rate responsive pacemaker
RRR	相対リスク減少(率)	relative risk reduction
RRT	腎代謝療法	renal replacement therapy

RS	レイノー症候群	Raynaud syndrome (レイノウド シンドローム)
RS	ライター症候群	Reiter syndrome (ライター シンドローム)
RS	呼吸音	respiratory sound (レスピラトリー サウンド)
RS	ライ症候群	Reye syndrome (ライ シンドローム)
RS	ローター症候群	Rotor syndrome (ローター シンドローム)
Rs	直腸S状部	rectosigmoid (レクトシグモイド)
RSA	右鎖骨下動脈	right subclavian artery (ライト サブクレイヴィアン アーテリー)
RSD	反射性交感神経ジストロフィー	reflex sympathetic dystrophy (リフレックス シンパセティック ディストロフィー)
RSD	相対標準偏差	relative standard deviation (リラティヴ スタンダード ディヴィエイション)
RSI	反復性過労障害	repetitive strain injury (リペタティヴ ストレイン インジャリー)
RSI	反復性ストレス障害	repetitive stress injury (リペタティヴ ストレス インジャリー)
RSIVP	急速静注腎盂造影	rapid sequence intravenous pyelography (ラピッド シークワンス イントラヴィーナス パイエログラフィー)
RSM	リボスタマイシン	ribostamycin (リボスタマイシン)
RSR	正常洞調律	regular sinus rhythm (レギュラー サイナス リズム)
RSST	反復唾液嚥下テスト	repetitive saliva swallowing test (リペティティヴ サライヴァ スワローイング テスト)
RSTL	最小皮膚緊張線	relaxed skin tension line (リラックスド スキン テンション ライン)
RSV	RSウイルス	respiratory syncytial virus (レスピラトリー シンシチアム ヴァイラス)
RT	放射線療法	radiotherapy, radiation therapy (レイディオセラピ レイディエイション セラピ)
RT	反応時間	reaction time (リアクション タイム)
RT	読書力テスト	reading test (リーディング テスト)
RT	レクリエーション療法士	recreational therapist (レクリエイショナル セラピスト)
RT	直腸温	rectal temperature (レクタル テンペラチャー)
RT	直腸カテーテル	rectal tube (レクタル チューブ)
RT	回想法	reminiscence therapy (レミニセンス セラピー)
RT	腎(臓)移植	renal transplantation (レナル トランスプランテイション)
RT	呼吸療法士	respiratory therapist (レスピラトリー セラピスト)
RT	呼吸療法	respiratory therapy (レスピラトリー セラピー)

● RT

RT	右眼眼圧	right tension
rt	右の, 右側	right
rt	右側臥位	right lateral position
R/T, R/t	〜に関連した	related to
R-T	ロールシャッハ・テスト	Rorschach test
rt-PA	遺伝子組み換え組織プラスミノゲン・アクチベーター	recombinant tisssue-type plasminogen activator
RTA	尿細管性アシドーシス	renal tubular acidosis
RTBD	逆行性経肝胆道ドレナージ	retrograde transhepatic biliary drainage
RTC	ラウンド・ザ・クロック療法	round the clock therapy
RTH	広汎性子宮全摘出術	radical total hysterectomy
RTH	甲状腺ホルモン不応症	resistance to thyroid hormone
RTI	呼吸器感染	respiratory tract infection
RTP	放射線治療計画	radiation therapy planning
RTS	ロスモンド-トムソン症候群	Rothmund-Thomson syndrome
RTV	リトナビル	ritonavir
RTx	放射線治療	radiation therapy
RTX	腎臓移植, 腎移植	renal transplantation
RU	残尿	residual urine
RU	逆行性尿路造影	retrograde urogram
RUE	右上肢	right upper extremity
RUL	右肺上葉	right upper lobe of lung
RUM	残尿測定	residual urine measurement
RUML	右上中葉切除	right upper-middle lobectomy
RUQ	右上腹部	right upper quadrant
RV	残気量	residual volume
RV	右室	right ventricle
RV	右眼視力	right vision

RV	風疹ウイルス	rubella virus
RV infarction	右室梗塞	right ventricular infarction
RV out.	右室流出路	right ventricular outflow tract
RVAD	右心補助人工心臓	right ventricular assist device
RVEDP	右室拡張終期圧	right ventricular end-diastolic pressure
RVEF	右室駆出率	right ventricular ejection fraction
RVET〈アールベット〉	右室駆出時間	right ventricular ejection time
RVF	右室不全	right ventricular failure
RVG	右室造影	right ventriculography
RVH	腎血管性高血圧	renovascular hypertension
RVH	右室肥大	right ventricular hypertrophy
RVI	残気率	residual volume index
RVO	右室流出量	right ventricular outflow
RVOT〈アールボット〉	右室流出路	right ventricular outflow tract
RVP	右室圧	right ventricular pressure
RVR	腎血管抵抗	renal vascular resistance
RVRR	腎静脈血レニン比	renal vein renin ratio
RVSP	右室収縮期圧	right ventricular systolic pressure
RVSW	右室拍出仕事量	right ventricular stroke work
RVT	腎静脈血栓症	renal vein thrombosis
RX, Rx	処方(箋)，投薬	recipe
Rx.	処方(箋)，投薬	recipe(ラ)
RXM	ロキシスロマイシン	roxithromycin
R-Y〈ルーワイ〉	ルーワイ法，ルーワイ吻合	Roux-en-Y anastomosis

S

S	S波	S-wave
S	仙骨の, 仙髄の	sacral
S	老人(性)の, 老年の	senile
S	血清	serum
S	陰影	shadow
S	S状結腸	sigmoid colon
S	球面レンズ	sphere lens
S	主観的所見	subjective data
S	患者の主観的所見	subjective findings
S.	用法	signa(ラ)
s.	半分	semissem(ラ)
s.	服用させよ	sumat(ラ)
S test	セクレチン試験	secretin test
S1	第Ⅰ心音	first heart sound
S-1	テガフール・ギメラシル・オテラシルカリウム	Tegafur, Gimeracil, Oteracil Potassium
S2	第Ⅱ心音	second heart sound
S3	第Ⅲ心音	third heart sound
S4	第Ⅳ心音	fourth heart sound
SⅠ	1音	first sound
SⅡ	2音	second sound
SⅢ	3音	third sound
SⅣ	4音	fourth sound
s癌	漿膜までのがん〔壁深達度によるがんの分類〕	serosa
SA	サリチル酸	salicylic acid
SA	肉腫, 骨肉腫	sarcoma
SA	感覚性失語	sensory aphasia
SA	血清アルブミン	serum albumin

SA	鉄芽球性貧血	sideroblastic anemia
SA	単心房	single atrium
SA	脾動脈	splenic artery
SA	自然流産	spontaneous abortion
SA	安静型狭心症	stable angina
SA	体表面積	suface area
SA	自殺企図	suicide attempt
SA block	洞房ブロック	sinoatrial block
SAA	血清アミロイドAタンパク	serum amyloid A protein
SAA	ストークス-アダムス発作	stokes-adams attack
SAARD	遅効性抗リウマチ薬	slow-acting antirheumatic drug
SAB	選択的肺胞気管支造影	selective alveolobronchography
Sab	サブロー培地	Sabouraud agar
SAC	短上肢ギプス包帯	short arm cast
SACE	血清アンジオテンシン変換酵素	serum angiotensin converting enzyme
SACT	洞房伝導時間	sinoatrial conduction time
SAD	季節性感情障害	seasonal affective disorders
SAD	社交不安症, 社交不安障害	social anxiety disorder
SADS	感情障害・統合失調症面接基準	schedule for affective disorders and schizophrenia
SAH	くも膜下出血	subarachnoid hemorrhage
SAM	僧帽弁前尖の収縮期前方運動	systolic anterior motion
SAM〈サム〉	収縮期僧帽弁前方移動	systolic anterior movement
SAMPLE	サンプル	symptom, allergys, medication, past history, last meal, events
SAN〈サン〉	洞房結節	sino-atrial node
S-A node	洞房結節	sino-atrial node
SaO₂	動脈血酸素飽和度	saturation of arterial blood

● SAP

SAP	知覚神経活動電位	sensory action potential
SAP	血清アミロイドP成分	serum amyloid P component
SAP	全身血圧	systemic arterial pressure
SAP〈サップ〉	収縮期動脈圧	systolic arterial pressure
Sar	サルコイドーシス	sarcoidosis
SARA	小脳性運動失調の重症度評価スケール	scale for the assessment and rating of ataxia
SARS〈サーズ〉	重症急性呼吸器症候群	severe acute respiratory syndrome
SAS	睡眠時無呼吸症候群	sleep apnea syndrome
SAS	くも膜下腔	subarachnoid space
SASP	サラゾスルファピリジン, サラゾピリン	salazosulfapyridine, salazopyrin
SASS	大動脈弁上狭窄症候群	supra aortic stenosis syndrome
SAT	酸素飽和度	saturation
SAT	構造化連想法	structured association technique
SAT	亜急性甲状腺炎	subacute thyroiditis
SB	ショートベベル	short bevel
SB	シャワー浴	shower bath
SB	石けん清拭	soap bath
SB	自発呼吸	spontaneous breathing
SB	スタンフォード-ビネー知能検査	Stanford-Binet intelligence test
SB	日光皮膚炎	sunburn
SB tube	ゼングスターケン・ブレークモア・チューブ	Sengstaken-Blakemore tube
SBB	SBB染色, スダンブラックB染色	sudan black B stain
SBC	単発性骨嚢腫	solitary bone cyst
SBD	老人性脳疾患	senile brain disease

SBE	乳房自己検査法	self-breast examination
SBE	労作時息切れ	shortness of breath on exercise
SBE	亜急性細菌性心内膜炎	subacute bacterial endocarditis
SBH	収縮期血圧	systolic blood pressure
SBO	小腸閉塞症	small bowel obstruction
SBO	個別目標	specific behavioral objectives
SBP	収縮期血圧	systolic blood pressure
SBR	小腸大量切除術	small bowel massive resection
SBS	副鼻腔気管支症候群	sinobronchial syndrome
SBS reflex	脊髄・延髄・脊髄反射	spino-bulbo-spinal reflex
SBT	自発呼吸試験	spontaneous breathing trial
SBT	スルバクタム	sulbactam
SBT/CPZ	スルバクタム/セフォペラゾン	sulbactam/cefoperazone
SBTPC	スルタミシリン	sultamicillin
SC	脊髄	spinal cord
SC (サブキュート)	皮下注射	subcutaneous injection
Sc	肩甲骨	scapula
Sc	統合失調症	schizophrenia
SCA	選択的腹腔動脈造影法	selective celiac angiography
SCA	鎌状赤血球貧血	sickle cell anemia
SCA	鎖骨下動脈	subclavian artery
SCA	突然の心停止	sudden cardiac arrest
SCA	上小脳動脈	superior cerebellar artery
SCC	小細胞がん	small cell carcinoma
SCC	扁平上皮がん，有棘細胞がん	squamous cell carcinoma
SCC	サクシニルコリン	succinylcholine chloride
SCCO	瘢痕拘縮	scar contracture
SCD	脊髄小脳変性症	spino-cerebellar degeneration
SCD	全身性カルニチン欠乏症	systemic carnitine deficiency

SCDC

SCDC	亜急性連合性脊髄変性症	subacute combined degeneration of spinal cord
SCE	皮下気腫	subcutaneous emphysema
SCF	幹細胞因子	stem cell factor
SCFA	短鎖脂肪酸	short chain fatty acid
SCFE	大腿骨頭すべり症	slipped capital femoral epiphysis
SCH, Sch	サクシニルコリン	succinylcholine
SChE	血清コリンエステラーゼ	serum cholinesterase
SCHF	緩徐持続血液濾過法	slow continuous hemofiltration
Schiz〈シゾ〉	統合失調症	schizophrenia
SCHUD	緩徐持続血液限外濾過透析法	slow continuous hemo-ultrafiltration dialysis
SCI	脊椎損傷	spinal cord injury
Scicti	シンチレーション，シンチグラム	scintillation, scintigram
SCID〈スキッド〉	重症複合免疫不全	severe combined immunodeficiency
SCIS	重症複合型免疫不全症候群	severe combined immunodeficiency syndrome
SCJ	扁平円柱上皮接合部	squamocolumnar junction
SCL	ソフトコンタクトレンズ	soft contact lens
SCL	鎖骨下	subclavian
SCLC	肺小細胞がん	small cell lung carcinoma
SCLE	亜急性皮膚エリテマトーデス，紅斑性狼瘡	subacute cutaneous lupus erythematosus
SCM	助産師	midwife
SCM	胸鎖乳突筋	sternocleidomastoid muscle
SCN	漿液性嚢胞腫瘍	serous cystic neoplasm
Scr, SCr	血清クレアチニン	serum creatinine
SCRS	簡易臨床評価尺度	short clinical rating scale

SCT	文章完成法	Sentence Completion Test
SCT	スパイラル[脊髄]CT	spiral computed tomography
SCT	造血幹細胞移植	stem cell transplantation
SCU	軽症病棟	self care unit
SCU	脳卒中治療室	stroke care unit
sCu	血清銅	serum copper
SCUF	緩徐持続血液外濾過法	slow continuous ultrafiltration
SCV	知覚神経伝導速度	sensory nerve conduction velocity
SD	統合失調感情障害	schizoaffective disorder
SD	強皮症	scleroderma
SD	老年性[老年期]認知症	senile dementia
SD	知覚障害	sensory disturbance
SD	変形性脊椎症	spondylosis deformans
SD	安定, 不変	stable disease
SD	標準偏差	standard deviation
SD	突発性難聴	sudden deafness
SD	突然死	sudden death
SD	活性酸素分解酵素, スーパーオキシド・ジスムターゼ	superoxide dismutase
SDA	セロトニン・ドパミン拮抗薬	serotonin-dopamine antagonist
SDAT〈エスダット〉	アルツハイマー型老年認知症	senior dementia with Alzheimers type
SDB	睡眠時呼吸障害	sleep-disordered breathing
SDB	(浅達性)Ⅱ度熱傷, 皮膚浅層熱傷	superficial dermal burn
SDD	選択的消化管内殺菌法	selective digestive decontamination
SDH	硬膜下血腫	subdural hematoma
SDIHD	突然死虚血性心疾患	sudden-death ischemic heart disease
SDJ	S状結腸・下行結腸移行部	sigmoid descending junction
SDLE	亜急性播種状紅斑狼瘡[エリテマトーデス]	subacute

SDLE

disseminate lupus erythematosus

SDMD	老人性円板状黄斑変性症	senile disciform macular degeneration
SDQ	自己開示尺度	self-disclosure questionnaire
SDR	単純糖尿病網膜症	simple diabetic retinopathy
SDS	シャイ-ドレーガー症候群	Shy-Drager syndrome
SDS	突然死症候群	sudden-death syndrome
SDS	ツングうつ病自己評価尺度	Zung self-rating depression scale
SE	皮下気腫	subcutaneous emphysema
SE	食塩(生食)浣腸	saline enema
SE	副作用	side effect
SE	石けん浣腸	soap enema, suds enema
SE	軟性白斑	soft exudate
SE	標準誤差	standard error
SE	てんかん重積状態	status epilepticus
SEC	モヤモヤエコー	spontaneous echo contrast
Sed	沈渣	sedimentation
SEEG〈シージ〉	頭皮脳波	scalp electroencephalogram
Seg.	分節核白血球	segmented leukocyte
SEM	走査電顕	scanning electron microscopy
SEM	収縮期駆出性雑音	systolic ejection murmur
SEMI	心内膜下心筋梗塞	subendocardial myocardial infarction
SEN	准看護師〔イギリス〕	State enrolled nurse
SEP	被囊性腹膜硬化症	sclerosing encapsulating peritonitis
SEP	体性感覚誘発電位	somatosensory evoked potential
SEP	収縮駆出期	systolic ejection period
SER	知覚誘発反応	sensory evoked response
SER, sER	滑面小胞体	smooth surfaced endoplasmic reticulum

Ser	セリン, セレン	serine
SERM〈サーム〉	選択的エストロゲンレセプター修飾因子	selective estrogen receptor modulator
SEV	セボフルラン	sevoflurane
SF	猩紅熱	scarlet fever
SF	髄液	spinal fluid
SF	特発(性)骨折	spontaneous fracture
SF	滑液, 関節液	synovial fluid
SF36	SF健康調査票	MOS short-from 36-item health survey
SFA	飽和脂肪酸	saturated fatty acid
SFA	アレルギー抑制因子	suppressive factor of allergy
SFD	不当軽量児	small-for-dates infant
sFe	血清鉄	serum iron
SFH	統合失調症家族歴	schizophrenia family history
SFMC	可溶性フィブリンモノマー複合体	soluble fibrin monomer complex
SFR	分腎機能比	split function ratio
SG	皮膚移植	skin graft
SG	比重	specific gravity
SG	スワンガンツカテーテル	Swan-Ganz catheter
SGA	短胃動脈	short gastric artery
SGA	SGA児, 子宮発育不全遅延児	small for gestational age
SGA	主観的包括的栄養評価	subjective global assessment
SGAs	第2世代抗精神病薬	second-generation antipsychotics
SGB	星状神経節ブロック	stellate ganglion block
SGC	スワンガンツカテーテル	Swan-Ganz catheter
SGHL	上肩甲上腕靱帯	superior glenohumeral ligament
s-GOT	血清グルタミン酸オキサロ酢酸アミノ基転移酵素	serum glutamic oxaloacetic transaminase

● s-GPT

s-GPT 血清グルタミン酸ピルビン酸アミノ基転移酵素 serum glutamic pyruvic transaminase

Sgt 妊娠 Schwangerschaft（独）

SGTT 標準耐糖テスト standard glucose tolerance test

SH 血清肝炎 serum hepatitis

SH 性ホルモン sex hormone

SH ステロイドホルモン steroid hormone

SHA 感作血球凝集反応 sensitized hemagglutination

SHA 州の衛生主管部局〔米国〕 State Health Agency

SHA 症候性溶血性貧血 symptomatic hemolytic anemia

SHBG 性ホルモン結合グロブリン sex hormone binding globulin

SHE 上衣下出血 subependymal hemorrhage

SHEL SHELモデル Software, Hardware, Environment, Liveware

SHIS 共同利用型病院情報システム shared hospital information system

SHR ステロイドホルモン受容体 steroid hormone receptor

SHS 仰臥位低血圧症候群 supine hypotensive syndrome

SHVS 睡眠時低換気症候群 sleep hypoventilation syndrome

SI 飽和指数 saturation index

SI 感覚統合療法 sensory integration

SI 血清鉄 serum iron

SI ショックインデックス shock index

SI 小腸 small intestine

SI〈サイ〉 刺激指数 stimulation index

SI 傷害係数 stress index

SI 一回拍出(量)係数，心拍出(量)係数 stroke index

SI 国際単位系，SI単位 Système International d'unités（仏）

SIADH ADH［抗利尿ホルモン］不適合分泌症候群 syndrome of

inappropriate secretion of ADH

SIAS〈サイアス〉	脳卒中機能(障害)評価法, サイアス運動項目	stroke impairment assessment set
SIC	血清インスリン濃度	serum insulin concentration
s.i.d.	1日1回	semel in die(ラ)
SIDS	乳幼児突然死症候群	sudden infant death syndrome
sig	S状結腸鏡検査	sigmoidoscopy
sig	印環細胞がん	signet-ring cell carcinoma
Sig.	用法	signa(ラ)
S-IgA	分泌型免疫グロブリンA	secretory-immunoglobulin A
Sig-Ca	S状結腸がん	sigmoid colon cancer
SIMV	呼吸同期式間欠的強制換気, 同調性強制換気	synchronized intermittent mandatory ventilation
sin	左の	sinister(ラ)
SIRS〈サース〉	全身性炎症反応症候群	systemic inflammatory response syndrome
SIS	揺さぶられっ子症候群	shaken infant syndrome
SIT〈シット〉	スタンフォード知能テスト	Stanford Intelligence Test
SJS	スティーブンス-ジョンソン症候群	Stevens-Johnson syndrome
SjS	シェーグレン症候群	Sjögren [Sjögren's] syndrome
SK	脂漏性角化症	seborrhoic keratosis
SK	ストレプトキナーゼ	streptokinase
SKA	長下肢装具	supra knee ankle orthosis
SKAO	長下肢装具	supra knee ankle orthosis
SKI	皮膚	skin
SL	わずかに	slightly
SL	ストレプトリジン	streptolysin
S.L.	乳糖	saccharum lactis

SLAP lesion

SLAP lesion	上前後関節唇損傷	superior labrum anterior and posterior lesion
SLB	短下肢装具	short leg brace
SLC	短下肢ギプス包帯	short leg cast
SLC	シングルルーメンカテーテル	single lumen catheter
SLDH	血清乳酸脱水素酵素	serum lactate dehydrogenase
SLE	全身性エリテマトーデス	systemic lupus erythematosus
SLNB	センチネルリンパ節生検	sentinel lymph node biopsy
SLO	セカンドルック手術	second look operation
SLO	ストレプトリジンO	streptolysin O
slow VT	徐脈性心室性頻拍	slow ventricular tachycardia
SLR	下肢伸展挙上テスト	straight leg raising test
SLR test	下肢伸展挙上テスト	straight leg raising test
SLS	短下肢副子	short leg splint
SLTA	標準失語症検査	standard language test of aphasia
SLV	単左室	single left ventricle
SLWC	短下肢歩行用ギプス包帯	short leg walking cast
SM	平滑筋	smooth muscle
SM	ソマトメジン	somatomedin
SM	スフィンゴミエリン	sphingomyelin
SM	ストレプトマイシン	streptomycin
SM	粘膜下層までのがん	submucosa
SM	収縮期雑音	systolic murmur
SMA	上腸間膜動脈	superior mesenteric artery
SMAC	血液自動分析機	sequential multichannel autoanalyzer computer
SMAF	特異的マクロファージ活性化因子	specific macrophage activating factor
SMAO	上腸間膜動脈閉塞症	superior mesenteric artery

270

obstruction
オブストラクション

SMAS	上腸間膜動脈症候群	superior mesenteric artery syndrome
SMBG	血糖自己測定	self-monitoring of blood glucose
SMBP	血圧自己測定	self measured blood pressure
SMC	自己乳房管理	self mamma control
SMD	下肢長，前上腸骨棘内果間距離	spina malleolar distance
SMDS	青壮年急死症候群	sudden manhood death syndrome
SMI	無症候性心筋虚血	silent myocardial ischemia
SMI	簡略更年期指数	simplified menopausal index
SMON	スモン，亜急性脊髄視神経症	subacute myelo-optico neuropathy
SMP	血清ムコタンパク	serum mucoprotein
SMR	標準代謝率	standard metabolic rate
SMR	標準化死亡比	standardized mortality ratio
SMS	ソマトスタチン	somatostatin
SMT	粘膜下腫瘍	submucosal tumor
SMV	自殺企図	Selbstmordversuch（独）
SMV	上腸間膜静脈	superior mesenteric vein
SMX	スルファメトキサゾール	sulfamethoxazole
sm癌	粘膜下層までのがん〔壁深達度によるがんの分類〕 submucosa	
SN	手洗い看護師，清潔看護師	scrub nurse
SN	センチネルリンパ節	sentinel node
SN	洞結節	sinus node
SN	自発眼振	spontaneous nystagmus
SN	看護学生	student nurse
SNAP〈スナップ〉	可溶性NSFアタッチメントタンパク	soluble NSF attachment protein

● SNB

SNB	センチネルリンパ節生検	sentinel (lymph) node biopsy
SNCV	知覚神経伝導速度	sensory nerve conduction velocity
SND	線条体黒質変性症	striatonigral degeneration
SNF	スキルド・ナーシングホーム	skilled-nursing facility
SNHL	感音性難聴	sensorineural hearing loss
SNMC	強力ネオミノファーゲンシー〔商品名〕	stronger neo-minophagen C
SNP	一塩基多型	single nucleotide polymorphism
SNP	ニトロプルシド	sodium nitroprusside
SNPs	一塩基多型	single nucleotide polymorphisms
SNRI	セロトニン-ノルアドレナリン再取り込み阻害薬	serotonin noradrenalin reuptake inhibitor
SNRT	洞回復時間	sinus node recovery time
SNS	交感神経系	sympathetic nervous system
SNSA	リウマトイド因子陰性脊椎関節炎	seronegative spondylo-arthritides
SO	付属器切除術	salpingo oophorectomy
SO	上斜筋	superior oblique muscle
S.O.	シリコンオイル	silicone oil
s/o	〜の疑い	suspicious of
SO₂	酵素飽和度	oxygen saturation
SOAD	問題指向型診療記録，重症患者精神症状の簡易スコア評価法〔睡眠覚醒，見当識，活動，要求の4項目〕	sleep, orientation, activity, demand
SOAP	主観的情報，客観的情報，アセスメント，計画	subjective and objective data, assessment of patient response, plan of action
SOB	息切れ	shortness of breath
SOD	活性酸素分解酵素，スーパーオキシドジスムターゼ	superox-

	ide dismutase	ディスムテイス
SOFA	SOFA重症度判定基準	シクウェンシャル オーガン フェイリュア アセスメント sequential organ failure assesment
SOL	生命の尊厳	サンクティティ オブ ライフ sanctity of life
SOL	占拠性病変	スペイス オキュパイイング リージョン space-occupying lesion
sol	溶液	ソルティオ solutio(ラ)
sol, sol.	溶液	ソリューション solution
solv.	溶解せよ	ソルヴ solve(ラ)
SOM	滲出性中耳炎	シアラス オウタイティス メディア serous otitis media
SOM	ソマトスタチン	ソマトスタティン somatostatin
SoU	日光蕁麻疹	ソウラー アーティケアリア solar urticaria
SP	血清タンパク	シアラム プロテイン serum protein
SP	模擬患者, 標準模擬患者	スティミュレイティッド ペイシェント スタンダーダイズド ペイシェント simulated patient, standardized patient
SP	専門医	スペシャリスト specialist
SP	脊椎	スパイナル spinal
SP	喀痰	スピュータム sputum
SP	サブスタンスP	サブスタンス ピー substance P
SP	収縮期血圧	シストリック プレッシャー systolic pressure
Sp	棘波	スパイク spike
Sp	脊椎麻酔	スパイナル アネシージャ spinal anesthesia
S/P	〜後状態	ステイタス ポスト status post
S-P	硬膜下腹腔短絡術, 硬膜下腹腔シャント	サブデュラル ペリトニアル シャント subdural-peritoneal shunt
S-P shunt	硬膜下腹腔短絡術, 硬膜下腹腔シャント	サブデュラル ペリトニアル シャント subdural-peritoneal shunt
Sp & W	棘波徐波結合	スパイク アンド ウェイヴ spike and wave
SPAC	シタラビンオクホスファート	サイタラビン オクフォスフェイト cytarabine ocfosfate
SPCM	スペクチノマイシン	スペクチノマイシン spectinomycin
SPD	ストレージプール病, 顆粒欠損症	ストレイジ プール ディジーズ storage pool disease

● SPE

SPE	緩徐血漿交換	slow plasma exchange
SPECT	シングルフォトン断層法, シングルフォトンエミッションCT	
	single-photon emission computed tomography	
SPF	血清タンパク分画	serum protein fraction
SPG	シゾフィラン	sizofiran
sph	球面レンズ	sphere
SPIDDM	緩徐進行インスリン依存型糖尿病	slowly progressive insulin dependent diabetes mellitus
SPK	膵腎同時移植術	simultaneous pancreas-kidney transplantation
SPK	点状表層角膜炎	superficial punctate keratitis
SPL	音圧レベル	sound pressure level
SPM	スピラマイシン	spiramycin
SPMA	脊髄性進行性筋萎縮症	spinal progressive muscular atrophy
SPO	刺激後ペプシン分泌量	stimulated pepsin output
SpO₂	経皮的酸素飽和度	saturation of percutaneous oxygen
SPP	標準色覚検査表	Standard Pseudoisochromatic Plates
SPS	単純部分発作	simple partial seizure
SPT	皮膚プリックテスト	skin prick test
SPTI	収縮期圧・時間係数	systolic pressure-time index
SPV	選択的近位胃迷走神経切離術	selective proximal vagotomy
SPV	脾静脈	splenic vein
sq	扁平上皮がん	squamous cell carcinoma
SQV	サキナビルメシル酸塩	saquinavir mesilate
SR	沈降速度	sedimentation rate
SR	洞調律	sinus rhythm
SR	自発呼吸	spontaneous respiration
SR	上直筋	superior rectus muscle

SR	抜糸	sutures removed
SR	システマティック・レビュー	systematic review
SRA	上直腸動脈	superior rectal artery
SRC	沈降赤血球	sedimented red cells
SRFS	分腎機能検査	split renal function study
SRM	検索救助医療〔災害時の救命救急医療チーム〕	search and medical assist
SRRD	睡眠関連呼吸障害	sleep related respiratory disturbance
SRS	性転換手術	sex reassignment surgery
SRS-A	アナフィラキシー遅発反応物質	slow reacting substance of anaphylaxis
SRT	洞（結節）回復時間	sinus node recovery time
SRT	語音聴取閾値	speech reception threshold
SRV	単右室	single right ventricle
SS	生理食塩液	saline solution
SS	サルモネラ・シゲラ	Salmonella Shigella
SS	妊娠	Schwangerschaft（独）
SS	セザリー症候群	Sezary syndrome
SS	シェーグレン症候群	Sjögren's syndrome
SS	スライディングスケール	sliding scale
SS	ソマトスタチン	somatostatin
SS	漿膜下層までのがん〔壁深達度によるがんの分類〕	subserosa
ss.	半分	semissem（ラ）
ss癌	漿膜下層までのがん〔壁深達度によるがんの分類〕	subserosa
SSA	スルホサリチル酸	sulfosalicylic acid
SS-A抗体	SS-A抗体	SS-A antibody
SSB	デオキシリボ核酸［DNA］結合タンパク	single strand deoxyribonucleic acid binding protein
SS-B抗体	SS-B抗体	SS-B antibody

● SSC

SSC	肩甲下筋(腱)	subscapularis muscle
SSc	全身性強皮症	systemic scleroderma
SSc	全身性硬化症,強皮症	systemic sclerosis
SSF	肩甲骨下部皮下脂肪厚	subscapular skinfold thickness
SSI	手術部位感染	surgical site infection
SSP	痙性脊髄麻痺	spasticspinal paralysis
SSP	棘上筋(腱)	supraspinatus muscle
SSP test	棘上筋テスト	supraspinatus test
SSPE	亜急性硬化性全脳炎	subacute sclerosing panencephalitis
SSPG	恒常血糖値,インスリン感受性試験	steady state plasma glucose
SSS	洞機能不全症候群	sick sinus syndrome
SSS〈スリーエス〉	スタンフォード眠気スケール	Stanford sleepiness scale
SSS〈スリーエス〉	上矢状静脈洞	superior sagittal sinus
SSS	手術侵襲スコア	surgical stress score
SSSS	ブドウ球菌性熱傷様皮膚症候群	staphylococcal scalded skin syndrome
SSST	上矢状洞血栓(症)	superior sagittal sinus thrombosis
SST	社会生活技能訓練	social skill(s) training
ST	硬化療法	sclerotherapy
ST	感受性訓練	sensitivity training
ST	ショック療法	shock therapy
ST	洞頻脈,洞性頻拍	sinus tachycardia
ST	皮膚試験,皮膚反応	skin test
ST	言語聴覚士,言語療法士	speech therapist
ST	言語療法	speech therapy
ST	ST部分	ST-segment
ST	スフファメトキサゾール/トリメトプリム	sulfamethoxazole/

	トリメソプリム	trimethoprim
ST	支持(的精神)療法	サポーティヴ サイコセラピィ supportive psychotherapy
ST	生存時間	サヴァイヴァル タイム survival time
St	便	ストゥール stool
St.	桿状核白血球	スタブ リューコサイト stab leukocyte
STA-MCA	浅側頭動脈−中大脳動脈吻合術	スーパーフィシャル テンポラル superficial temporal アーテリー ミドル セレブラル アーテリー アナストモシス artery-middle cerebral artery anastomosis
STA-SCA	浅側頭動脈−上小脳動脈吻合術	スーパーフィシャル テンポラル superficial temporal アーテリー スーペリア セレベラー アーテリー アナストモス artery-superior cerebellar artery anastomosis
Stage A	活動期〔胃潰瘍の内視鏡的分類〕	アクティヴ ステイジ active stage
Stage H	治癒過程期〔胃潰瘍の内視鏡的分類〕	ヒーリング ステイジ healing stage
Stage S	瘢痕期〔胃潰瘍の内視鏡的分類〕	スカーレッド ステイジ scarred stage
STAI	状態・特性不安尺度	ステイト トレイト アングザイアティ インヴェントリィ state-trait anxiety inventory
Stat	ただちに(実施すべき)，一度に	スタティム statim(ラ)
stat. p.c.	食直後	スタティム ポスト シボス statim post cibos(ラ)
STD	性(行為)感染症	セクシュアリー トランスミティッド ディーズ sexually transmitted disease
STD	シック試験量	シック テスト ドース Shick test dose
STEF	簡易上肢機能評価	シンプル テスト フォア イヴァリュエイティング ハンド ファンクション simple test for evaluating hand function
Stereo	定位脳手術装置	ステレオタクシック インストゥルメント stereotaxic instrument
stereo	立体撮影	エックスレイ ステレオグラフィー X-ray stereography
STFX	シタフロキサシン	シタフロクサシン sitafloxacin
STG	分層植皮	スプリット シックネス グラフト split thickness graft
STH	子宮単純全摘術	シンプル トータル ヒスターレクトミ simple total hysterectomy
STH	ステロイドホルモン	ステロイド ホーモン steroid hormone
STH	子宮亜全摘術	サブトータル ヒスタレクトミィ subtotal hysterectomy
STI	性感染症	セクシュアリー トランスミティッド インフェクション sexually transmitted infection
STI	収縮時間(指数)	シストリック タイム インターヴァル インデックス systolic time interval(index)
STN	シアリルTn抗原	シアリル ティエヌ アンティジェン sialyl-Tn antigen
STP	症候性血小板減少性紫斑病	シンプトマティック スロンボサイトペニック symptomatic thrombocytope-

● STP

	nic purpura	
STPD	標準温度・気圧・乾燥状態	standard temperature and pressure and dry
strept	連鎖球菌	streptococcus
STRT	定位的放射線療法	stereotactic radiotherapy
STS	梅毒血清反応	serological test for syphilis
STSG	分層植皮	split thickness skin graft
STT	連続トロンビン時間	serial thrombin
STX	サキシトキシン	saxitoxin
SU	スルホニル尿素(薬)	sulfonylurea
subcut	皮下	subcutaneously
SUBI	主観的幸福感をみる尺度	the subjective well-being inventory
SUD	単回使用器具, シングルユース器材	single use device
SUD	突然不慮死	sudden unexpected death
SUDI	小児の突然不慮死	sudden unexpected death of infant
SUI	腹圧性尿失禁	stress urinary incontinence
SUID	突然不慮小児死亡	sudden unexpected infant death
sum.	服用させよ	sumat(ラ)
sum.	服用せよ	sumendus(ラ)
SUN	血清尿素窒素	serum urea nitrogen
sup	上方の	superior
supp	坐剤	suppository
supp.	坐剤	suppositorium(ラ)
SUS	サプレッサー感受性変異体	suppressor sensitive mutant
sut	縫合	suture
SUUD〈スード〉	突然不慮不可解死	sudden unexpected unexplained death
SUZI	囲卵腔精子注入法	subzonal insemination

SV	サンプルボリューム	sample volume
SV	選択的胃迷走神経切離術	selective vagotomy
SV	単心室	single ventricle
SV	脾静脈	splenic vein
SV	自然換気	spontaneous ventilation
SV	一回拍出量, 心拍出量	stroke volume
SV	鎖骨下静脈	subclavian vein
SV	スーパービジョン, 監視〔見守り〕	supervision
Sv	シーベルト〔1Sv=100rem〕	sievert
SVASS(エスバス)	大動脈弁上部狭窄症候群	supravalvular aortic stenosis syndrome
SVBG	伏在静脈バイパス移植	saphenous vein bypass graft
SVC	鎖骨下静脈カテーテル挿入	subclavian vein catheterization
SVC	上大静脈	superior vena cava
SVC	上室性期外収縮	supraventricular contraction
SVCG	上大静脈造影	superior vena cavography
SVCO	上大静脈閉塞	superior vena cava obstruction
SVCS	上大静脈症候群	superior vena cava syndrome
SVD	一枝病変	single vessel disease
SVD	自然腟分娩	spontaneous vaginal delivery
SVF	二次ワクチン不全	secondary vaccine failure
SVG	大伏在静脈移植グラフト	saphenous vein graft
SVI	遅発ウイルス感染症	slow virus infection
SVI	一回拍出(量)係数, 心拍出(量)係数	stroke volume index
SvO$_2$	静脈血酸素飽和度	venous oxygen saturation
S$\bar{v}$O$_2$	混合静脈血酸素飽和度	mixed venous oxygen saturation
SVPB	上室性期外収縮	supraventricular premature beats
SVPC	上室性期外収縮	supraventricular premature contraction
SVR	全末梢〔全身〕血管抵抗	systemic vascular resistance

SVRI, SVRi	体血管抵抗係数,全末梢血管抵抗係数	systemic vascular resistance index
SVT	上室性頻拍	supraventricular tachycardia
SVT	持続性心室性頻拍	sustained ventricular tachycardia
SW	徐脈	slow wave
SW	ソーシャルワーカー	social worker
SW	心仕事係数,一回仕事量	stroke work
SWI〈スウィ〉	(一回心)拍出仕事量指数	stroke work index
SWS	徐波睡眠	slow wave sleep
SWT	シャトルウォーキング試験	Shuttle Walking Test
SXA	単一エネルギーX線吸収法	single energy X-ray absorptiometry
syr.	シロップ	syrup
syst.	収縮期	systolic

memo

T

T	原発腫瘍の深達度・大きさ	primary tumor
T	T波	T-wave
T	体温，温度	temperature
T	側頭部の	temporal
T	テスラ〔磁束密度のSI単位 1T = 10^4G〕	tesla
T	テストステロン	testosterone
T	治療計画	therapeutic plan
T	胸椎	thoracic spine
T	胸部，胸郭	thorax
T	T細胞，Tリンパ球	thymus-derived cell
T	横行結腸	transverse colon
T	腫瘍	tumor
T1/2, t1/2	半減期	half life
T$_1$WI	T$_1$強調画像	T$_1$-weighted image
T$_2$WI	T$_2$強調画像	T$_2$-weighted image
T$_3$	トリヨードサイロニン，トリヨードチロニン	triiodothyronine
T$_4$	テトラヨードサイロニン，サイロキシン[チロキシン]	tetraiodothyronine, thyroxine
TA	腋窩温	axillary temperature
TA	側頭動脈炎	temporal arteritis
TA	切迫流産	threatened abortion
TA	前脛骨筋	tibialis anterior muscle
TA	歯痛	toothache
TA	毒素・抗毒素	toxin-antitoxin
TA	交流分析	transactional analysis
TA	移植抗原	transplantation antigen
TA	三尖弁閉鎖症	tricuspid atresia
TA	総動脈幹症	truncus arteriosus

TA	腸チフス	typhus abdominalis(ラ)
TAA	胸部大動脈瘤	thoracic aortic aneurysm
TAA	腫瘍[がん]関連抗原	tumor-associated antigen
TAAA	胸腹部大動脈瘤	thoraco-abdominal aortic aneurysm
TAB	アンドロゲン完全遮断	total androgen blockade
Tab	錠剤	tabella(ラ), tablet
TAC〈タック〉	総動脈幹遺残	truncus arteriosus communis
tachy	頻脈	tachycardia
TACT	自己骨髄単核球細胞移植	therapeutic angiogenesis by cell transplantation
TAE	肝動脈塞栓術, 経カテーテル動脈塞栓術	transcatheter arterial embolization
TA-GVHD	輸血関連移植片対宿主病	transfusion associated graft-versus-host disease
TAH	腹式子宮全摘術	total abdominal hysterectomy
TAH	完全置換型人工心臓, 全人工心臓	total artificial heart
TAI	肝動脈注入療法	transhepatic arterial infusion
TAM〈タム〉	タモキシフェン	tamoxifen
TAM	一過性異常骨髄造血症	transient abnormal myelopoiesis
TAMI	血栓溶解心筋梗塞血管形成術	thrombolysis angioplasty myocardial infarction
TAN	総アデニンヌクレオチド	total adenine nucleotides
TAO	閉塞性血栓性血管炎	thromboangitis obliterans
TAP〈タップ〉	三尖弁形成術	tricuspid annuloplasty
TAPVC	総肺静脈還流異常(症)	total anomalous pulmonary venous connection
TAPVD	総肺静脈還流異常(症)	total anomalous pulmonary venous drainage
TAPVR	総肺静脈還流異常(症)	total anomalous pulmonary

● TAPVR

venous return

TAR	人工足関節置換術	total ankle replacement
TAT	破傷風抗毒素	tetanus antitoxin
TAT〈タット〉	主題統覚検査［テスト］，絵画統覚テスト	Thematic Apperception Test
TAT	トロンビン-アンチトロンビンⅢ複合体	thrombin-antithrombin Ⅲ complex
TAT〈タット〉	毒素・抗毒素	toxin-antitoxin
TATA	腫瘍関連移植抗原	tumor-associated transplantation antigen
TAZ/PIPC	タゾバクタム/ピペラシリン	tazobactam/piperacillin
TB	チモールブルー	thymol blue
TB	総ビリルビン	total bilirubin
TB	入浴	tub bath
TB〈テーベー〉	結核（菌）	tuberculosis（独），tubercle bacillus
TBA	チオバルビツール酸	thiobarbituric acid
TBA	総胆汁酸	total bile acid
TBAB	経気管支吸引針生検	transbronchial aspiration biopsy
TBB	経気管支生検［バイオプシー］	transbronchial biopsy
Tbc	結核	tuberculosis
TBF	体脂肪量	total body fat
TBG	サイロキシン［チロキシン］結合グロブリン	thyroxine binding globulin
TBI	全身放射線照射	total body irradiation
TBII	TSH結合阻害免疫型グロブリン	TSH binding inhibitory immunoglobulin
T-Bil	総ビリルビン	total bilirubin
TBLB	経気管支肺生検	transbronchial lung biopsy
TBLC	満期産出生児	term birth, living child

TBP	サイロキシン[チロキシン]結合タンパク protein	thyroxine binding
TBPM-PI	テビペネム ピボキシル	tebipenem pivoxil
TBT	気管内洗浄	tracheobronchial toilet
TBT	トロンボテスト	thrombotest
TBV	全血液量	total blood volume
TBW	全水分量	total body water
TC	テトラサイクリン系抗菌薬	tetracycline antibiotics
TC	総コレステロール	total cholesterol
TC	横行結腸	transverse colon
Tc	テクネチウム	technetium
T & C	体位変換と咳嗽	turn and cough
TCA	三環系抗うつ薬	tricyclic antidepressant
TCA cycle	トリカルボン酸回路, TCA回路	tricarboxylic acid cycle
TCAD	三環系抗うつ薬	tricyclic antidepressant
TcB	経皮的ビリルビン濃度測定法	transcutaneous bilirubinometry
TCC	T型カルシウムチャネル	T-type Ca^{2+} channel
TCC	移行上皮がん	transitional cell carcinoma
TCD	経頭蓋超音波ドップラー法	transcranial doppler
TCE	(制がん薬動注)化学塞栓療法	transarterial chemoembolization
T-cell	T細胞, Tリンパ球	thymus-derived cell
TCF	全冠(状)動脈血流量	total coronary flow
TCGF	T細胞成長[増殖]因子	T cell growth factor
TCI	一過性脳虚血	transient cerebral ischemia
TCIA	一過性脳虚血発作	transient cerebral ischemic attack
TCP	経胸壁ペーシング	transcutaneous pacing

● TCPC

TCPC	完全大静脈肺動脈吻合術	total cavopulmonary connection
tcPO₂	経皮的酸素分圧	transcutaneous arterial oxygen pressure
TCR	T細胞レセプター	T cell receptor
TCS	全大腸内視鏡検査	total colon scopy
TCS	トリーチャー-コリンズ症候群	Treacher-Collins syndrome
TCs	テトラサイクリン抗菌薬	tetracyclines
TD	遅発性ジスキネジア	tardive dyskinesia
TD	胸管	thoracic duct
TD	耐容線量, 耐容量	tolerance dose
TD	腹部横径	transverse diameter
TD₅₀	50％毒性	median toxic dose
TDDS	経皮吸引型ドラッグデリバリーシステム	transdermal drug delivery system
TDE	1日のエネルギー消費量	total daily energy expenditure
TDF	テノホビル ジソプロキシルフマル酸塩	tenofovir disoproxil-fumarate
TDI	耐容1日摂取量	tolerable daily intake
TDLU	終末乳管小葉単位	terminal ductal-lobular unit
TDM	薬物治療モニタリング	therapeutic drug monitoring
TDP, TdP	トルサード・ド・ポアンツ	Torsades de Pointes（仏）
TDR	時間線量関係	time dose relationship
TDS	たばこ依存症スクリーニング	The tabacco dependence screener
TE	エコー時間	echo time
TE	破傷風	tetanus
Te	胸部食道	thoracic esophagus
TE shunt	気管食道シャント	tracheoesophageal shunt
TEA	血栓内膜摘除術	thromboendarterectomy
TEA	人工肘関節全置換術	total elbow arthroplasty

TEC	吸引性粥種切除術	transluminal extraction catheter atherectomy
TEE	総エネルギー消費量	total energy expenditure
TEE	経食道心エコー法	transesophageal echocardiography
TEF	気管食道瘻	tracheoesophageal fistula
TEG	トロンボエラストグラム	thromboelastogram
TEIC	テイコプラニン	teicoplanin
TEM〈テム〉	経肛門的内視鏡下マイクロサージャリー	transanal endoscopic microsurgery
TEM	透過電子顕微鏡	transmission electron microscopy
temp	温度，体温	temperature
TEN	中毒性表皮壊死症	toxic epidermal necrolysis
TES	治療的電気刺激（法）	therapeutic electrical stimulation
TESE	精巣内精子回収法［採取術］	testicular sperm extraction
TESS	（トロント）術後患肢機能評価法	Toronto extremity salvage score
TET	トレッドミル検査	treadmill exercise test
tetra〈テトラ〉	四肢麻痺	tetraplegia
TEV	内反足	talipes equinovarus
TEWL	経（表）皮水分喪失（量）	transepidermal water loss
TF	凝固組織因子	tissue factor
TF	全流量	total flow
TF	伝達因子	transfer factor
TF	トランスファーテクニック	transfer technique
TF	経管栄養法	tube feeding
Tf	トランスフェリン	transferrin
T/F	ファロー四徴症	tetralogy of Fallot
TFA	総脂肪酸	total fatty acids
TFL	大腿筋膜張筋皮弁	tensor fascia lata myocutaneous flap

● TFLX

TFLX トスフロキサシン tosufloxacin (トスフロキサシン)

TfR トランスフェリン受容体 transferrin receptor (トランスフェリン レセプター)

TFT 甲状腺機能検査 thyroid function test (サイロイド ファンクション テスト)

TG 腱移植 tendon graft (テンドン グラフト)

TG 断層撮影法 tomography (トモグラフィー)

TG トリグリセリド，中性脂肪 triglyceride (トライグリセライド)

Tg サイログロブリン，チログロブリン thyroglobulin (サイログロブリン)

Tg トランスジェニック，遺伝子改変 transgenic (トランスジェニック)

TGA サイログロブリン[チログロブリン]抗体 thyroglobulin antibody (サイログロブリン / アンティボディ)

TGA 一過性全健忘 transient global amnesia (トランジェント グローバル アムニージア)

TGA 大血管転位症 transposition of the great arteries (トランスポジション オブ ザ グレイト アーテリーズ)

TgAb 抗サイログロブリン[チログロブリン]抗体 antithyroglobulin antibody (アンティボディ)

TGF トランスフォーミング成長[増殖]因子 transforming growth factor (トランスフォーミング / グロース ファクター)

TGF 尿細管糸球体フィードバック tubuloglomerular feedback (テュービュラグロメリューラー フィードバック)

TGF 腫瘍成長[増殖]因子 tumor growth factor (テューマー グロース ファクター)

TGF テガフール tegafur (テガフール)

TGHA サイログロブリン[チログロブリン]血球凝集反応 thyroglobulin hemagglutination (サイログロブリン ヘマグルティネイション)

TGT トロンボプラスチン生成試験 thromboplastin generation test (スロンボプラスティン ジェネレイション テスト)

TGV 大血管転位症 transposition of the great vessels (トランスポジション オブ ザ グレイト ヴェッセルズ)

TH 甲状腺ホルモン thyroid hormone (サイロイド ホルモン)

Th ヘルパーT細胞 helper T cell (ヘルパー ティー セル)

Th 視床 thalamus (サラマス)

Th セラピスト therapist (セラピスト)

Th 胸椎の，胸髄の，胸部の thoracic (ソラシック)

Th	胸神経	thoracic nerve
THA	人工股関節全置換術	total hip arthroplasty
THAM〈タム〉	トリスヒドロキシアミノメタン	tris-hydroxymethyl-aminomethane
THC	テトラヒドロカンナビノール	tetrahydrocannabinol
THF	テトラヒドロコルチゾール	tetrahydrocortisol
THFA	テトラヒドロ葉酸	tetrahydrofolic acid
THM	トリハロメタン	trihalomethane
THP	ピラルビシン	pirarubicin
THP	トータル・ヘルス・プロモーション・プラン	total health promotion plan
THR	人工股関節置換術	total hip replacement
Thr	スレオニン	threonine
Thy	チミン	thymine
THZ	チアゾリドマイシン	thiazolidomycin
TI	吸気時間	inspiratory time
TI	三尖弁閉鎖不全(症)	tricuspid insufficiency
TIA	一過性脳虚血発作	transient ischemic attack
TIBC	総鉄結合能	total iron binding capacity
t.i.d.	1日3回	ter in die(ラ)
TIF	腫瘍発生因子	tumor inducing factor
TIG, TIg〈ティグ〉	破傷風免疫グロブリン	tetanus immune globulin
TIL〈ティル〉	腫瘍浸潤リンパ球	tumor infiltrating lymphocytes
TIME	タイム〔T(壊死組織・活性のない組織), I(感染または炎症), M(湿潤の不均衡), E(創傷縁の表皮進展不良あるいは表皮の巻き込み)〕	tissue non-viable or deficient, infection or inflammation, moisture imbalance, edge of wound-nonadvancing or undermined
TIMI grade〈ティミイ〉	TIMIグレード, TIMI分類	Thrombolysis in Myocardinal Infarction grade

TIMP

TIMP	メタロプロテアーゼ組織阻害物質	tissue inhibitor of metalloproteinase
TIN〈ティン〉	尿細管間質性腎炎	tubulointerstitial nephritis
TIN	新生児一過性多呼吸	transient tachypnea of the newborn
TINB	新生児一過性多呼吸	transient tachypnea of the newborn
TINU syndrome	TINU症候群,ドブリン症候群	tubulointerstitial nephritis and uveitis syndrome
TIPPV	気管切開下侵襲的陽圧換気療法	tracheostomy intermittent positive ventilation
TIPS〈ティップス〉	経内頸静脈肝静脈門脈短絡術	transjugular intrahepatic portosystemic shunt
TIT	チモール混濁試験	thymol turbidity test
TIT	トリヨードサイロニン,トリヨードチロニン	triiodothyronine
TIVA	完全静脈麻酔	total intravenous anesthesia
TIVC	胸部下大静脈	thoracic inferior vena cava
TJ	パクリタキセル+カルボプラチン	paclitaxel+carboplatin
TK	キラーT細胞	killer T cell
TKA	人工膝関節全置換術	total knee arthroplasty
TKR	人工膝関節置換術	total knee replacement
TL	チームリーダー	team leader
TL	側頭葉	temporal lobe
TL	卵管結紮	tubal ligation
TLC	全肺気量	total lung capacity
TLC	トリプルルーメンカテーテル	triple lumen catheter
TLD	腫瘍致死線量	tumor lethal dose
TLE	側頭葉てんかん	temporal lobe epilepsy
TLE	トラベクレクトミー	trabeculectomy
TLI	全身リンパ節照射	total lymph node irradiation
TLO	トラベクロトミー	trabeculotomy

TLR	全肺抵抗	total lung resistance
TLS	腫瘍崩壊症候群	tumor lysis syndrome
TLV	全肺容量	total lung volume
TLVSW	全左室拍出仕事量	total left ventricular stroke work
TM	足根中足関節	tarsometatarsal joint
TM	口腔温	temperature by mouth
TM	大円筋	teres major muscle
TM	トロンボモデュリン	thrombomodulin
TM	鼓膜	tympanic membrane
Tm	小円筋	teres minor muscle
Tm	尿細管最大輸送量	tubular transport maximum
Tm	腫瘍マーカー	tumor marker
t.m.	全量	tota massa(ラ)
TMA	血栓性微小血管症	thrombotic microangiopathy
Tmax	薬物血中濃度到達時間	time to maximal concentration
TMC	気管粘液クリアランス	tracheal mucous clearance
TMC plates	東京医大式色覚検査表	Tokyo Medical College plates
TMD	顎関節症	temporomandibular disorders
TMJ	顎関節	temporomandibular joint
TMLR	心筋内レーザー血管新生術	transmyocardial laser revascularization
TMO	トリメタジオン	trimethadione
TMS	経頭蓋磁気刺激法	transcranial magnetic stimulation
TMT	トレイルメイキングテスト	Trail Making Test
TN	チームナーシング	team nursing
TN	三叉神経痛	trigeminal neuralgia
TN	トロポニン	troponin
TND	満期正常分娩	term normal delivery

● TNF

TNF 腫瘍壊死因子 tumor necrosis factor

TNI 全リンパ節照射 total nodal irradiation

TNM TNM分類〔がんの進行度の国際分類〕 tumor nodes metastasis classification

TO 電話指示 telephone order

TOB トブラマイシン tobramycin

TOD 〈トッド〉 総酸素要求量 total oxygen demand

Tod 右眼眼圧 tensio oculi dextri(ラ)

TOF 〈トフ〉 ファロー四徴症 tetralogy of Fallot

Tomo, tomo 〈トモ〉 断層撮影 tomography

TORCH トーチ症候群 toxoplasma, rubella virus, cytomegalovirus and herpes virus

Torr, torr 〈トル〉 トール〔圧力のSI単位〕 Torricelli

TOS 胸郭出口症候群 thoracic outlet syndrome

TOS 三尖弁開放音 tricuspid opening snap

Tos 左眼眼圧 tensio oculi sinistri(ラ)

TOT 経閉鎖孔テープ transobturator tape

Total G 胃全摘術 total gastrectomy

TP パクリタキセル+シスプラチン paclitaxel+cisplatin

TP 血栓性静脈炎 thrombophlebitis

TP 膵全摘術 total pancreatectomy

TP 総タンパク total protein

TP 梅毒トレポネーマ *Treponema pallidum*

TP 鼓室形成術 tympanoplasty

TP 治療計画 therapeutic plan

TPA 完全静脈栄養 total parenteral alimentation

TPA 梅毒トレポネーマ凝集反応 *Treponema pallidum* agglutination

t-PA 組織プラスミノゲンアクチベーター〔活性化酵素〕

tissue plasminogen activator

TPBF 全肺血流量　total pulmonary blood flow

TPCF 梅毒トレポネーマ補体結合試験　*Treponema pallidum* complement fixation test

TPD test 二点識別テスト　two-point discrimination test

TPE 治療的血漿交換　therapeutic plasma exchange

TPHA 梅毒トレポネーマ血球凝集反応　*Treponema pallidum* hemagglutination assay

TPI トリオースリン酸イソメラーゼ　triosephosphate-isomerase

TPI test ネルソン試験, 梅毒トレポネーマ不動化試験　*Treponema pallidum* immobilization test

TPL 総リン脂質　total phospholipid

TPN 完全静脈栄養　total parenteral nutrition

TPO トロンボポエチン　thrombopoietin

TPO 甲状腺ペルオキシダーゼ　thyroid peroxidase

TPP 血栓性血小板減少性紫斑病　thrombotic thrombocytopenic purpura

TPPV 気管切開下陽圧換気療法　tracheotomy intermittent positive pressure ventilation

TPR 全末梢血管抵抗　total peripheral resistance

TPR 全肺血管抵抗　total pulmonary resistance

T.P.R. 体温, 脈拍, 呼吸　temperature, pulse and respiration

TPV 全血漿量　total plasma volume

t.q.i.d. 1日3〜4回　ter quaterve in die（ラ）

TR 治療可能比　therapeutic ratio

TR 三尖弁閉鎖不全　tricuspid regurgitation

TR ツベルクリン反応　tuberculin reaction

TR, tr 気管　trachea

Tr トラコーマ　trachoma

TRAb	TSH[甲状腺刺激ホルモン]受容体抗体	TSH receptor antibody
TRALI	輸血関連急性肺傷害	transfusion-related acute lung injury
TRBF	全腎血流量	total renal blood flow
TRD	牽引性網膜剥離	traction retinal detachment
Trep	トレポネーマ	Treponema(ラ)
TRF	甲状腺刺激ホルモン放出因子	thyrotropin-releasing factor
TRH	甲状腺刺激ホルモン放出ホルモン	thyrotropin-releasing hormone
Tri	上腕三頭筋	triceps muscle
TRIC	トラコーマ封入体結膜炎	trachoma inclusion conjunctivitis
trig	三段脈	trigeminy
TRM	移植治療関連死	transplantation-related mortality
tRNA	転移RNA,転移リボ核酸,トランスファーRNA	transfer ribonucleic acid
troch.	トローチ	trochisci(ラ)
TRP	毛髪・鼻・指[趾]症候群	tricho-rhino-phalangeal syndrome
Trp	トリプトファン	tryptophan
TRPF	全腎血漿流量	total renal plasma flow
TRUS	経直腸的超音波検査	transrectal ultrasonography
TRX	チオレドキシン	thioredoxin
TS	三尖弁狭窄症	tricuspid stenosis
Ts	サプレッサーT細胞	suppressor T cell
TSA	人工肩関節全置換術	total shoulder arthroplasty
TSA	腫瘍特異抗原	tumor specific antigen
TSAb	甲状腺刺激抗体	thyroid-stimulating antibody
TSB	総血清ビリルビン	total serum bilirubin
TSBA	総血清胆汁酸	total serum bile acids
TSE	伝達性海綿状脳症	transmissible spongiform encephalopa-

	thies	
TSF	人工肩関節全置換術	total shoulder replacement
TSF	上腕三頭筋皮下脂肪厚	triceps skinfold thickness
TSH	甲状腺刺激ホルモン	thyroid-stimulating hormone
TSHRF	甲状腺刺激ホルモン放出因子	TSH releasing factor
TSI	甲状腺刺激免疫グロブリン	thyroid-stimulating immunoglobulin
TSI	三尖弁狭窄兼閉鎖不全	tricuspid steno insufficiency
TSLS	劇症型A群連鎖球菌感染症, 中毒性ショック様症候群	toxic shock-like syndrome
TSP	熱帯性痙性対麻痺	tropical spastic paraparesis
TSPR	全身血管抵抗	total systemic peripheral resistance
TSR	人工肩関節全置換術	total shoulder replacement
TSS	中毒性ショック症候群	toxic shock syndrome
TSSA	腫瘍特異的細胞表面抗原	tumor specific cell surface antigen
TST	トロンボプラスチンスクリーニングテスト	thromboplastin screening test
TSTA	腫瘍特異移植抗原	tumor specific transplantation antigen
TSVR	末梢血管抵抗	total systemic vascular resistance
TT	破傷風トキソイド	tetanus toxoid
TT	トロンビン時間	thrombin time
TT	トロンボテスト	thrombotest
TTA	経気管吸引法	transtracheal aspiration
TTE	経胸壁心エコー法	transthoracic echocardiography
TTH	筋緊張性頭痛	tension-type headache
TTH	甲状腺刺激ホルモン	thyrotropic hormone
TTIT	トロンボプラスチン抑制試験	tissue thromboplastin inhibitation test

● TTN

TTN	新生児一過性頻呼吸	transient tachypnea of neonate
TTP	血栓性血小板減少性紫斑病	thrombotic thrombocytopenic purpura
TTR	三頭筋腱反射	triceps tendon reflex
TTS	足根管症候群	tarsal tunnel syndrome
TTS	一過性閾値上昇	temporary threshold shift
TTS	経皮吸収治療方式	transdermal therapeutic system
TTS	双胎間輸血症候群	twin to twin transfusion syndrome
TTT	チモール混濁試験	thymol turbidity test
TTT	トルブタミド負荷試験	tolbutamide tolerance test
TTTS	双胎間輸血症候群	twin to twin transfusion syndrome
TTX	テトロドトキシン	tetrodotoxin
TU	毒素単位	toxic unit
tub	管状腺がん	tubular adenocarcinoma
tub1	高分化型	well differentiated type
tub2	中分化型	moderately differentiated type
TUC〈タック〉	経尿道的凝固術	transurethral coagulation
TUF	経尿道的焼灼術	transurethral fulguration
TUI	経尿道的切開術	transurethral incision
TUL	経尿道的尿管砕石術	transurethral ureterolithotripsy
TULIP〈チューリップ〉	経尿道的超音波ガイド下レーザー前立腺切除術	transurethral ultrasound-guided laser-induced prostatectomy
TUMT	経尿道的マイクロ波温熱療法	transurethral microwave thermotherapy
TUR	経尿道的切除術	transurethral resection
TURBT, TUR-BT, TURBt	経尿道的膀胱腫瘍切除術	transurethral resection of the bladder tumor
TUR-P	経尿道的前立腺切除術	transurethral resection of the prostate

TUV	24時間尿量	total urine volume
TV	三尖弁	tricuspid valve
TV	全迷走神経切離術	truncal vagotomy
TV	一回換気量	tidal volume
TVC	時限[時間]肺活量	timed vital capacity
TVD	冠動脈三枝病変	triple vessel disease
TVH	腟式子宮全摘出術	total vaginal hysterectomy
TVM手術	メッシュ手術	tension-free vaginal mesh
TVP	経尿道的前立腺電気蒸散術	transurethral electrovaporization of the prostate
TVP	三尖弁逸脱	tricuspid prolapse
TVP	三尖弁形成術	tricuspid valve plasty
TVR	全血管抵抗	total vascular resistance
TVR	三尖弁置換術	tricuspid valve replacement
TVT	TVT手術	tension-free vaginal tape
TVU	全尿量	total volume urine
TWL	経皮水分喪失	transepidermal water loss
TX	トロンボキサン	thromboxane
TX, Tx	療法, 治療処置	treatment
Tx	移植	transplantation
tx	牽引	traction
TXA₂	トロンボキサンA₂	thromboxane A₂
TXL	パクリタキセル	paclitaxel
TXT	ドセタキセル	docetaxel
Tym	ティンパノグラム	tympanogram
Tyr	チロシン	tyrosine
TZ	移行域	transition zone
Tz	僧帽筋	trapezius
TZD	チアゾリジン	thiazolidine

U

U	噴門部領域〔胃の上部1/3〕	upper third of the stomach
U	ウラシル	uracil
U	尿素	urea
U	尿	urine
U	ウロビリノーゲン	urobilinogen
UA	臍動脈	umbilical artery
UA	上気道	upper airway
UA	尿酸	uric acid
UA	尿検査，検尿	urinalysis
UAB	アンダーアームブレース	under arm brace
UAE	尿中アルブミン排泄量	urine albumin excretion
UAE	子宮動脈塞栓術	uterine artery embolization
UAP	不安定狭心症	unstable angina pectoris
UB	膀胱	urinary bladder
UB	尿潜血	urine occult blood
UBF	子宮血流	uterine blood flow
UBI	紫外線血液照射法	ultraviolet blood irradiation
UBM	超音波生体顕微鏡	ultrasound biomicroscope
UBW	通常時体重	usual body weight
UC	潰瘍性大腸炎	ulcerative colitis
UC	尿道カテーテル	urinary catheter
UC	子宮収縮	uterine contraction
UCG	心エコー図	ultrasonic cardiogram
UCG	尿道膀胱造影［撮影］法	urethrocystography
UCL	尿素クリアランス	urea clearance
UCT	心断層エコー図	ultrasonic cardiotomogram
UD	十二指腸潰瘍	ulcus duodeni（ラ）
ud	未分化がん	undifferentiated carcinoma

UDCA	ウルソデオキシコール酸	ursodeoxycholic acid
UDS	尿流動態検査	urodynamic study
UDT	停留睾丸	undescended testicle
UE	上部食道	upper esophagus
UE	上肢	upper extremity
UF	限外濾過	ultrafiltration
UFA	遊離脂肪酸	unesterified fatty acid
UFM	尿流測定	uroflowmetry
UFMG	尿流曲線	uroflowmetrogram
UFR	限外濾過量	ultrafiltration rate
UG	尿道造影	urethrogram
UGI	上部消化管	upper gastrointestinal tract
UGT	グルクロン酸転移酵素	UDP-glucuronosyltransferase
UH	臍ヘルニア	umbilical hernia
UHD	不安定ヘモグロビン症	unstable hemoglobin disease
UHR	人工骨頭置換術	universal hip replacement
UI	切迫性尿失禁	urgent[urge] incontinence
UIBC	不飽和鉄結合能	unsaturated iron-binding capacity
UIC	無抑制収縮	uninhibited construction
UICC	国際対がん連合	Union Internationale Contre le Cancer（仏）
UIP	通常型間質性肺炎	usual interstitial pneumonia
UK	ウロキナーゼ	urokinase
UKA	人工膝関節片側置換術	unicompartmental knee arthroplasty
UKK	下顎がん	Unterkieferkrebs（独）
Ul〈アルサー〉	潰瘍	ulcer
ULN	正常値の最高	upper limits of normal
ULSB	胸骨左縁上部	upper left sternal border
uMDD	単極性大うつ病性障害	unipolar major depressive

● uMDD

disorder

UMN	上位運動ニューロン	upper motor neuron
UN	尺骨神経	ulnar nerve
UN	国際連合	United Nations
UN	尿素窒素	urea nitrogen
UNEP	国連環境計画	United Nations Environment Programme
UNFPA	国連人口活動基金	United Nations Fund for Population Activities
ung.	軟膏	unguentum(ラ)
UNICEF	国連児童基金	United Nations (International) Children's (Emergency) Fund
UO, U/O	尿量	urine output, urinary output
UP	ユニバーサルプリコーション	universal precaution
UP	尿タンパク	urinary protein
U/P	尿・血漿濃度比	urine-plasma ratio
u-PA	ウロキナーゼ型プラスミノゲンアクチベーター	urokinase-type plasminogen activator
UPI	子宮胎盤機能不全	uteroplacental insufficiency
UPJ	腎盂尿管接合部	ureteropelvic junction
UPP	尿道内圧曲線	urethral pressure profile
upper GI series	上部消化管X線造影検査	upper gastrointestinal series
UPPP	口蓋垂軟口蓋咽頭形成術	uvulo-palato-pharyngoplasty
UQ	尿量	urine quantity
Ur	尿	urine
Ura	ウラシル	uracil
Urea-N	尿素窒素	urea nitrogen
URF	子宮弛緩因子	uterine relaxing factor
URI	上気道炎	upper respiratory infection

Uro	泌尿器科，泌尿器科学	urology
URSB	胸骨右縁上部	upper right sternal border
URT	上気道	upper respiratory tract
URTI	上気道感染症	upper respiratory tract infection
US	尿糖	urine sugar
USB	不安定膀胱	unstable bladder
USG	超音波検査，超音波断層法	ultrasonography
USL	超音波砕石術	ultrasonic lithotripsy
USN	超音波ネブライザー	ultrasonic nebulizer
USPHS	米国公衆衛生局	United States Public Health Services
UST	超音波断層法	ultrasound tomography
UT	尿路	urinary tract
Ut	胸部上部食道	upper intrathoracic esophagus
UT ca	子宮がん	cancer of uterus
ut dict.	用法口授	ut dictum（ラ）
UTI	尿路感染症	urinary tract infection
UU	尿ウロビリノーゲン	urinary urobilinogen
UUN	尿中尿素窒素	urine urea nitrogen
UV	胃潰瘍	ulcus ventriculi（ラ）
UV ray	紫外線	ultraviolet ray
UVA	長波長紫外線	ultraviolet A
UVB	短波長紫外線	ultraviolet B
UVC	短波長紫外線	ultraviolet C
UVF	尿管膣瘻	ureterovaginal fistula
UVI	紫外線放散	ultraviolet irradiation
UVJ	尿管膀胱移行部	ureterovesical junction
UW	UW［ウィスコンシン］ソリューション	University of Wisconsin solution
UWT	尿素ウォッシュアウト試験	urea washout test

V

V 換気(量) ventilation
V 虫垂 vermiform appendix
V バイアル vial
V ビタミン vitamin
V 量 volume
V, v 静脈 vein
v 流速 velocity
v 静脈血 venous blood
VA 異型狭心症 variant angina(pectoris)
VA 心室性不整脈 ventricular arrhythmia
VA 椎骨動脈 vertebral artery
VA 退役軍人局 Veterans Administration
VA ウイルス性抗原 viral antigen
VA 視力 visual acuity
VA 視覚失認 visual agnosia
VAC ビンクリスチン+アクチノマイシンD+シクロホスファミド vincristine + actinomycin D + cyclophosphamide
VACV バラシクロビル valaciclovir
VAD 静脈アクセスデバイス vein access device
VAD〈バッド〉 補助人工心臓 ventricular assist device
VAG〈バグ〉 椎骨動脈撮影 vertebral angiography
VAHS ウイルス関連血球貪食症候群 virus-associated hemophagocytic syndrome
VAIA ビンクリスチン+アドリアマイシン+イホスファミド+アクチノマイシンD vincristine + adriamycin + ifosfamide + actinomycin D
VAIVT バスキュラーアクセスインターベンション治療 vascular access interventional therapy

Val	バリン	valine
VALI	人工呼吸器関連肺傷害［障害］	ventilator associated lung injury
VAP	異型狭心症	variant angina pectoris
VAP	人工呼吸(器)関連肺炎	ventilator associated pneumonia
VAPEC-B	ビンクリスチン＋ドキソルビシン［アドリアマイシン］＋プレドニゾロン＋エトポシド＋シクロフォスファミド＋ブレオマイシン	vincristine＋doxorubicin [adraimycin]＋prednisolone＋etoposide＋cyclophosphamide＋bleomycin
VA-PICA aneurysm	椎骨後下小脳動脈分岐部動脈瘤	vertebral artery posterior inferior cerebellar artery aneurysm
VAPP	ワクチン関連麻痺性ポリオ	vaccine-associated paralytic poliomyelitis
VAPS〈バップス〉	量保証支持換気	volume assisted pressure support ventilation
VA/Q	肺換気・血流比	ventilation-perfusion quotient(ratio)
VAR	水痘ワクチン	varicella vaccine
VAS	補助人工心臓	ventricular assist system
VAS〈バス〉	ビジュアル［視覚］アナログスケール	visual analog [analogue] scale
V-A shunt	脳室心房短絡術	ventriculoatrial shunt
VAST〈バステスト〉	VASテスト，振動刺激テスト	vibro-acoustic stimulation test
VAT〈バット〉	P波同期型ペーシング	ventricle atrium trigger
VAT〈バット〉	心室興奮(到達)時間	ventricular activation time
VATS	ビデオ(補助)下胸腔鏡(下)手術	video-assisted thoracic surgery
VB	ベクロニウム	vecuronium
VB	静脈血	venous blood

● VBAC

VBAC	帝王切開後の経腟分娩	varginal birth after cesarean section
VBAP	ビンクリスチン+カルムスチン[BCNU]+アドリアマイシン+プレドニゾロン	vincristine+carmustine+adriamycin+prednisolone
VBI	椎骨脳底動脈循環不全	vertebrobasilar insufficiency
VBL	ビンブラスチン	vinblastine
VBMCP	ビンクリスチン+カルムスチン[BCNU]+メルファラン+シクロホスファミド+プレドニゾロン	vincristine+armustine+melphalan+cyclophosphamide+prednisolone
VBR	側脳室・大脳比, 脳室比	ventricular brain ratio
VC	大静脈	vena cava
VC	肺活量	vital capacity
VC	声帯	vocal cord
VC	嘔吐中枢	vomiting center
%VC	パーセント肺活量	percent vital capacity
VCA	ウイルスカプシド抗原	viral capsid antigen
VCAP	ビンクリスチン+シクロホスファミド+アドリアマイシン+プレドニゾロン	vincristine+cyclophosphamide+adriamycin+prednisolone
VCD	陰圧式勃起補助具	vacuum constriction device
Vcf	円周短縮速度	velocity of circumferential fiber shortening
VCG	ベクトル心電図	vectorcardiogram
VCG	排尿時膀胱造影	voiding cystography
VCM	バンコマイシン	vancomycin
V̇CO₂〈ブイドットシーオーツー〉	二酸化炭素[炭酸ガス]排出量	carbon dioxide output
VCR	血管収縮率	vasoconstriction rate
VCR	ビンクリスチン	vincristine

VCUG	ビデオ膀胱尿道造影	video cystourethrography
VCV	量制御換気,従量式換気	volume control ventilation
VD	脳血管性認知症	vascular dementia
VD	血管拡張薬	vasodilator
VD	性病	venereal disease
VD	呼吸死腔,死腔換気量	volume of dead space
v.d.	右眼視力	visus dexter(ラ)
VDA	肺胞死腔量	alveolar dead space volume
VDD	心房同期心室抑制型心室ペーシング	ventricle double double
v.d.E.	食前	vor dem Essen(独)
VDH	心(臓)弁膜症	valvular disease of the heart
VDRL法	米国性病研究所テスト	Venereal Disease Research Laboratory
V-drug	Vドラッグ,体液量減少性降圧薬	V-drug
VDS	ビンデシン	vindesine
v.d.s.	就寝時	vor dem Schlafen(独)
VDT syndrome	VDT症候群	visual display terminal syndrome
VE	ワクチン有効率	vaccine efficacy
VE	吸引分娩	vacuum extraction
VE	吸引分娩器	vacuum extractor
VE	腟内診	vaginal examination
V̇E〈ブイドットイー〉	分時換気量,分時呼気量	minute volume of ventilation, expired gas volume per minute
VEB	心室性期外収縮	ventricular ectopic beat
VECP	視覚誘発電位	visual evoked cortical potential
VEDP	心室拡張終期圧	ventricular end-diastolic pressure
VEGF	血管内皮細胞成長[増殖]因子	vascular endothelial cell

● VEGF growth factor

VeIP ビンクリスチン＋イホスファミド＋シスプラチン＋メスナ vincristine + ifosfamide + cisplatin + mesna

VEP 視覚誘発電位　visual evoked potential

VF 換気不全　ventilatory failure

VF 心室粗動　ventricular flutter

VF 嚥下ビデオレントゲン撮影，ビデオ嚥下造影法　video fluorography

VF 音性振盪音　vocal fremitus

VF 掌屈　volar flexion

VF, Vf 心室細動　ventricular fibrillation

VF, Vf 視野　visual field

VFG 嚥下ビデオレントゲン撮影，ビデオ嚥下造影法　video fluorography

VG 脳室撮影　ventriculography

VGCV バルガンシクロビル　valganciclovir

VH ウイルス性肝炎　viral hepatitis

VHD 心臓弁膜症　valvular disease of the heart

VHDL 超高比重リポタンパク　very high density lipoprotein

VHF ウイルス性出血熱　viral hemorrhagic fever

VI 換気指数　ventilation index

V̇I〈ブイドットアイ〉 分時吸気量　inspired volume

VIA ウイルス不活性化剤　virus-inactivating agent

VILI 人工呼吸関連肺損傷　ventilator-induced lung injury

VIP エトポシド［VP-16］＋イホスファミド＋シスプラチン etoposide + ifosfamide + cisplatin

VIP 血管作動性腸管ポリペプチド　vasoactive intestinal polypeptide

Vit ビタミン　vitamin

Vit	硝子体手術	ヴィトレクトミー vitrectomy
VKC	春季カタル，春季角結膜炎	ヴァーナル ケラトコンジャンクティヴィティス vernal keratoconjunctivitis
VLAP〈ブイラップ〉	直視下レーザー前立腺切除術	ヴィジュアル レイザー アブレイション オブ ザ プロステイト visual laser ablation of the prostate
VLB	ビンブラスチン	ヴィンブラスティン サルフェイト vinblastine sulfate
VLBW	超低出生体重	ヴェリィ ロー バース ウェイト very low birth weight
VLCD	超低カロリー食療法	ヴェリィ ロー カロリー ダイエット very low calorie diet
VLDL	超低比重リポタンパク	ヴェリィ ローデンシティ リポプロテイン very low-density lipoprotein
V-line	静脈ライン	ヴィーナス ライン venous line
VM	バイオマイシン	ヴァイオマイシン viomycin
VMA	バニリルマンデル酸	ヴァニリルマンデリック アシッド vanillylmandelic acid
VMA test	バニリルマンデル酸試験	ヴァニリルマンデリック アシッド テスト vanillylmandelic acid test
Vmax	最大短縮速度	マクシマム ヴェロシティ オブ ショートニング maximum velocity of shortening
V̇max〈ブイマックス〉	最大呼気速度	マキシマル イクスパイラトリー フロー maximal expiratory flow
VMCP	ビンクリスチン+メルファラン+シクロホスファミド+プレドニゾロン	ヴィンクリスチン メルファラン サイクロフォスファミド プレドニゾロン vincristine + melphalan + cyclophosphamide + prednislone
VNA	訪問看護師協会	ヴィジティング ナース アソシエイション Visiting Nurse Association
VNR	ビノレルビン	ヴィノレルビン vinorelbine
VNS	副交感神経刺激法	ヴァガル ナーヴ スティミュレイション vagal nerve stimulation
VNS	迷走神経刺激法	ヴァガス ナーヴ スティミュレイション vagus nerve stimulation
V̇O₂〈ブイドットオーツー〉	〔単位時間の〕酸素消費量	オキシジェン アップテイク オキシジェン コンサンプション oxygen uptake, oxygen consumption
VOCA	携帯用会話補助装置	ヴォイス アウトプット コミュニケイション エイド voice output communication aid
VOD	多臓器不全	ヴェリアス オーガン ディスオーダー various organ disorder
VOD	肝静脈閉塞症	ヘパティック ヴェノ オクルーシヴ ディジーズ hepatic veno-occlusive disease
Vol	容積	ヴォリューム volume
VOR	前庭眼反射	ヴェスティビューロオキュラー リフレックス vestibulo-ocular reflex
VP	バソプレッシン	ヴァソプレシン vasopressin

● VP

VP	静脈圧	venous pressure
VP	腸炎ビブリオ	vibrio parahaemolyticus
VP	ビンデシン+シスプラチン[プラチノール]	vindesine + cisplatin[platinol]
VP-16	エトポシド	etoposide
VPA	バルプロ酸ナトリウム	sodium valproate
VPAP	変動気道陽圧	variable positive airway pressure
VPB	心室性期外収縮	ventricular premature beat(contraction)
VPC	異型ポルフィリン症	variegate porphyria
VPC	心室性期外収縮	ventricular premature contraction
VRCZ	ボリコナゾール	voriconazole
VRD	ウイルス性呼吸疾患	viral respiratory disease
VPRC	赤血球容積比	volume percent of red cell
V-P shunt	脳室腹腔短絡術[シャント]	ventriculoperitoneal shunt
VQ	換気率	ventilation quotient rate
VQR	換気率	ventilation quotient rate
VR	静脈還流	venous return
VR	迷路補充現象	vestibular recruitment
VR	職業的リハビリテーション	vocational rehabilitation
VRE	バンコマイシン耐性腸球菌	vancomycin-resistant *Enterococcus*
VRI	ウイルス呼吸器感染症	viral respiratory infection
VRS	口頭式評価スケール	verbal rating scale
VRS	〔肺の〕容量減少手術	volume reduction surgery
VRSA	バンコマイシン耐性黄色ブドウ球菌	vancomycin-resistant *Staphylococcus aureus*
VS	生命徴候, バイタルサイン	vital sign(s)
v.s.	左眼視力	visus sinister(ラ)

VSA	冠［血管］攣縮性狭心症，異型狭心症	vasospastic angina
VSD	心室中隔欠損症	ventricular septal defect
VSP	心室中隔穿孔	ventricular septal perforation
VSR	心室中隔破裂	ventricular septal rupture
VSRAD	早期アルツハイマー病診断支援システム	voxel-based specific regional analysis system for Alzheimer's disease
VSV	量支持換気	volume support ventilation
VT	一回換気量，一回呼吸量	tidal volume
VT	バリデーション療法	validation therapy
VT	換気性作業閾値	ventilatory threshold
VT	心室(性)頻拍	ventricular tachycardia
VT	ベロ毒素	verotoxin
VT	排尿時間	voiding time
VTE	静脈血栓塞栓症	venous thromboembolism
VTEC	ベロ毒素産生性大腸菌	verotoxin-producing *Escherichia coli*
VTH	腟式子宮全摘出術	vaginal total hysterectomy
VUR	膀胱尿管逆流(現象)	vesicoureteral reflux
V v	排尿量	voided volume
VVI	心室抑制型ペーシング，VV型ペーシング	ventricle ventricular-inhibited
VVR	迷走神経反応	vasovagal reaction
VW	血管壁	vessel wall
vWD	フォン・ウイルブランド病	von Willebrand disease
VWF	白蝋病	vibration-induced white finger
vWF	フォン・ウイルブランド因子	von Willebrand factor
VZV	水痘帯状疱疹ウイルス	varicella zoster virus

● W

W

W	トリプトファン	tryptophan
W	重力, 重量, 体重	weight
W	白血球	white cell
W, w	創傷	wound
WAB	WAB失語症検査	Western Aphasia Battery
WAIS	ウェクスラー成人知能テスト[検査]	Wechsler adult intelligence scale
WAIS-Ⅲ	ウェクスラー成人知能テスト[検査]-Ⅲ	Wechsler adult intelligence scale-Ⅲ
WAIS-R〈ウェイス〉	ウェクスラー成人知能テスト[検査]-改訂版	Wechsler adult intelligence scale revised
WaR, Wa-R, Wa.R.	ワッセルマン反応	Wassermann(s) reaction
WAS	ウィスコット-アルドリッチ症候群	Wiskott-Aldrich syndrome
WB	CPD[クエン酸・リン酸・ブドウ糖]保存血液	stored whole blood-CPD
WB	全血	whole blood
WB	全身	whole body
WBC	育児相談	well baby clinic
WBC	白血球	white blood cell
WB-F	CPD[クエン酸・リン酸・ブドウ糖]加新鮮血液	fresh whole blood-CPD
W-BFS	ウォングベイカー・フェイススケール	Wong-Baker face scale
WBH	全身温熱療法	whole body hyperthermia
WBP	創床環境調整	wound bed preparation
WBT	覚醒時体温	waking body temperature
W/C, w/c, WC	車椅子	wheel chair

WCD	ウェーバー-クリスチャン病	weber-christian disease
WCST	ウィスコンシンカード分類検査	Wisconsin Card-Sorting Test
WD	湿布, 罨法	wet dressing
Wd	病棟	ward
WD syndrome	離脱[禁断]症候群	withdrawal syndrome
WDHA syndrome	WDHA〔水様下痢低カリウム血症無胃酸, 水様便低カリウム無酸〕症候群	watery diarrhea, hypokalemia, and achlorhydria syndrome
WDHAS	WDHA〔水様下痢低カリウム血症無胃酸, 水様便低カリウム無酸〕症候群	watery diarrhea, hypokalemia, and achlorhydria syndrome
Weil-Felix	ワイル-フェリックス反応	Weil-Felix reaction
WF	ワルファリンカリウム	warfarin potassium warfarin
WFI	注射用水	water for injection
WG	ウェゲナー肉芽腫症	Wegener granulomatosis
W/H	ウェスト/ヒップ比	waist/hip ratio
WHD	ウェルドニッヒ-ホフマン病	werdnig-hoffmann disease
WHO	世界保健機関	World Health Organization
WHVP	閉塞肝静脈圧	wedged hepatic venous pressure
Widal	ヴィダール反応	Widal reaction
WISC〈ウィスク〉	ウェクスラー児童用知能テスト[検査]	Wechsler intelligence scale for children
WISC-Ⅲ	ウェクスラー児童用知能テスト[検査]-Ⅲ	Wechsler intelligence scale for children-Ⅲ
WK syndrome	ウェルニッケ-コルサコフ症候群	wernicke-korsakoff syndrome
WL	水負荷試験	waterload test
WL	体重減少	weight loss

● WMD

WMD	重み付け平均差	weight mean difference
WMS	ウェクスラー記憶テスト[検査]	Wechsler memory scale
WMS	ウィルソン-ミキティ症候群	Wilson-Mikity syndrome
WNL	正常範囲内	within normal limits
WO	記述された指示	written order
W/O	油中水(滴)型	water in oil
WOB	呼吸仕事量	work of breathing
WOC〈ウォック〉	皮膚・排泄ケア認定看護師, WOC[創傷, オストミー, 失禁ケア]ナース	wound ostomy continence nurse
WP	肺動脈楔入圧	wedge pressure
W-P	W形成術	W-plasty, wound plasty
WPPSI	ウェクスラー小児[未就学童児]用知能テスト[検査]	Wechsler preschool and primary scale of intelligence
WPW syndrome	ウォルフ・パーキンソン・ホワイト[WPW]症候群	Wolff-Parkinson-White syndrome
WR	ワッセルマン反応	Wassermann(s) reaction
WRC	洗浄赤血球	washed red cells
WRD	作業関連疾患	work related disease
%WT	重量百分率	weight percent
WT	ウィルムス腫瘍	Wilms' tumor
WT	作業療法	work therapy
Wt	重力, 重量, 体重	weight
w/v%	重量/容量比	weight/volume

memo

● X matching

X matching 交差[交叉]試験 cross-matching
Xan〈キサン〉 キサンチン xanthine
Xanth 黄色腫 xanthomatosis
Xc X染色体 X chromosome
XCT X線コンピュータ断層撮影 X-ray computed tomography
XD X連鎖性優性 X-linked dominant
Xe〈キセ〉 キセノン xenon
XIP ギプス固定のままでのX線撮影 X-ray in plaster examination
XL 過剰乳酸 excess lactate
XLA X連鎖無γグロブリン血症 X-linked agammaglobulinemia
XLI 伴性遺伝性魚鱗癬 X-linked ichthyosis
XLP X連鎖リンパ増殖症候群 X-linked lymphoproliferative syndrome
X-mat 交差[交叉]試験 cross-matching
XO キサンチン酸化酵素 xanthine oxidase
XOD キサンチン酸化酵素 xanthine oxidase
XOP ギプスを外した状態でのX線写真 X-ray out of plaster
XP 外斜位 exophoria
XP 色素性乾皮症 xeroderma pigmentosum
Xp, X-p X線写真 X-ray photograph
XR X連鎖性劣性 X-linked recessive
XR ゼロラジオグラフィ装置 xeroradiographic equipment
X-rays X線, レントゲン線 X-rays, roentgen rays
XRT X線照射治療 X-ray radiation treatment
XSCID X連鎖重症複合免疫不全症 X-linked severe combined immunodeficiency
XT 外斜視 exotropia
XU 排泄性尿路造影(法) excretory urography

XX	**女性染色体**	female (フィメイル)
XXX syndrome	**トリプルX症候群**	triple X syndrome (トリプル エックス シンドローム)
XXY syndrome	**クラインフェルター症候群，XXY症候群**	Klinefelter syndrome (クラインフェルター シンドローム)
XY	**男性染色体**	male (メイル)
Xyl	**キシロカイン**	xylocaine (キシロカイン)
Xyl	**キシロース**	xylose (クシロウス)

● YAG〈ヤグ〉

Y

YAG〈ヤグ〉 ヤグレーザー yttrium-aluminium-garnet laser, YAG laser

YAM 若年成人平均値 young adult mean

YB 出生年 year born

YC Y染色体 Y chromosome

Y-G Y字グラフト Y-graft

Y-G test 矢田部-ギルフォード(性格)検査 Yatabe-Guilford personality test

Y/O 年齢 years old

YOB〈ヨブ〉 生年 year of birth

YOD 死亡年 year of death

Yr 年齢 year, years old

YS 網膜黄斑 yellow spot of retina

YST 卵黄嚢腫瘍 yolk sac tumor

Z

ZD	無欠陥	zero defect
z.d.E.	食間	zwischen den Essen（独）
ZDS	亜鉛欠乏症候群	zinc deficiency syndrome
ZDS	ツングうつ病(自己)評価尺度	Zung depression scale
ZDV	ジドブジン	zidovudine
ZEEP〈ズィープ〉	呼気終末平圧換気	zero-end-expiratory pressure
ZES	ゾリンジャー-エリソン症候群	Zollinger-Ellison syndrome
ZIFT〈ズィフト〉	接合子[体外受精卵]卵管内移植	zygote intra-fallopian tube transfer
ZIG, Zig	帯状疱疹免疫グロブリン	zoster immune globulin
ZIG-V	静注用帯状疱疹免疫グロブリン	venous zoster immune globulin
ZIP	帯状疱疹免疫血清	zoster immune plasma
ZK〈ツェットカー〉	子宮頸がん	Zervixkrebs（独）
ZK	舌がん	zungenkrebs（独）
ZKS	中枢性協調障害	zentrale koordinationsstörung（独）
Z-line	食道-胃粘膜接合部	zigzag line
Zn	亜鉛	zinc
ZNS	中枢神経	zentral Nerve（独）
ZNS	ゾニサミド	zonisamide
ZnS	硫化亜鉛	zinc sulfide
ZOL	酢酸ゴセレリン〔LH-RH作動薬〕	goserelin acetate
ZOS	帯状疱疹ワクチン	zoster vaccine
Zp	坐剤	Zäpfchen（独）
Z-P	Z形成術	Z-plasty
ZPG	ゼロ人口成長	zero population growth
ZS	亜鉛華軟膏	Zinc salbe
ZTT	硫酸亜鉛混濁試験	zinc sulphate turbidity test

数字

11-OHCS 11-ヒドロキシコルチコステロイド
11-hydroxycorticosteroid

123I-BMIPP 心筋脂肪酸代謝シンチグラフィ
123I betamethyl-p-iodophenyl-pentadecanoic-acid

123I-HAS ヨウ素標識ヒト血清アルブミン
123I-human serum albumin

123I-MIBG 心筋交感神経シンチグラフィ
123I meta-iodobenzylgunidine

131I-PVP test 131I標識ポリビニルピロリドン試験
131I-polyvinylpyrrolidone test

17-KS 17-ケトステロイド 17-ketosteroid

17-OHCS 17-ヒドロキシコルチコステロイド
17-hydroxycorticosteroid

17-OHP 17-ヒドロキシプロゲステロン 17-hydroxyprogesterone

2DE 断層心エコー図 two-dimensional echocardiogram

2R 第2肋間胸骨右縁 2nd intercostal space right sternal border

2RSB 第2肋間胸骨右縁 2nd intercostal space right sternal border

3D-CT, 3-D CT 三次元CT three-dimensional CT

3L 第3肋間胸骨左縁 3rd intercostal space left sternal border

3LSB 第3肋間胸骨左縁 3rd intercostal space left sternal border

3T 災害医療現場での優先的3要素〔トリアージ，応急処置，後方搬送〕
triage-treatment-transportation

3TC ラミブジン lamivudine

47-XXY クラインフェルター症候群 Klinefelter syndrome

47XXY syndrome クラインフェルター症候群 Klinefelter syndrome

4L	第4肋間胸骨左縁	4th intercostal space left sternal border
4LSB	第4肋間胸骨左縁	4th intercostal space left sternal border
5'-DFUR	ドキシフルリジン	doxifluridine
5-FC	フルシトシン	flucytosine
5-FU〈ファイブエフユー〉	5-フルオロウラシル	five fluorouracil
5-HIAA	5-水酸化インドール酢酸	5-hydroxyindole acetic acid
5-HT	5-ヒドロキシトリプタミン	5-hydroxytryptamine
5P	ショックの徴候	pallor, prostration, perspiration, pulselessness, pulmonary insufficiency
6-MP	6-メルカプトプリン	6-mercaptopurine
6R	誤薬を避ける6原則	right drugs, right dose, right route, right time, right patient, right report

数字

第2章
医療・看護関連用語，慣用語

あ	322
か	362
さ	422
た	486
な	516
は	530
ま	580
や	594
ら	600
わ	616

◆ アーチファクト

あ

アーチファクト《artifact》▶心電図や筋電図，超音波，CTやMRI，X線など画像検査などでみられるノイズ．患者の生理的体動などによる人工的な影響．診断効率の低下を及ぼす．

アーテリー《artery》▶動脈．

アームスリング《arm sling》▶捻挫・骨折等で，肩関節の固定をする装具．腕つりともいう．片麻痺患者の麻痺側上肢を支持するために使われることもあるが，その使用法の是非については意見が分かれている．

アール《R》 respiration ▶呼吸．

アールオー《r/o …》 rule out … ▶鑑別せよ．カルテに使われる略語．

アールオーエムくんれん《ROM訓練》 range of motion exercise ▶関節可動域の訓練．

アールく《R苦》呼吸苦のこと．呼吸（respiratory）が苦しいの略．

アイエルうんどう《IL運動》 independent living movement ▶→「自立生活運動」参照

アイカ《AICA》 anterior inferior cerebellar artery ▶前下小脳動脈．橋上部で脳底動脈から分枝し，小脳を栄養する動脈の1つ．

アイカ《ICA》 internal carotid artery ▶内頸動脈．大脳の後頭葉を除く大部分を支配する動脈．眼動脈，後交通動脈，全脈絡叢動脈を分枝したのち，前大脳動脈と中大脳動脈に分かれる．

アイカ《ICA》 islet cell antibody ▶膵島細胞抗体．膵島細胞の細胞質と反応する自己抗体．陽性の場合，1型糖尿病（高血糖症）と診断される．

あいき《曖気》 burp ▶おくび．げっぷともいう．胃の中に貯留した空気・ガスが口から排出される現象．日常的にみられる現象だが，上部消化管の疾患などによるものもある．

アイシング《icing》▶クーリング，冷罨法ともいう．アイスパックやコールドスプレーなどを用いて局所的に身体を冷却し，局所循環を抑えること．

アイスマッサージ《アイスマッサージ》 ice massage ▶氷水に浸した綿棒などで口内の上あごや舌を刺激し，食物を飲みこみやすくする嚥下マッサージの手法．

アイゼン《Eisen（独）》▶鉄．

アイゼンマンゲルアネミー《Eisenmangelanämie(独)》▶鉄欠乏性貧血．鉄分の不足により，十分に赤血球を生産できずに生じる貧血．

アイソエンザイム《isoenzyme》▶同位酵素．アイソザイム，イソ酵素ともいう．酵素としての活性がほぼ同じだが，タンパク質分子としては別種である（化学構造が異なる）酵素のこと．

アイソトニックゼリー《isotonic jelly》▶嚥下機能障害者や飲み込む力の弱い人のために開発された水分補給用ゼリー．介護食品の1種．

アイソトープ《isotope》▶同位体，同位元素．原子番号が同じ（原子核の陽子数が同じ）で，原子核の中性子（原子の質量数）が異なった原子（元素）．

あいちゃくこうどう《愛着行動》attachment behavior▶乳児，幼弱児が母親に強い執着を示すなど，人との親密さを表現しようとする行動．

アイデセップ《IDSEP》increased dead space and expiratory pressure▶死腔負荷呼吸訓練法．換気を促進させるための呼吸トレーニング法．死腔（気道や肺胞でガス交換されない部分）を増加させるため，筒をくわえて呼吸を行うことで，換気量の増大を期待する訓練．

アイデンティティ《identity》自己同一性．主体性ともいう．自己が環境や時間の変化にかかわらず，一貫して同一であること．エリク・エリクソンが提唱した言葉で，青年期の発達課題．

アイナ《INAH》isonicotinic acid hydrazide▶イソニコチン酸ヒドラジド．抗結核薬．結核菌の発育阻止作用が強い．消化管から容易に吸収され，髄液や胸腔内へも分布する．

アイバイス《Eiweiß(独)》▶タンパク．尿タンパク．

アインバント《Einwand(独)》▶反対．反対意見．異議．

アインラウフ《Einlauf(独)》▶浣腸，注腸．また，注腸造影検査をさすこともある．

アウゲ《Auge(独)》▶眼，眼科．

アウス《Auskratzung(独)》▶人工妊娠中絶．搔爬術．

アウトカム《outcome》▶成果．治療やケアによって期待される成果，到達目標．クリニカルパス，看護計画などで用いられる．

アウトカム・マネジメント《outcome management》▶成果医療．医療現場における管理手法の1つ．このツールとしてクリニカルパスがある．

◆ アウトプット

アウトプット《output》▶拍出量．1分間で心臓から送り出す血液量．体内から排泄される水分量をさすこともある．

アウトブレイク《outbreak》▶感染症の集団発生．限られた範囲内で感染症が急激，突発的に発生し，広がること．

アウトレット《outlet》▶病室や手術室，ICUなどの壁面に設置されている医療ガス(酸素，亜酸化窒素，医療用空気，窒素など)の配管末端器．

あえぎこきゅう《あえぎ呼吸》▶呼吸中枢機能消失による異常な呼吸パターン．深く早い吸気が続いた後に無呼吸になる．直ちに救命処置が必要．死戦期呼吸ともいう．

アオルタ《aorta》▶大動脈．心臓の左心室から出て総腸骨動脈の分岐部に終わる，全身に血流を送り出すもととなる動脈．

アカシジア《akathisia》▶静座不能．座ったままでじっとしていられない，そわそわと動き回るなどの症状で，抗精神病薬，一部の胃腸薬などの副作用として現れる．

あきゅうせい《亜急性》subacute▶慢性と急性の中間．1か月〜3か月程度の経過のものが多いが，疾患により異なる．

あくえきしつ《悪液質》cachexia▶がんなど，種々の慢性消耗性疾患において，病状の進行に伴い，栄養不良となり衰弱した状態．

アクシデント《accident》▶事故，医療事故．関連した言葉にインシデントがあり，重大な事故には至らなかったミスを表すことが多いが，海外では意味が異なる．

アクシデントレポート《accident report》▶医療事故の報告書．

アクス《ACTH》adrenocorticotropic hormone▶下垂体前葉から分泌されるホルモンの1つで，副腎皮質ホルモンの分泌を刺激する．視床下部や下垂体，副腎皮質機能において異常が疑われる場合にスクリーニングとして測定される．

アクセシビリティ《accessibility》▶福祉施設や福祉サービスが利用(アクセス)しやすいかどうかを意味する言葉．

あくせつおん《握雪音》pleural friction rub▶雪を踏んだり雪を握ったときに生じる，ギュッギュッ，ギシギシといった音．皮下気腫や腱鞘炎などで聴かれる．

アクチベーター《activator》▶活性剤．ある反応を活性化する分子．

アクチベーター治療とよばれる，骨格矯正の治療法もある．

アクティビティ《activity》▶障害者や高齢者の心身機能が，活発に働くための手助けとなるさまざまな活動のこと．施設やデイサービスにおける歌，ゲーム，園芸など．

アクティブバース《active birth》▶医療的な介入を必要最小限に抑えて，妊婦が主体性をもって挑むお産のこと．フリースタイル出産や水中出産なども含まれる．

アクティブプロブレム《active problem》▶いま取り組むべき活動性の問題．POS（問題思考システム）では問題リストをactive problemとinactive problem（非活動的問題）に振り分ける．

アクティブリスニング《active listening》▶積極的傾聴．批判や反論をすることなく，相手の立場に立って話を聴くこと．看護理論にも影響を与えている．米国の心理学者のカール・ロジャースが提唱した．

アグひ《アグ比》▶アルブミングロブリン比の略．血液中のアルブミンとグロブリンの比率のこと．肝機能障害，腎機能障害などでアルブミンとともにアグ比は低下する．感染症などグロブリンが増加する場合でもアグ比は低下する．

アグラ《agranulocytosis》▶「アグラヌロサイトーシス」の略．無顆粒球症，顆粒球減少症，好中球減少症．好中球が著しく減少し，易感染状態となる．医薬品の副作用としても現れる．

アグる《agglutinate》▶「アグルチネイト」の略で，血液が凝固すること．

あけ《明け》▶夜間勤務が終わること．夜勤明けの略として用いられる．

アゴニスト《agonist》▶生体内の受容体に結合して薬理作用を及ぼす化合物．⇔アンタゴニスト

アサーティブトレーニング《assertive training》▶相手を尊重しながら率直に自分の意見などを伝えることができる，適切な自己主張のスキルを学ぶこと．アサーショントレーニングともいう．

アサーティブネス《assertiveness》▶自己表現．意見表明．自分自身と相手とを互いに尊重し合うコミュニケーションの理論，方法論．

アシアゲキノウ《脚上げ機能》 the motorized chair with an adjustable back support▶ギャッチベッドの機能の1つ．脚（下肢）の部分が山型に持ち上がり，身体がずり落ちるのを防ぐ．

◆ アシストーレ

アシストーレ《asystole》▶心静止．心停止の1つ．心電図の波形は平坦となる．

アシドーシス《acidosis》▶酸性血症．呼吸性アシドーシス（肺胞換気が低下し，血液中に二酸化炭素が蓄積して生じる）と代謝性アシドーシス（血液中の酸の過剰，血液中の重炭酸塩の減少が原因で発生）がある．

アジュバント《adjuvant》▶非特異的免疫賦活剤．抗原を免疫細胞に取り込みやすくし効果を高める．代表的なものに結核菌製剤BCGがある．ほかにもがん治療，ワクチンにも用いられている．

アス《astigmatism》▶「アスティグマティズム」の略．乱視．目の屈曲異常の1つで，角膜の形が一定方向にゆがんでいるため，見ている対象物がぼやけたり，多重に見えたりする．

アスケー《ASK》 anti-streptokinase antibody ▶抗ストレプトキナーゼ抗体．B溶連菌が産生する酵素に対する抗体．溶血性連鎖球菌感染症（猩紅熱，扁桃腺炎，中耳炎，急性咽頭炎，急性糸球体腎炎，リウマチ熱など）の診断に用いられる．

アストマ《asthma》▶喘息．慢性的に気道の炎症と狭窄が生じる疾患．気管支喘息の発作は アストマ・アタックという．

アスピレーションニューモニア《aspiration pneumonia》▶誤嚥性肺炎．嚥下障害により，細菌が唾液や食物などとともに肺に入り込み生じる肺炎．

アズマ《asthma》▶喘息．→「アストマ」参照

アスロー《ASLO》 anti-streptolysin O ▶抗ストレプトリジンO．溶血性連鎖球菌に感染すると血液中に現れる抗体．

アセスメント《assessment》▶看護過程の段階の1つで，SOAPのAにあたる．患者の情報を集め，整理・分析し，評価する，一連の判断過程．

アタック《attack》▶（病気の）発作，発病．

アタピー《Atarax-P》▶アタラックスP．抗アレルギー性緩和精神安定薬．効能・効果は神経症における不安・緊張・抑うつ，麻酔前投薬，術前・術後の悪心・嘔吐の防止．一般名はヒドロキシジン塩酸塩．

あっかく《圧覚》 baresthesia ▶皮膚感覚の1つ．皮膚に対して圧が加わったかどうかを判定する感覚．皮膚への接触を感じる触知覚とと

もに，触覚とよばれる．
あっこん《圧痕》▶皮膚を圧迫することによってできた凹み．浮腫の所見．圧痕を残す圧痕性浮腫（pitting edema）と，圧痕が残らない非圧痕性浮腫（non-pitting edema）がある．
あっつう《圧痛》tenderness▶皮膚を押すなど，圧を加えたときに感じる痛み．虫垂炎や胆道疾患の診断に用いられる．
あっぱい《圧排》▶圧迫と同義．
あっぱくつう《圧迫痛》tightning pain▶圧迫されるような痛み．
アッペ《Appe（独）》Appendecitis▶ドイツ語の「アッペンデシティス」の略で，虫垂炎のこと．虫垂の化膿性炎症性疾患．
あつれきおん《軋轢音》▶触診のとき，骨折部位を圧迫したときに感じる音．骨折端がこすれて発生する．
アディクション《addiction》▶嗜癖．ある習慣による行動をコントロールするのが難しくなった状況．アディクションの問題に麻薬・アルコール依存，摂食障害，ギャンブル依存などがある．
アディポ《adipositas》▶アディポシタスの略で，脂肪過多の状態のこと．
アデノカルチノーマ《adenocarcinoma》▶腺がん．腺細胞がん．狭義は臓器の腺上皮組織に発生する腺細胞がんをさすが，一般には腺様構造をとるがんすべてを腺がんとよぶ．
アデノーマ《adenoma》▶腺腫．代表的な良性上皮性腫瘍．発がん刺激を受けて，がん化することもある．
アテる▶アテレクタシスの略で，無気肺になること．
アテレク《atelectasis》▶アテレクシス．無気肺．気道の圧迫や閉塞によって肺の一部や全体に空気が入らない状態．
アテローム《atheroma》▶①粥腫（じゅくしゅ）．動脈の血管内壁に蓄積した脂肪性物質．心筋梗塞・狭心症の原因となる．②粉瘤．皮膚腫瘍の1つ．皮膚の下にできた嚢腫に角質と皮脂がたまってできる．良性だが化膿すると炎症を生じる．
アトピー《atopy》▶IgE抗体を産生しやすい素因のこと．IgE抗体がアレルゲンと結合するとさまざまなアレルギー症状を引き起こす．IgE抗体が発症に関与している疾患をアトピー性疾患という．
アドヒアランス《adherence》▶患者が積極的に治療方針の決定に参

◆ アドヒアランス

加し,自発的に治療方針や医師の指示に従うこと.医師の指示を患者が遵守することを意味する「コンプライアンス」の代わりに使用されることが多い.

アドヒージョン《adhension》▶癒着.近接しているが,本来は遊離している臓器間,組織間がくっつくこと.炎症性,腫瘍性,先天性がある.

アドボカシー《advocacy》▶権利擁護,支持.認知症や知的障害で自己の権利を判断することが困難な人の権利を援助者が擁護したり代弁すること.看護師には患者の人権擁護を根本とし,自己決定ができるように援助する役割があるなど,看護領域においてもアドボカシーという概念が取り入れられている.

アトラ《ATRA》all-trans retinoic acid▶全トランス型レチノイン酸.体内で作られるビタミンAの1種.急性前骨髄球性白血病の治療において,ATRAに化学療法を併用した寛解導入療法が用いられている.また,にきびの治療にも使われる.

アナ《ANA》American Nurses Association▶米国看護師協会.米国の看護師の教育や看護業務,待遇などの調査・改善を目的として,1911年に設立された職業団体.

アナフィラキシーショック《anaphylactic shock》▶I型アレルギーの1つで,全身性,即時型のアレルギー反応.呼吸困難,急激な血圧低下がみられ,ショック状態に陥る.早急な対応を要する.

アナムネーゼ《Anamnese(独)》▶病歴聴取.「アナムネ」と略して使われることが多い.看護師が行う場合は,病歴だけではなく,入院の経過,自覚症状,薬歴,日常生活など看護に必要な情報を聴取すること.

アニオンギャップ《anion gap;AG》▶陰イオンギャップ.通常では測定されない陰イオンを合わせたもので,ナトリウムイオン[(あるいは総陽イオン)-(クロールイオン+重炭酸イオン)]で求められる.電解質バランスの指標となり,体内に酸が蓄積されるとAGは上昇する.

アニソコリー《anisocoria》▶瞳孔不同.「アニソコ」と略して使われることもある.瞳孔の左右差が0.5mm以上ある状態.健常人でもみられ,瞳孔径の左右差が1mm以上の場合に病的と診断する.動眼神経麻痺によって生じる.

アニマルセラピー《animal therapy》▶動物介在療法．動物と触れ合うことで心身を癒やす療法．

アネミー《anemia》▶貧血．赤血球数，またはヘモグロビンの値が低下した状態．

アノキシア《anoxia》▶無酸素症．低酸素血症ともいう．PaO_2 60 Torr以下の状態をさす．肺胞低換気，換気血流比不均等，拡散障害，シャント（右左シャント）などが原因．

アノレキシアネルボーザ《anorexia nervosa；AN》▶神経性食欲不振症．摂食障害の1つ．やせ願望や肥満恐怖に基づく食行動の異常のためにやせをきたす疾患．一般に拒食症とよばれる．

アパシー《apathy》▶無関心．無気力．無気力状態．意欲減退状態になり日常生活に支障をきたすことをアパシー・シンドロームという．

アパッシェ《APACHE》acute physiology and chronic health evaluation▶アパッシェ重症度評価基準．集中治療室患者の病態の重症度を客観的に評価するための予後評価法．アパッチともいう．

アヒルほこう《アヒル歩行》▶動揺性歩行のこと．

アプガースコア《Apgar score》▶新生児の身体状態および予後を評価する方法．アプガーテストともいう．Appearance（皮膚の色），Pulse（心拍数），Grimace（刺激による反射），Activity（筋緊張），Respiration（呼吸数）の5項目で評価する．

アブストラクト《abstract》▶論文の抄録，要旨．論文の構成要素の1つとして著者が執筆する．

アブセス《abscess》▶膿瘍．細菌の感染などの化膿性炎症により，限局性に膿が貯留した状態．

アフタ《aphtha》▶口内炎．口腔粘膜に形成される数mm大の円形潰瘍．痛みを伴う．不定期に再発を繰り返すものを再発性アフタという．

アプドーマ《APUDoma》amine precursor uptake and decarboxylation cell tumor▶アミン前駆物質取り込み脱炭酸細胞（APUD系細胞）から発生する内分泌腫瘍の総称．APUD系細胞系の器官，下垂体，胸腺，甲状腺，肺気管支，膵，消化管に多発する．

アブドメン《abdomen》▶腹部．横隔膜と骨盤底に囲まれた部位．内部臓器には，胃，十二指腸，小腸，大腸，肝臓，胆嚢，膵臓，腎臓などがある．

◆ アプニア

アプニア《apnea》▶無呼吸．呼吸中枢が極度に抑制され，呼吸停止となる．頭蓋内圧の高度上昇，鎮静薬の過剰投与による中枢呼吸麻痺などで生じる．

アプマーゲルンク《Abmagerung(独)》▶やせ，るいそう．体重の減少とともに，脂肪量と筋肉量が減少する．体重減少を伴わないこともある．

アプラ《Aplas》aplastic anemia▶再生不良性貧血．末梢血の汎血球減少症によって，骨髄が低形成を示す疾患．先天性の再生不良性貧血(Fanconi貧血)と後天性再生不良性貧血がある．

アプローチ《approach》▶接近．対象とするものに接近する方法．患者への対応という意味で使われることが多い．

アベレージ《average》▶平均．いくつかの数や量の中間的な値．

アポ《Apo》apoprotein▶アポタンパクの略．小腸や肝臓で生成されるタンパク質の1種．水に不溶性の脂質(中性脂肪など)は，このアポタンパクと結合し，リポタンパクとなって血液中を運搬される．

アポ《APO》Apoplexie(独)▶脳卒中(脳出血)．ドイツ語のアポプレキシーの略．主に動脈血管の閉塞または破綻のため，脳組織の破壊をきたし，神経症状が発作的に起こる病態．

アミトロ《amyotrophic lateral sclerosis；ALS》▶筋萎縮性側索硬化症．運動ニューロンが障害される原因不明の疾患で主に中年以降に発症する．筋萎縮と筋力低下，呼吸筋運動の抑制から呼吸困難に陥り，死に至る．

アミラーゼ《amylase》▶デンプン，グリコーゲンをマルトース(麦芽糖)とデキストリン(糊精)に加水分解する消化酵素．ヒトの唾液，膵液に含まれる．血液検査のアミラーゼの測定では，高値を示すと急性膵炎が疑われる．

アメニティ《amenity》▶快適な環境．最近ではアメニティを重視して，患者やスタッフにとって快適な環境を整える医療施設も多い．

アライメント《alignment》▶四肢の基本的軸．下肢の変形を計測することを下肢アライメントという．

アラエー《Ara-A》adenine arabinoside [vidarabine]▶アデニンアラビノシド[ビダラビン]ともいう．抗ヘルペスウイルス薬．

アラシー《Ara-C》cytosine arabinoside [cytarabine]▶シトシンア

ラビノシド［シタラビン］ともいう．代謝拮抗薬．よく用いられる抗がん薬の1つだが，強い副作用がある．

アラート《**alert; A**》▶意識清明．意識障害の評価の1つ．

アラーム《**alarm**》▶人工呼吸器や輸液ポンプ，心電図などの医療機器の警報装置．機器の異常，身体の異常を示すものであり，適切なアラーム対応が必要となる．

アリスミア《**arrhythmia**》▶不整脈．心拍数やリズムが不規則，または規則的であっても心電図波形に異常がある状態．

アール《**R**》respiration ▶呼吸．

アールエーテスト《**RAテスト**》rheumatoid arthritis test ▶RA試験ともいう．自己抗体であるリウマトイド因子（RF）の有無を調べる検査．関節リウマチ，全身性エリテマトーデスなどの自己免疫疾患で陽性となる．

アールオンティー《**R on T**》▶心電図上でみられる心室性期外収縮の1パターン．QRS波のR波にT波が重なる．心室細動に移行しやすい．

アルカローシス《**alkalosis**》▶血液がアルカリ性に高度に傾いた状態．血液中の重炭酸塩の過剰や酸の減少による代謝性アルカローシスと，深く速い呼吸により血液中の二酸化炭素濃度が低下して生じる呼吸性アルカローシスがある．

アルきん《**アル禁**》▶アルコール禁止の略．アル綿禁止ともいう．消毒の際，アルコールにアレルギー反応がある患者の場合に指示される．

アルゲマイネ・マッティヒカイト《**allgemeine Mattigkeit（独）**》▶全身倦怠感．原因は感染症，悪性腫瘍，膠原病，内分泌疾患，肝疾患，腎疾患や心因性（不安やうつ状態）など．

アルゲマイン《**allgemein（独）**》▶全身状態を意味するドイツ語．

アルゴリズム《**algorithm**》▶計算の方法，問題を解く手順．

アルサー《**ulcer**》ulceration ▶潰瘍．臓器の表面にできた組織欠損部．ごく浅いものを糜爛という．

アールシット《**RCIT**》red cell iron turnover ▶赤血球鉄交代．血漿鉄消失時間（PIT）に赤血球鉄利用率（％RCU）をかけたもの．有効な赤血球造血の指標．

アルス《**ALS**》advanced life support ▶二次救命処置．BLS（一次救命処置）に続いて，医師または訓練を受けた蘇生を行う者が，病院な

◆ アルス

ど設備の整った環境で，器具や薬品を用いて行う救命処置．

アルット《**Arzt(独)**》▶男性医師を意味するドイツ語．女性医師はÄrztin（エルツティン）．

アルツハイマーがたにんちしょう《**アルツハイマー型認知症**》dementia of Alzheimer's type；DAT▶脳の萎縮，神経細胞の減少による認知症．ゆっくりと確実に進行し，記憶障害や見当識障害が起こるようになり，徘徊や不潔行為などを起こす．

アルツハイマーびょう《**アルツハイマー病**》Alzheimer's disease；AD▶記憶，思考，行動に問題を起こす脳の病気．記憶そのほかの知的活動能力の消失を示すようになり，日常生活に支障をきたすようになる．

アールピーパーアールエス《**Rp/Rs**》resistance of pulmonary artery/resistance of systemic▶肺・体血管抵抗比．肺血管抵抗と体血管抵抗の比．肺高血圧症の治療や効果の判定において指標となる．

アルフェト《**α-fetoprotein**》▶アルファフェトプロテイン．肝細胞がんのマーカー．胎児の血清に含まれる糖タンパク質で，成人ではほとんど産生されないが，がんによって増加する．

アルブミン《**albumin；Alb**》▶細胞・体液中に含まれる可溶性タンパク質の総称．血清中のアルブミンの量は栄養状態をみる指標となる．

アルブミン・グロブリンひ《**アルブミン・グロブリン比**》albumin-globulin ratio▶A/G比．血清タンパク中のアルブミン分画（50〜60％）とグロブリン分画（40％）の比率．肝障害，ネフローゼ症候群，甲状腺機能亢進症，低栄養状態で低値を示す．

アルホス《**alkaline phosphatase**》▶アルカリホスファターゼの略．腎臓など生体の細胞膜に広く分布する酵素．とくに肝・胆道系疾患，骨肉腫など骨芽細胞が増殖する疾患，妊娠中などで血清中に増量する．

アールボット《**RVOT**》right ventricular outflow tract▶右室流出路．右心房から右心室へ血液が流出する経路．

アルめん《**アル綿**》▶アルコール綿の略．消毒用エタノールなどに綿を浸したもの．

アレスト《**cardiacarrest**》▶カーディアックアレストの略．心停止．

アレルギー《**allergy**》▶異物（抗原）が体内に入ることで，免疫反応が

過剰に起こること．アレルギー疾患には，気管支ぜん息，アトピー性皮膚炎，食物アレルギー，アレルギー性鼻炎，アレルギー性結膜炎，花粉症などがある．

アレルゲン《**allergen**》▶アレルギーを起こす抗原，原因物質のこと．

アロマセラピー《**aromatherapy**》▶植物から抽出した精油を用いて行う自然療法．精油を嗅いだり吸入したり，経皮から吸収することによって，精神・生理作用をもたらす．アロマテラピーともいう．

アン ▶アンプルの略．

アンギオ《**angiography**》▶アンギオグラフィーの略．血管造影法．カテーテルを血管内に挿入して，造影剤を注入して病変部位をX線撮影する．

アンキロ《**Ankylosis(独)**》▶アンキロシスの略．関節の強直，膠着．歯科領域では，歯槽骨が癒着した状態のこと（骨性癒着）．

あんけつせい《**暗血性**》▶痰や体液，排液などに混じった血液の色．

アンケート《**enquete(仏)**》▶調査研究の方法の1つ．質問票を用いて行う．

あんせいじしんせん《**安静時振戦**》resting tremor▶パーキンソン病の症状の1つで，安静時（筋肉が休んでいるとき）に起こる身体のふるえ．

アンタゴニスト《**antagonist**》▶拮抗薬，ブロッカー，遮断薬ともいう．生体内の受容体に作用し，神経伝達物質やホルモンなどの働きを阻害する薬のこと．

アンチゲン《**antigen；Ag**》▶抗原．生体を刺激して特異的に反応する抗体の産生（免疫応答）や免疫寛容を引き起こす物質の総称．

アンチボディ《**antibody；Ab**》▶抗体．抗原刺激によりB細胞が分化した形質細胞から産生されるタンパク質で，抗原と特異的に反応するもの．IgG，IgA，IgM，IgD，IgEがある．

アンツー《**ANTU**》α-naphthylthiourea▶α-ナフチルチオ尿素．有機硫黄化合物の1つ．殺鼠剤として使用されている．

あんび《**鞍鼻**》▶鼻背部がへこみ，鞍のような形をしている鼻．梅毒による鼻中隔欠損，悪性リンパ腫などの壊疽性病変などでみられる．

アンビュー《**Ambu bag**》▶バックバルブマスクのこと．用手人工換気の器具．アンビュー社のものがよく知られているため，この名称

◆ アンビュー

が広く使われている．手動で送気し人工換気を行う器具．

アンビュランス《ambulance》▶救急車．

アンプ《Amp.》 ampule ▶アンプルの略．

アンプ［アンプタ］《amputation》▶アンプテーションの略．

アンプテーション《amputation》▶切断術のこと．

アンプル《ampule》▶薬剤や薬剤を溶かす液を入れる容器．

アンプルカット▶アンプルのくびれている部分をカットすること．

あんぽう《罨法》 malagma ▶体の局所を布などをあてて，寒冷または温熱刺激を与える療法．冷罨法と温罨法とがある．

あんま《あん摩》▶なでる，押す，もむ，叩くなどの手技で身体をもむことで，神経や筋肉の緊張を取り除き，血液の循環をよくする療法．マッサージともいう．

アンモニア《ammonia》▶NH_3．水素と窒素の化合物．常温では無色で強い刺激臭がある気体．水によく溶ける．体内のアンモニアは主に腸管で生成され肝臓で代謝され，尿として排泄される．肝機能に障害があると血中濃度が高くなる．

イ(ン)ニッヒ《innig(独)》▶親密な，心からの，を意味するドイツ語．

いえき《胃液》 gastric juice ▶胃粘膜の腺細胞から胃内腔へ分泌される無色透明で強酸性の液体．正常胃液は本来無色～乳白色．

いえきよう《胃液様》▶吐物やドレーン排液などに胃液が混入すること．

イオン《ion》▶帯電した原子，または分子．正電荷を帯びたものを陽イオンまたはカチオン，負電荷を帯びたものを陰イオンまたはアニオンという．

イオントフォレーシス《iontophoresis》▶イオン電気導入法．電流の電気分解を利用して薬物をイオン化し，体内に電気浸透させる方法．

いがくてきリハビリテーション《医学的リハビリテーション》▶medical rehabilitation; M.R. ▶医師や看護師，理学療法士などの医療専門職によって提供される総合的なプログラムサービス．自立訓練事業における機能訓練などをいう．

いがくモデル《医学モデル》 medical model ▶病気やけがなどから生じた障害は，その人自身の個人的な問題としてとらえ，専門的な医学的治療で治していこうという考え方．社会福祉などの援助活動は生活モデルという．

イーカム 《**ECUM**》 extra-corporeal ultrafiltration method ▶体外式限外ろ過法．体外循環によって水とともに血液中の溶質をろ過する方法．血液中の老廃物の除去はできない．心不全や透析治療の一部で用いられている．

いかんせんせい 《**易感染性**》▶感染防御機構の障害により，感染リスクの高い状態．

いきち 《**閾値**》 threshold ▶刺激因子や薬剤などにより，生体に引き起こされる特定の反応や影響の，有無の境目となる値．限界値ともいう．

いくじ・かいごきゅうぎょうほう 《**育児・介護休業法**》 Child Care and Family Care Leave Act ▶育児や介護を行う労働者が，仕事と育児・介護などの生活を両立できるように支援する法律．正式名は「育児休業，介護休業等育児又は家族介護を行う労働者の福祉に関する法律」．

いくじきゅうぎょう，かいごきゅうぎょうとういくじまたはかぞくかいごをおこなうろうどうしゃのふくしにかんするほうりつ 《**育児休業，介護休業等育児又は家族介護を行う労働者の福祉に関する法律**》 Child Care and Family Care Leave Act ▶→「育児・介護休業法」参照

いけい 《**異型**》▶組織および細胞内にみられる異常．

いこうべん 《**移行便**》▶①生後2～4日目頃，黒緑色の胎便から母乳によって乳便に変わっていく過程の便．色はだんだんと黄色味を帯びる．②胃レントゲン検査後など，普通便とバリウム便が混ざったもの．

イーコリ 《**E. coli**》▶大腸菌．グラム陰性の桿菌で通性嫌気性菌に属する微生物．ヒトの大腸内に生息し，環境中にも存在している．

いざい 《**椅坐位**》 chair sitting position ▶椅子に腰掛けたときの姿勢．正しい椅坐位は，椅子にきちんと腰掛け，背もたれに沿って背筋を伸ばした状態．

イシアス 《**Ischias(独)**》▶坐骨神経痛．坐骨神経が刺激されることによって生じる痛みやしびれなどの症状．

いしきしょうしつ 《**意識消失**》▶意識を失うこと．一時的に意識消失することを失神という．

いじきリハビリテーション 《**維持期リハビリテーション**》 rehabilitation at chronic stage ▶急性期リハビリテーション，回復期のリハ

◆ いじきリハビリテーション

ビリテーション終了後のリハビリテーションで，日常生活を維持・継続するためのリハビリテーションをいう．

いしきレベル《意識レベル》conscious level▶意識障害の程度を表したもの．評価法には，ジャパン・コーマ・スケール（Japan Coma Scale；JCS）とグラスゴー・コーマ・スケール（Glasgow Coma Scale；GCS）がある．

いしでんたつそうち《意思伝達装置》information handling tools for challenged▶言語障害で話せない人のためのコミュニケーション装置．この機器を操作することで，人工音声や文章で意思を伝えることができる．

いしゅく《萎縮》atrophia▶生物の正常に発達した器官・組織の体積が減少すること．

いじょう《移乗》▶ベッドと車椅子間やベッドとストレッチャー間，車椅子と便器間など，接近した場所間で乗り移ること．

いじょうのかいじょ《移乗の介助》▶要介護者が別の場所に移動するとき，なるべく残存能力を活用し，自分の力で移乗できるように介助すること．介助者はボディメカニクスを活用して，安全安楽に移乗ができるようにする．

いじょうようかいごきき《移乗用介護機器》▶移乗のときの介護負担を軽くするための機器類．移動用リフトや介助用リフトがあり，介護保険制度では，福祉用具の貸与，販売で利用できる．

いしょせい《異所性》ectopic▶ある組織が存在すべきところにはなく，正常ではない別の場所に存在すること．

いすざようしき《椅子座様式》▶和様式の畳の生活ではなく，ベッド，椅子を使う生活様式をいう．畳の生活は「床座様式」．

いせつ《胃切》▶胃切除術の略．胃がんや胃潰瘍など，病変部位を除去するために行う手術．

イソ《ISO》International Organization for Standardization▶国際標準化機構．工業分野（電気分野を除く）の国際規格を策定するための民間組織．「アイソ」，「アイ・エス・オー」ともいう．

いそう《移送》▶患者をストレッチャーや車椅子，もしくは自動車などを利用して別の場所に移動させること．

いそうサービス《移送サービス》▶一般の交通機関を利用するのが困

難な高齢者や身体障害者を，車椅子や寝台などを装備した車両を使って輸送するサービス．ただし介護保険制度の対象とならない．

いそうひのしきゅう《**移送費の支給**》▶病気やけがにより移動が著しく困難なときに，医師の指示により移送されたときに給付される費用．

いぞくケア《**遺族ケア**》▶グリーフケアともいわれ，亡くなった人の家族に対する心のケアをさす．新たな出発ができるように支援することをいう．

イソだま《**イソ球**》▶イソジン綿球．

いぞん《**依存**》▶自己以外の他者や特定の物質や行為に頼って存在，または生活すること．

いちおうし《**一横指**》▶1本の指の横幅．簡便に長さなどを測定するのに使われている．

いちごじた《**いちご舌**》strawberry tongue▶舌に赤く腫脹した乳頭が現れ，いちごの表面のようになった症状．猩紅熱（しょうこうねつ）やレンサ球菌感染症，腸チフス，川崎病などでみられる．

いちじいりょう《**1次医療**》▶居住地や職場に近い病院や保健所が行う医療．基本的な医療が受けられる．市町村単位で設定されている．必要に応じて2次医療，3次医療が紹介される．

いちじしょうがい《**1次障害**》primary impairment▶病気やけが，先天的な理由で最も早く心身に生じた障害をいう．それが原因で次に起きた障害は2次障害であり，区別する．

いちじはんてい《**1次判定**》▶介護保険制度の要支援・要介護認定で行われる第1次判定のこと．基本調査をコンピュータで分析し，判定される．

いちじよぼう《**1次予防**》primary prevention▶生活習慣・生活環境の改善，健康教育による健康増進を図り，予防接種や事故防止による疾病・傷害の発生を予防すること．健康増進，疾病予防，特殊予防が基本．

いちぶかいじょ《**一部介助**》▶日常の生活動作（ADL）の中で，必要な部分のみを介助すること．心身の状況を十分にアセスメントし，適切な介助方法を選択する．

いっかせい《**一過性**》▶症状などが短時間出現してすぐ消失すること，一時的なこと．

いつにゅう《溢乳》regurgitation▶授乳直後の乳児で,乳汁が逆流し,口角から少し垂れる程度の乳汁を戻すこと.生理的現象.

いっぱんがたとくていしせつにゅうきょしゃせいかつかいご《一般型特定施設入居者生活介護》▶特定施設入居者生活介護のサービス提供の1つの形態.ケアプランの作成からサービスの提供まで施設の職員が行う.

いっぱんじょうたい《一般状態》performance status; PS▶バイタルサイン,意識状態,呼吸状態,栄養状態,顔色や皮膚の色などの外見など,心身の健康状態を表すすべての所見.

いっぱんめい《一般名》▶医薬品の一般的名称.主に有効成分の物質名.後発医薬品が存在する医薬品について,販売名に代えて一般的名称の記載(一般名処方)による処方せんを交付した場合,加算の対象となる.

いどうしえんじぎょう《移動支援事業》▶屋外での移動が困難な障害者が,地域で自立した生活や社会参加が可能なように,必要な外出を支援する福祉サービス.障害者自立支援制度の地域生活支援事業の1つ.

いどうようかいごきき《移動用介護機器》▶自力での移動困難者に対し,移動を助ける福祉用具.車椅子,手すり,スロープ,歩行器などがあり,介護保険制度では福祉用具貸与の対象となる.

いどうようリフト《移動用リフト》▶移動用介護機器の1つで,自力で移動できない人のために,リフトを使って身体をつり下げたり,台に座らせた状態で移動させる.

いどせい《易怒性》▶些細なことで不機嫌になる,怒り出すこと.ほとんどの精神障害でみられる.

イニシャルプラン《initial plan》▶初期計画.患者の問題を解決するための具体的な方法を記載した最初の計画.

イーパップ《EPAP》expiratory positive airway pressure▶呼気道陽圧.呼気時に気道に供給される陽圧のこと(呼気時に気道内圧がゼロにならないように一定の圧をかけること).鼻マスクなどを用いて気管挿管をしない人工呼吸管理などで行われる.

イービーウイルス《EB virus》Epstein-Barr virus▶エプスタイン・バー・ウイルス.中部アフリカでみられる咽頭リンパ腫(バーキット

リンパ腫)の細胞の中から分離されたヘルペスウイルス科に属するウイルス.伝染性単核〔球〕症,上咽頭がん,胃がんなどとの関連も注目されている.

イブニングケア《**evening care**》▶生活リズムを整えるため,また快適に就寝できるように,夕方から就寝前にかけて行うケア.洗面や歯磨き,ベッドの整備など.

イベント《**event**》▶事象.変化,もしくは新たに出現した病態,症状など.狭心症や心筋梗塞などを心血管イベントという.

いぼうまん《**胃膨満**》gastric fullness▶胃の中に食物や空気が過剰に入っている状態.食べ過ぎや胃の運動機能が低下して起こる.人工呼吸中に過度に送気された状態.

いり《**入り**》▶主に準夜勤務や深夜勤務に入ること.

イリゲーション《**irrigation**》▶洗浄のこと.ストーマ用語として,洗腸法を意味することもある.

イリゲータ《**irrigator**》▶経管栄養,点滴,浣腸,洗腸,腟洗浄,輸血などを行う場合に使用される医療用容器.

イリュージョン《**illusion**》▶幻覚,幻影.

いりょうかご《**医療過誤**》malpractice▶医療事故の中でも医療従事者の過失によるものをいう.誤診や誤療をさす.

いりょうじょがいこうい《**医療除外行為**》▶医療行為以外のもの(例えば体温測定,血圧測定,パルスオキシメータの装着,軟膏の塗布など)を,家族や特定研修を終了した人でも行える行為.

いりょうソーシャルワーカー《**医療ソーシャルワーカー**》medical social worker;MSW▶患者が退院後,地域や家庭において自立した生活を送ることができるよう,社会福祉の立場から,問題の解決・調整を援助し,社会復帰の促進をはかる専門職.

いりょうひこうじょ《**医療費控除**》▶所得税および個人住民税において,本人や家族のために医療費を支払った場合に適用となる控除.

いりょうふじょ《**医療扶助**》medical treatment aid▶生活保護法により生活困窮者に対して行われる扶助の1つ.扶助の給付は,指定機関と医療保護施設が,現物給付で行う.

いりょうほう《**医療法**》Medical Service Act▶医療を提供する体制の確保と,国民の健康の保持を目的とする.病院・診療所・助産所の開

設・管理・整備の方法などを定めた医療機関に関する法律.

いりょうほけん《医療保険》 medical insurance ▶医療機関の受診により発生する医療費について，その一部または全部を給付するしくみの保険.強制加入の公的医療保険と任意加入の民間医療保険がある.

いりょうほごにゅういん《医療保護入院》 ▶「精神保健及び精神障害者福祉に関する法律」第33条に定められている精神障害者の入院形態の1つ.本人の同意がなくても，保護者の同意により，入院させることができる.

イルリガートル《Irrigator(独)》 ▶→「イリゲータ」参照

イレウス《ileus》 ▶腸閉塞.腸管内容物が肛門方向に運ばれなくなるために生ずる.原因には，腸捻転や腸管内の腫瘍や異物などによって生じる機械的腸閉塞と，腸を支配している神経が障害され，腸管運動が低下することによって起こる機能的腸閉塞がある.

イレウスチューブ《ileus tube》 ▶単純性イレウスの保存的治療で使用されるチューブ.イレウス管ともいう.腸管の減圧のために鼻からチューブを通す方法と，大腸の減圧のために肛門からチューブを挿入する方法がある.

イレオストミー《ileostomy》 ▶回腸造瘻術.回腸人工肛門.小腸末端部に孔が造られる.液体状で刺激性の強い消化酵素を含む便が排泄される.

いろう《胃瘻》 ▶栄養供給もしくは胃内腔の減圧のために，体表と胃をつなぐために増設した瘻孔.近年では，経皮内視鏡的胃瘻造設術(PEG)が普及している.

インアウト《IN.OUT》 intake and output ▶インテイク・アウトプットの略.身体に入る水分と身体から失われる水分.水分出納.

インアクティブ《inactive》 inactive problem ▶非活動的問題.看護問題において，過去にあった問題で，現在は休止しているもの.

いんあつ《陰圧》 ▶ある空間の内部の圧力が外部より小さい状態.肺は陰圧状態にあることで空気の吸入を可能にしている.

インオペ《inoperabel》 ▶手術不可能.切除不可能.インオペラベルの略.

インキュベーター《incubator》 ▶保温機能をもつ装置.恒温器.温度管理のできる保育器のこと.

インクルージョン《inclusion》▶障害の有無で区別されずに教育を受けたり日常生活を送ることを指す．福祉対象者についてノーマライゼーションの考えを深めたもの．

インシ《incident》▶インシデントの略．事故にはつながらなかったが重大事故に至る可能性のある事例のこと．→「インシデント」参照

インジェイ《inj》injection▶インジェクションの略．注射．

インジケーター《indicator》▶指示薬，指標．

インシデント《incident》▶重大な事故には至らなかったミス．ヒヤリハットともいう．

インシデントレポート《incident report》▶インシデント報告書．事例を分析し，再発や医療事故・医療過誤の発生を防ぐために活用するもの．

いんすい《飲水》▶水分を経口摂取すること．

インスリン《insulin》▶膵臓ランゲルハンス島のβ細胞から分泌されるペプチドホルモンの1種．糖尿病では不足したインスリンを補うために補充療法が行われる．

いんせい《陰性》▶ある刺激に対して反応がみられないこと．検査の反応が出ないこと．⇔陽性

いんせん《陰洗》▶陰部洗浄の略．

インセンティブ《incentive》▶報酬，刺激．人や組織の意欲や意識の向上を誘因するもの．

インターナル《internal》▶内（部）．

インターフェロン《interferon》▶ウイルス感染に反応して細胞から産生分泌される糖タンパク質．細胞に結合しウイルス増殖を阻止する．抗腫瘍作用があり，多様な効果をもつ医薬品として使用される．

インターロイキン《interleukin》▶サイトカインの一群．リンパ球活性化因子はIL‐1，T細胞増殖因子はIL‐2というように順次整理され，2012年現在IL-38まで報告されている．

インターン《intern》▶医学研修生．かつて日本の医学教育にはインターン制度があったが，すでに廃止されている．

インチュベーション《intubation》▶挿管．

インテイク《intake》▶摂取（量）．

インテグレーション《integration》▶統合の意．教育では差別を撤廃

◆ インテグレーション

し，健常児と障害児を通常の学級でともに教育すること（統合教育）．ただし，教科や教材は区別される．

インバギ《invagination》▶インバギネーションの略．腸重積．腸管の一部が腸管内に陥入し腸閉塞を生じる．乳児に発症頻度が多い．

インパクト《impact》▶心理的，身体的な衝撃．

インパルス《impulse》▶神経線維内を伝わる活動電位．短いパルス状の電位で，スパイクともいう．

インビトロ《in vitro》▶試験管内．体内環境を人工的につくり，薬物などの反応をみる試験．→「インビボ（in vivo）」参照

インヒビター《inhibitor》▶阻害剤，阻害物質．血友病において，第Ⅷ因子あるいは第Ⅸ因子を阻害する抗体をインヒビターという．

インビボ《in vivo》▶生体内．マウスなどの実験動物を用いて，生体内で薬物などの反応をみる試験．→「インビトロ（in vitro）」参照

インフ《infusum》▶インフサムの略．生薬をお湯や水に浸出させ成分を引き出したもの．

インファークション《infarction》▶梗塞．循環障害によって起こる限局性の虚血性壊死．

インフェクション《infection》▶感染．

インフェクションコントロール《infection control》▶感染管理．感染症予防や感染制御などの感染対策．

インフォーマルサービス《informal service》▶フォーマルサービス（公的機関や専門職によるサービス）に対し，家族，ボランティアなどが提供する非公式な支援サービス．

インフォーマルサポート《informal support》▶→「インフォーマルサービス」参照

インフォーマルセンター《informal center》▶公的に制度化されていないボランティア団体などによる，情報センター．地域で孤立しがちな高齢者や介護者などがケアの情報を得たり，仲間を得たりする．

インフォームドコンセント《informed consent》▶説明と同意，説明を受けたうえでの同意．医師の説明義務と患者の自己決定までの一連の過程を表す言葉．

インフォームドチョイス《informed choice》▶介護内容や医療内容を説明したうえで，利用者あるいは患者に選択してもらうこと．

インプット《**input**》▶入力.

インフラ《**infrastructure**》▶インフラストラクチャーの略.基盤,下部構造,社会基盤.一般的には,下水道,電気,ガス,インターネットなど社会生活において欠かせないしくみをいう.

インプラント《**implant**》▶体内に埋め込まれる器具のこと.人工歯根や骨を固定するためのボルト,心臓ペースメーカー,人工内耳などがある.

ヴァス《**VAS**》visual analog scale▶視覚アナログスケール.痛みを客観的に評価する方法の1つ.端を「痛みはない」の「0」と,「これ以上ない痛み」の「100」とした10cmの直線上で,現在の痛みの位置を示してもらい,強さを測る.

ウィーズ《**wheezes**》▶喘鳴.気管支が狭窄していると聴かれる異常呼吸音の1つで,「ヒューヒュー」「ゼイゼイ」といった口笛のような音.

ウィーニング《**weaning**》▶人工呼吸からの離脱.段階的に自発呼吸を増やしながら,最終的には人工呼吸管理から完全な自発呼吸へと戻るプロセスをさす.

ウィスク《**WISC**》Wechsler intelligence scale for children▶ウェクスラー児童知能検査.5〜16歳を対象とした知能検査で,言語による質疑応答の「言語性下位検査」と,提示された図や絵などを操作する「動作性下位検査」により,知能を測定する.

ウイルス《**virus**《ラ》》▶濾過性病原体.自己細胞をもたず,他の生物の細胞に寄生(感染)して自己複製を行う.大きさは90〜970nmと細菌よりも微小.

ウージング《**oozing**》▶毛細血管性出血.じわじわと浸み出してくるような出血のこと.

ウーンドサクション《**wound suction**》▶手術創をはじめとする創傷から出る浸出液を吸引すること.

ウェイス《**WAIS**》Wechsler Adult Intelligence Scale▶ウェクスラー成人知能検査.16〜89歳を対象とした成人用知能検査で,「言語性下位検査」「動作性下位検査」によって測定される,一般的な知能検査法.

ウェイススリー《**WAIS-III**》Wechsler Adult Intelligence Scale-third edition▶→「ウェクスラー式成人知能検査」参照

ウェイト《**weight**》body weight▶体重.「Wt」もしくは「BW」と略

される.

ヴェイン《vein；v》▶静脈.

ウェクスラーしきせいじんちのうけんさ《ウェクスラー式成人知能検査第3版》Wechsler Adult Intelligence Scale-third edition▶知能(IQ)を測るための一般的な検査. WAIS-Ⅲの適用年齢は, 成人(16～89歳)を対象としたもの. WISC-Ⅴは児童(7～16歳)を対象とする.

ウェッジ《肺動脈楔入圧》wedge pressure pulmonary▶スワンガンツカテーテル検査で左心房圧または左室拡張末期圧とされる.

ウエルニッケしつごしょう《ウエルニッケ失語症》Wernicke aphasia▶脳の「ウエルニッケ野」が損傷を受けると, 話せても理解能力が著しく低下する.「何が飲みたいか」ではなく,「ジュースにする？ 水にする？」と, 具体的に聞く必要がある.

ウェルネス《wellness》▶健康観の1つ. 病気や障害の有無にかかわらず, 健康を総合的にとらえた考え方で, 積極的に心身の健康をはかろうとする心とライフスタイルを含む.

ウォーキングカンファレンス《walking conference》▶ベッドサイドで行われる患者を交えての申し送り. 患者や家族と治療・看護計画を共有することを目的として行われる.

ウォータートラップ《water trap》▶人工呼吸器回路内に発生した水滴を貯留させる機器. 人工呼吸器本体, 患者の気道への水滴の流入を防ぐためのもの.

ウォーターマット《water mattress》▶マット内に水が入っているため, 体圧が分散されるメリットがあり, 褥瘡予防の目的で使用されることが多い.

ウォームショック《warm shock》▶敗血症性ショックの初期症状. 細菌感染に対する炎症反応によって, 一時的に体温が上昇し, 四肢末梢が温かくなる.

ウォックナース《WOC》Wound Ostomy and Continence Nursing▶皮膚・排泄ケア認定看護師. 日本看護協会の資格制度で, 褥瘡などの創傷管理, ストーマ・失禁などの排泄管理, スキンケア領域で専門的な看護技術・知識を有すると認定されている看護師.

ウーゴをつける▶体動センサーの製品名. 体動センサーをつけることをいう.

うこうとっき《烏口突起》▶肩甲骨の一部．肩甲骨上部にある小突起で，肩の付け根部分にある骨のこと．

うし《齲歯》dental caries▶口内細菌の酸によって溶かされた歯のことで，いわゆる虫歯．

うじょうきん《羽状筋》▶骨格筋の1つ．筋線維の束が鳥の羽のように斜めに並んでいる筋で，大腿四頭筋などがある．

うったい《うっ滞》▶血液やリンパ液などが正常に循環できなかったり，流れが悪くなったりして滞っている状態．

ウテルス《Uterus(独)》▶ドイツ語で子宮を意味する．ほかに，ギリシャ語，ラテン語でも同様に子宮を意味する．

ウテルスミオーム《Uterusmyom(独)》▶ドイツ語で子宮筋腫を意味する．

ウムファンク《Umfang(独)》▶ドイツ語で周径(周囲の長さ)を意味する．

ウルネブ▶超音波ネブライザー．吸入療法で，肺胞まで薬液などを作用させたい場合に用いられる吸入器．

ウロ《Uro(独)》Urology▶ドイツ語で「泌尿器科(学)」を意味するウロロジーの略．

ウロストミー《urostomy》▶人工膀胱，尿路ストーマのことで，その形成術をさすこともある．回腸誘導，尿管皮膚瘻，膀胱瘻，腎瘻がある．括約筋がないため，自分の意思で排尿をコントロールすることはできない．

ウロデル《Urology & Dermatology(独)》▶ドイツ語で皮膚・泌尿器科(学)を意味するウロロジーと，皮膚科を意味するデルマトロジーをまとめていう言葉．

ウロペーパー▶尿検査で用いられる試験紙のこと．

うわのせサービス《上乗せサービス》▶介護保険の対象になっているサービスの量を支給限度額以上に増やすこと．市町村独自の判断で行うサービスのため，実施していないところもある．

うんえいてきせいかいいんかい《運営適正化委員会》▶福祉サービスに関する苦情の解決，日常生活自立支援事業の適正な運営の確保のため，各都道府県社会福祉協議会に第三者的機関として設置が義務づけられた委員会．

ヴンシュアウフ《**Wunsch auf…(独)**》▶ドイツ語で「…を望み続ける」を意味する.「Wunsch auf Kind」で「子どもをもつことを希望する」となる.

ウンターシェンケル《**Unterschenkel(独)**》▶ドイツ語で下肢を意味する.

ウンターズッフンク《**Untersuchung(独)**》▶ドイツ語で検査の意味.

ウンデ《**Wunde(独)**》▶ドイツ語で傷を意味するヴンデを英語で発音したもの.

ウンテン《**Unten(独)**》▶ドイツ語で新人,研修医などをさす.

うんどうきのうしょうがい《**運動機能障害**》disturbance of motility function▶運動神経系に何らかの病変があり,顔面や四肢および体幹の機能に障害があって,運動や動作をうまく行えない状態をいう.

うんどうしつご《**運動失語**》motor aphasia;MA▶失語症の1つ.他人の話すことは理解できるが,自分の思っていることを言語に表現できない状態をいう.

うんどうしっちょう《**運動失調**》ataxy▶個々の筋肉の運動は正常に動くが,関係する神経の協調がうまくいかないため,目的とする運動を円滑にできない状態.

うんどうりょうほう《**運動療法**》functional therapy▶身体の全体または一部を動かすことで,症状の軽減や機能の回復を目指す療法のこと.リハビリテーションの1つ.

エー《**A**》arterial▶動脈.心臓から拍出された血液が流れる血管で,全身に血液を運ぶ.

エアーマット《**air mattress**》▶空気をマット内に送り込んだり抜いたりすることで,膨らんだり縮んだりする機能をもつマット.褥瘡予防のために用いられる.

エアウェイ《**airway**》▶気道確保や,舌根沈下による気道閉塞を防ぐために使われる医療機器.英語で気道の意味もある.

エアーしん《**エアー針**》▶空気針.ガラスなど硬い素材の容器に入っている輸液を使用する場合,滴下をスムーズにするため空気を通して容器内と外気の圧を均一にするために使われる針.

エアゾール《**aerosol**》▶液体を微粒子にして噴霧する薬剤のこと.吸入療法で使用される吸入用エアゾール剤とスプレーで噴霧する外用

エアゾール剤などがある.

エアマットレス《air mattress》▶マット内部に空気を入れることで,体圧を分散できる寝具.褥瘡予防などを目的に使用される.

エアーリーク《air leak》▶人工呼吸器やドレーンなどで起こる,空気漏れのこと.

エアロビクス《aerobics》▶有酸素運動のことで,心肺機能の改善,糖尿病などの運動療法として効果的とされる.

エーイーアンプ《AE-AMP》 above elbow amputation ▶上腕切断または上腕切断術.上腕を関節ではなく骨の部分で切り離された状態,または切り離すこと.

エイジング,エージング《aging》▶加齢および加齢に伴い生じる心身の変化.

エイズ《AIDS》 aquired immunodeficiency syndrome ▶後天性免疫不全症候群.ヒト免疫不全ウイルス(HIV)への感染による免疫機能の低下が原因で,日和見感染をはじめとするさまざまな疾患を発症する.

エイチフォー《HFO》 high-frequency oscillatory (ventilation) ▶高頻度振動換気.生理的換気よりも回数は著しく多く,1回換気量は少なくして行う人工換気法.一般的な人工換気に比べ,肺損傷を最小限に抑えることが可能.

エイチフォブ《HFOV》 high-frequency oscillatory ventilation ▶HFOに同じ.高頻度振動換気のこと.

えいひ《鋭匙》▶先端がスプーン状になっている医療器具.組織をかき取る外科的処置,歯科での歯石・歯垢の除去などに使われる.

えいようアセスメント《栄養アセスメント》 nutritional assessment ▶問診・触診・視診・血液検査・食事摂取状況の把握などを行い,栄養状態の問題をみつけること.

えいようかんりしどう《栄養管理指導》▶主に管理栄養士による栄養指導をさし,介護保険施設入所者や入院患者の食事内容を管理・指導する.在宅では,医師や歯科医師も行う介護予防居宅療養管理指導として,介護給付が受けられる.

えいようきのうしょくひん《栄養機能食品》 food with nutrient function claims ▶通常の食生活を行うことが難しく,1日に必要な栄養

成分をとれない場合，その補給・補完のために利用する食品．

えいようし《栄養士》 nutritionist ▶管理栄養士が国家資格で厚生労働大臣の免許を受けるのに対して，栄養士は都道府県知事の免許を受けて，栄養に関する必要な知識および技能を修得し，栄養指導に従事する．

えいようひょうじきじゅん《栄養表示基準》 ▶ Nutrition Labelling Standards ▶健康増進法に規定されていて，販売食品には，邦文で栄養成分，熱量について，容器・包装などに表示することが義務づけられている．

えいん《会陰》 perineum ▶腟口から肛門までの部分，または骨盤の出口全体をさす．

エーエフラウ《Ehefrau(独)》 ▶ドイツ語で妻を意味する．

エーエマン《Ehemann(独)》 ▶ドイツ語で夫を意味する．

エーエーディーオーツー《A-aDO2》 alveolar-arterial oxygen difference ▶肺胞気・動脈血酸素分圧較差．肺胞気と動脈血内の酸素分圧の差（$PaO_2 - PaO_2$）で，肺胞内のガス交換の指標となる．基準値は10Torr以下．

エーエルパーゼ《ALPase》 alkaline phosphatase ▶アルカリホスファターゼ．リン酸化合物を分解する誘導酵素．ほとんどの組織・細胞に広く分布するが，血中濃度の上昇は，肝・胆道系の障害，骨代謝の亢進などを示す．

えきか《腋窩》 axilla ▶上腕と胸壁の間のくぼみのことで，いわゆるわきの下のこと．神経や血管，リンパ液が通り，リンパ節がある（腋窩リンパ節）．

エキスパート《expert》 ▶特定の分野における専門家や熟練した技術をもつ人のこと．

エキスパートナース《expert nurse》 ▶特定分野の看護において，専門的知識・熟練した技術をもつ看護師のこと．日本看護協会の専門・認定看護師とは別に，病院などが独自に認定している場合もある．

エキュ《ECU》 extensor carpi ulnaris (muscle) ▶尺側手根伸筋．前腕にある伸筋群の1つで，手関節の背屈，尺屈を行う．

エクササイズ《exercise》 ▶筋力維持や健康，美容などを目的にした身体的運動の総称．

エクスターナル《external》▶英語で外,外部を意味する.

エクスターン《extern》▶英語で学外を意味し,所属外の病院・施設などで実習・研修を行う医学生のこと.

エクモ《ECMO》extracorporeal membrane oxygenation▶体外式膜型人工肺.重症呼吸不全などにおいて,体外循環による呼吸補助を行う人工心肺の1つ.

エーケーアンプ《AK-AMP》above knee amputation▶大腿切断.膝から上での切断のこと.

エコー《Echo》echography▶超音波検査.超音波の反射波をコンピュータ処理によって画像化する検査.非侵襲的検査で,何度も繰り返し行うことができる.主に臓器の状態を診断するために行われる.

エーコム《Acom》anterior communicating artery▶前交通動脈.左右の前大脳動脈を連絡する動脈.脳に栄養しているウイリス動脈輪を形成する血管の1つ.

エコール《ECCO₂R》extracorporeal CO_2 removal▶体外式膜型人工心肺のガス交換で,血液中から二酸化炭素を除去すること.

えし《壊死》necrosis▶体の組織や細胞が部分的に死滅すること.動脈硬化による虚血などが原因となって生じる.

エーシーバイパス《AC bypass》aorto-coronary bypass▶大動脈冠動脈バイパス手術.虚血性心疾患の外科的治療の1つで,冠動脈の狭窄部位を迂回するために,新たな血液の通り道(バイパス)をつくる手術.

エージーひ《A/G比》albumin-globulin(ratio)▶アルブミン・グロブリン比.血清中のタンパクを構成するアルブミンとグロブリンの比率.肝臓,腎臓機能の障害の程度を判断するために行われる検査で,基準値は1.1~1.8.

エス《統合失調症》schizophrenia▶精神障害の診断・統計群の1つ.

エスオー《s/o・・・》suggestive of・・・,suspicous of▶英語で「~を示唆する,~が疑われる」を意味する.カルテに記載される略語.

エスエーブロック《SA block》sinoatrial block▶洞房ブロック.洞結節からの心房への電気的刺激伝達が障害されている状態.不整脈の1つ.

エスカ《SCA》superior cerebellar artery▶上小脳動脈.小脳を栄

養する動脈で，脳底動脈から分岐し，小脳の上面を走行する．

エスカー《scar》▶傷痕，瘢痕．創傷や潰瘍などが治った後に，皮膚に残る痕．

エストロゲン《estrogen》▶卵胞ホルモン．女性ホルモンの一つで，卵巣で分泌される．

エスビーチューブ《SB tube》Sengstaken-Blakemore tube▶ゼングスターケン・ブレイクモア管．食道静脈瘤破裂など食道における出血の止血に使われる医療機器．

えそ《壊疽》gangrene▶壊死した組織が腐敗菌などに感染して，腐敗し黒変した病態．

エタちゅう《エタ注》▶経皮的エタノール注入療法の略．がん治療法の1つで，患部組織に経皮的にエタノールを注入し，がん細胞を凝固・壊死させる療法．主に肝細胞がんで行われる．

エチオロジー《etiology》▶英語で病因を意味する．

エッセン《Essen(独)》▶ドイツ語で食事を意味する．看護師間で隠語として使用されることが多い．

エッセンシャルドラッグ《essential drug》▶必須医薬品．大多数の人々の健康維持に必要不可欠とされる医薬品で，WHOによって医薬品リストが策定されている．

エデーム《Ödem(独)》▶浮腫．細胞内や組織間などに過剰に水分が貯留している状態．いわゆるむくみのこと．

エデマ《edema》▶浮腫，水腫，水症，むくみのこと．

エヌセーズ《NSAIDs》non-steroidal anti-inflammatory drugs▶非ステロイド系抗炎症薬．シクロオキシゲナーゼの働きを阻害することで，炎症・疼痛を増悪させるプロスタグランジンの産生を抑制し，鎮痛，解熱，抗炎症性作用を示す．

エヌディー《n.d.R(独)》nach der Regel▶ドイツ語で規則に従う，規則どおりを意味する．

エヌディーヤグ《Nd-YAG laser》neodymium yttrium, aluminum, garnet laser▶ネオジム・イットリウム・アルミニウム・ガーネットレーザー．医療レーザーの1つで，眼科手術のほか，形成外科，整形外科，歯科などで使用されている．

エヌピーオーほうじん《NPO法人》non-profit organization▶NPO

法（特定非営利活動促進法）に基づいて設立された法人．さまざまな社会貢献活動を行う民間の非営利団体．「非営利」なので，団体の構成員に収益を分配せず，主たる事業活動に充てる．

エネマ《enema》▶浣腸．肛門から直腸に薬液などの液体を注入し，腸管内の排泄物を除去する医療行為．

エネルギーたいしゃりつ《エネルギー代謝率》relative metabolic rate ▶ある運動動作に要したエネルギー量が，基礎代謝量の何倍にあたるかを示す数値．運動・作業時のエネルギー消費量の算出に用いる．

エバック▶エバックチューブ．人工呼吸器のカフ上部に貯留した分泌物を吸引するためのチューブ．

エバル《EVAL》ethyl vinyl alcohol (copolymer)▶エチルビニールアルコール．医療用手袋やディスポーザル包装などに使われる素材の1つ．

エピ《Epi》Epilepsy▶エピレプシーの略で，てんかんの意味．慢性の脳疾患で，大脳ニューロンの過剰な放出による痙攣や意識障害などの発作を特徴とする病態．多くが乳幼児期に発症，80％が18歳以前に発症している．

エピ《Epid》epidural anesthesia▶硬膜外麻酔．局所麻酔の1つで，硬膜外腔に麻酔薬を注入して脊髄神経を遮断する．脊髄麻酔に比べると，合併症のリスクが低い．

エピグロ《epiglottis》▶エピグロティスの略で，喉頭蓋のこと．

エビデンス《evidence》▶臨床で行われる治療や看護の根拠となる科学的証拠のこと．

エビデンスベイスドナーシング《evidence based nursing》▶科学的根拠に基づいて看護を行うこと．

エビデンスベイスドメディスン《evidence based medicine》▶科学的根拠に基づき，最良と考えられる治療法に従って診療を行うこと．エビデンスの信頼性はグレード1〜5に分類される．

エピドラ《epidural hematoma》▶エピデュラル・ヘマトーマの略で，急性硬膜外血腫のこと．硬膜と頭蓋骨の間に血腫ができ，激しい頭痛や嘔吐といった症状が出る．血腫が大きくなると意識障害をきたす．

エーブイインパルス《AV impulse》▶血栓予防装置．足底部を圧迫

することで静脈血流を維持し，術後の安静などに起因する下肢深部静脈血栓症を予防する．

エーブイブロック《**AV block**》atrioventricular block▶房室ブロック．不整脈の1つで，房室結節の機能低下により，心房から心室への収縮の伝導が障害されている病態．心不全症状や脳虚血症状などが認められる．

エーブイマール《**AV mal**》arteriovenous malformation▶動静脈奇形．動脈と静脈が，組織や臓器を介することなく直接つながっている先天性の疾患．動脈血が直接静脈に流入するため静脈の血流が増加し，静脈が拡張する．

エフモックス《**FMOX**》flomoxef sodium▶フロモキセフ．抗生物質の1つで，グラム陰性菌や嫌気性菌に強い抗菌作用がある第2世代セフェム系抗菌薬．

エポ《**EPO**》erythropoietin▶エリスロポエチン．腎臓で産生されるホルモンで，赤血球の産生を促進する．腎機能が低下すると産生が抑制され，腎性貧血を起こすことがある．

エマージェンシー《**emergency**》▶英語で「緊急事態」の意味で，急変や事故などで緊急に治療・処置を必要とする状況．

エマジコール《**emergency call**》▶緊急事態に対して，スタッフを緊急招集すること．「エマージェンシーコール」の略．

エマルジョン《**emulsion**》▶乳濁液，乳剤．水と脂質のように通常では混じり合わない液体の一方を，微細粒子にして分散・浮遊させ分離を防ぎ，安定させている液体のこと．

エム《**M**》▶MRSAの略で，メチシリン耐性黄色ブドウ球菌のこと．多剤耐性菌への感染症で，免疫機能の低下で重篤な感染症を引き起こす．

エム《**M**》metastasis▶腫瘍細胞の転移のことで，腫瘍細胞が原発巣とは異なる部位で増殖，同一の腫瘍性変化を起こすこと．

エムシーフラップ《**M-C flap**》muscle cutaneous flap▶筋皮弁．筋肉組織を付着させて採取された皮膚．再建手術などで欠損した部位を補うために用いられる．

エムバック《**M-VAC**》methotrexate, vinblastine, adriamycin, cisplatin▶特徴の異なる数種類の抗がん薬を組み合わせて使う多剤併用療法の1つで，メトトレキサート，ビンブラスチン，アドリアマ

イシン，シスプラチンの4剤が使われるがん化学療法．

エーユーこうげん《Au抗原》Australia antigen▶オーストラリア抗原．HBs抗原のことで，オーストラリア原住民の血液から発見されたことから命名された．

エラー《error》▶失敗，過失を意味し，医療機器の誤作動などで表示される．

エライサ《ELISA》enzyme-linked immunosorbent assay▶酵素免疫吸着測定法．抗原と抗体の間の反応を利用して抗原濃度を測定する，免疫学的測定法の1つ．

エーライン《Aライン》▶動脈ライン．動脈にカテーテルを挿入すること．血圧のモニタリング，頻回な動脈血の採血などを目的に行われる．

エラスター ▶留置針の製品名．

エリスロポエチン《erythropoietin》▶主に腎臓で産生されるホルモンで，赤血球の産生を促進させる．腎機能の低下による腎性貧血が起こることもある．

エルキャット《LCAT》lecithin-cholesterol acyltransferase▶レシチンコレステロールアシル転移酵素．肝臓において合成される酵素で，コレステロールの産生に関与する．肝臓のタンパク質合成の指標ともなっている．

エルゴ《ergometer》▶エルゴメーター．運動負荷試験で用いられる運動器具のことで，自転車のペダルをこぐ自転車エルゴメーターなどがある．「エルゴメタ」ともいう．

エルツティン《Ärztin（独）》▶ドイツ語で女医を意味する．

エルトット《LTOT》long-term oxygen therapy▶長期酸素療法．在宅酸素療法のことで，欧米で用いられる表現．

エルドパ《L-DOPA》3,4-dihydroxy-phenyl-L-alanine（L-dopa, levodopa）▶ジヒドロキシフェニルアラニンのことで，神経伝達物質であるドパミンの前駆物質．向精神薬，抗パーキンソン病薬として使われる．

エルバド《LVAD》left ventricular assist device▶左心補助人工心臓．人工心臓の1つで，左心室の機能を補う．

エルパム《L-PAM》L-phenylalanine mastard [melphalan]▶フェニルアラニンマスタードの略で抗がん薬，メルファランのこと．

エルブレ《Erbrechen(独)》▶ドイツ語で嘔吐・吐くの意味をもつ，エルブレッヘンの略．日本語を組み合わせて「エルブレる」と表現することもある．

エルボット《LVOT》left ventricular outflow tract▶左室流出路．左室から血液が送り出される道．肥大型心筋症の中でも，収縮期に左室流出路が閉塞するものを閉塞性肥大型心筋症という．

えんい《遠位》▶生体においてある部位を起点にしたとき，遠方にある部位．解剖学用語では，主に四肢に関しては体幹から遠い部位，末梢神経については脳から遠い部位をさす．

えんかる《塩カル》▶カルシウムの塩素化合物である塩化カルシウムの略．食品添加物としても用いられる無機塩類の1つ．

えんげ《嚥下》swallowing▶食物を飲み下すこと．咀嚼した食べ物を，口腔，咽頭から食道を経て胃へと送り出す一連のプロセスのこと．

えんげいりょうほう《園芸療法》horticultural therapy▶園芸活動を通して，心や体を病んだ人たちの心身機能を改善する療法．高齢者施設やデイサービスなどで取り入れられている．

えんげくんれん《嚥下訓練》swallowing training▶食べ物を飲み下す力が弱った人に対して行う嚥下の訓練のこと．舌や頬，唇を動かす訓練やアイスマッサージ，口すぼめ呼吸などの訓練を行う．

えんげしょうがい《嚥下障害》dyspagia▶嚥下機能が障害され，食べ物を上手く摂取できない状態．

えんげしょく《嚥下食》▶嚥下障害の人のために，食べ物や飲み物をゼリー状にしたり，とろみをつけたり，細かく切るなど，飲み込みやすく工夫した食事．

えんげせいはいえん《嚥下性肺炎》aspiration pneumonia▶誤嚥性肺炎とも．嚥下がうまくいかないと，食べ物の一部が気管に入り細菌が繁殖したり，口腔内の細菌を含んだ唾液が気管に入り込み，肺炎を引き起こす．

えんげせいむこきゅう《嚥下性無呼吸》deglutition apnea▶食べ物が咽喉を通過する際，誤嚥を起こさないように咽頭蓋が持ち上がり，気管，声門も閉じられ，一時的に無呼吸となること．

えんげはんしゃ《嚥下反射》swallowing reflex▶口の中でひとかたまりにした食べ物を，のどから食道まで一気に運ぶ(飲み込む)運動を

起こす反射.

えんざ《円座》▶中央に穴のあいた円形のクッションのこと. かつては褥瘡予防の除圧目的に使用されていたが, 現在は逆に使用による弊害が報告されている.

えんしょう《炎症》inflammation▶外傷や細菌感染をはじめとした生体への侵襲に対して起こる防御反応のこと. 腫脹, 発熱, 発疹, 疼痛などの症状が現れ, 血液検査ではCRP値の上昇がみられる.

えんしょく《延食》▶治療や検査が理由で, 通常の時間よりも遅れて供される食事のこと. また, 治療や検査が終了するまで食事をしてはいけないこと.

えんじょこんなんじれい《援助困難事例》▶社会福祉援助などが必要でありながら, 本人や家族がサービスを拒否し, サービスの提供がスムースに行われない事例のこと.

えんじょしゃ《援助者》worker▶福祉領域における援助者とは, ソーシャルワーカー, ケースワーカー, ケアワーカーなどをさす.

エンゼルケア《angel care》▶死後に行われる処置のこと. 最後まで患者の尊厳を守ると同時に, 遺族の心のケアにも重要なケアである.

エンゼルセット《angel set》▶遺体洗浄のためのガーゼ, 死化粧のための美容器具など死後の処置で必要となる器具を揃えたもの.

エンチィンドゥンク《Entzündung(独)》▶ドイツ語で炎症を意味する.

えんちん《遠沈》▶遠心沈査の略で, 検体を遠心分離器にかけ, 沈殿物を分析する検査法.

エント《ENT》ear nose throat▶耳鼻咽喉科. 主に, 顔面から頸部までにある耳や鼻, 口腔から咽頭・喉頭, 気管, 甲状腺などを診察, 治療, 研究を行う医学領域の1つ.

エント《ENT》Entlassen(独)▶ドイツ語で退院させるを意味するエントラッセンの略. また, 退院を意味するエントラッスンクの略も同じくエント.

エンド・オブ・ライフ《end of life》▶治療による回復の見込みがなく, 間もなく死を迎えることが予測される時期, 終末期のこと. 余命が3か月程度と予想される状態になった時期.

エンドスコピー《endoscopy》▶内視鏡検査. 体内に内視鏡を挿入して, 内部を直接観察する検査.

◆ エンドステージ

エンドステージ《end stage》▶死亡直前の状態．危篤状態のこと．

エンドトキシン《endotoxin》▶内毒素．サルモネラ菌や大腸菌などの細菌の細胞壁にある成分で，菌の死滅により放出される．菌体内毒素ともいい，体内に入ると発熱や血圧低下などのショック症状を引き起こすことがある．

エンドポイント《endpoint》▶治験などで治療の有効性を示すために行う評価の項目，また最終的な目標を意味する．

エンパイ《Empy》empyema paranasalis ▶慢性副鼻腔炎．副鼻腔に繰り返し炎症が起こる病態で，蓄膿症のこと．

えんぱい《円背》▶脊椎彎曲症の1つで，腰が曲がり背中が丸くなっている病態．常に前傾姿勢のため，呼吸機能の低下や胃液の逆流などがみられることもある．

エンパシー《empathy》▶共感．患者の体験や感情を自分のこととしてとらえ，同じように感じ，理解を示すこと．

エンパワメント《empowerment》▶患者が，自分が抱える問題について，主体的にかかわれるように援助していくこと．

エンピリックセラピー《empiric therapy》▶経験的治療．感染症などで検査結果が出るまでの間，それまでの経験に基づいて抗菌薬を選択，治療を行うこと．

エンボリ《embolism, embolization》▶塞栓，塞栓術を意味するエンボリズムの略．

エンボリズム《embolism》▶塞栓症，塞栓術．塞栓症とは血栓などによって血管が閉塞した状態．塞栓術は，血管に塞栓物質を注入して血管を閉塞させることで，血流を遮断させる治療法のこと．脳出血やがん治療などで行われる．

えんめいしょち《延命処置》▶人工呼吸器などの生命維持装置によって，危機的状況にある患者の生命を延ばすこと．

えんモヒ《塩モヒ》▶医療用麻薬・オピオイド鎮痛薬の1つであるモルヒネ塩酸塩の略で，がんの痛みに最も効果的とされる強オピオイド薬．WHOの除痛ラダーに従って投与される．

オイホリッシュ《euphorisch（独）》▶陽気な，多幸感，高揚するを意味する．

おうがい《横臥位》lying on side ▶臥位の1つで，側臥位ともよばれる．

横向きに寝ている状態(体位)のことをいう.
おうき《**嘔気**》▶吐き気.
おうきゅうにゅういん《**応急入院**》▶精神障害者の入院形態の1つ. 応急入院指定病院であれば, 精神保健指定医の診察を経て, 本人, 保護者の同意がとれなくても, 72時間まで病院管理者が入院させることができる.
おうし《**横指**》fingerbreadth▶指の横幅を単位とする計測法. 1横指=約1.5cm. 臨床現場でよく使われる.
おうだん《**黄疸**》jaundice▶血液中に胆汁色素のビリルビンが増加し, 皮膚や粘膜が黄色くなる状態. 肝臓疾患, 胆管異常, 溶血性貧血などが疑われる.
おうと《**嘔吐**》vomiting▶胃の内容物が逆流し, 口から外へ吐き出されること.
オーネ《**ohne(独)**》▶ドイツ語で「〜なしに」を意味する.
オーバーシェンケル《**Oberschenkel(独)**》▶ドイツ語で大腿を意味する.
オーベー《**o.b., oB, OB**》ohne Besonderheit, ohne Befund(独)▶ドイツ語で異常がないを意味する.
オール《**Ohr(独)**》▶ドイツ語で耳を意味する.
オーレンザウゼン《**Ohrensauzen(独)**》▶ドイツ語で耳鳴りを意味する. 実際に音がしていないのに, キーン, ジーンなど音が聞こえるように感じること.
おかん《**悪寒**》chill▶ぞくぞくするような寒け. 急激な体温上昇により, 毛細血管が収縮し, 熱放出が妨げられることによって起こる.
おかんせんりつ《**悪寒戦慄**》shaking chill▶悪寒のより激しいもの. 骨格筋の不随意運動により, 体がガタガタとふるえる状態.
おきあがりかいじょ《**起き上がり介助**》▶仰向けに寝ている人を, 起き上がらせるときに行う介助. ボディメカニクスを活用すれば, 介護者にも本人にも負担のかからない介助となる.
オキサイド《**oxide**》▶酸化物.
おくがいほこうれべる《**屋外歩行レベル**》▶自力, あるいは杖や歩行器などの補装具を使って1人での屋外歩行ができる状態をいう.
おくすりてちょう《**お薬手帳**》▶処方された薬の名前・量・日数・使用法

などを記録できる手帳．副作用歴，アレルギーの有無，過去にかかった病気，体調の変化などについても記入できる．

おくないほこうれべる《屋内歩行レベル》▶軽度の運動麻痺・筋力の低下や心疾患などのため，自力歩行はできないが壁や家具などを支えにしての伝い歩きや，杖を使用しての室内歩行はできる状態．

オージオメーター《audiometer》▶聴力計．周波数，音量等を変えて検査をする．聴力検査時に使われる．

おしん《悪心》sick feeling▶嘔気ともいう．食道から胃の不快感．吐きそうな感じ．

オステオ《osteomyelitis》▶骨髄炎を意味する「オステオミエリティス」の略．骨髄の炎症のこと．骨髄に細菌が侵入することにより起こる．

オストミー《ostomy》▶人工肛門．人工肛門（ストーマ）造設術．

オストメイト《ostmate》▶人工肛門・人工膀胱の保有者．

オストメイトたいおうトイレ《オストメイト対応トイレ》▶人工肛門，人工膀胱を設けている人（オストメイト）が使いやすいように設計されたトイレ．排泄物の処理やストーマ装具の交換，装着などが可能．

オーストラリアアンチゲン《Australia antigen》▶オーストラリア抗原．HBs抗原（B型肝炎ウィルス表面抗原）の古いよび方．

おそ《悪阻》hyperemesis▶つわり．妊娠初期にみられる悪心・嘔吐・食欲不振・嗜好の変化などのこと．

おそばん《遅番》▶交代制勤務の職場で，遅い時間帯の勤務．

オーダー《order》▶特定の検査や処置を指示すること．

オーダリングシステム《ordering system》▶検査・投薬などの指示を電子化すること．病院の業務や処理が迅速化し，患者のサービス向上につながるとされている．

オーツーサチュレーション《O$_2$ satulation》▶酸素飽和度．動脈血中のヘモグロビンのうち，酸素と結合したヘモグロビン（HbO$_2$）の割合．正常は96〜100％とされる．

オーディット《audit》▶評価もしくは監査．

オト《otology》▶耳科学を意味する「オトロジー」の略．

オートクレーブ《autoclave》▶高圧蒸気滅菌装置．病原体の死滅処理に使用される．

オートベント《automatic ventilator》▶酸素駆動型携帯用人工呼

吸器．救急現場や搬送時に使用される．
- **オバカル**《ovarial carcinoma》▶卵巣がんを意味する「オバリアル・カルチノーマ」の略．卵巣に発生する悪性腫瘍．表層上皮，胚細胞，性ホルモンを分泌する細胞など，すべての部分に腫瘍が発生する可能性がある．
- **オーバーテーブル**《over bed table》▶ベッドの上で使用するテーブル．食事の際などに利用される．高さの調節可能な物もある．
- **オーバーベッド**《over bed》▶定員超過入院．認可患者数よりも多くの患者を入院させること．
- **オピオイド**《opioid》▶内因性モルヒネ様物質．麻薬性鎮痛薬．
- **オピオイドローテーション**《opioid rotation》▶オピオイドの種類を変更して疼痛管理すること．鎮痛効果が出る前に副作用が起こったり，副作用により継続投与が困難になった場合，副作用を軽減させ鎮痛効果を得るために行われる．
- **オファー**《offer》▶申し込み．
- **オーファンドラッグ**《orphan drug》▶稀少疾病用医薬品．難病など，患者数の少ない疾病に使われる医薬品．
- **オブジェクト**《object》▶対象．
- **オープニングスナップ**《opening snap ; OS》▶僧帽弁開放音．胸骨左縁下部から心尖部にかけての心音のこと．僧帽弁狭窄症が疑われる．
- **オープンクエスチョン**《open question》▶相手が自由に答えられるような質問の仕方．例えば「どう思うか？」など，制約を設けずに質問して答えを導く．
- **オープンベッド**《open bed》▶すぐに患者が寝られるように，ベッドが開いていること．反対にベッドが閉じている状態を，クローズドベッドという．
- **オペ**《operation》▶手術を意味する「オペレーション」の略．外科治療のこと．医療器具を用いて患部を切開して処置・治療する．
- **オペ，オペラツィオーン**《Operation(独)》▶ドイツ語で手術を意味する．
- **オペオリ**▶手術前オリエンテーション．手術前に，患者・家族に対して，手術概要や手術前後にどのようなことが行なわれるのか説明すること．

オペかん《オペ患》▶手術患者．オペレーション（手術）患者の略．

オペご《オペ後》▶手術後のこと．

オペしつ《オペ室》▶手術を行う部屋．オペレーションルーム（手術室）の略．滅菌処理が施されている．

オペぜん《オペ前》▶手術前のこと．

オペだし《オペ出し》▶患者を手術室へ移送すること．

オペてき《オペ適》▶手術の適応のこと．

オペむかえ《オペ迎え》▶手術が終わった患者を手術室まで迎えに行くこと．

オーベン《Oben（独）》▶ドイツ語で指導医，上級医を意味する．研修医などを指導する指導医のこと．

オーラルケア《oral care, oral hygiene》▶口腔ケア．口腔内を衛生に保ち，疾病を防ぐためのケア．

オリエンテーション《orientation》▶基本的な状況把握．方向づけ．看護・治療などにあたり，方針を明らかにし，意思統一をはかる．

オルト《Ortho》 Orthopedics（独）▶整形外科．ドイツ語で整形外科を意味する「オルトペディー」の略．

オレンジプラン《オレンジプラン》▶厚生労働省が2012年に策定した「認知症施策推進5か年計画」の愛称．認知症の早期診断，早期対応を行い，施設ではなく住み慣れた自宅で介護する「在宅型」を目指すとした．

おろ《悪露》 lochia▶おりものの1種．出産後から数週間，子宮や腟から排出される分泌物．

オン《ON》 osteonecrosis▶骨壊死．骨の細胞や組織が局部的に死んだ状態．

おんあんぽう《温罨法》 hot fomentation▶温湿布．患部に温熱刺激を与えて充血させ，吸収を促すことにより，痛みを和らげたり去痰を容易にしたりする療法．

おんがくりょうほう《音楽療法》 music therapy▶音楽を聴いたり，歌ったり，実際に楽器を演奏するなど，音楽に接することで，心身を癒やす療法．

おんきょうあんないそうち《音響案内装置》▶視覚障害者に「音」でいろいろな情報を知らせる装置．自宅ではガス湯沸かし器や電話案内，

外出時には小型送受信機を携帯することで，情報が流れてくる．

オンコール《on call》▶呼び出し．待機．医師や看護師が緊急時にすぐに駆けつけられる状態でいること．

オンコロジー《oncology》▶腫瘍学．がんなどの腫瘍について，原因や治療法を専門に研究する学問．

オンコロジーナース《oncology nurse》▶がん専門看護師．

おんせいしょうがい《音声障害》voice disorder▶音声をつくり出す呼吸器系や咽頭・喉頭の異常，なんらかの心理的なことが原因で，音声が正常に発せられない状態．

おんせいパソコン《音声パソコン》▶視覚障害者用のパソコン．パソコンにソフトをインストールして使う．文字情報を音声に変換して聞ける．

おんとう《温湯》warm water▶適度な温度の湯．お湯のこと．

おんねつりょうほう《温熱療法》thermotherapy▶温熱刺激により，血液，リンパの循環をよくして新陳代謝を促進することで，体力や自己免疫を高める療法．

◆ ガーグルベースン

か

ガーグルベースン《gargle basin》▶洗面所に行けない場合など，ベッドサイドでうがい水を捨てるときや嘔吐物を受ける簡易式の容器．膿盆ともいう．

ガーゼ《Gaze(独)》▶綿糸を粗く縫った柔らかい布．医療用は滅菌したものを，患部処置の際などに使用する．

ガーゼカウント《gauze count》▶使用前後のガーゼ数を数えておくこと．手術時にガーゼが体内に残る医療事故を防止するため．

ガーゼこうかん《ガーゼ交換》▶患部に使用したガーゼを交換すること．

カーデックス《cardex》▶カード形式の記録紙のこと．患者ごとに，基本情報，治療処置，看護計画などをカードに記入し，看護師間の情報共有を図るもの．

カート《cart》▶手押しの運搬車．医療器具・薬剤などを運搬する．

ガード《GERD》gastroesophageal reflux disorder▶胃食道逆流疾患．胃酸や胃内容が食道へ逆流することによって起こる．不快な自覚症状(胸焼けやのどの違和感)を伴う．食道粘膜が酸によって炎症を起こす．

ガートルだい《ガートル台》▶点滴台．

カーベーエム《KBM》Kondylenbelastungsprothese Münster(独)▶ミュンスター式顆部下腿義足．利点として内外側への安定性があげられる一方，くさびの圧迫・膝関節屈曲位での不安定性も指摘されている．

がい《臥位》▶寝た状態．

がいいんせい《外因性》▶本人の内部ではなく，環境やウイルスなど外部の要因によって症状・反応や疾患が起こること．⇔内因性

がいか《外果》▶外側のくるぶし．腓骨の下部に位置する．⇔内果

かいがい《回外》▶肘を直角に前方に曲げ，腕を水平に保った状態で手のひらを上に向ける運動．⇔回内．

かいがりょうほう《絵画療法》art therapy▶絵画を通じて行う心理療法．自由に絵を描き，言葉では表現できない内面的な問題を読み取り，治療に役立てる．絵に集中することで自身が不安やストレスからも解放される．

かいがん《開眼》▶眼が開いている状態.意識レベルを測る1つの指標とされる.

かいぎゃく《諧謔》▶滑稽,ユーモア.

かいきょう《開胸》▶胸部を開くこと.心臓など胸腔内手術の際に行う.

かいごかてい《介護過程》▶介護を受ける人や障害者などの課題(問題)の解決やニーズを充足していくための過程.過程とは,情報収集,アセスメント,計画,実践,結果・評価(アウトカム),解決という流れをさす.

かいごぎじゅつこうしゅう《介護技術講習》▶介護福祉士国家試験は,筆記試験と実技試験があるが,実技試験は,介護技術講習会を受講し修了認定を受ければ免除される.

かいごきゅうふ《介護給付》nursing care benefit▶①[介護保険]介護が必要と認められた人に給付される介護保険の保険給付.要介護認定されると,要介護度(5段階)に応じて支給される.②[障害者自立支援制度]障害者自立支援法における自立支援給付の1つ.自立支援システムの全体像は,市町村が行う自立支援給付と都道府県が行う地域生活支援事業で構成されている.

かいごきろく《介護記録》nursing care record▶介護を受ける人の記録.複数の介護者や医療専門職員が情報を共有することで,質の高い介護サービスを提供できる.

かいごサービスけいかく《介護サービス計画》care service plan▶利用者のニーズに合わせた適切なサービスを提供するために作成されるケアプランのこと.利用者自身で作成してもよいが,一般的にはケアマネジャーが作成する.

かいごサービスじぎょうしゃ《介護サービス事業者》▶介護サービスを提供する事業者は,介護サービス事業者の所在地によって,国または都道府県,市町村に申請し,指定・許可を受ける.

かいごサービスじょうほう《介護サービス情報》publication of long-term care service information▶介護サービス事業所に,サービスに関する情報を定期的に都道府県知事に報告するよう義務づけ,都道府県知事はその情報をホームページなどで公表する制度.

かいごしえんせんもんいん《介護支援専門員》care manager▶要支援・要介護認定を受けた利用者からの相談を受け,ケアプラン(居宅

サービス計画)を作成し,介護サービス事業者との連絡,調整などを行う.通称ケアマネジャー,略称ケアマネ.

かいごしょくきそけんしゅう《**介護職基礎研修**》▶介護職員の専門性を高める必要性から,介護サービスに従事する職員の共通研修として創設されたが,改正社会福祉士および介護福祉士法で「実務者研修」に一本化された.

かいごタクシー《**介護タクシー**》taxi for aged▶車椅子の人を乗せやすくつくられた特殊な車.助手席や後部座席が外にせり出したり,スロープがついていたり,リフトが付いたタイプなどがある.

かいごにんていしんさかい《**介護認定審査会**》Certification Committee of Needed Long-Term Care▶市区町村に設置され,要介護度を審査・判定する機関.一次判定(コンピュータ判定),主治医意見書,訪問調査員が書いた調査票の特記事項をもとに二次判定を行う.

かいごのひ《**介護の日**》▶11月11日.介護について理解と認識を深め,介護従事者,利用者および介護家族を支援するとともに,国民への啓発を実施する日.

かいごふくしし《**介護福祉士**》certified care worker▶身心の障害により日常生活を営むのに支障がある人の介護を行い,その人や家族に対して介護に関する指導を行う専門職の国家資格.ケアワーカー(CW)ともいう.

かいごふくししこっかしけん《**介護福祉士国家試験**》▶介護福祉士資格を取得するための国家試験.2015年度より受験資格として3年の実務経験と実務者研修を修了することが要件となった.また養成施設を卒業する者も国家試験に合格することが資格要件となる.

かいごふくししようせいしせつ《**介護福祉士養成施設**》▶介護福祉士として必要な知識および技術を修得させるための施設(学校)で,専門学校,福祉系大学などがある.

かいごふじょ《**介護扶助**》long-term care assistance▶困窮のため最低限度の生活を維持できず生活保護を受けている要介護者および要支援者に対して,介護費用の自己負担分(1割)を介護扶助として給付する制度.

かいごふたん《**介護負担**》▶高齢者や障害者の介護に伴う心身の負担のこと.適切に介護負担を評価し,家族の介護負担を軽減する観点

から介護保険制度は導入されたといえる.

かいごほうき《介護放棄》▶ネグレクトともいう．高齢者に対して必要な介護をしない，食事を与えないなど，高齢者虐待防止法では虐待と規定されている．

かいごほうしゅう《介護報酬》▶介護保険制度において，サービス事業者が介護サービスを提供することで支払われる対価．1割は利用者，9割が市町村から支払われる．

かいごほうしゅうのしんさ・しはらい《介護報酬の審査・支払い》▶介護サービスを提供した事業所や施設からの報酬請求が，適正かどうか審査して支払う．市町村から委託を受けた国民健康保険団体連合会（国保連）が請求・支払窓口となる．

かいごほけん《介護保険》 long-term care insurance act ▶ 2000年に施行された社会保険制度．保険者は市町村，あるいは広域連合．被保険者は原則として40歳以上のすべての国民で，要介護，要支援認定によって自己負担1割で給付を受けられる．

かいごほけんざんていひほけんしゃしょう《介護保険暫定被保険者証》
▶→「介護保険資格者証」参照

かいごほけんしかくしゃしょう《介護保険資格者証》▶要介護・要支援の認定申請から介護保険被保険者証が交付されるまでの期間，介護保険被保険者証の代わりに発行される．

かいごほけんじぎょうけいかく《介護保険事業計画》 insured long-term care service plans ▶介護保険の保険給付を円滑に実施するための地方自治体の計画で，市町村が策定する「市町村介護保険事業計画」と，都道府県が策定する「都道府県介護保険事業支援計画」がある．

かいごほけんしせつ《介護保険施設》 nursing care insurance facilities ▶介護保険サービスで利用できる施設．介護保険法に基づいて都道府県知事の指定を受けた施設．介護老人福祉施設，介護老人保健施設，介護療養型医療施設の3種類がある．

かいごほけんしんさかい《介護保険審査会》 establishment of certification committee for long-term care insurance ▶各都道府県に設置され，市町村での要介護認定に対する不服申請に対応する機関．被保険者を代表とする委員3名，市町村代表3名，3名以上の公益を代表する委員で構成される．

かいごほけんひほけんしゃしょう《介護保険被保険者証》▶介護保険の被保険者(40歳以上)に交付される保険者証．介護保険サービス利用のために必要なもの．65歳以上を第1号被保険者，40～65歳未満を原則第2号被保険者とする．

かいごほけんふたんげんどがくにんていしょう《介護保険負担限度額認定証》▶サービス利用者で，低所得者の食費や部屋代は，所得の状況に応じて負担額が区分され(第1段階～3段階)，負担の上限額(負担限度額)が決まっている．申請により交付される．

かいごほけんほう《介護保険法》Public Nursing Care Insurance Law▶加齢や疾患などで介護や支援が必要になった人に，自立した日常生活を営むために必要な保健医療・福祉サービスを給付するために創設された制度．2000年(平成12年)施行．

かいごよぼう《介護予防》preventive care▶介護が必要な状態にならないように早めの予防策をとるという考えのもと，2005年の介護保険制度改革(介護保険改革)で要介護制度と区別して，要支援制度が導入された．

かいごよぼうケアプラン《介護予防ケアプラン》▶要支援認定の人に作成される介護予防サービス計画や，要支援予備軍の65歳以上の人(二次予防事業対象者)のための介護予防支援計画をいう．地域包括支援センターで作成．

かいごよぼうケアマネジメント《介護予防ケアマネジメント》▶要支援予備軍の高齢者に対する「介護予防事業」についてのケアマネジメントと，要支援認定者に行われる「介護予防給付」のケアマネジメントをさす．

かいごよぼうサービス《介護予防サービス》preventive long-term care service▶要支援1・2の認定者に対して提供されるサービス．現在の健康，身体の機能を維持・改善し，要介護状態になるのを予防するサービス内容となる．

かいごよぼうサービスけいかく《介護予防サービス計画》▶要支援1・2の認定者が介護予防サービスを適切に利用できるように，事業者である地域包括支援センターの保健師などが本人や家族の意見，希望を聞いてサービス内容を計画する．

かいごよぼうサービスじぎょうしゃ《介護予防サービス事業者》▶

「人員,設備および運営に関する基準」を満たす場合に県から指定を受ける.2006年の「介護保険法」の改正により,指定の効力に6年間の有効期間が設けられた.

かいごよぼうしえん《**介護予防支援**》preventive long-term care support▶認定された要支援者が,サービスを適切に利用できるように,地域包括支援センターの職員が事業者などと連絡・調整を行って支援すること.

かいごよぼうじぎょう《**介護予防事業**》care prevention service▶介護保険の地域支援事業の1つ.65歳以上すべての高齢者対象の「介護予防一般高齢者」事業と,要支援,要介護になる可能性の高い高齢者対象の「介護予防特定高齢者」事業がある.

かいごりょうようがたいりょうしせつ《**介護療養型医療施設**》sanatorium medical facility for the elderly requiring long-term care▶療養型病床群であり,病状は安定しているが,長期にわたる医療管理を必要とする要介護者が対象.介護施設の整った施設(病院)で医療や介護が受けられる.

かいごりょうようがたろうじんほけんしせつ《**介護療養型老人保健施設**》▶老人保健施設(老健)のことで,従来の老健では医療必要度の高い患者の受け入れが難しかったが,2008年に新設された新型老健は,従来よりも医療機能が強化された介護療養型老健.

かいごろうじんふくししせつ《**介護老人福祉施設**》facility covered by public aid providing long-term care to the elderly▶介護保険施設の1つで,特別養護老人ホームのこと.常に介護が必要だが在宅介護ができない要介護者が,日常生活の介護や健康管理を受けられる.

かいごろうじんほけんしせつ《**介護老人保健施設**》long-term care health facility▶介護保険施設の1つ.老人保健施設であり,リハビリテーションに重点をおいた要介護者が対象.医学的な管理のもと,看護や介護,リハビリテーションが受けられる.

カイザー《**Cesarean section**》▶帝王切開を意味する「カイザーセクション」の略.自然分娩が,母子両方,もしくはどちらかに危険が伴う場合,子宮を切開して胎児を娩出する手術.

カイザー(シュニット)《**Keiserschnitt(独)**》▶ドイツ語で帝王切開を意味する.

かいじょけん《介助犬》assistance dogs ▶身体障害者のためにパートナーとして働く補助犬.「介助犬」は厚生労働省が指定した指定法人が認定した犬をいう.

かいじょようくるまいす《介助用車椅子》▶移動に必要な操作を介助者が行える車椅子.介助専用車は通常,ハンドリムがなく,後輪が自操式より小さく軽量である.グリップ部分にブレーキレバーが付いていることが多い.

かいしん《回診》▶各病室を回り,1人ずつ患者を診察していくこと.

かいしんしゃ《回診車》▶各病室を回って看護処置を行うために,必要な物品や患者データ,血圧計などの装置を運搬するカート.台車,ワゴン.

カイゼル(シュニット)《Keiserschnitt(独)》▶ドイツ語で「帝王切開」を意味する.「カイザー」と同じ.

かいせん《回旋》▶①特定される身体の部分を中心とし,回転する運動.②胎児が産道を通るときに,回転したり屈曲したりする動き.

かいせん《疥癬》▶ダニの1種である疥癬虫の寄生により,激しいかゆみが生じる伝染性皮膚疾患.

がいせん《外洗》▶外陰部洗浄の略.自分で清潔を保てない患者の,外陰部を洗浄すること.

がいせん《外旋》▶回旋運動の1つ.長軸を中心に外側に向ける運動.

がいそう《咳嗽》cough ▶咳.気道粘膜の刺激により起こる急激な強い息.

がいそうはんしゃ《咳嗽反射》▶咳反射ともいう.異物や分泌物などの刺激により,反射的にせきが起こる現象.

かいそうほう《回想法》reminiscence, life review ▶心理療法の1つ.主に高齢者を対象とし,人生の歴史や思い出を受容的・共感的な態度で聞くことが基本的姿勢.個人回想法とグループによる回想法がある.

かいたつ《介達》▶患部とは離れた部分を刺激すること.⇔直達

かいたつけんいん《介達牽引》▶牽引療法の1つ.首や腰の皮膚や筋肉を介して牽引し,骨に力を加えること.骨のずれや圧迫,脊椎に起因する症状の軽減をはかる.骨に直接牽引力を働かせる方法は,直達牽引といわれる.

かいだんしょうこうき《階段昇降機》▶高齢者や障害者を乗せて階段

を上下できる昇降機のこと．キャタピラーを付けて階段を上下する可搬型階段昇降機と，階段にレールを付けて階段を上下する固定型階段昇降機がある．

ガイダンス《guidance》▶説明，指導．治療・看護に関する新たな決定事項などに関して行う説明．

かいだんののぼりおりかいじょ《階段の上り下り介助》▶階段の上り下りを介助する場合の介助者と非介助者の関係．階段の手前で非介助者と一列に並び，声かけをしながら非介助者のペースに合わせてゆっくりと上り下りする．

がいてん《外転》abduction▶腕・足などの関節部分の運動で，体の左右の中心線から遠くなる向きに動くこと．⇔内転

かいてんせいめまい《回転性めまい》▶自分や周りが回転しているように感じるめまい．内耳の異常が原因の1つとされる．

ガイドヘルプサービス《guide help service》▶→「手引き歩行」参照

ガイドライン《guideline》▶医療の指針．標準的な治療を表した手引．

ガイドワイヤー《guide wire》▶冠動脈疾患の治療時に，血管壁を傷つけないように病変まで医療器具を誘導するワイヤーのこと．

かいない《回内》▶肘を直角に前方に曲げ，腕を水平に保った状態で手のひらを下に向ける運動．⇔回外

かいにゅう《介入》▶看護介入のこと．患者が本来持っている能力を引き出し，健康へと導く行為．その時々の状態を見極め，患者に適したかかわり方をすること．

がいにん《外妊》▶子宮外妊娠の略．

かいば《海馬》▶大脳の辺縁系の一部．脳の内部にある古い大脳皮質の部分．情動の発現と行動，記憶に関係する．新しい記憶を認知・整理し，大脳皮質に送り，記憶する．

かいはくしょくべん《灰白色便》▶灰白色の便．胆汁に含まれるビリルビン色素がないため，灰白色になる．肝臓，膵臓疾患，とくに黄疸の極期でみられる．

かいふく《開腹》▶腹腔内臓器の疾患や腹部外傷の手術のため，腹部を開くこと．

かいふくきリハビリテーション《回復期リハビリテーション》recovery rehabilitation▶急性期を脱し在宅復帰を目指す時期でのリハビリ

◆ かいふくきリハビリテーション

テーション．リハビリ医や理学療法士（PT），作業療法士（OT），言語聴覚士（ST）らの支援で集中的な訓練に取り組む．

がいぶサービスりようがたとくていしせつにゅうきょしゃせいかつかいご《**外部サービス利用型特定施設入居者生活介護**》▶ケアハウスや有料老人ホームなどの特定施設で，ケアプラン作成を施設職員が作成して，サービスは外部のサービス事業者に委託する生活介護．

かいよう《**潰瘍**》▶皮膚や粘膜がただれること．真皮・皮下組織まで組織欠損が及ぶこと．気道，血管，臓器に生じることもある．

がいよう《**外用**》▶皮膚から直接薬物を効かせること．外用薬などと表現される．

がいらいリハビリテーション《**外来リハビリテーション**》▶通院リハビリテーションともいう．入院中のリハビリテーションに引き続き，退院後も通院可能な患者に医療保険を使い提供するリハビリ．

かいろ《**回路**》▶生体の代謝経路のこと．循環を示す．例として，クエン酸回路，トリカルボン酸回路など．

がいろう《**外瘻**》▶瘻孔．臓器が管状に皮膚に開口している状態．胃が体表とつながっている場合は胃瘻．

カイロプラクティック《**chiropractic**》▶疾病の原因が脊椎などの椎骨（運動分節）の構造的，機能的なゆがみにあるとして，そのゆがみを手技により調整することで改善する療法．

カウプしすう《**カウプ指数**》▶肥満・やせを判定する．幼児の体格を判定する指数．体重(g)÷身長(cm)^2×10で求められる．22以上：肥満，22〜19：肥満傾向，19〜15：正常，15〜13：やせ，13以下：栄養失調やせ．乳児に用いられていたが，現在は満1歳から就学前までの幼児に使われる．

カウンセリング《**counseling**》▶広義の心理療法．面談によって，患者の抱える心理的・精神的な問題や悩みに対し，カウンセラーが専門的な知識や技術を用いて助言・援助を行うこと．傾聴，受容，共感する姿勢が重要とされる．

カウンターショック《**counter shock**》▶電気刺激による心肺蘇生法．電気的除細動．心停止の際に行われる．

ガウンテクニック《**gown technique**》▶感染防止のため身につける，ガウン・キャップ・マスクの着脱技術．

かがくこきゅう《**下顎呼吸**》▶努力呼吸の1つ．重症疾患の末期にみられる．呼吸困難のため，下顎を動かし口を開いて呼吸をすること．

かがくりょうほう《**化学療法**》▶一般的にはがん治療の1つ．注射や内服など薬剤(抗がん薬)を使用する方法．がん治療はほかに，外科法，放射線療法がある．

かかつどうぼうこう《**過活動膀胱**》overactive bladder▶主に尿意切迫感を症状とする疾患．頻尿または夜間頻尿を伴い，切迫性尿失禁に至る場合もある．OABと略されることもある．

かかりつけい《**かかりつけ医**》▶体調を崩したときなど，日常的な診療や健康管理をしてくれる地域の身近な医師．

かかわりをしめすいつつのきほんどうさ《**かかわりを示す5つの基本動作**》▶自分が相手に関心をもっていることを示す5つの基本動作．「SOLER理論(G, Egan)」ともいわれる．コミュニケーション技術の1つ．

かかんき《**過換気**》▶呼吸困難の原因の1つ．必要以上の肺内ガス交換が行われ，血液中の二酸化炭素濃度の減少や呼吸性アルカローシスによって種々の症状が引き起こされる．ストレス・不安が誘因となることが多い．

かくおうだん《**核黄疸**》▶新生児の血液中のビリルビンが増え，皮膚だけでなく大脳基底核にまで黄色の色素沈着を起こすこと．黄疸の重篤な症状で，神経細胞が破壊される．

かくしゅつ《**喀出**》▶痰や唾などを，咳によって吐き出すこと．

かくせい《**郭清**》▶悪性腫瘍摘出の手術時に，予防措置として転移の疑いがある周囲の組織やリンパ節をすべて取り除くこと．

かくだいどくしょき《**拡大読書器**》closed circuit TV；cctv▶モニター画面に文字を大きく映し出す機器．視覚障害者の日常生活用具にも認定されており，補助金給付の対象となる．卓上型やポータブル型，携帯型などがある．

かくたん《**喀痰**》▶痰を喀出すること．または吐き出した痰．色・量・性状などから疾病の診断材料となる．

かくちょうきざつおん《**拡張期雑音**》▶心音の聴診時に聞こえる雑音．心臓の拡張期のⅡ音と次のⅠ音の間に聴こえる．僧帽弁狭窄症により出現することが多い．ほかに，大動脈弁閉鎖不全症，肺動脈弁閉

鎖不全症など，弁膜疾患が考えられる．

かくてい《**確定**》▶はっきりと定まること．「確定診断」などとして使われる．

かくていしんだん《**確定診断**》▶初期症状から疾患を推定し，類似したほかの疾患と区別し，最終的に患者の症状に最も適した診断を下すこと．

かくばり《**角針**》▶手術時の縫合に使われる針の1種で，断面が多角形のもの．皮膚などのしっかりした組織の縫合に使用される．断面が丸いものは丸針といい，粘膜や血管などの柔らかい組織を縫合する場合に用いられる．

かくり《**隔離**》▶①感染防止の医療行為．感染経路を遮断するため，感染症の患者をほかの人たちから離しておくこと．②精神科医療上，患者が，静穏な環境が必要な場合，自殺のおそれ・他人に危害を加えるおそれがある場合，個室に移すなどの行動制限をすること．

かこうせい《**下行性**》▶下へ向かう性質のこと．中枢から抹消へ向かうなど，神経経路で使用される．⇔上行性

がこうそう《**鵞口瘡**》thrush ▶口腔粘膜や舌に白斑を生じる感染症で，カンジダ・アルビカンス(鵞口瘡菌)による．乳幼児に多い．

かこきゅう《**過呼吸**》▶呼吸が早く浅くなり，血液中の酸素と二酸化炭素のバランスが崩れ，二酸化炭素が減って呼吸困難になること．てんかん発作，過呼吸症候群，パニック障害のほか，過度の痛みが原因となることもある．

かごしゅ《**過誤腫**》▶良性腫瘍の1つ．組織や臓器を構成する成熟した細胞が，通常より多くつくられて奇形を成している状態．腫瘍と奇形(形態発生異常)の中間的な性格の病変．

かしそうぐ《**下肢装具**》ankle foot orthosis；AFO ▶下肢各部位に装着する装具．立位・歩行に欠かせない「脚の機能」をサポートする．疾患状態や生活スタイルに応じてさまざまなタイプがある．

ガス《**gas**》▶排ガス，おならの慣用的な表現．

かすいしゅ《**下垂手**》▶橈骨神経の麻痺により，手首・指が垂れ下がった状態．手首の背屈と手指の付け根の関節が伸ばせなくなる．

ガストロ《**gastrographin**》▶胃カメラを意味する「ガストログラフィン」の略．

ガストロボタン《gastrobutton》▶直接胃に栄養を入れる際に使われる，ボタン式胃瘻カテーテル．導入する際，皮膚表面に取り付けるボタン部分をいう．皮膚から腹壁を通し胃に取り付けるので，アレルギーの起こりにくいシリコン製でつくられている．

かせいにんちしょう《仮性認知症》pseudodementia▶高齢者で実際の知能低下がないにもかかわらず，あたかも認知症であるかのような症状を示す状態をいう．多くは強い精神的なショックや長期にわたるストレスなどが原因．

かぞくかい《家族会》family association▶同じ障害や病気をもつ人を身内に抱える家族が集まり，同じ悩みを語り合い，お互いが情報交換や情報発信をして支え合う会．

かぞくかいごしえんじぎょう《家族介護支援事業》▶介護保険制度の実施と併せ，高齢者を介護している家族の身体的，精神的，経済的負担の軽減をはかる家族支援対策事業．

かぞくせい《家族性》▶ある疾患が特定の家系に起こりやすいこと．遺伝性のことが多い．

かそくほこう《加速歩行》▶パーキンソン病の特徴的な症状の1つ．歩行し始めるとだんだん加速してしまい，すぐに止まることができなくなること．

かぞくりょうほう《家族療法》family therapy▶家族は，個々人が互いに影響を与えあう1つのシステムとして考え，家族全員を対象にしたカウンセリングを行い，問題の改善を図ること．

かたいぎそく《下腿義足》muley leg，below knee prosthesis▶膝から下の切断で用いる義足のこと．下腿義足は膝部分を覆うソケット，膝継ぎ手，足継ぎ手，足部からなる．膝から上を切断してつくる義足は大腿義足．

かだいぶんせき《課題分析》task analysis▶個別性のある介護支援サービスを実践するために，要介護者の残存能力やすでに提供されているサービス，生活環境などの評価を通じて，要介護者の実情・問題点を整理していくこと．

かだいぶんせきひょう《課題分析票》▶介護保険のアセスメント時に，ケアマネジャーが利用者の状態を客観的・専門的に把握するために使う分析票のこと．質問項目が並んだものや，自由に書き込む方式

などいくつかの形式がある.

かだいぶんせきひょうじゅんこうもく《**課題分析標準項目**》▶介護支援専門員の個人的な考え方や手法の排除という視点から,アセスメントを行うとき目安となる項目を厚生労働省が示したもの.基本情報と課題分析に関する質問項目からなる.

かたこきゅう《**肩呼吸**》▶努力呼吸の1つ.喘息などで呼吸困難になったとき,肩を上下させてることにより,呼吸補助筋を動かして行う呼吸.

かたまひ《**片麻痺**》▶身体の左右どちらか半分に麻痺がある状態.

カタル《**catarrhal**》▶粘膜の炎症で,粘液や浸出液を伴うもの.

カタレプシー《**catalepsy**》▶緊張性統合失調症の1つ.強硬症.不自然な姿勢のまま固定されて動けなくなる状態.

かっけつ《**喀血**》▶咳とともに大量の血液を吐き出すこと.咽頭,気管,気管支,肺など呼吸器系の疾患の症状.単に血が混じるものは血痰.食道,胃など,消化管からの出血は吐血.

かつじぶんしょよみあげそうち《**活字文書読み上げ装置**》▶音声コードをスキャナで読み取り,音声に変換して出力する視覚障害者用装置.2003年に厚生労働省の視覚障害者用「日常生活用具給付事業」の対象機器となった.

がっぺいしょう《**合併症**》▶ある疾病にかかっているときに,それが原因でほかの疾病を引き起こすこと.

かつめん《**割面**》▶分割したときの内面.手術で取り出した腫瘍などを詳しく調べる際に行う.

カテ《**catheter**》▶カーテルの略.

かていないじこ《**家庭内事故**》domestic accident▶不適切な介護や環境が原因で,家庭内で起きる転倒・転落,浴槽内での溺死や溺水,食物の誤嚥,煙・火および火炎への曝露などの事故をさす.

かていないじこのぼうし《**家庭内事故の防止**》▶高齢者や障害者,乳児に多い家庭内事故の防止のために,多職種が協働して環境整備や家族介護者への適切な指導や助言を行うこと.

かていようけつあつけい《**家庭用血圧計**》home blood pressure▶病院や施設で使用する専門的な血圧計ではなく,簡単に血圧測定ができる手頃な血圧計.上腕,手首,指先などで測るタイプがある.

カテーテル《catheter》▶中空の柔らかい管．胸腔・腹腔，消化管・尿管，血管などに挿入し，体液の排出，薬液などの注入に用いる．用途により太さや材質が異なる．

カテーテルにょう《**カテーテル尿**》▶カテーテルにより無菌的に採取した尿．

カテコールアミン《catecholamine》▶体内の神経細胞，または副腎髄質で生成・合成される神経ホルモンで，アドレナリン，ノンアドレナリン，ドーパミンなどがある．神経伝達物質としての機能をもつ．CAと略されることもある．

カテチ《**カテーテルチップ**》▶栄養チューブなどに接続して栄養剤や薬剤などを注入するカテーテルチップの略．

カテランしん《**カテラン針**》▶長針のこと．局所麻酔など，体の深部に注射する際に用いる．皮下や筋肉，血管などに使用する注射針より長い．

かどう《**寡動**》▶日常の習慣的動作や随意運動に時間がかかること．始めるまで，また始めても，きわめて緩慢な動作になること．パーキンソン病の特徴の1つであることが多い．精神障害や心因反応として生じる場合もあり，表情や動作が少なくなる．

かどうりつ《**稼働率**》▶病床利用率のこと．病院のベッドがどの程度稼動しているのかを示す指標．100％に近いほど，効率的に利用されているということになる．病院経営をはかる1つの指標とされる．

カニューレ《Kanule(独)》▶人工チューブ．カテーテル．医療用の管．とくに，酸素吸入のための管をさす．

カニュレーション《cannulation》▶カニューレ(カテーテル)を体内に挿入すること．

カヌラ《cannula》▶カニューレ．酸素呼吸を行うために，とくに鼻腔に取り付ける器具．

かはんがたかいだんしょうこうき《**可搬型階段昇降機**》▶車椅子にキャタピラーを取り付け，そのキャタピラーが階段を一段ずつとらえて上り下りを行う昇降機．

かひ《**痂皮**》▶かさぶた．壊死した皮膚，血液などが固まったもの．

カフ《cough》▶咳嗽．咳のこと．

ガフキーごうすう《**ガフキー号数**》Gaffky scale▶結核における喀痰の

◆ ガフキーごうすう

塗抹標本のこと．痰の一部を専用液で薄め，結核菌の有無を判断する．ガフキー度数で菌の多さを表す．

カマ《化マ》magnesium oxide ▶酸化マグネシウムを意味する「カテイマグネシア」の略．または酸化マグネシウムの「化」「マ」から，「化マ」と称される．制酸薬，緩下薬，尿路シュウ酸カルシウム結石の発生予防として使われる．

かめんようがんぼう《仮面様顔貌》mask like face ▶無表情，まばたきが少ない，一点を見つめるような顔つきなど，特有の顔貌を呈する．パーキンソン病やうつ病で多くみられる．

かゆじょうべん《粥状便》▶下痢便．不定形の非常に緩い便．急性と慢性があり，慢性の場合は重要な疾患が隠れていることもある．

かようしょうこうぐん《過用症候群》▶過度の運動・訓練により起こる運動機能の低下や障害をいう．高齢者の場合，運動は低負荷で反復回数を多くするなどの工夫が必要．

カラー《cervical collar》▶襟の意味から，頸部を負傷した際に装着する固定具のこと．

からのすしょうこうぐん《空巣症候群》empty nest syndrome ▶子どもが自立した後などの中高年女性に好発する症候群．無気力，無関心，孤独感などのうつ状態を指す．

カリ《kalium》▶カリウムの略．

カリウム《kalium》▶アルカリ金属元素．元素記号はK．生命活動の維持・調節に重要な電解質の1つ．心臓の筋肉の働きや神経の興奮を助ける．血液中のカリウム値の高低によって，症状が異なる．

ガリウムシンチ《gallium scintigraphy》▶ガリウムの性質を利用した核医学検査の1つ．悪性腫瘍，とくに悪性リンパ腫や炎症性病変の診断に行われる検査．

カリウムポンプ《potassium pump》▶膜に存在する輸送体．細胞外のカリウムイオンを細胞内に輸送すると同時に，ナトリウムイオンや水素イオンを細胞外に搬出することにより，電気的中性が保たれる．

カリキュラム《curriculum》▶教育課程．一定の教育の目的に合わせた教育内容と，修業年限の間で教育と学習を総合的に計画したもの．

かりょう《化療》▶化学療法の略．

かりょう《加療》▶けがや病気を治すこと．治療．

カルシウム《calcium》▶アルカリ土類金属元素．元素記号はCa．ミネラルの1種で，骨や歯に多く存在する．高齢により吸収が低下するなどしてカルシウムが不足すると，体の細胞や機能に影響し，骨粗鬆症になりやすい．

カルシウムポンプ《calcium pump》▶イオンポンプの1種．細胞膜にある機能．細胞内と細胞外のカルシウムイオン濃度を調節する．

カルチ《carcinoma》▶悪性腫瘍．がんを意味する「カルチノーマ」の略．

カルチノイド《carcinoid》▶腫瘍の1つで，境界悪性腫瘍に分類される．

カルチノーム《Karzinom(独)》▶ドイツ語でがんを意味する．カルチと同じ．

カルテ《chart》▶診療記録．

ガレン《gallenblase》▶胆嚢を意味する「ガレンブラーゼ」の略．

ガレンブラーゼ《Gallenblase(独)》▶ドイツ語で胆嚢を意味する．略してガレンともいう．

ガワーズちょうこう《ガワーズ徴候》▶登はん性起立．腰帯筋の筋力低下のため，すぐに立ち上がれず，手を膝に付きながら徐々に上部に移動させて，大腿部を押しながら自分の体をよじ登るように立ち上がる起立方法．デュシェンヌ型筋ジストロフィーの経過中に出現する．

かんいよくそう《簡易浴槽》▶在宅で，寝たきりや障害をもち1人では入浴できない人を入浴させるためのポータブル浴槽．空気注入してつくる浴槽から，巡回入浴車までさまざまなタイプがある．

かんおう《陥凹》▶へこみ，くぼみ．

かんおんせいなんちょう《感音性難聴》sensorineural deafness▶内耳から聴神経にかけての機能障害．音の電気信号が脳へうまく伝わらず，そのため内容がはっきりしない難聴．聴神経の問題なので，補聴器効果は低いとされる．

かんかい《寛解(緩解)》remission▶症状が好転すること．疾患の症状が，一時的または継続的に軽快・消失し安定した状態．

かんかくきおく《感覚記憶》sensory memory▶記憶には，記憶が保たれる時間によって，感覚記憶，短期記憶，長期記憶がある．見たもの，聞いたものなど外から得られた情報が瞬間的に記憶されるもの

◆ かんかくきおく

が感覚記憶である.

かんかくしつご《感覚失語》sensory aphasia▶言語中枢が損傷されて言語機能が失われ,「話す,聞く,読む,書く」が不自由になる症状をいう.損傷の部位により,障害の程度や種類はさまざま.

かんかくしょうがい《感覚障害》disturbance of sensation▶触覚,痛覚,温度覚,振動覚,位置覚,聴覚,嗅覚,味覚など,あらゆる感覚の鈍化,障害のことをいう.

カンガルーケア《kangaroo care》▶母子のスキンシップを重視したケアの1つ.乳児を母親の裸の胸に接触させながら保育することにより,子どもの健全な心身の発達を促そうとするもの.

がんき《含気》▶空気を含むこと.

かんき《肝機》▶肝機能の略.

かんきょうせいぎょそうち《環境制御装置》environmental control systems▶身体障害者などが意思の伝達を,呼気やまばたきなどによって電気機器などを操作できる電気機器装置のこと.

ガンクシュテールンク《Gangstörung(独)》▶ドイツ語で歩行障害を意味する.自力での歩行が困難である状態.

ガングリオン《ganglion》▶結節腫.手足・膝などの関節にできる腫瘤.良性であることが多い.

かんげざい《緩下剤》▶下剤の1つで,中程度の比較的穏やかなもの.効き目の強いものを峻下剤,もっとも緩やかなものを軟下剤という.

かんけつせい《間欠性》▶時間や日を置いて,症状が起こったりやんだりすること.

かんけつせいはこう《間欠性跛行》▶血管硬化性間欠性歩行困難症.歩行障害の1つ.疼痛などにより歩行困難が生じるが,休息すれば再び歩行可能となる.下肢の動脈硬化や閉塞性動脈炎などの血行障害が原因とされる.

かんけつてき《観血的》▶身体にメスを入れたり縫合したりする外科手術など,出血が必要となる処置のこと.

かんけつねつ《間欠熱》intermittent fever▶平熱と高熱とが,交互に現れる熱の型のこと.1日の体温差が1℃以上ある場合.マラリア,回帰熱などでみられる.

がんけん《眼瞼》▶まぶた.

かんごけいかく《看護計画》nursing care plan▶一人ひとりの患者に適切な看護を提供するために,具体的な目標と計画を立案すること.

かんごこんなん《喚語困難》difficulty of word recall▶言いたいことが頭ではわかっているのに,言葉が出てこない状態.大脳の言語野の病的変化により起こる.アルツハイマー型認知症や失語症でみられるが,その程度はさまざまである.

かんこつ《寛骨》▶仙骨,尾骨とともに骨盤を形成する厚い板状の大きな骨.骨盤の前および側壁をなす.「8」の字に似た形態.下肢の種々の筋の起始部である.

かんさ《感作》▶①生体を,ある抗原に対し敏感な状態にすること.特定の抗原を与え,アレルギーを起こしやすい状態をつくる.②血清学的診断法として,試験管内で抗原と抗体を結合させること.

かんさ《監査》▶医療監視.保健所による病院,診療所,助産所への立ち入り検査.医療法第25条により,都道府県知事,保健所を設置する市の市長,特別区の区長が命じ,毎年行われるとされている.

がんざい《丸剤》▶服用しやすくするため丸く固めた薬剤のこと.

かんし《鉗子》▶金属製の医療器具の1つ.外科手術や処置の際に使われ,組織や異物,物品をつかむハサミ様のもの.クランプともいう.

かんじ《患児》▶小児患者.病気,けがをしている子どものこと.

がんし《眼脂》▶目から出る分泌物のこと.一般的に目やにといわれる.

かんじくたい《巻軸帯》▶包帯.

かんしつ《間質》▶組織や器官などの実質を支える結合組織.血管,神経,膠原線維,繊維芽細胞など.ストローマ,基質ともいう.

かんしゅだい《肝腫大》▶肝臓が腫れて正常な範囲よりも大きくなること.感染症,寄生虫,悪性病変(腫瘍),心不全,先天性心疾患,代謝障害など,さまざまな原因が考えられる.

かんじょうしっきん《感情失禁》emotional incontinence▶ほんの少しの刺激で感情が高ぶり,喜怒哀楽が激しくなること.抑制できない状態になること.動脈硬化症,認知症にみられることが多い.情動失禁ともいう.

かんじょうひょうしゅつ《感情表出》▶感情を表すこと.

がんしん《眼振》▶眼球振盪症(しんとう)の略.眼球が不随意に往復運動する状態.原因として,神経や脳の疾患が考えられる.

かんせつ《肝切》▶肝臓切除の略．肝細胞がんなどのため，外科手術により肝臓を切除すること．

かんせつえんじょぎじゅつ《間接援助技術》indirect social work▶要援護者の問題解決のために本人に直接援助するのではなく，地域社会を組織化したり，福祉施設の改善・再編成などの取り組みによって，間接的な援助を行う技術．

かんせつかどういき《関節可動域》range of motion▶→「ROM」参照

かんせつかどういきくんれん《関節可動域訓練》range of motion exercise▶関節可動域の拡大と維持を目的に行う訓練．自力で関節を動かす自動訓練，機械や他力で動かす他動訓練がある．個人個人の状態や必要性に合わせてプログラムされる．

かんせつこうしゅく《関節拘縮》arthrogryposis▶脳血管障害などにおいて二次的に発生する．関節が硬くなり，完全に（関節可動域100％まで）は曲がらないか，あるいは完全には伸びきらない状態をいう．

かんせん《乾癬》▶皮膚が角質化する慢性皮膚疾患．皮膚が赤くなりかゆみを伴う．湿潤状態の後，銀白色のかさぶたが付着して，それがはがれ落ちる，という症状が続く．感染症ではない．

がんぜんあんこくかん《眼前暗黒感》▶目の前が急に暗くなりふらつくこと．立ちくらみ．ひどい場合は失神に至る．脳の虚血状態によって起こる．

かんせんしょうのよぼうおよびかんせんしょうのかんじゃにたいするいりょうにかんするほうりつ《感染症の予防及び感染症の患者に対する医療に関する法律》Act on Prevention of Infectious Diseases and Medical Care for Patients Suffering Infectious Diseases▶→「感染症予防法」参照

かんせんしょうよぼうほう《感染症予防法》Infectious Diseases Control Law▶法律の対象となる感染症を，感染力や症状の重篤性に基づいて，1類〜5類の感染症に分類し，さらに指定感染症，新感染症について定めた．1998年制定，2003年10月に改正・公布され，2003年11月より施行．

がんそう《含嗽》▶うがい．水などで口をすすぐこと．

かんそく《患側》affected side▶麻痺や障害のある半身や部位側のこと．身体を正面から見て，脳血管障害などで麻痺障害を受けた片側

を患側，麻痺障害を受けていない側を健側という．

かんたい《間代》▶筋肉や腱が不随意に伸長されたときに生じ，収縮・弛緩を繰り返す運動．クローヌスともいう．

かんたいせいけいれん《間代性痙攣》▶筋肉や腱が，不随意に急速に収縮・弛緩を繰り返し，痙攣が引き起こされること．てんかんの大発作時にみられる．

かんちゅう《関注》▶関節腔内注射の略．関節炎や変形性関節症などで，関節包内に痛みの原因があるときに行われる．

かんちゅう《管注》▶側管注射の略．

ガンツ《Swan-Ganz's catheter》▶肺動脈カテーテルである「スワンガンツカテーテル」の略．心拍出量や，肺動脈圧，右心室圧，右心房圧など，心機能を連続的に測定するために使用するカテーテル．

かんとん《嵌頓》▶腸管や子宮などの内臓器官が，腹壁の間隙から飛び出し，筋肉に締めつけられて元に戻らなくなった状態．

かんにゅう《嵌入》▶はまり込むこと．例として，足の親指などに生じやすい巻爪を嵌入爪，肛門手前で便が固まり排便障害を起こすことを嵌入便，というように使われる．

かんにゅうそう《嵌入爪》ingrowing nail▶爪の先端や両角が皮膚に食い込んだ状態になること．ひどくなると炎症や感染を起こし，歩行に支障をきたす．

かんにゅうべん《嵌入便》impacted feces▶高齢者に多くみられる排便障害．硬便(硬い便)が肛門を塞ぎたまった状態．しかし，周囲の液状便は漏出し，便失禁となる．

かんねんほんいつ《観念奔逸》flight of ideas▶考えが次々と方向も決まらずにほとばしり出る状態．躁うつ病の躁状態によくみられる症状である．

かんのう《還納》▶元に戻すこと．例として，飛び出した内臓を完全に腹腔内に戻す還納性ヘルニア，というように使われる．

カンファ《conference》▶カンファレンスの略．

カンファレンス《conference》▶会議，打ち合わせ．臨床現場では，症例検討会や，チームでの仕事内容の問題点や，問題のある患者について解決策を見出す話し合いのことを意味することが多い．

カンフル《camphor》▶強心薬として用いられたが，作用が不確実と

して使用は制限されている.

かんべつ《鑑別》▶症状,検査結果などを鑑定し,診断を確定すること.

かんぼつこきゅう《陥没呼吸》▶努力呼吸の1つ.息を吸い込むとき胸の一部が陥没する状態の呼吸.呼吸障害で,胸腔内が強い陰圧状態になることによりみられる症状.喘息,新生児・未熟児の特発性呼吸窮迫症候群などが原因とされる.

ガンマジーティーピー《γ-GTP》 γ-glutamyl transpeptidase ▶ γ-グルタミン・トランスペプチターゼのこと.肝臓の解毒作用にかかわる重要な酵素で,肝機能の指標とされる.

かんメタ《肝メタ》▶がんの肝臓転移のこと.メタはmetastasis(転移)の略.

かんりえいようし《管理栄養士》registered dietitian ▶国家資格で厚生労働大臣の免許を受けて,専門的知識をもって個人の健康保持増進のための栄養の指導などを行う.

かんりゅう《灌流》▶組織や臓器に,人為的に血液を流すこと.

かんれいりょうほう《寒冷療法》crymotherapy ▶アイシングのことで,寒冷刺激を局所および全身表面に与えて,痛みや炎症を和らげる療法.

かんわケア《緩和ケア》palliative care ▶がんに伴う身体と心の痛みを和らげ,患者と家族がその人らしく過ごせるように,さまざまな問題を早期に発見し,的確なアセスメントと治療を行う.

きいこきゅう《奇異呼吸》▶正常な呼吸とは逆に,息を吸うときに胸郭が収縮し,吐くときに膨張する異常な呼吸運動のこと.

キーパーソン《key person》▶医療,看護,介護を行ううえで,患者以外に最終決定をくだす要となる人.患者の家族や親族のうち,もっとも大きな影響を全体に及ぼす「鍵となる人物」のこと.

キープ《keep》▶状態を維持すること.「ルートキープ」「ラインキープ」などとして使うことが多い.

きおうれき《既往歴》▶患者の過去の病歴や健康状態など,患者の生活史.「アナムネ(既往症)」はしばしば同義に使われる.現在の疾病に関する記録は「現病歴」.

きおくしょうがい《記憶障害》defect of memory ▶記憶は,覚えて(記銘),それを保ち(保持),必要に応じて思い出す(想起)という段階が

あるが，それがしづらくなったり，できなくなるという記憶に関する障害．

きかいだし《器械出し》▶手術室看護で，ガーゼやメスなど，手術に必要な器具を執刀医や手術助手に手渡しするなど，術者に直接介助する担当のこと．

ききょう《気胸》▶胸膜に穴があき，胸膜腔内に空気がたまった状態．空気以外に血液がある場合を血気胸，膿がある場合を膿気胸という．肺が圧迫されて呼吸困難をきたす．

きざい《起坐位》sitting up position▶上半身を90度に起こした状態で，枕やクッションを抱えるように前かがみの姿勢を保つこと．心疾患や肺疾患による呼吸困難を軽減する目的で行われる．

きざこきゅう《起坐呼吸》▶上半身を起こして座った状態（起坐位）でなければ，呼吸することができないほどの呼吸困難をいう．気管支喘息や肺水腫の発作時などでみられる．

きざみしょく《刻み食》▶噛む力が弱い人のために，食べ物を小さく刻んで食べやすくした食事をいう．

きし《起始》▶筋や骨の始まりの部分のことで，体の中心に近いほうをさす．体の中心から遠い終わりの部分を停止または付着という．

ぎし《義歯》false tooth, artificial tooth▶なくなった歯を補うための入れ歯のこと．総義歯，部分義歯があるが，種類には架工義歯，有床義歯，インプラント義歯などがある．

ぎし《義肢》prosthesis▶事故や病気などで切断した手や足を補うために装着する代替物（義手・義足）のこと．機能を回復させるものと，外見（見た目）を回復させるものとがある．

きしつせい《器質性》▶臓器や組織の構造的・形態的な異常によって生じる症状や疾患のこと．⇔機能性

きしねんりょ《希死念慮》▶常に死にたいと願う状態．自殺念慮ともいう．

ぎしのていれ《義歯の手入れ》▶歯を磨くときは，取りはずせる義歯は取りはずし，入れ歯専用のブラシでブラッシングする．寝るときは取りはずし，乾燥を避けるため洗浄液につけておく．

きしゃくにょう《希釈尿》▶尿比重が1.010以下の希釈された状態の尿をさす．低張尿ともいう．慢性腎不全や尿崩症でみられる．

きじゅんがいとうサービス《基準該当サービス》▶介護保険制度における指定事業者が，指定条件を満たしていなくても，保険者たる市町村が，その事業者サービスが一定水準を満たしていると認めることで保険給付の対象となるサービス．

きじょ《機序》▶しくみ，あるいはメカニズムのこと．「機作(きさ)」ともいう．

きせつ《気切》▶気管切開の略．頸部中央から気管を切開し，切開口に気管カニューレなど人工呼吸器のチューブ(管)を挿入し，気道を確保する呼吸管理方法．

きそたいしゃりょう《基礎代謝量》 basal metabolic rate；BMR ▶生命維持のために身体が生理的に行う，必要な最低限のエネルギー量．年齢，性別，体重などで変わってくる．

きつおん《吃音》▶言葉を発するとき，意思とは関係なく口角などの筋肉が痙攣することによって，第一音や途中の音が詰まったり，同じ音を繰り返し，スムーズに話すことができない発語リズム障害．「吃語」ともいう．

きつぎゃく《吃逆》▶しゃっくり．横隔膜の痙攣によって生じる．

きっこうたい《亀甲帯》▶数字の8の字を書くように，包帯の幅を半分くらい重ねながら，屈側で交差させて巻く方法．肘関節や膝関節に用いられる．

キッチンドリンカー《kitchen drinker》▶主に，隠れて台所で飲酒するうち，アルコール依存症になった主婦をさす和製英語．

きとしんせん《企図振戦》▶意図的な動作に伴う振戦(ふるえ)のこと．触れようとして目的物に近づくにつれ，手指の振幅が大きくなる現象．脊髄小脳変形症，多発性硬化症，中脳血管障害などの病変が原因．

キドニー《kidney》▶腎臓のこと．腎臓結石はキドニーストーン(kidney stone)という．

ギネ《Gynäkologie(独)》▶ドイツ語で産婦人科を意味する「ギネコロジー」の略．産科と婦人科を併せた診療科．

ギネトコ《Gynä-tokologie(独)》▶ドイツ語で産婦人科(学)を意味する「ギネトコロジー」の略．

きのうかいふくくんれん《機能回復訓練》 function training ▶損なわれた身体機能の回復をはかる訓練．運動療法，機能的作業療法などがある．機能障害が永続的になれば，残された健全な機能の開発を

はかる日常生活活動訓練などがある．

きのうくんれんしどういん《機能訓練指導員》▶日常生活を営むのに必要な機能を改善し，その減退を防止する訓練を行う者．理学療法士，作業療法士，言語聴覚士，介護職員などをさす．

きのうせい《機能性》▶本来もっている臓器・組織の機能や働きが低下したり，異常をきたしたことで起こる症状や疾患．⇔器質性

ギフト《GIFT》gamete intrafallopian tube transfer▶配偶子卵管内移植．配偶子とは受精前の卵子や精子のことで，体外で混ぜ合わせ，受精前の状態で卵管の先に戻す．腹腔鏡下で行う体外受精法．

きぶんしょうがい《気分障害》mood disorder▶躁病・うつ病・躁うつ病など，気分の変調が持続し，苦痛を感じ，日常生活に支障が生じる状態をいう．精神疾患の一群で，以前は感情障害などとよばれていた．

きめいりょく《記銘力》impressibility▶過去の体験を保持する能力は記憶力だが，新しく体験したことを覚える能力は記銘力という．記銘力障害は，新しく体験したことを覚えておくことができなくなる障害である．

キメラ《chimera》▶2個以上の異なる遺伝情報をもった複合個体のこと．

ぎゃくたい《虐待》ill-treatmentcruelty▶力の強いものが弱いものに暴力や攻撃を加えること．虐待には，身体的虐待，精神的虐待，性的虐待，ネグレクト(養育放棄・無視)，パワーハラスメントなどがある．

キャスティング《casting》▶骨折などの患部を石膏包帯で固定すること．キャストは「ギプス(gypsum)」ともいう．

ぎゃっけつ《逆血》▶血液が逆流すること．点滴の際，逆血が認められれば，針が正確に静脈に入ったと確認できる．

ぎゃっこうけんぼう《逆行健忘》retrograde amnesia▶記憶障害の1種で，ある時点で意識障害が起きたとき，その時点より以前の記憶を思い出すことができない状態．逆向健忘ともいう．

ぎゃっこうせい《逆行性》▶本来の方向とは逆に向かうことを意味するが，例えば逆行性大腸造影法のように，逆の方向からのアプローチをさすこともある．

ギャッチ《Gatch bed》▶ギャッチベッドの略．ベッドの半分が自動，もしくは手動で上下でき，上体を起こしたり，膝を屈曲したり，利

◆ ギャッチ

用者の必要に合わせて姿勢を変えることができるベッド．特殊寝台ともいう．

ギャッチアップ《Gatch up》▶ベッドの頭側を上げること．ヘッドアップともいう．

キャット《CAT》computer-assisted tomography▶コンピュータ断層撮影．コンピュータトモグラフィも同義．

キャット《Cat》cataract▶白内障．水晶体の白濁によって起こる．加齢によるほか，先天性のものや糖尿病，ブドウ膜炎などが原因でも生じる．

ギャバ《GABA》γ-aminobutyric acid▶γ-アミノ酪酸．神経伝達物質として機能する．

キャビティ《cavity》▶空洞，くぼみ，穴．

キャピラリー《capillary》▶毛細(管)のこと．毛細血管を毛管，毛細管とよぶこともある．

キャリア《carrier,career》▶細菌，ウイルスなどの保菌者(carrier)をさす場合と，経歴や経験(career)をさす場合がある．

キャリアラダー《career ladder》▶能力を段階的に示し，到達度によって評価する制度．看護教育の段階別到達度として用いられることもある．「ラダー」とは梯子という意味．

キャリブレーション《calibration》▶計測機器の目盛りを，標準器などを用いて正すこと．「較正」ともいう．

キャンサー《cancer》▶がんのこと．

キュア《cure》▶病気や障害を診断して治療すること，治癒をさすこともある．一方，「ケア(care)」は介助，介護，看護するという意味．

きゅういん《吸引》▶気管吸引の略．気道から分泌物を除去するための準備，実施，観察，アセスメント，感染管理を含む一連の流れをいう．

キューガイ《救外》▶救急外来の略．「Q外」と表記することもある．事故や急病で緊急の治療が必要な患者を受け入れる病棟，施設．

きゅうがい《臼蓋》▶骨盤の丸いくぼみの上部に沿って張り出した部分．

キューキュー《QQ》▶救急．事故による外傷や感染症による疾患など，急性病態を扱う救急医療の略として用いられる場合もある．「Q2」と表記することもある．

きゅうごぶんるい《救護分類》▶担送，護送，独歩など，緊急時における患者の移送法の分類．

きゅうしゅうねつ《吸収熱》▶感染徴候がみられないのに発生する体温上昇のこと．血液，および組織の分解産物の吸収による発熱と考えられている．

きゅうしん《丘疹》▶皮膚病変の1つで，限局性に隆起した直径1cm未満の発疹．丘疹の大きいもの(直径1〜2cm)を「結節」という．

きゅうせい《急性》▶病状が急に始まり，進行が急129で，経過の早いこと．⇔慢性

きゅうせいきリハビリテーション《急性期リハビリテーション》recovery rehabilitation▶医学的リハビリテーションの第一段階．全身状態が十分に安定していないため，リスク管理をしっかりと行いつつ廃用症候群の予防と早期離床，機能回復を目指す．

きゅうせつはんしゃ《吸啜反射》▶生後2〜3か月にみられる原始反射の一つ．乳児の口唇，口腔粘膜に指などで触れると，舌と唇で吸飲する反射．「吸飲反射」ともいう．

きゅうたん《吸痰》▶口やのど，鼻などに貯留する痰などの分泌物を，吸引器などを使って体外に排出すること．

きゅうへん《急変》▶病態や患者の状態が，急激に悪化すること．

きゅうまひ《球麻痺》▶延髄から出ている，脳神経に支配されている筋が麻痺し，言語障害や嚥下障害，呼吸障害などが起こること．延髄は脊髄上方の球状部であることから，脊髄球に由来して球麻痺という．

きゅうやく《休薬》▶服用している薬を一定期間，中止すること．

きょうい《胸囲》▶乳首下，もしくは乳房上端の位置での胸部周囲の長さ．胸囲測定は胸郭内臓器の発達状況を確認するために重要．

きょういくてきリハビリテーション《教育的リハビリテーション》educational rehabilitation▶心身に障害をもつ子どもを対象に，日常動作訓練，しつけ，幼児教育，学校教育，職業教育などを行うこと．養護学校や特殊学級，肢体不自由児施設などで行われるリハビリテーション．

きょういぞん《共依存》codependence▶他人に必要とされていると思うことで自分の存在意義を見出すことをいう．お互いが依存し合い，

◆ きょういぞん

自立を拒んでいるといえる．共依存は，病的な人間関係をさすことが多い．

ぎょうがい《仰臥位》▶仰向けに寝た姿勢．背臥位ともいう．安定しているが，褥瘡になるリスクがある．

きょうかいけんぽ《協会けんぽ》▶→「全国健康保険協会管掌健康保険」参照

きょうかん《共感》▶コミュニケーションスキルの1つ．相手の立場になって感じ，考えること．積極的に相手の感情や思い，意向を理解すること．

きょうけん《鏡検(鏡顕)》▶顕微鏡で見たり，検査すること．

きょうざい《共在》▶患者に付き添い，寄り添うこと．

きょうさく《狭窄》▶血管や食道，器官などの管腔内が狭くなり，血液や飲食物などが通過しにくくなった状態．代表的な疾患として「狭心症」「腰部脊柱管狭窄症」などがある．

きょうさくおん《狭窄音》▶気管支の狭窄によって生じる音．細い気管支が狭窄するとヒューヒュー，ゼイゼイといった呼吸音を聴くことがある．気管支喘息の際に聴取されることが多い．「喘鳴」ともいう．

きょうしゃ《胸写》▶胸部X線写真の略．

きょうすい《胸水》▶胸腔内(肋骨・胸椎・胸骨・横隔膜によって囲まれた空間)にたまった液体のこと．胸水の貯留により，咳や胸の痛み，食欲不振，排尿量減少などの症状が出ることがある．

きょうせい《共生》 symbiosis ▶複数種の生物が相互関係をもちながら同所的に生活する現象．転じて，性別，立場，障害の有無にかかわらず，誰もがお互いの違いを受け止めながらともに生きることをいう．

きょうちょく《強直》▶関節部の病変(変形や瘢痕など)により，関節の可動域が制限された状態．関節周囲の軟骨組織の障害によって，他動的に動かすことができない状態は「拘縮」という．

きょうちょくかんたいけいれん《強直間代痙攣》▶てんかんなどでみられる強直発作と間代発作が合わさったもの．突然意識を失い，全身をガクガクとさせ痙攣が起き，その後自然睡眠とよばれる眠りに移行することもある．

きょうちょくせいけいれん《強直性痙攣》▶意識とは関係なく，随意筋が持続的に収縮し，こわばった状態になること．体幹や四肢は強く

屈曲するか，伸展したまま動かない．てんかんの発作のほか，脳脊髄膜炎や破傷風などではうなじの筋肉にも起こる．腓腹筋痙攣(こむら返り)もその1つ．

きょうどうせいかつえんじょじぎょう《**共同生活援助事業**》▶「グループホーム」参照

きょうどうせいかつかいごじぎょう《**共同生活介護事業**》▶「ケアホーム」参照

きょうどうもんだい《**共同問題**》▶医師と看護師が共同し，医療上の問題を共有し，解決していくこと．

きょうゆう《**共有**》▶医療上の問題や情報を，医療チームでともに所有すること．

きょくほう《**局方**》▶日本薬局方の略．薬事法第41条により，医薬品の性状と品質の適正をはかるため，厚生労働大臣が定めた日本国内における規格基準書．

きょくま《**局麻**》▶局所麻酔の略．意識消失や呼吸停止を伴うことなく，麻酔薬によって身体の一部を無痛にする麻酔法．

きょくりょう《**極量**》▶薬物が有効域内にあり，かつ副作用が出ないなど，薬物を安全に使用できる最大量のこと．

きょけつ《**虚血**》▶組織，臓器に流入する動脈血の血流が，減少または途絶すること．「乏血」「阻血」も同義．

きょじょう《**挙上**》▶手，足などの身体を，上に引き挙げること．

きょしょくしょう《**拒食症**》anorexia▶摂食障害の1つ．若年層に好発し，「自分は太っている」と考え，食事摂取が極端に偏ったり，摂食を拒否し，結果，極端な体重減少をきたすのを特徴とする．

きょたくかいご《**居宅介護**》home care▶介護利用者が居宅において受けられるサービス．適切な介護サービスのため，介護支援専門員(ケアマネジャー)が計画を立て，サービス提供事業者との調整を行う．

きょたくかいごしえん《**居宅介護支援**》home care support▶介護保険法における保険給付対象サービスの1つ．ケアマネジャーは利用者とケアプランを立て，それに基づくサービスが提供されるように各事業所との連絡・調整を行う．

きょたくサービス《**居宅サービス**》in-home service▶介護保険で利用できる居宅サービスには，「在宅でのサービス(8種類)」と「施設での

◆ きょたくサービス

サービス(5種類)」の2つがある.

きょたくサービスけいかく《居宅サービス計画》▶介護保険で,要介護者が自宅での生活を支援してもらうためにつくられる介護サービス計画.介護支援専門員(ケアマネジャー)が作成することが多い.

きょたくサービスけいかくさくせいいらいとどけ《居宅サービス計画作成依頼届》▶介護保険のサービスを利用するためには,ケアプラン(居宅サービス計画)の作成が必要.ケアプランは一般的には居宅介護支援事業者のケアマネジャーが作成し,市町村に届け出る.

きょたくサービスじぎょうしゃ《居宅サービス事業者》designated in-home service providers ▶介護保険法に規定されている居宅サービス事業を行う.指定基準を部分的に緩和した一定の基準を満たす事業所で,市町村が必要と認め,都道府県知事の指定を受ける必要がある.

きょたくりょうようかんりしどう《居宅療養管理指導》guidance for management of in-home medical long-term care ▶医師または歯科医師・薬剤師・管理栄養士・歯科衛生士・看護職員などが,通院困難な利用者を訪問して行う療養上の指導や管理のサービス.

きょだつ《虚脱》▶循環障害で起こる極度の脱力,衰弱した状態をさす.循環虚脱とはショックのこと.

きょひ《拒否》▶病院側のすすめる検査,治療,提案などを患者本人が自らの意思で断ること.断られる可能性が高そうなときにも使う.

きょやく《拒薬》▶患者が薬の服用を拒否すること.

きりつほじぐ《起立保持具》▶足の障害などのために体幹コントロールが困難で,立位が保てない人の姿勢を補助する機器のこと.

きろく《季肋》▶肋骨弓の下の部分.心窩部の左右にあたる.季肋の「季」は「末」を意味する.

きろくぶつう《季肋部痛》▶左右の肋骨弓下部の痛み.

きん《禁》▶禁止の略.

きんい《近位》▶四肢に関して用いられる用語で,体幹に近いほうを指す.体幹に遠いほうを「遠位」という.

きんき《禁忌》▶人体,あるいは疾病に悪影響を及ぼすため,薬や治療法,検査を禁じること.「コントラ」ともいう.

きんきゅうオペ《緊急オペ》▶緊急手術のこと.オペとは手術を意味す

る「オペレーション」の略.

きんきゅうそちにゅういん《**緊急措置入院**》▶精神障害者の入院形態の1つ. 緊急入院の必要性が生じた場合, 精神保健指定医1人の判断で, 72時間に限り都道府県知事が入院させることができる措置. 保護者の同意は不要.

きんきゅうつうほうそうち《**緊急通報装置**》emergency call unit▶高齢者や独居老人, 障害者などが自宅で緊急状態が生じたとき, ボタンを押すだけで登録している緊急通報先へすぐに連絡できるシステム.

きんけん《**緊検**》▶緊急検査の略.

きんしょく《**禁食**》▶食事禁止の略. 検査や治療のために一定期間, 食事をやめること.

きんせいぼうぎょ《**筋性防御**》▶腹腔内に虫垂炎や腹膜炎など, なんらかの炎症があるとき, 炎症部分を押すと, 反射的に腹壁筋が緊張し, 硬くなること.

キンダー《**Kinder(独)**》▶ドイツ語で子ども(複数)を意味する. あるいは小児科(キンダーハイルクンデ:Kinderheilkunde)のこと.

きんちゅう《**筋注**》▶筋肉注射の略.

きんちょうせいつう《**緊張性痛**》▶ストレスが引き起こす痛みで, 鈍く圧迫感があり持続する. 主として頭痛で起こる.

きんでんぎしゅ《**筋電義手**》myoelectric upper limb prosthesis▶腕のいくつかの筋を利用して, 義手の手や肘の部分を動かす動力となる, 電動モーターを制御するしくみが組み込まれた義手.

キント《**Kind(独)**》▶ドイツ語で子ども(単数)を意味する. あるいは小児科のこと.

きんまん《**緊満**》▶腹部緊満のこと. 腹部膨満よりさらに張りつめた状態をさすことが多い.

くうしょう《**空笑**》▶統合失調症や精神遅滞でみられる症状の1つ. 理由もなく, 思い出したようにニヤニヤ笑う. 周囲の状況に調和しない感情.

グートアルティッヒ《**gutartig(独)**》▶ドイツ語で良性の, おとなしいを意味する.

クーパー《**Cooper**》▶先端が丸く, 刃の幅が広い外科用のハサミ.

クームスほう《**クームス法**》Coombs test▶赤血球の細胞膜に結合し

ている抗体活性をもつIgG(免疫グロブリンの1つ)由来の抗体,または抗補体を測定する検査.

クーリング《**cooling**》▶疼痛や炎症などを抑えるために,冷湿布や氷嚢などを用いて体の一部分を冷やすこと.「アイシング,冷罨法(れいあん)」ともいう.

クール《**cours(仏)**》▶特定の治療を続ける一定期間,もしくは1単位をさす.

クール《**Kur(独)**》▶治療,あるいは療養を意味する.

クオリティオブライフ《**quality of life ; QOL**》▶生活の質,人生の質,生命の質などを意味する.患者の生活や人生における満足感・幸福感を第一に考えること.

クオリティコントロール《**quality control ; QC**》▶製品やサービスの品質を一定に保つとともに,向上させるためのさまざまな管理を行うこと.

くけつたい《**駆血帯**》▶注射や採血を行う際,血流を止めるために腕に巻くゴム製のバンドのこと.

クスマウルこきゅう《**クスマウル呼吸**》▶大きくて深い,ゆっくりした呼吸が連続して起こる状態.糖尿病性ケトアシドーシスのほか,尿毒症昏睡時などにも認められる.

くすりとしょくひんのそうごさよう《**薬と食品の相互作用**》▶摂取した飲食物が,服用している医薬品の主作用や副作用に影響し,医薬品の効力や副作用が増強したり,減弱したりする現象.

くすりのいっぽうか《**薬の一包化**》one dose package ▶複数の錠剤やカプセルなどを1回分ずつのパックにすることをさす.薬の種類が多い,薬によって1日1回や1日3回服用するなど,飲み方が複雑でわかりにくいときに有効な方法.

くすりのそうごさよう《**薬の相互作用**》drug interaction ▶薬と薬の飲み合わせのこと.血中に複数種類の薬物が存在すると,薬物相互作用により作用が増強したり減弱化する,また新たな副作用が生じることなどがある.

くつうようひょうじょう《**苦痛様表情**》▶苦しそうな表情.苦痛様顔貌ともいう.

くっきょく《**屈曲**》▶関節を曲げること.⇔伸展

クニー《Knie(独)》▶ドイツ語で膝を意味する.英語ではニー(knee).

クニッケン《knicken(独)》▶ドイツ語で折る,あるいは折れ曲がるを意味する.

クノッヘン《Knochen(独)》▶ドイツ語で骨を意味する.

クノッヘンマルク《Knochenmark(独)》▶ドイツ語で骨髄を意味する.略して「マルク」という場合,骨髄検査をさすこともある.

くぶんしきゅうげんどきじゅんがく《区分支給限度基準額》maximum payment pertaining to an allowance for preventive long-term care service▶要介護度ごとに単価が設定されているサービスの支給限度基準額のこと.居宅サービスと地域密着型サービスにおいて,支給限度額の範囲内であれば,どのサービスを組み合わせてもよい.

クベース《couveuse(仏)》▶フランス語で保育器を意味する.

クラーク《clinical clerk；CC》▶病院で事務処理を行う職員.

クラーゲ《Klage(独)》▶ドイツ語で愁訴,(患者の)訴えを意味する.

クラーゲライヒ《klagereichi(独)》▶ドイツ語で愁訴の多いを意味するが,「いろいろな症状を訴える」ことから転じて不定愁訴を表すこともある.

クライアント《client》▶依頼人,顧客,得意先という意味のほか,患者や福祉の要援助者,あるいはカウンセリングを受けに来た相談者をさすこともある.

クライオ《cryotherapy cryosurgery》▶「クライオセラピー」,または「クライオサージェリー」の略.冷凍外科療法,凍結療法のこと.氷や冷却剤を患部に当てて組織を冷温壊死させ,細胞を破壊する物理療法.

クライシス《crisis》▶危機のこと.あるいは,患者が回復するか死ぬかという病気の経過の分かれ目.予防精神医学として,キャプランやリンデマンらによる危機理論(crisis therapy)がある.

クライシスインターベンション《crisis intervention》▶危機介入のこと.福祉・介護分野では,困難な状況にある個人や家族に対して直接的・間接的に介入し,回復を目指す援助方法をいう.

クライテリア《criteria》▶基準,診断基準,目安.

グラウコーマ《glaucoma；GL》▶緑内障.眼圧上昇などによって視神経が障害され,視力低下,視野狭窄などが起こる疾患.

◆ グラウンデッドセオリー

グラウンデッドセオリー《grounded theory》▶データに立脚し，仮説や理論の構築を目指した質的調査の1つ．米国の看護学で定着．

クラスター《cluster》▶もとは「ぶどうの房」という意味．一定の単位で相互に関連づけたかたまり．集団．

クラスタリング《clustering》▶情報収集したデータや，複数のサンプルを一定の単位別にまとめること．

クラッシュシンドローム《crush syndrome ; CS》▶圧挫症候群ともよばれる．長時間，四肢や殿部が圧迫を受けて発生する一連の症候群．広範な筋組織の破壊を伴う．

グラット《glatt(独)》▶ドイツ語で順調な，円滑なを意味する．

クラニオ《cranioplasty》▶「クラニオ(cranio)」は頭蓋という意味だが，頭蓋骨や頭蓋形成術のことをさす場合もある．

グラニュレーション《granulation》▶肉芽，もしくは肉芽組織．

グラフト《graft》▶植皮術，もしくは移植する皮膚や臓器のこと．

グラムせんしょく《グラム染色》Gram stain▶細胞壁の構造の違いを利用し，細菌を分類する染色法．グラム陽性とグラム陰性に大別される．

クランケ《Kranke(独)》▶ドイツ語で患者を意味する．

クランケンシュベスター《Krankenschwester(独)》▶ドイツ語で女性の看護師を意味する．

クランプ《clamp》▶鉗子，鉗搾子ともいい，手術や外科的処置に用いられる器具のこと．あるいは鉗子を使ってカテーテルなどを止めること．

クリア《clear》▶意識状態がしっかりしていること．

クリアランス《clearance ; C》▶腎臓が血液中の老廃物などを尿中に排出する働きを示す清掃値．浄化値．

グリーフケア《grief care》▶大切な人を失い，大きな悲嘆(グリーフ)に襲われている人に対するケア，サポートのこと．

グリーフワーク《grief work》▶死別に伴う悲嘆や苦痛，環境変化などを受け入れ，乗り越えようとすること．

クリーンベンチ《clean bench》▶細菌や塵埃が流入しないように，壁と天井を設けた作業台．

クリーンルーム《clean room》▶無菌・無塵室．高性能のフィルター

によって除菌，除塵された部屋．

グリかん《**グリ浣**》glycerin enema；GE▶グリセリン浣腸の略．肛門，直腸の粘膜を刺激し，速効性の排便効果が得られる．

グリコ《glycohemoglobin》▶グリコヘモグロビンの略．血液中の糖と結合して変性したヘモグロビンのこと．グリコヘモグロビンを表すHbA1cは，糖尿病患者の平均血糖値レベルを知る指標になる．

クリッパー《clipper》▶電気バリカン．感染防止の面から，カミソリによる剃毛に代わって推奨されている．

クリティカルインディケーター《critical indicator》▶臨床指標のこと．治療経過に大きな影響を及ぼす因子の指標，あるいは病院のさまざまな機能や診療実績を数値化し，時間的経過を評価・分析することによって，医療の質の向上に役立てようとするもの．

クリティカルきぐ《**クリティカル器具**》critical item▶手術用の器具や注射器など，滅菌が必要な器具．

クリティカルケア《critical care》▶重度集中看護．生命にかかわる重篤な患者に対し，最新の知識と技術，医療機器を用いて，24時間体制の観察とサポートを行う看護のこと．

クリティカルシンキング《critical thinking》▶情報などを無批判に受け入れるのではなく，根拠の正確さや合理性などについて批判的な思考を働かせて，分析・判断する．批判的思考，論理的思考ともいう．

クリティカルパス《critical pathway》▶医療の質の確保と効率化を目的に，患者の入院から退院までの患者指導や検査，手術，与薬，食事などの医療・看護内容を時系列にまとめた管理表．

クリニカルインディケーター《clinical indicator》▶クリティカルインディケーターと同じ．

クリニカルナーススペシャリスト《clinical nurse specialist；CNS》▶専門看護師のこと．英語呼称をcertified nurse specialistといい，日本看護協会が認定する．

クリニカルパス《clinical pathway》▶クリティカルパスと同じ．

クリニカルラダー《clinical ladder》▶看護教育の段階的到達度．キャリアラダーともいう．

グル《glucose》▶グルコース（ブドウ糖）の略．

グル《Gurren（独）》▶ドイツ語の腸雑音，腸蠕動音を意味するグレン

の略．グル音ともいう．

クループ《croup》▶偽膜性喉頭炎．のどや気管の炎症による喉頭狭窄が原因．吸気時の喘鳴と激しい咳こみが特徴．仮性クループは急性声門下喉頭炎という．

グループホーム《group home》▶障害者や認知症の高齢者が介護スタッフの支援を受けながら，地域の中で自立して生活するための集団住宅．

グループワーク《group work》▶課題や問題に対して，グループのメンバーで話し合いながら解決策を探る方法．→「集団援助技術」参照

グルおん《グル音》▶腸雑音，腸蠕動音のこと．グルともいう．

グルコ《glucose》▶グルコース(ブドウ糖)の略．グルともいう．

クルステ《Kruste(独)》▶ドイツ語でかさぶたを意味する．

くるまいすふぞくひん《車椅子付属品》wheelchair accessories▶介護保険を利用して貸与される車椅子用の福祉用具．姿勢保持のためのクッション，電動補助装置などがある．車椅子と一体的に使用されるものに限る．

くるまいすれべる《車椅子レベル》wheelchair level▶車椅子への移乗，車椅子に座って姿勢を保てる，車椅子で移動することが可能な状態をいう．

グルント《Grundlage(独)》▶ドイツ語で基礎，土台を意味することから転じて，基礎医学部門(解剖・生理・病理・薬理学など)を表す．

クレアチニン《creatinine；Cr》▶筋肉に含まれるアミノ酸の1種，クレアチンの分解産物．腎機能が正常なら腎臓で濾過され尿中に排泄されるが，腎機能に障害があると血中のクレアチニン濃度が上昇する．

グレード《grade》▶症状の程度や段階を表す．

クレーム《claim》▶苦情や不満，異議のこと．あるいは製品やサービスの提供者にそれを申し立てること．

クレブス《Krebs(独)》▶ドイツ語でがんを意味する．「カルチ」ともいう．

クレンメ《Klemme(独)》▶点滴調節器具．点滴ルートにつけて滴下の速度，量を調節する．「ローラークランプ」「チュービングクランプ」ともいう．

クローズドクエスチョン《closed question》▶「はい，いいえ」または「Aか，Bか」の二者択一で答えられるような，回答範囲を限定した質問の仕方．⇔オープンクエスチョン

クローズドシステム《closed system》▶回路が閉鎖式の輸液システム．感染リスクの低減がはかれる．

クローズドベッド《closed bed》▶ベッドカバーで包み，すぐに使える状態にしたベッド．「空ベッド」「基本ベッド」などともいう．

グローバルスタンダード《global standard》▶世界基準，国際標準．世界規模で通用している基準，規格のこと．

クロール《chloride》▶塩素のこと．クローライドの略で，元素記号はCl．人体では，細胞外液中の主要陰イオンの形で存在し，水分平衡や酸塩基平衡の維持，浸透圧の調節の働きをする．

クローン《clone》▶複製，複製生物．単一細胞，個体から無性生殖によってつくられた別の個体で，遺伝子的には元の個体と同一の構造を有する．

クロスマッチ《cross matching》▶輸血が可能か否か，輸血血液と患者の血液の適合を調べる試験．交差適合試験ともいう．

クロット《klot》▶凝血塊のこと．「血餅（けっぺい）」ともいう．

グロブリン《globulin;Glob》▶血漿タンパク質の1つ．

ケア《care》▶主に看護，介護という意味で用いるが，注意をさす場合もある．

ケアカンファレンス《care conference》▶各ケア（介護）について，ケアマネジャーや医師など，援助に携わる者が集まって行うケア事例検討会．それぞれに応じた介護計画が立案，検討される．

ケアつきマンション《ケア付きマンション》▶ケア付き高齢者住宅，介護マンション，ケア付き高齢者マンションなどともよばれ，高齢者で自立者または軽度の要介護者を対象にした施設．

ケアハウス《care house》▶介護対応型軽費老人ホーム．ケアハウスには，60歳以上の自立した人が入るものと，65歳以上の要介護の人が入るものがある．独り暮らしが不安な高齢者が住むアパートのようなもの．

ケアハラスメント《care harassment》▶介護従事者が利用者から身体的・精神的暴力，性的嫌がらせなどを受けることをいう．ケアハラ

◆ ケアハラスメント

ともいう.

ケアプラン《care plan》▶介護保険制度において，利用者の状況に応じて導き出されたニーズや希望に合わせて作成される介護サービス計画．病院内では看護計画の意味で使われる．

ケアホーム《care home》▶障害程度区分2以上の身体障害者，知的障害者が対象となる．共同生活の住居において，介護給付サービスが受けられる．

ケアマネ《care manager》▶ケアマネジャーの略．

ケアマネージャー《care manager》▶利用者からの依頼を受けて介護プランを作成したり，介護サービスを受けるために行政や施設，事業者との連絡・調整を行う．介護支援専門員ともいう．

ケアマネジメント《care management》▶介護の必要な障害者・高齢者に適切な介護計画を立て，福祉や医療などのサービスと，それを必要とする人のニーズをつなぐことをいう．

ケアミックス《caremix》▶ケアミックス型病院をさす．急性期医療と慢性期医療，あるいは介護療養型の機能を併せもつこと．もしくは一般病床と療養病床を併せもつ病院．

ケアリング《caring》▶看護師が行うケアを概念化したもので，ケアする人とケアされる人との相互的なかかわり合いによって，双方に人間的成長が見られることを目指す．

ケアワーカー《care woker》▶介護福祉士（国家資格）をさす．ケアを行う専門職で，一般的には施設の介護職員のことである．→「介護福祉士」参照

けいかかんさつ《経過観察》▶病態の経過を見守る，観察すること．「フォローアップ」ともいう．

けいかひょう《経過表》▶体温，血圧などのバイタルサインや症状のほか，主な治療（検査結果や注射，投薬の実施など）・ケアなどの経過を記録する表．フローシートともいい，医療チームの情報共有のために使う．

けいかん《経管》▶チューブ（管）を経由すること．嚥下障害や意識不明などの患者に対して，鼻腔や腹部に開けた穴から管を用いて栄養流動食を注入する経管栄養法をさす場合もある．

けいがん《鶏眼》▶魚の目のこと．

けいかんえいようりょうほう《経管栄養療法》tube feeding ▶経口摂取が不可能あるいは不十分な患者に対し，体外から消化管内に通したチューブ（胃瘻，経鼻など）を用いて流動食を投与する栄養療法．

けいこう《経口》▶口を経由すること，口から入れること．食べ物や薬を口からとり入れる経口摂取をさす場合もある．

けいこうせっしゅ《経口摂取》▶口から飲み物，食べ物，薬などをとること．

けいこうとうふかしけん《経口糖負荷試験》oral glucose tolerance test；OGTT ▶経口ブドウ糖負荷試験ともいう．規定量のブドウ糖液を摂取し，血糖値の推移を測る，糖尿病の診断方法の1つ．

けいさつ《経察》▶経過観察の略．

けいじてき《経時的》▶時間の経過に即して，変化・状況などが進むこと．

げいじゅつりょうほう《芸術療法》art therapy ▶芸術手段（絵画，音楽，物語，舞踏，演劇，造形など）を用いて，患者の心理を表現させることにより，精神疾患の治療を行う方法．

けいせいかたまひほこう《痙性片麻痺歩行》▶片側錐体路の障害が原因の歩行障害．足を前に出すとき，股関節を中心に伸ばした下肢で円を描くように歩く．

けいせいしっちょうせいほこう《痙性失調性歩行》▶深部知覚障害に伴う歩行障害．両足を広げ，上体をふらつかせながら歩く．歩幅も一定しない．

けいせいついまひほこう《痙性対麻痺歩行》▶両側錐体路の障害が原因の歩行障害．両膝を交差させ，はさみのように両足を組み合わせて歩く．はさみ足歩行ともいう．

けいせいほこう《痙性歩行》▶錐体路の障害が原因の歩行障害．下肢は伸展し，内反尖足位で，つま先を引きずるように歩く．痙性片麻痺歩行，痙性対麻痺歩行などがある．

けいせいまひ《痙性麻痺》▶運動麻痺の1つで，一次運動ニューロン（錐体路）の障害が原因．筋肉の緊張や腱反射の亢進，病的反射などを伴う．二次運動ニューロンの障害で起こる麻痺を弛緩性麻痺という．

けいちょう《傾聴》▶相手の心に寄り添うように話を真剣に聴く．カウンセリング基本姿勢の1つ．関連語にアクティブリスニング（積極的

傾聴)がある．

けいちょう《経腸》▶腸を経由すること．鼻腔チューブや胃瘻などで直接，栄養剤を胃腸に注入する栄養法を経腸栄養という．

けいちょうえいようざい《経腸栄養剤》enteral nutrient▶経鼻・胃瘻・空腸瘻(経腸栄養法)で注入される栄養剤．普通流動食，濃厚流動食，特殊な組成の栄養剤などに分類される．

けいどにんちしょうがい《軽度認知障害》mild cognitive impairment▶物忘れが目立つが，基本的には日常生活はできる状態(認知症とは結論されない状況)．高齢で老化による知的能力の低下などがある．

けいひ《経皮》▶皮膚を経由すること．皮膚から物質・成分が吸収されることを経皮吸収という．

けいび《経鼻》▶鼻を経由すること．鼻からチューブや内視鏡などを挿入する．

けいひないしきょうてきいろうぞうせつじゅつ《経皮内視鏡的胃瘻造設術》percutaneous endoscopic gastrostomy；PEG▶開腹せず，内視鏡を用いて胃瘻を造設する方法．胃瘻造設方式には，PULL法，PUSH法，Introducer法などが知られる．

けいひろうじんホーム《軽費老人ホーム》▶老人福祉法に基づく老人福祉施設の1つ．原則として60歳以上で，介護は必要ないが，自宅生活が難しい人を対象にしたホーム．A型，B型，ケアハウスの3種類がある．

けいぶこうちょく《頸部硬直》▶頸部における硬直，こわばり．首がこわばって動かなくなること．髄膜刺激症状の1つである項部硬直は，前屈に対してのみ抵抗を示す．

けいみん《傾眠》▶呼びかけや揺さぶりなどの刺激があれば覚醒するが，放置すると元に戻ってしまう意識混濁状態．

けいらんだい《鶏卵大》▶鶏卵(にわとりのたまご)ほどの大きさをいう．

けいりゅうねつ《稽留熱》▶1日の体温差が1℃以内で，高熱が持続する熱型．腸チフス，粟粒結核，髄膜炎，大葉性肺炎などでみられる．

けいれん《痙攣》▶全身，または一部の筋肉や筋群が不随意に収縮することによって，突発的・一過性に起こる発作．ひきつけのこと．

ケー《K》Krebs(独)▶「がん」を意味するドイツ語を略して，英語読み

したもの.
ケーゲルたいそう《ケーゲル体操》▶骨盤低筋体操ともいわれ,尿漏れ(失禁)や産後の子宮の緩み回復などに役立つ体操.
ゲージ《gauge》▶測定用計器のこと,あるいは注射針やカテーテルなどの太さを「G」という単位で表す.数字が大きいほど細い.
ケース《case》▶事例のこと.
ケースカンファレンス《case conference》▶それぞれの事例(ケース)において,ソーシャルワーカーや医師など,援助に携わる者が集まって行う事例検討会.
ケーススタディ《case study》▶事例研究,あるいは症例研究.具体的な事例について深く掘り下げ,その分析・検討を通じて課題の解決方法や実際の援助方法を研究すること.
ケースワーカー《case worker》▶社会生活上,問題をかかえている人(クライエント)が主体的に生活できるように支援,助言していく社会福祉の専門家(CW)をいう.
ケースワーク《casework》▶個別的介入を重視した,家族・患者への支援・援助活動.個別に対応するソーシャルワーク(社会福祉援助技術)のこと.
ケーダブリューぶんるい《KW分類》Keith-Wagener classification▶キース・ワグナー分類のこと.眼底所見によって高血圧性変化,動脈硬化性変化などを判定する.Ⅰ~Ⅳ群に分類される.
げかん《下疳》▶性交によって,主に陰部に生じる伝染性潰瘍.口唇や指などにもできる.
げきつう《激痛》▶非常に激しい痛み.劇痛と書くこともある.
げけつ《下血》▶血便のこと.下部消化管での出血が便に混じり,肛門から排出されること.鮮紅色の血液が特徴.メレナともいう.
ゲシュブール《Geschwür(独)》▶ドイツ語で潰瘍を意味する.
ゲシュブルスト《Geschwulst(独)》▶ドイツ語で腫瘍を意味する.
ゲズント《gesund(独)》▶ドイツ語で元気な,健康なを意味する.
ゲズントハイト《Gesundheit(独)》▶ドイツ語で健康を意味する.「お元気で」というニュアンスで「ゲズントハイト!」と声をかける場合に使われることが多い.
ゲダンケンガンク《Gedankengang(独)》▶ドイツ語で思考,考え

の展開のしかたを意味する.

けつえきこんにゅう《血液混入》▶血液に唾液や髄液などの体液，あるいは尿・便・吐しゃ物などの排泄物が混入すること.

けつえきぞう《血液像》▶血液中の赤血球，白血球，血小板など血液細胞の数や形態などを顕微鏡で調べること. 疾患の多くは，それぞれ特有の血液像をもっているため，診断や経過追跡として行われる検査.

けつガス《血ガス》▶血液ガス分析の略. 肺機能を検査するために，動脈血中の酸素分圧，二酸化炭素分圧，pHなどを測定する.

けつがた《血型》▶血液型検査の略. ABO式，Rh式，HLAの3種類がある.

けっかんせいにんちしょう《血管性認知症》▶脳卒中発作後に急性ないし亜急性に生じる認知症. その病変の広がりから，広範な病変あるいは多発性病変と，局在性病変に大別される.

けっきょう《血胸》▶胸腔内に血液がたまった状態. 胸腔内に血液と空気とがともにたまった状態を血気胸という.

けつごうしき《結合織》▶細胞と細胞，組織と組織，器官と器官の隙間を埋めたり，支えたりする組織.「結合組織」「結締組織」ともいう. 膠原線維，弾性線維などが該当する.

けっこうせい《血行性》▶悪性腫瘍などが血流に沿って転移すること. 血行性転移ともいう.

けっさつ《結紮》▶糸などを使って，血管や管状組織などを縛ること. 一般に，外科手術で止血するために行われる.

けっさん《血算》▶血球計算の略. 赤血球数，白血球数，血小板数，ヘモグロビン量，ヘマトクリット値などを求める検査.

けっしゅ《血腫》▶出血した血液が臓器，組織などに貯留・凝固して腫瘤状になったもの. 動脈血腫，硬膜外血腫，子宮後血腫などさまざまな場所で起こる.「ヘマトーマ」ともいう.

けっしょう《血漿》▶血液から血球など有形成分を除いた水分，タンパク質，無機塩類などからなる液状成分.

けっしょうせいちのう《結晶性知能》crystalized intelligence▶過去に習得した知識や経験をもとにして，日常生活に対処する能力. この結晶性知能は60歳ごろまで徐々に上昇していくといわれる.

けっしん《欠伸》▶あくびのこと.

けっせい《血清》▶血液を容器に入れて放置し,凝固させた後の上澄みで,淡黄色の液体成分.血漿からフィブリノーゲンなどの血液凝固因子を除去したもの.生化学検査,血清学検査に用いられる.

けっせい《血性》▶体液や排液,痰などに血液が混じり,赤色を帯びた状態.透明度がない.「血性痰」「血性腹水」などのように使われる.

けっせつ《結節》▶発疹の1つで,丘疹の大きなもの(直径1〜2cm).あるいは組織の病理変化をさすこともある.結核でリンパ節に生じるリンパ球小結節,腸チフスで肝臓に生じる小結節などがある.

けっせん《血栓》▶血管内で血液が凝固し,血の塊となったもの.血栓によって起こる種々の障害を血栓症といい,脳の血管で起きれば脳血栓,心臓の血管で起きれば心筋梗塞という.

けったい《結滞》▶不整脈の1種で,脈拍が飛んで触診できないこと.欠代,結代とも書く.

けったん《血痰》▶血の混じった痰,血性痰のこと.上気道炎,気管支拡張症,肺がん,肺結核などが疑われる.

けっちょうストーマ《結腸ストーマ》▶手術によって身体に人工的につくった排泄口(人工肛門)のことをストーマと称し,大腸の結腸部分に造設されたものを結腸ストーマという.

けっちん《血沈》▶赤血球沈降速度の略で,「赤沈(せきちん)」ともいう.血液に抗凝固薬を加えてガラス管に入れ,赤血球の沈む速度を調べる検査.「BSR」と表すこともある.

ケッテル《kettle》▶金属製の丸い蓋付き容器で,滅菌ガーゼや綿花などを入れておく.「カスト」ともいう.

けつにょう《血尿》▶血が混じった尿.目で見て判断できる肉眼的血尿と,目で見る限りは尿の色に変化がなく,尿検査で初めて発見される顕微鏡的血尿とがある.

けつばい《血培》▶血液培養検査の略.採取した血液を培地入りボトルに移し,感染を引き起こす原因菌が血液中に侵入していないかどうかを調べる.

けっぺい《血餅》▶血液を容器に入れ,放置した際にできる凝固血液が収縮した暗赤色の塊.血餅の上澄みの液状成分が血清.

けつべん《血便》▶血液が混じった便のこと.主に,痔のほか大腸からの出血でみられる.

ゲナウ《genau(独)》▶ドイツ語で正しく,確かにを意味する.

ゲノム《genome》▶生物における全遺伝情報,遺伝子地図.

ゲハイム《geheim(独)》▶ドイツ語で秘密のを意味する.

ゲビート《Gebiet(独)》▶ドイツ語で地域,領域,分野を意味する.「専門分野(Spezialgebiet)」をさす場合もある.

ゲフリール《Gefrier(独)》▶ドイツ語の凍ったを意味するgefrierenから,転じて凍結迅速病理診断のことをいう.ゲフともいう.

ゲフェース《Gefäß(独)》▶ドイツ語で血管,脈管を意味する.

ゲブルト《Geburt(独)》▶ドイツ語で分娩を意味する.

ケミカルインジケーター《chemical indicator》▶滅菌工程を管理し,その効果を判定する化学的指標.

ケミカルハザード《chemical hazard》▶化学物質によって人体にもたらされる危険性や有害性のこと.化学災害ともいう.

ケミカルメディエーター《chemical mediator》▶細胞から細胞への情報伝達に使用される化学物質のこと.化学伝達因子,化学伝達物質ともいう.

ケモ《chemotherapy, Chemotherapie(独)》▶「ケモセラピー(ケモテラピー)」の略.「ケモセラ(ケモテラ)」ともいう.一般的にはがん化学療法,抗がん剤治療をさす場合が多い.感染症や悪性腫瘍に適用.

ケモラジ《Chemoradiotherapie(独)》▶ドイツ語で化学放射線療法を意味する.化学療法と放射線治療とを同時に実施すること.

ケリーパッド《Kelly pad》ベッド上の洗髪用具.患者をベッドや布団に寝かせたまま洗髪するときに用いる.水が漏れないように工夫されたゴム製パッドのこと.

ゲル《Gel(独)》▶英語読みは「ジェル」.コロイド溶液が,粘性のあるゼリー状に固まったもの.

ケルニッヒちょうこう《ケルニッヒ徴候》Kernig sign▶髄膜刺激症状の1つで,髄膜炎などにみられる.患者を仰向けに寝かせ,一方の股関節を90度に屈曲させ,膝関節を伸展させようとしても十分に伸びない場合,陽性と判断される.

ゲレンク《Gelenk(独)》▶ドイツ語で関節を意味する.

けんいん《牽引》▶大きな力で引っ張ること.腰痛や骨折などの治療に

けんいんつう《牽引痛》▶引っ張られるような，あるいはつれるような痛み．脇腹痛，こむら返りなどの痛みをいう．

げんうん《眩暈》▶めまいのこと．眩暈，目眩，眩冒などとも書く．

げんおう《減黄》▶胆汁の流れが悪くなって発症した黄疸を減らす処置．

けんおん《検温》▶体温を測ること．バイタルサインの重要な基礎情報．一定期間検温することで，体温のリズムを把握する．

げんがいろか《限外濾過》▶膜にかかる圧力差を利用し，血液中の水分を除去する方法．透析に応用されている．

げんかく《幻覚》hallucination▶実際には見えないものが見えたり，聞こえたりするような錯覚を起こすこと．幻聴，幻触，幻嗅，幻味などがある．

げんきょくせい《限局性》▶腫瘍や炎症など，症状が狭い範囲内に限られている，限局的に発生すること．

けんけつ《検血》▶基本血液検査の略．赤血球，白血球，ヘマトクリット，ヘモグロビン，血小板の検査のこと．骨髄でつくられた血液細胞の状態を調べる．

けんこうじゅみょう《健康寿命》health expectancy▶人の一生で，日常的に健康で自立して過ごせる期間をいう．平均寿命から介護期間を引いた年数．日本人は男性70.42歳，女性73.62歳と厚生労働省が発表(2012年)．

けんこうぞうしんほう《健康増進法》Health Promotion Act▶病気の発生そのものを防ぐ一次予防を積極的に推進するために制定された法律．メタボリックシンドロームの診断基準の作成，特定健診および特定保健指導が実施されるようになった．

けんこうにほんにじゅういち《健康日本21》▶2000年から開始された「21世紀における国民健康づくり運動」をいう．栄養・食生活，身体活動・運動，がんなどの，9分野59項目に具体的な数値目標を揚げてスタートした．

げんごしょうがい《言語障害》peech impediment▶構音障害や音声障害，吃音，言語発達遅滞，失語症などをいうが，障害には先天性，後天性があり，小児から高齢者まで幅広く現れる．言葉のコミュニケー

◆ げんごしょうがい

ションに障害が出る．

げんごちょうかくし《言語聴覚士》speech-language-hearing therapist；ST▶音声機能，言語機能または聴覚に障害のある者についてその機能の維持向上をはかるため，言語訓練その他の訓練，これに必要な検査および助言，指導，援助を行う者をいう．国家資格．

げんごてきコミュニケーション《言語的コミュニケーション》verbal communication▶言葉を使って相手と会話することをいい，この言葉で相手に発した言葉の意味と発信者の心情が相手に伝わる．表情や態度で表すのは非言語的コミュニケーションといわれる．

げんし《幻肢》phantom limb▶事故や病気が原因で手足を失ったとき，実際には存在しない手足がそこに存在するかのように感じること．幻影肢ともいう．

げんし《幻視》visual hallucination▶感覚の錯誤によって，実際にはないものが，そこにあるように見えること．幻影ともいう．

げんじつけんとうしきくんれん《現実見当識訓練》reality orientation；RO▶認知症患者に見当識障害がある場合，介護者がその改善を目的として行う訓練．時間，場所，人物など，生活上の基本的な分野で，繰り返し正しい情報を与えながら，その改善をはかる．

ゲンゼーアイグロース《Gänseeigroß(独)》▶ドイツ語で「鵞(ガチョウ)の卵大」を意味する．

けんそく《健側》▶病気や障害のない正常な側のこと．病気により障害を受けている側を患側という．

けんたい《検体》▶血液や尿，髄液などの体の組織の一部で，検査に必要な材料のこと．手術によって得られた検査のための組織．

けんたいかん《倦怠感》▶心身が疲れて，だるさを感じる状態．力が入らず，けだるい感じ．

けんだくえき《懸濁液》▶比較的粒子が大きい個体微粒子が分散したコロイド溶液のこと．懸濁液の薬剤は，使う前によく振ってから用いる．「サスペンジョン」ともいう．

げんちょう《幻聴》auditory hallucination▶聴覚の幻覚．実在しない音や声が聞こえることをいう．程度はさまざまである．

けんちょうしきリフト《懸吊式リフト》▶吊り具をかけるハンガーを取りつけたアームに，吊り具で身体を包み，それを懸吊して持ち上

げ移動する．持ち上げずに，脚部にキャスターを付け，介助者が押すことで移動できるものもある．

けんとうしき《**見当識**》▶現在の日時やいる場所，人物，周囲の状況など，基本的な状況が正しく把握できる能力．意識障害の指標となる．

けんとうしきしょうがい《**見当識障害**》impaired orientation, orientation disturbance, disorientation▶自分がどんな状況にいるのかという認識，場所，時間，人物などが正しく認識できないことをいう．

けんばいようがいそう《**犬吠様咳嗽**》▶犬の遠吠えのような咳のこと．小児の喉頭ジフテリアや急性喉頭炎などでみられる．「咳嗽」は咳の漢語的表現．

げんぱつせい《**原発性**》▶発病原因がほかの疾患によらないで，最初にその部位・臓器で起こったこと．他に疾患があり，それに関連して発生する場合は続発性という．

けんはんしゃ《**腱反射**》▶太い筋につながる腱を叩くと，筋に反射的な収縮が起きる．代表的なものは膝蓋腱反射，アキレス腱反射など．脊髄や神経などの疾病，障害の診断に役立つ．

げんびょうれき《**現病歴**》▶現在の疾患がいつ頃からどのように始まり，現在に至ったのかといった，経過や治療などの記録．

げんぶつきゅうふ《**現物給付**》benefit in kind▶介護における社会保険や公的扶助の給付のうち，医療の給付や施設の利用，サービスの提供など金銭以外の方法で行うもの．

けんぼう《**健忘**》forgetfulnessamnesia▶最近のことや昔の出来事をまったく覚えていなかったり，部分的にしか思い出せなくなること．一般的にいう物忘れから記憶喪失まで含んだ概念である．

けんめんし《**巻綿子**》▶金属棒の先端部に綿花を巻きつけた道具．主に，口腔ケアで使用する．

けんりようごじぎょう《**権利擁護事業**》▶認知症や知的障害などで判断能力の低下した人が，「安心して，自分らしく暮らす権利を守る」ために，地域包括支援センターが相談にのり，解決に向けて具体的に対応していく事業．

コア《**core**》▶核，物事の中心部．

コアグラ《**coagulase**》▶血液凝固を意味する「コアグラーゼ」の略．黄色ブドウ球菌の菌対外酵素の1種で，血液凝固作用を有する．血流が

◆ コアグラ

停滞することにより血液が凝固することを「コアグる（coagulation）」ともいう．

コアグラント《**coagulant**》▶血液凝固薬，凝血薬．

コアリング《**coring**》▶バイアルのゴム栓に注射針を刺す際，ゴムの一部が削り取られ，混入すること．

ごいん《**誤飲**》▶異物を誤って食道や気管に飲み込んでしまうこと．空気以外のものが気道に入ってしまった場合は誤嚥という．→「誤嚥」参照

こうい《**更衣**》▶衣服を着替えること．あるいは衣替え．

こううん《**紅暈**》▶丘疹，水疱，膿疱など発疹の周囲に生じた紅斑のこと．

こうおんしょうがい《**構音障害**》▶生活環境上，使われる言葉が正しく構音できず，周囲に言いたいことが伝わらない発声障害．「ガッコウ」「ラッパ」を「ダットウ」「ダッパ」などと発音する．

こうかい《**鉤回**》▶脳の側頭葉の内側面にあり，てんかん発作の起点となる．鉤で起きる発作は鉤回発作とよばれ，非痙攣性だが意識障害が起きる．

こうがい《**口蓋**》▶口腔と鼻腔を隔てている口の中の上側の壁．前部の約3分の2を硬口蓋，その後部を軟口蓋という．

こうがいれつ《**口蓋裂**》cleft palate▶先天的に口蓋垂に亀裂が生じている状態．

こうかく《**口角**》▶唇の両端．上唇と下唇の接合部分．

こうがくかいごサービスひ《**高額介護サービス費**》▶同じ月に利用したサービスの合計額が，負担上限額を超えたときは，高額介護サービス費支給申請書の提出を行うことで，超えた分が高額介護サービス費として後から支給される．

こうかくべん《**光覚弁**》▶視力障害のうち，重度の状態．50cmの距離で0.1の指標が判読できないとき，暗室で瞳孔に光を当て，明暗が判断できる程度の視力をいう．

こうかつ《**口渇**》▶のどや口腔内が渇くこと．脱水症状の1つ．

こうかんしゃ《**交換車**》▶ガーゼ・オムツ交換などの処置に必要な器材・道具一式を積んだカート，ワゴンのこと．

こうきこうれいしゃいりょうせいど《**後期高齢者医療制度**》▶日本国内に住む75歳以上（一定の障害がある場合は65歳以上）の後期高齢者

全員を対象とする医療制度．根拠法は「高齢者の医療の確保に関する法律」．

こうきゅうはんちょう《**後弓反張**》opisthotonus▶頸部を背屈させ，全身が後方へ弓形に反り返った状態．弓なり緊張，ヒステリー弓ともいう．ヒステリー徴候のほか，てんかんや破傷風などが要因のこともある．

こうきん《**拘禁**》▶継続的に身体の自由を拘束すること．

こうくう《**口腔**》▶狭義では口の中の空洞部分をさす．口腔外科という場合，唇，歯茎，顎，口蓋，唾液腺，頰などを含めた領域を対象とする．

こうくうケア《**口腔ケア**》oral health care▶ブラッシング，拭き取りなどで口内を清潔に保つこと．口中の細菌感染を防ぎ，口周りの機能を向上させ，噛む，飲み込むなどの力を向上させるのも口腔ケアの一環．

こうくうけんおんほう《**口腔検温法**》▶検温方法の1つで，水銀槽部が舌下中央部にくるように斜めに挿入し，歯を軽く合わせて口を閉じて検温する．ほかに検温法としては腋窩検温法や直腸検温法がある．

こうくうないアフタ《**口腔内アフタ**》aphthous stomatitis, oral aphtha▶口腔粘膜に，円形あるいは楕円形の浅い潰瘍ができるもので，1個の場合もあれば，複数個できる場合もある．アフタ性口内炎ともいう．

こうくうないほしつざい《**口腔内保湿剤**》▶要介護度の段階が上がると，口腔内は自浄作用や免疫力の低下で汚れやすくなる．口腔内の乾燥を防ぐために，ジェルやスプレーなどの口腔ケア製品を使用して，保湿を保つ．

こうくうマッサージ《**口腔マッサージ**》▶嚥下障害のある人に行われる口およびその周辺のマッサージ．食事前に口腔内のアイスマッサージ，唇や頰などのマッサージを行う．

こうくうリハビリテーション《**口腔リハビリテーション**》oral rehabilitation▶摂食・嚥下障害や言語障害などの口腔機能障害をもつ人の専門的リハビリテーションをいう．

こうけつ《**硬結**》▶皮膚などの柔らかい組織が炎症やうっ血，充血などにより，硬くなること．

こうけっとうしょうじょう《**高血糖症状**》▶血液中の糖分が異常に増

◆ こうけっとうしょうじょう

えたことによって出現する症状．疲労感，強い空腹感，目のかすみ，口渇多飲，多尿，大食，体重増加など．重症な場合は反対に体重が減少する．

こうけんにん《後見人》guardian▶法定後見制度における後見人は，精神上の障害（知的障害，精神障害，痴呆など）によって，ほとんど判断能力を欠く常況にある者の財産管理や介護契約を代わって行う．

こうげんびょう《膠原病》▶血管周囲の結合組織である膠原線維にフィブリノイド変性がみられる炎症性疾患の総称．病変が内臓で生じたものは全身性エリテマトーデス，関節ならば慢性関節リウマチ，皮膚であれば皮膚筋炎となる．

こうごしきほこうき《交互式歩行器》▶歩行補助具の1つ．歩行困難者がコの字型のフレームをつかみ，交互に前に動かしていくことで進む．

こうしけつしょう《高脂血症》▶血液中に溶けている脂質（脂肪），とくにコレステロールと中性脂肪（トリグリセリド）の値が基準値よりも異常に高い状態．ほとんどの場合，自覚症状がないのが特徴．

こうじのうきのうしょうがい《高次脳機能障害》▶頭部外傷や脳血管障害などで脳が損傷され，高次の脳機能の障害が起こること．脳の損傷部位によって特徴が出るが，思考，記憶，言語，行為など，その出現する症状は多岐にわたる．

こうじゅうじじんたい《後十字靭帯》poster cruciate ligament；PCL▶膝関節の中にあって，大腿内側から脛骨の後方を走る靭帯のこと．膝関節の安定性を保つ．

こうしゅく《拘縮》contracture▶寝たきりで関節を動かさない，または変形性関節症，慢性関節リウマチなどによる炎症で，関節周囲軟部組織（筋肉，靭帯，神経，血管など）が変性し，関節が固まって可動域が制限された状態．関節自体の病変により，他動的に動かすことができない状態は「強直」という．

こうしゅっけつ《後出血》▶いったん止血した箇所から再び出血すること．

こうじょうせんきのうこうしんしょう《甲状腺機能亢進症》hyperthyroidism▶甲状腺から甲状腺ホルモンが多量に分泌され，全身の代謝が高まる病気で，バセドウ病が代表的．多汗，頻脈，手指振戦などがみられる．

こうじょうせんきのうていかしょう《**甲状腺機能低下症**》hypothyroidism▶甲状腺ホルモンの分泌量(活性)が不十分なため，無力感，皮膚の乾燥，発汗減少，便秘，体重増加などの症状が出現し，神経系，心臓，代謝などに疾患を引き起こす．

こうじょく《**好褥**》▶寝ていることを好むこと．転じて，布団に伏せがちであることを表す．「褥」は布団・敷物の意．

こうしん《**亢進**》▶気持ちや病勢が高ぶり，進むこと．

こうしんれつ《**口唇裂**》cleft lip▶先天的に，上唇に亀裂が入っている状態．

こうそ《**好訴**》▶訴え，訴訟が好きなこと．好訴妄想という妄想反応がある．

こうそう《**鉤爪**》▶脊椎動物がもつ，下向きに強く湾曲した爪．

こうそく《**梗塞**》▶毛細血管に移行する動脈が急に血栓などで塞がれ，その先の組織に壊死が生じた状態．

こうそく《**口側**》▶1本につながった消化管のうち，より口に近い側をいう．⇔肛門側

こうだつう《**叩打痛**》knock pain▶軽く叩いたときに痛みを感じること．腎臓疾患，腰痛などの診断に使われる手技の1つ．

こうだほう《**叩打法**》▶排痰手技の1つ．手をお椀状にして胸部，もしくは背部を軽打するクラッピングや，指先で軽打するタッピングなどがある．

こうちゅう《**硬注**》▶硬膜外注入の略．脊髄を覆う硬膜の外側を硬膜外といい，そこを狙って局所麻酔薬を注入すること．

こうてき《**喉摘**》▶喉頭摘出の略．喉頭摘出手術は喉頭がんに対する手術としては代表的で，失声状態となる．

こうてきふじょ《**公的扶助**》▶国や地方自治体などの公的機関が，生活困窮者に最低限の生活を保障するために行う経済的援助．日本では生活保護制度がその中心となっている．

こうとうしじ《**口頭指示**》▶医師が口頭で指示すること．

こうどうしょうがい《**行動障害**》behavioral disorder▶その場にふさわしい行動や人間らしい行動をとることができないことをいう．歩行や振る舞いなど外面的だけでなく，不適切な言動などの内面的な部分も行動障害とされる．

◆ こうどうへんよう

こうどうへんよう《行動変容》▶患者がそれまで培ってきた行動パターンをやめて,よい方向に変えていこうとすること.行動変容には5段階の変化ステージがあるとされている.1980年代前半に禁煙の研究から導き出された.

こうはつ《好発》▶たびたび発生すること.

こうはん《紅斑》▶毛細血管の拡張などにより,皮膚表面に発赤を伴った状態.

こうはんせいろうそう《紅斑性狼瘡》▶エリテマトーデス(LE)のこと.炎症症状を起こす自己免疫疾患.病名にある狼瘡とは狼に咬まれた傷のことで,炎症性の紅斑を伴う皮膚症状が類似しているため.

こうひふたんいりょう《公費負担医療》▶日本の「特定疾患治療研究事業」がこれにあたる.社会福祉や公衆衛生の観点から,国または都道府県が特定の疾患対象者に対して,公費で医療に関する給付を行う.

こうぶこうちょく《項部硬直》▶仰臥位で項部(後頭部から首の後ろあたり)を持ちあげると,項筋が収縮し,著しい抵抗を示す現象.髄膜刺激症状の1つで,髄膜炎などの診断に用いる.

こうべん《硬便》▶硬い便のこと.原因は食物繊維不足のほか,水分摂取不足,運動不足,脂肪分の不足,肥満,ストレスなどが挙げられる.⇔軟便

こうもんそく《肛門側》▶1本につながった消化管のうち,より肛門に近い側をいう.⇔口側

こうやくせい《絞扼性》▶管腔臓器が狭窄して締まっている状態で,血行障害が起きる.

こうやくつう《絞扼痛》▶絞めつけられるような痛み.狭心症などでみられる.

こうれいかりつ《高齢化率》the rate of aging▶65歳以上の高齢者人口が総人口に占める割合.1935年は4.7%だが,年々高齢化率は上昇し,2012年時点で23.3%.

こうれいしゃいりょうかくほほう《高齢者医療確保法》▶高齢者の適切な医療の確保をはかるため制定された法律.75歳以上は後期高齢者医療制度(通称;「長寿医療制度」),40歳以上は特定健康診査や特定保健指導の実施について定めた.

こうれいしゃえんかつにゅうきょちんたいじゅうたく《高齢者円滑入

居賃貸住宅》▶通称「高円賃」．高齢であることを理由に入居を拒否できない賃貸住宅のこと．2011年「高齢者の居住の安定確保に関する法律」に再編され，この概念はなくなった．

こうれいしゃかいごしせつにおけるかんせんたいさくマニュアル《高齢者介護施設における感染対策マニュアル》▶高齢者介護施設における感染の被害を最小限に抑えるために，2013年3月に厚生労働省が，施設の感染症に対する管理体制や発生時の対応についてまとめたマニュアル．

こうれいしゃかいたいさくきほんほう《高齢社会対策基本法》▶国をはじめ，社会全体として高齢社会対策を総合的に推進する基本理念を定めた法律．基本政策は「就業・所得」「健康・福祉」「学習・社会参加」「生活環境」「調査研究等」に分かれ規定された．1995年制定．

こうれいしゃぎゃくたいのぼうし，こうれいしゃのようごしゃにたいするしえんとうにかんするほうりつ《高齢者虐待の防止，高齢者の擁護者に対する支援等に関する法律》▶→「高齢者虐待防止法」参照

こうれいしゃぎゃくたいぼうしほう《高齢者虐待防止法》▶家庭や介護施設において，65歳以上の高齢者に対する虐待が深刻な状況にあるという認識のもと制定．2006年施行．

こうれいしゃきょじゅうあんていかくほほう《高齢者居住安定確保法》▶→「高齢者の居住の安定確保に関する法律」参照

こうれいしゃきょじゅうあんていほう《高齢者居住安定法》▶→「高齢者の居住の安定確保に関する法律」参照

こうれいしゃきょじゅうほう《高齢者居住法》▶→「高齢者の居住の安定確保に関する法律」参照

こうれいしゃ，しょうがいしゃとうのいどうとうのえんかつかのそくしんにかんするほうりつ《高齢者，障害者等の移動等の円滑化の促進に関する法律》▶高齢者，車椅子の障害者など弱者が気軽に移動できるように，社会全体の物理的な障害・障壁を取り除くことを目指した法律．通称「バリアフリー新法」．2006年施行．

こうれいしゃすまいほう《高齢者住まい法》▶→「高齢者の居住の安定確保に関する法律」参照

こうれいしゃせいかつふくしセンター《高齢者生活福祉センター》▶→「生活支援センター」参照

◆ こうれいしゃせんようちんたいじゅうたく

こうれいしゃせんようちんたいじゅうたく《高齢者専用賃貸住宅》▶通称「高専賃」．日本の住宅政策における住宅分類の1つで，もっぱら高齢者を賃借人とする賃貸住宅を指したが，2011年にこの制度は廃止され，「サービス付き高齢者向け住宅」に変更された．

こうれいしゃのいりょうのかくほにかんするほうりつ《高齢者の医療の確保に関する法律》 Act on Assurance of Medical Care for Elderly People ▶略称「高齢者医療確保法」．2008年に老人保健法から現名に改称．同時に，75歳以上（一定の障害のある人は65歳以上）の人を被保険者とする後期高齢者医療制度が新設された．

こうれいしゃのきょじゅうのあんていかくほにかんするほうりつ《高齢者の居住の安定確保に関する法律》▶高齢者の居住の安定確保をはかり，安心して生活できる居住環境を実現するための法律．通称「高齢者住まい法」「高齢者居住法」「高齢者居住安定確保法」「高齢者居住安定法」などとよばれる．

こうれいしゃほけんふくしすいしんごかねんけいかく《高齢者保健福祉5か年計画》▶→「新ゴールドプラン」参照

こうれいしゃほけんふくしすいしんじゅっかんねんせんりゃく《高齢者保健福祉推進10か年戦略》▶→「ゴールドプラン」参照

こうれいしゃむけゆうりょうちんたいじゅうたく《高齢者向け優良賃貸住宅》▶通称「高優賃」．高齢者用にバリアフリー化され，緊急時の対応サービスの利用が可能な賃貸住宅．2011年の「高齢者の居住の安定確保に関する法律」に再編され，この概念はなくなった．

こうわん《後彎》▶後ろに向かって彎曲していること．

ゴエ《GOE》 gas oxygen ethrane ▶笑気エトレン麻酔のこと．

ごえん《誤嚥》▶飲食物を食道ではなく，気管に飲み込んでしまうこと．

コエンザイムきゅーてん《コエンザイムQ10》▶ビタミン様物質で化学名は「ユビキノン」．アンチエイジングや疲労回復を目的としたサプリメントとして広く利用されている．

ごえんせいはいえん《誤嚥性肺炎》▶飲食物や唾液，胃液などを誤嚥することにより生じた肺炎．「嚥下性肺炎」ともいう．

コーエー《COA》 coarctation of aorta ▶大動脈縮窄症．大動脈弓に局限的な狭窄を有する先天性心疾患．心室中隔欠損や心内奇形を合併することが多い．

コーエー《**CoA**》coenzyme A▶補酵素A．補酵素は生体内の代謝において重要な役割を果たす．

ゴーグル《**goggles**》▶目を防護するために装着する眼鏡．

コーチング《**coaching**》▶相手と同じ土俵に立ち，1対1で対話を重ねながら相手の本来の能力や意欲を引き出す教育・指導方法．目標達成に必要なスキル，考え方を身につけ，行動することを支援する．

コーディネーター《**cordinator**》▶物事を調整する人，まとめ役．

コート《**Kot(独)**》▶ドイツ語で大便を意味する．

コード《**code**》▶法典，規則，慣例，暗号(遺伝暗号)，符号．

コートフェルシュトップフンク《**Kotverstopfung(独)**》▶ドイツ語で便秘を意味する．

コーヒーざんさよう《**コーヒー残渣様**》▶挽いたコーヒー豆，あるいは入れた後のカスのような赤黒い褐色の固まりになった吐血のこと．胃潰瘍からの出血時にみられる．

コーピング《**coping**》▶問題に対する対処法．「問題に対処する，切り抜ける」という意味のcopeに由来する．

コーマ《**coma**》▶昏睡状態のこと．

コール《**call**》▶呼ぶ，呼び出すこと．

ゴール《**goal**》▶目標点，最終目的．

コールドショック《**cold shock**》▶末梢血管が収縮し，虚血になるショック症状．

ゴールドプラン▶1989年に10年間を見据え，高齢者対策強化の目的で策定された計画．施設の緊急整備，ホームヘルパーの養成などによる在宅福祉の推進などを柱とした．

ゴールドプランにじゅういち《**ゴールドプラン21**》▶介護保険制度の導入と新ゴールドプランの終了を受けて2000年から開始．介護サービスの基盤整備と生活支援対策などを盛り込み，グループホームなどを取り上げた．2005年終了．

コーレンゾイレ《**Kohlensäure(独)**》▶ドイツ語で炭酸を意味する．

こきざみほこう《**小刻み歩行**》▶パーキンソン病や脳血管障害などにみられる歩き方．足はあまり床から上げず，腕を振らずにすり足で小刻みに歩く．

こきぜんめい《**呼気喘鳴**》▶喘鳴の発作時に聴かれる，呼気時のゼイゼ

イ，ヒューヒューといった呼吸音．

こきゅうこんなん《呼吸困難》▶呼吸が苦しい，空気不足感を訴える患者の自覚症状．呼吸に苦痛を伴い，そのために努力を要する状態．呼吸困難感は自覚症状であるため，その程度はボルグスケールなどの評価尺度で測定する．

こくみんせいかつセンター《国民生活センター》▶独立行政法人で所管官庁は消費者庁．消費者の立場から，消費生活全般に関する相談や問い合わせ，情報の収集・提供，商品テストなどを行う．

ごじゅうねんかんこく《50年勧告》▶1950年の社会保障制度審議会の勧告をさす．生活保障の責任は国家にあるとし，国民が必要な費用を負担する社会保障制度(国民負担)を社会保障の中心に置くとした．

こしょく《個食，孤食》▶個食は，家族それぞれが好きなものをバラバラに食事する食事内容の変化に伴う言葉であるが，孤食は，独居老人や児童が1人で，準備された食事をする状況をいう．

こじんじょうほうほご《個人情報保護》▶生存する個人の情報で，特定の個人を識別できる情報を取り扱う事業者は，情報について適切な取り扱いをしなければならない．2003年，罰則も含めて「個人情報保護法」が成立．

コスメティックセラピー《cosmetic therapy》▶高齢者が，化粧，ヘアスタイル，服装などにメリハリのついた日常生活を過ごすことで，人と会ったり，外出する意欲を引き出す方法．

ごそう《護送》▶付き添い，見守りながら送り届けること．緊急災害時，護送する必要のある患者をさす場合もある．

こそくてきちりょう《姑息的治療》▶根本的な治癒でなく，一時しのぎ的な治療のこと．「姑息的」とは「一時的な，その場しのぎの」という意味．「対症療法」ともいう．⇔根治的治療

こだいもうそう《誇大妄想》delusions of grandeur▶自己を過大に評価し，ありえない内容の考えを確信する妄想．躁病や統合失調症などにみられる．逆に自己を過小に評価するのは，微小妄想．

こちょう《鼓腸》▶腸管内に多量のガスがたまり，腹部が太鼓のように膨れ上がった状態．

こつえん《骨塩》▶骨塩定量(骨密度)測定検査の略．骨塩とは骨の強度(密度・ミネラル)のこと．低エネルギーX線を用いて骨の密度を測定す

る．骨粗鬆症や代謝性骨疾患の診断や治療の経過観察に用いられる．

コックス《COX》cyclooxygenase▶シクロオキシゲナーゼのこと．プロスタグランジン（PG）G2の合成などを触媒する酵素．

こつじゅうせき《骨重積》▶胎児の児頭が，産道を通過する際に周囲から強く圧迫され，頭蓋骨の縫合部分が互いに重なり合うこと．そうすることで児頭が縮小し，産道通過が容易になる．出生後，数日で元に戻る．

こつそしょうしょう《骨粗鬆症》▶骨の中のカルシウムが減少し，鬆(す)が入ったように骨の内部がスカスカの状態になる疾患．骨がもろくなり，わずかな衝撃でも骨折しやすくなる．閉経後の女性に多くみられる．

コット《cot》▶産婦人科や小児科にある新生児用のベッドのこと．簡易ベッドをさす場合もある．

こつどうちょうりょく《骨導聴力》hearing by bone conduction▶耳を通して聞こえる音（気導聴力）以外に，歯をカチカチ噛み合せるときに聞こえる音など，頭蓋骨の振動が直接内耳に伝わり聞こえる音をいう．

こつばんい《骨盤位》▶異常胎位の1つで，いわゆる逆子のこと．胎児の頭が上にあり，足やお尻が下になった姿勢で子宮の中にいる状態．骨盤位のまま分娩をむかえることを骨盤位分娩という．

こつばんていきん《骨盤底筋》pelric floor muscle▶骨盤底で膀胱や子宮などを支えている筋肉群．妊娠・出産，肥満，便秘，加齢などで筋肉が弱まると，咳やくしゃみ，運動時に尿が漏れてしまう．

コップ《Kopf(独)》▶ドイツ語で頭を意味する．正しくは「コップフ」と発音．

コップシュメルツ(ェン)《Kopfschmerz(en)(独)》▶ドイツ語で頭痛を意味する．

コップベー《Kopfweh(独)》▶ドイツ語で頭重を意味する．

コップラーゲ《Kopflage(独)》▶ドイツ語で（胎児の）頭位を意味する．

コッヘル《Kocher(独)》▶先端部に滑り止めの鉤がついた手術用の止血鉗子．鉤がついていないタイプをペアンという．チューブなどを挟む際にも使用される．

こつみつど《骨密度》bone density▶骨を構成するカルシウムやマグネシウムなどのミネラルがどの程度あるかを数値化したもの．骨の硬さ(強さ)を表す尺度の1つ．

こつメタ《骨メタ》▶がんの骨転移のこと．転移という意味の「メタスターシス(metastasis)」を省略して，こうよぶ．

こてい《固定》▶処置しやすいように，患者の身体の一部を動かないようにすること．患部とは限らない．応急処置などで行われる．

こていがたかいだんしょうこうき《固定型階段昇降機》▶階段にレールとその上を走行する椅子を取り付け，椅子に座って駆動装置で上り下りする階段昇降機．

こていしきつめきり《固定式爪切り》▶木の台に爪切りを固定して，指先を使わずに押して爪を切ることができるようにしたもの．介護用具・福祉用具の1つ．

こていしきほこうき《固定式歩行器》▶4本足タイプの歩行補助器．フレームを両手でつかみ，歩行器を両手で持ち上げて前に下ろす．下ろしたらフレームで身体を支えながら足を交互に前に出し，前進する．

こていせっちがたただんさかいしょうき《固定設置型段差解消機》▶設置された台の上に車椅子のまま移乗すると，台が電動油圧式で上下し，段差のある場所でも車椅子に座ったまま移動できる．

ゴナドレリン《gonadorelin》luteinizing hormone-releasing hormone；LH-RH▶黄体形成ホルモン放出因子．黄体形成ホルモン(LH)の分泌を促進するホルモン．性腺刺激ホルモンの1つで，視床下部で合成，分泌される．略語は「LH-RH」．

ゴノ《gonorrhea》▶ゴノリアの略．淋菌，淋病のこと．

コパ《COPA》cuffed oropharyngeal airway▶カフ付き口咽頭チューブのこと．

コフ《cough》▶咳，咳き込むこと．

コプリックはん《コプリック斑》Koplik spot▶麻疹(はしか)口内疹のこと．麻疹の早期症状で，口腔内頬部粘膜に出現する粟粒大の白い水疱．

こべつえんじょぎじゅつ《個別援助技術》casework▶社会福祉の援助技術の1つ．社会生活を送るうえでなんらかの生活課題に直面してい

る個人や家族に対して，直接面接を行って援助する技術．ケースワークともいう．

こべつせい《個別性》▶患者の社会的背景や，家族，性格など，一人ひとりの状況をみること．個別性看護などとして使われる．

こまくら《小枕》▶患者の体位を保持するために，身体のあちこちに挿入する小さい枕．体圧管理が容易なので，褥瘡のある患者に有効．

コミュニケーションしえんじぎょう《コミュニケーション支援事業》▶聴覚，言語，音声などの機能に障害のある人とのコミュニケーションを円滑に進めるために，手話通訳者や要約筆記者を派遣する事業．障害者自立支援制度の1つ．

コミュニティオーガニゼーション《community organization》▶地域で問題に直面している人がいて，その問題が地域全体にかかわっていると考えられる場合，地域共通の問題として解決しようとすること．社会福祉協議会など．

コミュニティケア《community care》▶高齢者や障害者を施設などに閉じ込めるのではなく，地域で安心して生活ができるように，公的機関，地域住民などが一体となって支援していくこと．

コミュニティディベロップメント《community development》▶地域開発のことをいうが，開発にあたり，地域住民の意思を十分尊重しながら，その地域の社会的・経済的状況の改善や向上をはかっていくこと．

コミュニティワーク《community work》▶地域住民がその地域での生活上に生じる，共通するさまざまな問題に主体的・組織的に取り組むとともに，その問題解決に必要な資源調達やネットワークづくりを援助する社会福祉の方法．

こめい《呼名》▶名前をよぶこと．あるいはよび名のこと．

こめガーゼ《込めガーゼ》▶傷口に詰めて，滲出液を吸収するための細長いガーゼのこと．

コメディカル《co-medical》▶医療従事者のこと．コメディカルは和製英語で，接頭辞「co-」は協同を意味する．

コメディカルスタッフ《co-medical staff》▶医療従事者のこと．コメディカルと同義語．単にメディカルスタッフということもある．

コモンディズィーズ《common disease》▶誰が罹っても不思議で

◆ コモンディズィーズ

はない，一般的な疾患のこと．

こリハ《呼吸リハ》▶呼吸リハビリテーションの略．呼吸器に障害の生じた患者に対し，機能を回復・維持することによって自立した生活を送れるよう支援すること．

コレシステクトミー《cholecystectomy》▶胆嚢摘出術のこと．

コロストミー《colostomy》▶結腸に造設した人工肛門（消化器官ストーマ），あるいはその造設術．

コロニゼーション《colonization》▶保菌状態，細菌の定着，がん細胞の転移増殖など．コロナイゼーションともいう．

コロン《colon》▶結腸のこと．

コンエー《Con A》concanavalin A▶コンカナバリンAの略．ナタマメの種子に含まれる成分で，細胞分化への関与が注目されている．

こんきょにもとづくかいご《根拠に基づく介護》evidence-based care▶EBM（根拠に基づく医療）に対して，EBC（根拠に基づく介護）ともいわれ，介護の専門的知識を活用，科学的な思考に基づいた介護を提供することが求められている．

こんごうしんりょう《混合診療》▶健康保険範囲内の費用は健康保険で賄い，自己負担分に加え，さらに範囲外の費用を患者自身が支払うこと．

こんごうせいなんちょう《混合性難聴》▶「音が聞き取りづらく，ボリュームを上げれば聞こえる（伝音性難聴）」という症状と，「音は聞き取れるが判別ができない（感音性難聴）」の2つの症状がミックスされた難聴．

こんごごかねんかんのこうれいしゃほけんふくししさくのほうこう《今後5か年間の高齢者保健福祉施策の方向》▶→「ゴールドプラン21」参照

コンサバ《conservative therapy》▶保存的治療の英語「コンサーバティブ」の略．

コンサルタント《consultant》▶専門的相談を受ける職業に使われることから，顧問医，立会い医などの意味がある．あるいは専門家に相談すること．

こんじてきちりょう《根治的治療》▶疾患を根本から治すことを目指した治療．「原因療法」ともいう．⇔姑息的治療

こんすい《昏睡》▶最高度の意識障害．音や光，痛みなど外界からのいかなる刺激にも反応がなく，ただ生命が維持されているという状態．

コンセプト《concept》▶概念．全体を貫く基本的な考え方．

コンセンサス《consensus》▶意見の一致．複数の人による合意，総意．

こんだくにょう《混濁尿》▶血液，膿，リンパ液，粘液などが混じり，混濁した尿のこと．さまざまな疾患が原因のことが多い．

コンタミ《contamination》▶コンタミネーションの略．

コンタミネーション《contamination》▶細菌や異物の混入，化学物質などによる汚染．

コンチネンス《continence》▶禁制のこと．広義では排泄コントロールを意味する．⇔インコンチネンス(失禁)

こんちゅう《混注》▶混合注射の略．複数の薬剤を混ぜ合わせて注射すること．点滴などで補液に注射薬を配合すること．

コントラ《contraindication》▶禁忌の英語「コントラインディケーション」の略．やってはいけない，投与してはいけないことを表す．

コントロール《control》▶ちょうどいい具合に調節，制御，管理すること．

コンバート《convert》▶配置換えすること．変換，転換すること．

コンプライアンス《compliance》▶患者が治療・看護上の指示に従うこと．服薬コンプライアンスなどと使われる．指示に従わないことをノンコンプライアンスという．

コンプリート《complete》▶完全，完全な．

コンプレックス《complex》▶複合，複合体．心理学，精神医学用語では感情複合ともいう．記憶や観念の集合体．

コンプロマイズドホスト《compromised host》▶易感染宿主．免疫力の低下によって感染しやすくなっている，あるいは症状が出やすくなっている患者のことをいう．

コンペ《competition》▶競争の英語「コンペティション」の略．

こんめい《昏迷》▶意識障害はないが，自発的な身体的・精神的反応の表出を欠く状態をいう．強くよびかけ続けると一瞬，反応がある．統合失調症，てんかん，躁うつ病などにみられる．どんなに強いよびかけを繰り返しても反応を示さない意識障害の状態は昏睡．

さ

ザー《SAH》subarachnoid hemorrhage▶クモ膜下出血．脳を覆う3膜の第2層(クモ膜)と第3層(軟膜)の間のクモ膜下腔に起こる出血．

サーキュレーション《circulation》▶循環のこと．

サージカル《surgical tape》▶「外科の，手術の」という意味から，サージカルマスク(医療用マスク)，サージカルテープ(医療用粘着テープ)などと使われることが多い．

サース《SIRS》systemic inflammatory response syndrome▶全身性炎症反応症候群．炎症に伴う多量なサイトカインの産生が発現に関係している．

サーズ《SARS》severe acute respiratory syndrome▶重症急性呼吸器症候群．2002年，中国広東省を起源としたSARSコロナウイルスによるウイルス性の呼吸器疾患．飛沫感染および接触感染で伝播する．二類感染症．

サードスペース《third space》▶血管内でもなく細胞間質でもない部位．血管外から漏れ出した体液が貯留する．浮腫の原因となる．

サービスかんりせきにんしゃ《サービス管理責任者》▶介護保険制度におけるサービス事業において，一連のサービス提供プロセス全般に責任を担う．実務経験5～10年，相談支援従事者初任者研修とサービス管理責任者研修を修了した者．

サービスたんとうしゃかいぎ《サービス担当者会議》▶居宅サービス計画の策定にあたり，介護支援専門員(ケアマネージャー)が開催する会議．ケアプラン作成の話し合いを行う．

サービスつきこうれいしゃむけじゅうたく《サービス付き高齢者向け住宅》▶「高齢者の居住の安定確保に関する法律(高齢者住まい法)」の基準により登録された住宅．介護・医療と連携し，高齢者の安心を支えるサービスを提供する，バリアフリー構造の住宅．

サービスていきょうじぎょうしゃ《サービス提供事業者》▶要介護者に対し，その有する能力に応じ自立した日常生活を営むことができるよう，必要な介護サービスを提供する事業者．

サービスていきょうひょう《サービス提供票》▶介護支援専門員(ケアマネージャー)が作成し，毎月，サービス提供事業者に送付する書類．

サービスりようけいかく《サービス利用計画》▶→「ケアプラン」参照

サービスりようひょう《サービス利用票》▶介護支援専門員(ケアマネージャー)が，利用者に毎月送付する書類．サービスの計画と実績が記載してある．サービス利用の予定と実績管理に役立てる．

サーフロー®《SURFLO》▶留置針の登録商標名(商品名)．

サーベイメーター《survey meter》▶携帯用の放射線量測定器．ガイガーカウンターともいう．

サーベイランス《surveillance》▶調査監視．感染症の発生データを継続的に集め，分析することを感染症サーベイランスという．

ザーメンシュトランク《Samenstrang(独)》▶ドイツ語で精索を意味する．精管，血管，神経，リンパ管などが覆われて筒状になっている部分．

ザーメンライター《Samenleiter(独)》▶ドイツ語で輸精管，精管を意味する．精巣でつくられた精子を尿道まで運ぶ管．

ざい《坐位》▶座った姿勢．長坐位，半坐位，端坐位などがある．

ざいいどうレベル《坐位移動レベル》▶床に座った姿勢で這って移動すること，または手と膝で這う動作のみで屋内の平面移動が可能な人の移動能力のこと．

さいきょくせん《臍棘線》▶臍と上前腸骨棘とを結んだ線．左臍棘線中央は，胎児心音が最もよく聴こえる部位．

サイクリックエーエムピー《cyclic AMP》cyclic adenosine monophosphate▶環状アデノシン1リン酸．細胞膜表面にある受容体に，ホルモンや神経伝達物質が結合することで，アデニレートシクラーゼが活性化し，ATPを基質として産生される．

さいけつ《採血》▶静脈もしくは動脈などから血液を採取すること．

さいけん《再建》▶負傷，手術などで欠損した組織部分を，人工素材によって，もしくは自身の体の組織を移植することで，復元すること．例えば乳房再建などがある．

ざいごうもうそう《罪業妄想》delusion of guilt▶取るに足りない行為でも，取り返しのつかない罪深いことをしてしまったと自らを責める行為．うつ病などでみられる．

サイコエデュケーション《psychoeducation》▶心理教育のこと．精神障害などを抱える患者や家族に，心理面に配慮しながら正しい知識や情報を伝え，諸問題への対処法を指導すること．

◆ サイコオンコロジー

サイコオンコロジー《psychooncology》▶精神腫瘍学.がんが患者や家族にどんな影響を与えるのかなど,がんと心の関係を解明し,患者と家族の精神的ケアを目的とする学問.心理学・精神医学・社会的側面から研究される.

サイコセラピー《psychotherapy》▶→「心理療法」参照

さいしん《再診》▶初診から引き続き受診すること.

さいせきい《砕石位》▶仰臥位となり,膝を曲げ上に上げて開脚する体位.婦人科,泌尿器科などの処置や手術で用いられる.

ざいたくいりょう《在宅医療》home medical care▶患者の自宅に医師や看護師が訪問して医療を行うこと.外来,入院につぐ第3の医療現場ともいえる.

ざいたくかいご《在宅介護》in-home care▶高齢者や要介護者を自宅で介護すること.介護保険制度の介護度に応じて,各種の在宅介護サービスを利用することができる.

ざいたくかいごしえんセンター《在宅介護支援センター》in-home care support centers▶地域の高齢者やその家族からの相談に応じ,必要な保健・福祉サービスが受けられるように,行政機関や居宅介護支援事業所などとの連絡調整を行う機関.

ざいたくかんわケア《在宅緩和ケア》▶がんなど,重篤な疾患を抱えた患者や家族に対して,在宅で痛みの緩和医療を行うこと.

ざいたくサービス《在宅サービス》services received at home▶介護の必要な高齢者が,在宅で介護を受ける場合に提供されるサービスのこと.訪問介護,通所介護,ショートステイ,訪問看護,居宅療養指導,訪問入浴介護などがある.

ざいたくさんそりょうほう《在宅酸素療法》home oxygen therapy;HOT▶慢性呼吸不全状態にある患者が,在宅で継続的に酸素吸入をする治療法.酸素供給方法には,酸素濃縮器,液化酸素発生器,酸素ボンベなどがある.

ざいたくじこちゅうしゃ《在宅自己注射》▶医師の指導下,インスリン製剤,性腺刺激ホルモン製剤,ヒト成長ホルモン剤など許可された製剤を,患者・家族に十分に説明したうえで,患者・家族が在宅で自己注射を行うこと.

ざいたくじこどうにょう《在宅自己導尿》▶自然排尿の困難な患者が,

在宅で自分で膀胱にカテーテルを挿入し，尿を排出すること．

ざいたくじんこうこきゅうりょうほう《在宅人工呼吸療法》▶自力呼吸の困難な人が，在宅で継続的に気管挿管，あるいは気管切開して人工呼吸器を装着し酸素を供給する療法．近年は鼻マスクや顔マスクを利用する非侵襲的方法も導入されている．

ざいたくせいぶんえいようけいかんえいようりょうほう《在宅成分栄養経管栄養療法》▶食事の経口摂取が困難な患者に対して，在宅で，胃瘻，経鼻，経腸，食道瘻から経管を使って栄養を摂取する方法．

ざいたくターミナルケア《在宅ターミナルケア》▶在宅における終末期において，延命医療を行わず，痛みや倦怠感の緩和に重点をおいた医療を行い，本人や家族が望む終末を迎え入れられるように支援すること．

ざいたくちゅうしんじょうみゃくえいようりょうほう《在宅中心静脈栄養療法》▶栄養の経口摂取が困難な患者を対象に，上大静脈などから高カロリー輸液による栄養成分の投与を在宅で行う療法．

ざいたくりょうほうしえんしんりょうじょ《在宅療養支援診療所》▶在宅療養を受ける人のために，その地域で責任をもって診療にあたる診療所．認可を受けるためには条件を満たすことが必要だが，在宅医療医師を増やすために2006年度に制定された．

サイドエフェクト《side effect》▶副作用．薬の使用に関係するなんらかの有害な作用で，意図されない副作用．

サイトカイン《cytokine》▶細胞から産生される，細胞間相互作用に関与するタンパク質性因子の総称．細胞増殖，分化，抑制など生体の恒常性維持に重要な役割を果たす．

サイトトキシン《cytotoxin》▶細胞毒素．細胞に対して死，もしくは障害を与える高分子の毒性物質で，多くは病原微生物や病原細菌によって産生される．

サイナス《sinus》▶洞調律．洞結節から発生した規則正しい電気的刺激が正しく心臓全体を伝わることで生じる，心臓が拍動する一定のリズム．頻脈の場合は洞頻脈，徐脈は洞徐脈という．

さいにょう《採尿》▶検査のため一定量の尿を採取すること．

さいはつ《再発》▶治癒とされた後に再び症状が現れること．

ざいバランス《坐位バランス》 sitting balance ▶座った状態で左右の

バランスを保つ能力のこと．脳内出血・脳梗塞・頭部外傷などで脳血管障害を起こすと，坐位姿勢で麻痺側に倒れやすくバランスを保ちにくい．

さいぼうしん《細胞診》▶生体から採取した細胞の形態を，光学顕微鏡によって調べる検査．とくにがんの診断に有用．

ざいほじそうち《坐位保持装置》▶脊髄損傷や疾病のために坐位を保持できない人に，生理機能の向上，変形拘縮の予防と矯正，日常生活動作の改善などを目的に，坐位を保持させるための補助装置．

サイン《sign》▶徴候，前兆．診察時の他覚的所見．

サインげんご《サイン言語》▶言葉の代わりに，手指の動作を用いて相手に自分の思いを伝えるコミュニケーション技術の1つ．

さがくベッド《差額ベッド》▶医療保険で支払われる料金とは別に，患者の自己負担が生じる病室．特別療養環境室という．病室の病床数は4床以下であること，病室の面積は1人あたり6.4平方メートル以上であることなどの条件がある．

さぎょうようぎしゅ《作業用義手》▶本物に似せる装飾義手と違い，特定の作業に特化させたもので，必ずしも人体の形状をしている必要はない．手首をアタッチメント式にして，必要な義手に交換もできる．

さぎょうりょうほう《作業療法》occupational therapy▶心身に障害のある人に対して，職業的な活動やレクリエーションなどの作業を通して心身の機能を改善し，社会に適応する力をつけさせるもの．

さぎょうりょうほうし《作業療法士》occupational therapist；OT▶医療従事者(コメディカルスタッフ)の一員であり，PT，ST，ORTとともに，リハビリテーション職と称されるうちの1つ．医師の指示のもとに，機能回復の訓練を行う．

サクション《suction》▶吸引．痰や血液，唾液などをチューブを用いて吸引し排除すること．

さくにゅう《搾乳》▶母乳をしぼって出すこと．手を使ったり，搾乳器を用いることもある．

さくわ《作話》▶虚構の話をつくること．嘘とは異なる．欠落した記憶を補うために行われ，本人はつくり話だという自覚がない．認知症など記憶障害の症状としてみられる．

さこう《鎖肛》anal atresia▶直腸肛門奇形．先天的な直腸，肛門の発

生異常．肛門が閉鎖されているものから，瘻孔がみられるものまでさまざまな病型がある．排便機能を得るための手術が行われる．

さしこみべんき《**差し込み便器**》▶ベッド上で使用する便器のこと．殿部の下に差し込み使用する．

ざしょう《**挫傷**》contusion▶→「挫創」参照

サス《**SAS**》sleep apnea syndrome▶睡眠時無呼吸症候群．睡眠時に無呼吸，あるいは低呼吸が5回/時以上生じ，日中倦怠感，強い眠気などの症状のため，日常生活が障害される症候群．

させい《**嗄声**》▶声のかすれ．しわがれ声，かすれ声，がらがら声とも表現される．咽喉や胸部の腫瘍や外傷，炎症などで起こる．

ざせきしょうこうき《**座席昇降機**》▶座面が上下可能な福祉機器．立ち上がり補助のため座面が持ち上がるものや，まったく立ち上がれない人のために床面から椅子の高さまで座面が上がるものもある．

ざせきしょうこうしきくるまいす《**座席昇降式車椅子**》▶人が乗った状態で座面が上下する車椅子．

ざそう《**挫創**》▶鈍器による外力が加えられたとき，内部組織や臓器に損傷が生じること．

ざそう《**ざ瘡**》▶にきび．毛包に皮脂が詰まって紅色丘疹や膿疱が生じる皮膚疾患．「面皰(めんぽう)」ともいう．

サチュレーション《**saturation**》▶酸素飽和度．動脈血の採血により測定した酸素飽和度をSaO_2といい，パルスオキシメーターで測定した酸素飽和度はSpO_2という．

サット《**SAT**》▶サチュレーションのこと．

サップ《**Supp**》suppositorium, suppository▶坐薬の英語「サポジトリー」の略．

サテライトがたとくよう《**サテライト型特養**》▶郊外に設置された大規模な特別養護老人ホームの機能の一部を，住宅地で小規模に分散（サテライト）させ，入居者の住み慣れた地域での生活を確保する，新しいタイプの高齢者施設．

サテライトケア《**satellite care**》▶大規模な特別養護老人ホームを中心に，衛星のように周辺に小規模施設を分散配置して，入居者の住み慣れた土地で一体的にケアを提供すること．

さびょう《**詐病**》▶経済的援助などなんらかの利益を得るために，病気

であるようにふるまうこと．仮病ともいう．

サブ《SAB》selective alveobronchography ▶選択的肺胞気管支造影．肺気腫の診断に有用な検査．気管支，細気管支，肺胞に造影剤を噴霧し造影する方法．

サブアラ《subarachnoid hemorrhage》▶クモ膜下出血の英語「サブアラクノイド・ヘモレイジ」の略．ザー(SAH)，サバラともいう．

サブキュート《subcut》subcutaneous injection ▶皮下注射の英語「サブクテイナス・インジェクション」の略．

サブグループ《subgroup》▶下位グループ，下位群．ある一定以上の規模をもつ集団を上位集団とし，その中に形成される独立した集団．

サブジェクト《subject》▶主観的情報．患者にたとえると，訴えや自覚症状など，患者本人から得られる情報．SOAPのS．⇔O(客観的情報)

サブドラ《subdural hematoma》▶硬膜下血腫の英語「サブドラル・ヘマトーマ」の略．脳の硬膜とクモ膜との間にみられる血腫．頭部外傷後にみられる急性硬膜下血腫は脳表血管の損傷による．

サプリメント《supplement》▶栄養補助食品，健康補助食品．中には人体に有害なものや医薬品に影響をもたらすものもある．

サプレッション《suppression》▶抑制，禁圧．

サポ《sup》▶坐薬の英語「サポジトリー」の略．

サポート《support》▶支持，支援，援助，補助．

サポートバー《supportbar》support-nail ▶手すりのこと．身体機能の低下した高齢者や障害者が，転倒を予防し，移動や動作の際の姿勢を安定に保つためのもの．

サポジトリー《suppository》▶坐薬．直腸，膣などに挿入する固形の外用薬．「坐剤」ともいう．

サマリー《summary》▶要約，概要．看護サマリーは，病歴や入院から退院までの経過の看護要約のこと．

サム《SAM》systolic anterior motion ▶収縮期前方運動．閉塞性肥大型心筋症による心筋の収縮に伴い，僧房弁前尖が前方へ引き寄せられる異常移動．心エコーで判定する．

サム《1sum》unum sumatur ▶屯服，屯用．症状の出現時や悪化したときなど，必要に応じて薬を服用すること．

ざめつ《挫滅》▶外部からの強い衝撃や圧迫によって，筋肉などの内部組織が破壊されること．挫滅の状態が持続的に続き，高カリウム血症など全身的な異常を及ぼすものを挫滅症候群（クラッシュ症候群）という．

ざやく《坐薬》▶直腸，膣などに挿入する固形の外用薬．「坐剤」「サポジトリー」ともいう．

さようきじょ《作用機序》▶薬物が生体に効果を及ぼすメカニズム．

サラセミア《thalassemia》▶地中海地方に頻発したため地中海貧血ともよばれる．ヘモグロビンの産生異常を特徴とする，遺伝子異常による小球性低色素性貧血．

サリーン《saline》▶生理食塩液．浸透圧がほぼ血漿と等しい塩化ナトリウムの水溶液．処方箋医薬品では，塩化ナトリウム0.9w/v％の食塩水と定義されている．NSと略される．

サル《sarcoidosis》▶サルコイドーシスの略．原因不明の全身性肉芽腫性疾患．特定疾患治療研究事業対象疾患．

ザルベ《Salbe（独）》▶ドイツ語で軟膏を意味する．皮膚外用剤の1種．油脂性基剤を用いたもの．

さんおうし《三横指》▶指3本分の幅．

さんかつ《三活》▶三方活栓の略．輸液ラインの三方向の経路を切り替えるコネクター．

ざんさ《残渣》▶濾過や溶解した後などに残った物質．口内や消化器内にある食物の残渣（食物残渣）をさすことも多い．

さんざい《散剤》▶医薬品を粉末または微粒状にしたもの．

さんさんくど《3-3-9度》Japan Coma Scale▶ジャパン・コーマ・スケール，日本昏睡スケール．意識障害の評価法として国内で最も利用されているスケール．刺激に対する覚醒の状態を3つに大別し，さらにそれを3つに細分化，全9段階で評価を行う．

ざんし《残滓》▶残りかす．前時代の思想など今も残っているものに対して比喩的に使われることもある．

さんじいりょう《三次医療》▶最先端，高度な医療を提供する専門的治療を行う．基本的には都道府県区域を1単位として認定される．脳卒中や心筋梗塞，交通事故などのケースが該当する．

さんじょく《産褥》▶妊娠・分娩による母体の全身，もしくは生殖器の

変化が，分娩後から妊娠前の状態に復元するまでの，6～8週間の期間をいう．

さんじよぼう《三次予防》▶すでにもっている病気への対応策のこと．治療過程における保健指導やリハビリテーションによる機能回復をはかるなど，社会復帰を支援し，「再発を予防」する．

さんせい《産生》▶つくり出すこと．細胞における物質の合成・生成．

さんそきょうきゅうき《酸素供給機》oxyecoia supplying machine▶在宅酸素療法による酸素供給装置．液体酸素を気化させ供給する液化酸素装置，空気中の酸素を濃縮し供給する酸素濃縮装置，高圧ガスボンベ供給装置などがある．ライフスタイルに合わせて選択する．

さんそのうしゅくき《酸素濃縮器》oxygen condensers▶空気を吸気し酸素と窒素を分離，高濃度の酸素を供給するしくみをもった酸素供給器の1つ．

さんそようこうあつガスボンベ《酸素用高圧ガスボンベ》▶気体酸素が充填されたボンベ．酸素療法を受ける人が，外出時の酸素吸入時に使用する酸素供給器の1つ．

さんそりょうほう《酸素療法》oxygen therapy▶呼吸不全や循環器疾患で，体内に十分な酸素が取り込めない場合に酸素吸入を行い，低酸素状態を改善する療法．

ざんぞんきのう《残存機能》residual function▶障害があっても，活用することのできる残された機能のこと．残存機能は使わないと低下していくので，なるべく本人が動くようにするなど，適切に支援していくことが望ましい．

さんだいしいん《3大死因》▶悪性新生物（がん），心疾患，脳血管疾患が50年間以上にわたって上位を占めている．最近，高齢者の肺炎死が増加し，上記3大死因に迫っている．

さんだいせいかつしゅうかんびょう《3大生活習慣病》▶毎日の生活習慣のつみ重ねの中で引き起こされる疾患．糖尿病，高血圧，脂質異常症（高脂血症）をいう．

さんどう《散瞳》▶瞳孔が散大した状態．暗い場所で生じる生理的現象だが，脳内出血・緑内障などの場合，明るい場所でも過度に瞳孔が開いたままになる．

さんどうさほこう《三動作歩行》▶杖を使う歩行動作．健側で杖を持

ち，①杖をつく，②杖と反対側の患側の足を出す，③最後に健側の足を出す，という3動作で移動する方法．常に杖か足の2点で身体を支えるので安定する．

ざんにょうかん《**残尿感**》▶排尿した後に尿が残っていると感じること．

サンプリング《**sampling**》▶サンプルを取ること．統計調査において対象となる母集団から標本を抽出すること．検査のために標本をとること．

ざんべんかん《**残便感**》▶排便した後に便が残っていると感じること．

さんぽうかっせん《**三方活栓**》▶あらかじめ混合できない薬物などを，流路を切り替えることで，同一の静脈確保ルートへ同時，もしくは別々に注入可能にするコネクター．三活と略される．

ざんみんかん《**残眠感**》▶睡眠が足りない，寝足りないと感じること．

さんりゅう《**産瘤**》▶分娩時，産道を通過する際に周囲からの圧迫により，胎児の頭部などに皮下の軟部組織に浮腫や出血が生じ，形成されたこぶのこと．

さんりんほこうしゃ《**三輪歩行車**》▶歩行車の1つで，幼児用三輪車の形をしたもの．ハンドル部分が上に伸びており，そこを把持して動く．ハンドルにはブレーキがついている．

しい《**肢位**》position▶手足の位置や関節の角度のこと．良肢位とは，日常の動作，あるいは寝ていても，不自由さを感じない関節の角度をいう．

ジーアイりょうほう《**G-I療法**》glucose-insulin therapy▶グルコース・インスリン療法の略．高カリウム血症の治療法．血中のグルコース(ブドウ糖)とカリウムを細胞内へ取り込むインスリンの作用を利用する．

シーエーナインティーンナイン《**CA19-9**》carbohydrate antigen 19-9▶糖鎖抗原19-9．消化器系のがんにおける腫瘍マーカーとして測定される．婦人科がんでも高値を示すことがある．軽度の上昇は糖尿病や良性腫瘍が疑われる．

シーオスム《**Cosm**》osmolal clearance▶浸透圧クリアランス．尿濃縮の指標．尿中の全溶質が排泄されるまでに要する1分間あたりの血漿量．

シーかん《**C肝**》▶C型肝炎の略．C型肝炎ウイルス(HCV)の感染に

よって起こる肝炎. 1989年にHCVの遺伝子がクローニングされて診断が可能になった. 主な感染源は汚染血液の輸血.

シース《sheath》▶(刀剣の)さや, 鞘(生物). 筆記具を入れるケース, 電線・ケーブルを保護するカバー. 心臓カテーテルを挿入するために挿入部に留置する器具.

シーセクション《C section》Cesarean section；CS▶帝王切開. 妊娠子宮を切開して胎児を娩出させる手術.

シーソーこきゅう《シーソー呼吸》▶胸部と腹部の動きが逆になる呼吸の状態. 奇異呼吸ともいう. 気道閉塞や胸壁損傷, 肺炎などでみられる. 高度になると, 重篤な呼吸不全をきたす.

シーダイン《Cdyn》dynamic compliance▶動肺コンプライアンス. 呼吸をしながら, 一定の圧を加えたときの肺の容積の変化をみる検査.

シートグラフト《sheetgraft》▶植皮方法の1つ. 皮をそのまま使う.

シーネ《Schiene(独)》▶ドイツ語の副子を意味する. 患部を固定するための装具. 骨折, 捻挫, 靱帯損傷の際に用いられる.

シーパップ《CPAP》continuous positive airway pressure▶持続的気道内陽圧呼吸. 患者の自発呼吸下で, 気道内圧を陽圧に保つように空気を送気する人工呼吸器の換気方式.

シーモップ《C-MOPP》cyclophosphamide, vincristine, procarbazine, prednisolone▶ホジキンリンパ腫の治療に用いる化学療法. シクロフォスファミド, 硫酸ビンクリスチン, プロカルバジン, プレドニゾロンという複数の抗がん薬を併用する.

シェアリング《sharing》▶共用, 共同利用, 分担.

シェーマ《schema》▶図式, 図表, 図解, 模式図, 概要, 大要. 心理学用語として, 認知行動における一定の行動.

ジエチル《diethylstilbestrol；DES》▶ジエチルスチルベストロールの略. 合成エストロゲンの薬剤. かつて流産防止剤などに用いられていたが, 発がん性などのため, 現在は禁止されている.

ジェネラリスト《generalist》▶広範囲, 多方面における知識・技術・経験などをもつ人. スペシャリストと区別される. 医療, 看護においても総合的な能力をもつジェネラリスト, 特定の学問分野や知識体系に精通しているスペシャリストと区別することがある.

ジェネリック《generic drugs》▶ジェネリック医薬品とよばれる，いわゆる後発医薬品である．新規に開発され発売された薬（新薬）の特許が切れたあとにほかの製薬会社から製造販売される，新薬と同じ有効成分をもつ薬．新薬に比べると低価格である．

ジェンダー《gender》▶本来の男・女という生物学的な性差（sex）ではなく，「男だから，女だから」というような社会的文化的につくられる性別，性差のこと．性同一性障害，女性保健などについての医学をさすこともある．

しえんひせいど《支援費制度》▶障害者が必要に応じて利用するサービスの種類ごとに，市町村から支援費の支給を受け，事業者との契約に基づいてサービスを利用できる制度．障害者自立支援法に基づく制度．

しかい《し開》▶裂開．手術などで閉じた傷が開くこと．

しかえいせいし《歯科衛生士》dental hygienist ▶「歯科衛生士法」に基づく厚生労働大臣免許の国家資格．歯科医師の指示のもと，歯科予防処置，歯科診療補助，歯科保健指導などを行う．単独での歯の治療は行えない．

しかえいせいしどう《歯科衛生指導》▶虫歯や歯周病予防のために，適切な口腔内の衛生管理を行えるように指導すること．介護サービスなどで提供される．

しかくしょうがい《視覚障害》▶視力と視野についての視機能障害をいう．視機能障害には，視力・視野・色覚の障害があるが，色覚障害は「身体障害者福祉法」による障害者には含まれない．

じかくしょうじょう《自覚症状》▶患者自身が感じる症状．⇔他覚症状

しかん《子癇》▶妊娠高血圧症候群の1つ．死亡に至ることもある重篤な疾患で，意識喪失と反復する全身性痙攣がみられる．分娩時や産褥早期の発症が多い．

しかん《弛緩》▶ゆるむこと，たるむこと．

しかんせいまひ《弛緩性麻痺》▶末梢運動繊維機能がなくなり，筋肉が弛緩し受動運動のみになる状態．

ジギ《digitalis》▶ジギタリスの略．

しきかくいじょう《色覚異常》▶色の組み合わせが判別できない，もしくは判別しにくい状態をいう．加齢による白内障などで判別が困難

◆ **しきかくいじょう**

になることもある．色覚障害は「身体障害者福祉法」による障害者には含まれない．

しきそちんちゃく《**色素沈着**》▶細胞や組織に色素がしみこむこと．例えば，日焼けによるメラニン色素の沈着がある．

ジギタール《**digital examination**》▶ジギタールエグザミネーションの略．直腸指診．直腸診．直腸がんや直腸ポリープ，前立腺肥大や痔などの診断のために，医師が肛門に指を挿入して大腸を調べる検査．

ジギタリス《**digitalis**》▶強心配糖体，強心ステロイド，心収縮力増強薬．ジギタリス類の葉やキョウチクトウ科植物の種子から採取される物質を成分とした薬物．ジギトキシン，ジゴキシン，K-ストロファンチン，G-ストロファンチン（ウアバイン）など．ジギタリス中毒を起こしやすい．

しきゅうげんどきじゅんがく《**支給限度基準額**》▶介護保険で利用できる1か月あたりの給付上限額．要介護度に関係なく，サービスの量や時間で単価設定がなされる．市町村によって多少の増減があるが，1単位は通常10円．

じけん《**自検**》▶自己検診の略．

しけんかいふく《**試験開腹**》▶がんなどで行われる試験的な開腹手術．手術の可否を最終決定するもの．切除不能と判断し，外科的処置をせずにそのまま閉腹することもある．

しこうしょうがい《**思考障害**》thought disorder▶「考え」には，判断力，推理力，批判力，分析力などが必要であるが，それらが低下している状態をさす．統合失調症などにみられる症状．

じこけつ《**自己血**》▶手術時に患者自身の血液を輸血に用いるために採血された血液．

じこけってい《**自己決定**》self-determination▶介護における「自己決定」とは，個別援助サービスを決定する際，利用者が自らの意思で自らの方向性を選択することをさす．援助者はサポートすることが大切である．

じここうりょくかん《**自己効力感**》self-efficncy▶ある状況下において，適切な行動を成し遂げられると考えること．看護教育や臨床では患者教育において有効だとされる．心理学者アルバート・バン

デューラが提唱.

じこちかく《**自己知覚**》self-perception ▶自分の性格や能力,個性を知ること.介護における援助者は自分を知り,コントロールすることで,対象者を受け止め理解できるという考え方.

じこちゅう《**自己注**》▶自己注射の略.ホルモン製剤やインスリン製剤などで,患者自身が行う注射.注射しやすいペンタイプもある.

しこつ《**篩骨**》▶鼻腔,脳頭蓋,眼窩を隔てる骨.鼻腔の上壁と側壁,鼻中隔の上部を構成している.

じこどうにょう《**自己導尿**》▶排尿障害のある場合に,患者自身が尿道からカテーテルを挿入し排尿する方法.

じこばっきょ《**自己抜去**》▶患者が自分の体に挿入されているルートを抜去すること.認知症患者やせん妄患者に多い.

じこふたん《**自己負担**》pay one's own expenses ▶介護サービスを利用するときは,その費用の1割が自己負担となる.全額自己負担のサービスの場合は,申請により9割が償還される.ただし食事の材料費などは全額負担となる.

じさつきと《**自殺企図**》▶死ぬことを意識して行われた行為.

じさつねんりょ《**自殺念慮**》▶自殺に関連した行動につながる考え,もしくは明確な行動を考えなくても死にたいと思うこと.うつ病の症状の1つ.

しじうけ《**指示受け**》▶医師の指示を看護師が受けること.

ししこうちょく《**四肢硬直**》▶左右の上下肢が硬直すること.

しじしょ《**指示書**》▶医師が看護師などコメディカルに対して出す指示箋.

しじひろい《**指示拾い**》▶指示書で出されている指示を確認すること.

ししまひ《**四肢麻痺**》▶左右の上下肢が運動麻痺に陥った状態.原因は,四肢の末梢神経障害,筋疾患,頸髄より上の両側錐体路障害など.

じしょうたがい《**自傷他害**》▶自傷行為と,他者の生命や財産などに害を及ぼす他害行為のこと.精神保健福祉法に基づく措置入院や緊急措置入院の適用要件とされる.

じじょぐ《**自助具**》▶身体障害により日常生活で困難である動作を,自分自身で行えるように工夫した生活補助具.

じじょグループ《**自助グループ**》▶なんらかの困難や問題,悩みを抱え

◆ じじょグループ

た人が同様の問題を抱えている個人や家族とともに自発的なつながりで結びついたグループ．専門家に運営を委ねず，あくまで当事者たちのみであるのが特徴．

ししれいかん《**四肢冷感**》▶四肢の末端に血流障害があるため，四肢が冷たくなること．

ししん《**指診**》▶直腸や腟内などに指を挿入して，患部に直接触れて診察すること．

ししん《**視診**》▶患者の顔色，肌の色や体格，患部を目で見て診察すること．

ジス《**JIS**》Japanese Industrial Standards▶日本工業規格．工業標準化法に基づき制定される国家規格．

シズ，シッズ《**SIDS**》sudden infant death syndrome▶乳児突然死症候群．それまでの健康状態および既往歴からその死亡が予測できず，死亡状況調査および解剖検査によってもその原因が同定されない乳児の死亡．原則として1歳未満の死亡のこと．

しすうべん《**指数弁**》counting fingers▶視力が0.01未満の場合，視力を確認するために指の本数を示すこと．

システマチック《**systematic**》▶体系的，系統的，組織的．

システマティックレビュー《**systematic review**》▶系統的レビュー．テーマを絞り，それに関連する文献をくまなく収集し，質の高いデータをまとめて分析をして結論を導き出すこと．

システムレビュー《**review of systems；ROS**》▶系統的レビュー．各期間，系統別に整理したチェックリストで質問を行い，症状などを詳しく聴取すること．主訴と現病歴を補完する．

しせつサービス《**施設サービス**》▶施設に入所（入院）して受けるサービス．介護保険では，介護福祉施設サービス，介護保健施設サービス，介護療養施設サービスがある．

しせつサービスけいかく《**施設サービス計画**》▶介護保険施設で提供される介護サービス計画で，ケアマネージャーが利用者のニーズに合わせて作成する．

システイティック《**static lung compliance；Cst**》▶静肺コンプライアンスのこと．一定の圧を加えたときの肺の容積の変化．呼吸を止めて測定する．低下は拘束性障害，上昇は肺気腫を疑う．⇔動

肺コンプライアンス（Cdyn）

しせつホスピス《**施設ホスピス**》▶在宅ではなく，施設に入所してターミナルケアを受けること．個人の意思を尊重しながら，治療よりも痛みなどの緩和を重点的に行う施設．

シソ《**SISO**》sisomicin sulfate▶硫酸シソマイシンの略．アミノグリコシド系抗生物質製剤．グラム陰性菌，ブドウ球菌，レンサ球菌などのグラム陽性菌などに有効．点眼薬として，結膜炎，麦粒腫，眼瞼炎，涙のう炎，角膜炎などに用いる．

シゾ《**schizophrenia**》▶統合失調症を意味する「シゾフレニア」の略．

じそうようくるまいす《**自走用車椅子，自操用車椅子**》▶後輪が大きく，車輪を回すためのハンドリムがついていて，自分で操作して進める車椅子．

じぞく《**持続**》▶ある状態がそのまま存続すること．

じぞくけいたいがたふくまくとうせき《**持続携帯型腹膜透析**》continuous ambulatory peritoneal dialysis；CAPD▶慢性腎不全患者の透析方法の1つ．透析液を腹腔内に注入し，腹膜を透析膜として用い，尿毒素と水分を血液から透析液に移行させ，この透析液を体外に排出する透析法．

シゾフレニア《**schizophrenia**》▶統合失調症．幻覚や妄想，意欲の低下などを主症状とする精神疾患．「精神分裂病」から「統合失調症」へと名称変更された．

したいふじゆう《**肢体不自由**》▶肢体不自由とは，四肢（上肢と下肢）と体幹（胴体）に障害があり，運動が不自由なことをいう．発生原因を問わず，四肢体幹に永続的な障害があるものをいう．

しちょうそんほけんセンター《**市町村保健センター**》▶地域における母子保健・老人保健の拠点．保健所とは別に，住民に対し，健康相談，保健指導および健康診査など，地域保健に関する必要な事業を行うことを目的とする施設．

しちょうそんろうじんふくしけいかく《**市町村老人福祉計画**》▶「老人福祉法」に基づき，市町村で将来必要となる老人期居宅生活支援事業や老人福祉施設などの福祉サービス，その提供体制を確保するために策定される計画のこと．

しちょうそんろうじんほけんけいかく《**市町村老人保健計画**》▶「老人

保健法」に基づき，市町村が定める老人に対する医療以外の保健事業（機能訓練や訪問指導など）の実施に関する計画をいう．

しちょうねつ《弛張熱》▶発熱の型の1つ．1℃/日以上の体温変動を繰り返す熱型．敗血症，腎盂炎などにみられる

しつう《刺痛》▶針で刺したような痛み．

しっきん《失禁》▶尿や便を無意識に排出すること．

シックデイ《sick day》▶糖尿病患者がほかの疾患にかかったときのこと．糖尿病患者の場合，体調不良になると血糖コントロールが乱れやすくなる．

しつけんとう《失見当》▶失見当識の略．見当識障害ともいう．時間や場所，人物に対する見当識に障害があること．認知症の中核症状の1つ．

しつけんとうしき《失見当識》disorientation▶現在の時間・場所，周囲の人・状況などが正しく認識できなくなること．意識障害や認知症などで現れる．見当識障害と同意．

しっこう《失行》▶運動障害などはないが，意図した動作や指示された動作が行えないこと．高次脳機能障害の1つ．肢節運動失行，観念運動失行，口腔顔面失行，観念失行などに分けられる．

しつごしょう《失語症》aphasia▶読む，書く，話す，聞く，計算などができなくなること．脳出血，脳梗塞などの脳血管障害によって脳の言語機能の中枢（言語野）が損傷されることで生じる．

しっさん《失算》▶本来はできていた暗算や筆算ができなくなること．脳の特定の部位に病変が存在することによって生じる．

じっしつ《実質》▶一般的には物事の本質を意味する．医学的には，臓器組織の中で臓器本来の機能を担っている，必須の組織のこと．

しつじゅん《湿潤》▶皮膚が湿っているさま．また，創傷治療の1つに湿潤療法がある．

しっしょ《失書》▶運動機能や知覚，視覚などに障害はないが，自発書字，書き取りができなくなること．脳の特定の部位に病変が存在することによって生じる．→「失読」参照

しっしん《失神》▶気絶ともいう．一過性の意識消失発作．脳全体の血流が一時的に低下するために生じる．

しっせいせいせい《湿性嗄声》▶湿り気を帯びたガラガラとした声．唾液の持続的な気管流入が疑われる．摂食・嚥下障害患者でみられる．

しっちょう《失調》▶随意的・反射的運動の協調性が失われた状態．運動障害が生じる．

しっちょうせいこきゅう《失調性呼吸》▶不規則なリズムで，1回換気量が大小不同となり，換気数が減少する呼吸．下部延髄の障害が疑われる．

しっちょうせいほこう《失調性歩行》▶失調でみられる歩行．ぎこちなく不安定・不規則な歩行．小脳血管障害や脊髄性障害などでみられる．よろめき歩行ともいう．

ジッツ《Sitz(独)》▶ドイツ語で座るを意味する言葉に由来する．一般的な意味は地位．医師間では関連病院という意味で使われる．

しつどく《失読》▶構音機能や知覚，視覚などに障害はないが，書字の音読ができず，理解もできなくなること．脳の特定の部位に病変が存在することによって生じる．

しっともうそう《嫉妬妄想》▶妄想の1つで，相手が不貞行為をしているなどと信じる妄想．認知症などでしばしばみられる．

しつにん《失認》▶高次機能障害の1つ．すでに獲得した知識にかかわらず，対象物を認識できなくなる状態．視覚失認，視空間失認，聴覚失認，触覚失認，身体失認などに分類される．

ジップ《GIP》gastric inhibitory polypeptide▶胃酸分泌抑制ポリペプチド．上部小腸の特殊な細胞から分泌される消化管ホルモンで，胃酸分泌や胃・腸管運動を抑制し，インスリン分泌を促進させる．

しっぺいりとく《疾病利得》▶疾患があることによって，患者や家族が意識せずに得る心理的・社会的・経済的利益．

しつべん《失便》▶便失禁．我慢できずに，もしくは無意識に排便してしまうこと．

していサービス《指定サービス》▶「介護保険法」「障害者自立支援法」により，指定事業者から提供される要介護者・障害者サービス．

していしちょうそんじむじゅたくほうじん《指定市町村事務受託法人》▶介護保険制度において，市町村からの委託を受け，サービス事業者に対し，保険給付関連の文書の提出や照会，認定調査に関する事務の一部を行える法人．

していしょうがいふくしサービスじぎょうしゃ《指定障害福祉サービス事業者》▶「障害者自立支援法」に基づき，都道府県知事が指定し

◆ していしょうがいふくしサービスじぎょうしゃ

た指定障害福祉サービスを行う事業者.

していそうだんしえんじぎょうしゃ《**指定相談支援事業者**》▶「障害者自立支援法」に基づき,指定相談支援事業(サービス)を行う者として,都道府県知事の指定を受けた事業者.

じどうさいにょうき《**自動採尿器**》▶尿を受ける部分を陰部にあてておくと,センサーが排尿を感知し,自動的に尿を採尿器へ吸引する装置.寝たまま使用できる.特殊尿器ともいう.

じどうたいがいしきじょさいどうき《**自動体外式除細動器**》automated external defibrillator ▶→「AED」参照

シナプス《**synapse**》▶神経細胞間,または神経細胞と筋細胞の間にある接続部.

しにゅうぶ《**刺入部**》▶カテーテルや点滴などの針を挿入した部位.

しのうくんれんし《**視能訓練士**》Orthoptist ▶眼科領域の医療技術者で国家資格.医師の指導のもとに,視機能の回復のための訓練や検査を行う.

シバリング《**shivering**》▶体温が低下したとき,身震いなどで筋肉を動かすことによって体温調整を行うこと.生理現象の1つ.

しはん《**紫斑**》▶皮膚の表面に現れる赤紫色の斑.皮膚や粘膜内の出血によって起こる.

シフト《**shift**》▶シフト勤務.勤務時間が一定ではなく,交替制の勤務のこと.

ジフト《**ZIFT**》zygote intrafallopian tube transfer ▶接合子卵管内移植.腹腔鏡下,体外受精卵を卵管に移植する方法.

しぼうエネルギーひりつ《**脂肪エネルギー比率**》▶脂質の摂取量を量(g)で表すのではなく,摂取した総エネルギーに占める脂質由来のエネルギーがどれくらいの割合かで示す.

しぼうとどけ《**死亡届**》notification of death ▶死亡者の戸籍を抹消する届出書類.死亡者の本籍地,死亡地,届出人の現住所地を,当該市区町村役場へ,死亡診断書または死体検案書とともに提出する.

しぼうべん《**脂肪便**》▶脂肪を含んだ便.膵臓や小腸の機能低下による.

シミュレーター《**simulator**》▶模擬装置.医療手技の練習に使用する生体模型.

しみん《**嗜眠**》▶睡眠が持続した無意識の状態.痛みなどの強い刺激が

あれば目覚めるが，放っておくとまた睡眠状態となる．

しみんこうけんにん《市民後見人》▶一般市民による成年後見人のこと．適切な親族がいないとき，同じ地域に住む市民が，家庭裁判所から選任され，本人に代わり財産の管理や介護契約などの法律行為を行うこと．

シムスい《シムス位》▶側臥位で前傾となり，膝を曲げた姿勢．妊婦の睡眠時の体位として推奨されている．

じめい《耳鳴》▶耳鳴り．周囲に特定の音がないにもかかわらず，耳に音を感じること．

シャーカステン《Schaukasten(独)》▶レントゲン写真，MRIなどのフィルムを見る際に用いる光透過式装置．

しゃーぷはちぜろはちぜろ《♯8080(ハレバレ)》▶「♯8080(ハレバレ)」を押すと，その地域の高齢者総合センターにつながる．高齢者総合センターでは無料で高齢者やその家族が抱える心配や悩みに電話や面接で相談に応じる．

シャーレ《Schale(独)》▶ペトリ皿．ガラス製の平皿で微生物の培養などで用いられる．

シャイデ《Scheide(独)》▶ドイツ語で「膣」を意味する．

しゃかいさんか《社会参加》▶単に職業としての社会活動ではなく，地域の行事への参加や地域住民との交流など，積極的に地域社会と接点をもつ活動をいう．

しゃかいしげん《社会資源》▶利用者のニーズを充足させるための物的・人的資源をいう．具体的には，社会福祉を支える財政(資金)，施設，機関，団体，設備，人材，サービス，法律など，あらゆるものの総称．

しゃかいせいかつぎのうくんれん《社会生活技能訓練》Social skills training；SST▶社会生活でのコミュニケーション技能を訓練する精神療法で，認知行動療法の1つ．社会生活を送っていくうえで必要な対人技能をはかっていく．

しゃかいせいかつりょく《社会生活力》social functioning ability；SFA▶障害のある者が地域社会の中で社会参加し，主体的に生活し，かつ利用できる社会資源を積極的に活用することのできるような力．

しゃかいてきにゅういん《社会的入院》▶高齢者や障害者で，医学的に

◆ しゃかいてきにゅういん

は入院の必要がないにもかかわらず，ケアの担い手がいない，家庭の事情や引き取り拒否などにより，病院で入院生活を送ること．

しゃかいてきリハビリテーション《社会的リハビリテーション》▶本人の身体的状況や，物理的，制度的，心理的に社会復帰・参加を阻害しているバリアを解消していくことで，社会復帰・参加が可能になるという考え方．

しゃかいふくしうんえいかんり《社会福祉運営管理》▶組織の運営管理者や社会福祉従事者を対象にした，社会福祉を効率的に運営・管理していくための方法論のこと．サービス計画や運営改善を目的とする技術．

しゃかいふくしえんじょぎじゅつ《社会福祉援助技術》social work skill▶社会福祉専門職が，さまざまな社会福祉サービスの利用者に対して行う援助活動(ソーシャルワーク)の実践方法をいう．

しゃかいふくしきそこうぞうかいかく《社会福祉基礎構造改革》▶福祉需要の多様化により，21世紀の社会福祉制度を行政が決定する措置制度から，利用者が事業者と個別契約を結びサービスを選択する利用制度へ改革した．

しゃかいふくしきょうぎかい《社会福祉協議会》council of social welfare；CSW▶社協ともいう．「社会福祉法」に基づき設置された民間組織．社会福祉活動を営利を目的とせずに推進する組織．それぞれの都道府県，市区町村で地域の福祉増進に取り組む．

しゃかいふくしさんぽう《社会福祉三法》▶昭和20年代に制定された「生活保護法」「児童福祉法」「身体障害者福祉法」をいう．

しゃかいふくしし《社会福祉士》certified social worker▶生活困難者や生活不安者，社会的に疎外されている人々に対して，総合的かつ包括的な援助を提供する国家資格の専門職．

しゃかいふくしじぎょう《社会福祉事業》▶社会福祉を行う事業は，「社会福祉法第2条」に定める事業で，都道府県知事への届出と許可が必要な「第1種社会福祉事業」と，届出のみでよい「第2種社会福祉事業」に区別されている．

しゃかいふくししゅじ《社会福祉主事》▶福祉六法に基づき各種行政機関で保護，援助を必要とする人のために業務(相談，指導，援助など)を行う専門職員．福祉事務所への配置が義務づけられている．

しゃかいふくしはっぽう《社会福祉八法》▶「生活保護法」「児童福祉法」「身体障害者福祉法」「老人福祉法」「知的障害者福祉法」「母子および寡婦福祉法」「高齢者の医療の確保に関する法律(老人保健法)」「社会福祉法」をいう.

しゃかいふくしほう《社会福祉法》 Social Welfare Act▶「社会福祉事業法」を2000年に名称変更して施行された法律.日本の社会福祉に関するあらゆる事項の共通基礎概念を定めた法律で,国や地方公共団体の義務が定められている.

しゃかいふくしほうじん《社会福祉法人》▶社会福祉事業を行うことを目的として,「社会福祉法」の定めるところにより設立された公益法人をいう.

しゃかいふくしろっぽう《社会福祉六法》▶「生活保護法」「児童福祉法」「身体障害者福祉法」「老人福祉法」「知的障害者福祉法」「母子および寡婦福祉法」をいう.

しゃかいほけんほうしき《社会保険方式》▶一定期間にわたって保険料を拠出し,拠出した程度に応じた額の給付を受ける年金制度.社会保障制度では,財源を被保険者が納め,利用者はその保険料で賄う.

しゃかいほしょうしんぎかい《社会保障審議会》 social security council▶厚生労働省に設置された審議会の1つ.厚生労働相の諮問機関.社会保障制度全般に関する基本事項や,各種の社会保障制度のあり方について審議・調査し,意見を答申する.

しゃかいほしょうせいどにかんするかんこく《社会保障制度に関する勧告》▶1950年(昭和25年)10月16日,社会保障制度審議会会長の大内兵衛が,ときの内閣総理大臣吉田茂に対して行った,日本における社会保障制度に関する勧告.

ジャクソンリース《Jackson-Rees》▶用手人工呼吸用のデバイス.酸素供給装置に接続して使用する.

しゃくねつつう《灼熱痛》▶焼かれるような痛みで,外部刺激だけでなく,精神的な影響で悪化する.反射性交感神経性ジストロフィーの1種.末梢神経の部分損傷後に起こる.カウザルギーともいう.

しゃげ《瀉下》▶下痢をすること.

しやしょうがい《視野障害》▶障害は,狭窄,暗点の2つに大別される.狭窄は見える部分が狭まることだが,暗点は視野の中に島のように

◆ しやしょうがい

見えない部分があることをいう.

じゃっき《惹起》▶何らかの現象,状態などを引き起こすこと.

しゃっこつ《尺骨》ulna▶橈骨とともに前腕構造を支持している長骨.小指側の骨が尺骨で,親指側が橈骨.その位置から尺側,橈側ともいわれる.

シャッテン《Schatten(独)》▶ドイツ語でレントゲン上の陰影を意味する.

ジャマ《JAMA》Journal of American Medical Association▶米国医師会雑誌.

シャムハーレ《Schamhaare(独)》▶ドイツ語で恥毛を意味する.

シャワーチェア《schower chair》▶立位が困難な高齢者や障害者がシャワー浴をする場合に座る椅子.浴室で濡れても構わないように材質やつくり方などが工夫されている.シャワー椅子,シャワーベンチともいう.

シャワーよく《シャワー浴》▶浴槽には入らずシャワーのみの洗体浴.

シャント《shunt》▶本来の血管とは別に存在する血液のルート.生理学的シャントと病的シャントがある.また,血液浄化法に用いる血管のルート(ブラッドアクセス)もシャントという.

じゅうかんきょうせいび《住環境整備》▶高齢者や障害者が,住む地域で「人生の質」の高い生活を送るために,住宅や住宅周辺の環境を整備することをいう.段差解消,福祉用具の活用,バリアフリー化などが含まれる.

しゅうきせいこきゅう《周期性呼吸》▶規則的な呼吸と呼吸停止が周期的に繰り返される異常呼吸.チェーンストークス呼吸は周期性呼吸の1つ.また,新生児の周期性呼吸を無呼吸発作といい,正常でもみられる.

しゅうきせいししうんどうしょうがい《周期性四肢運動障害》periodic limb movement disorder▶睡眠中に手や脚の筋肉に瞬間的に痙攣が起こり,眠りが中断される睡眠障害.睡眠時ミオクローヌス症候群ともいわれ,中高年から増える.

しゅうしゅくきざつおん《収縮期雑音》▶心臓の収縮期に発生する雑音.Ⅰ音からⅡ音までの間に生じる.心臓の器質的異常を伴わない機能性雑音と弁膜の異常で生じる器質性雑音がある.

じゅうしょちしゅぎ《**住所地主義**》▶介護保険料は被保険者の住所地の市町村が保険者となるのが原則．住所地の異なる2か所以上の施設に順次入所しても，最初の施設の住所地の市町村が保険者となる．

じゅうしょちとくれい《**住所地特例**》▶介護保険の被保険者が，ほかの市町村の施設に入所して住所変更を行っても，住所変更前の市町村が引き続き保険者となる特例措置．

しゅうそ《**愁訴**》▶患者が訴える症状．

じゅうたくかいしゅうのしきゅうしんせい《**住宅改修の支給申請**》▶介護保険を利用する住宅改修は，事前に介護支援専門員と相談のうえ，工事前に申請書を市町村に提出する．工事終了後は領収書などを添付して正式に支給申請を行う必要がある．

じゅうたくかいしゅうのしゅるい《**住宅改修の種類**》▶介護保険による住宅改修の種類は決まっていて，要介護者が住宅の改修を行えば，一定の限度額内で改修費の9割が市町村から給付される．

じゅうたくかいしゅうひしきゅうげんどきじゅんがく《**住宅改修費支給限度基準額**》▶同じ住宅で，住宅改修（手すりの取り付けや段差解消など）する場合，20万円を限度に9割（18万円）が保険で支給され，1割（2万円）と20万円を超えた分は自己負担となる．

しゅうだんえんじょぎじゅつ《**集団援助技術**》group work▶生活上，なんらかの問題を抱えている個人に対して，(小)グループのもつ力を活用して，計画される援助技術．グループワークともいわれる．

しゅうだんリハビリテーション《**集団リハビリテーション**》▶集団で行うリハビリテーション．集団で行うことで，個人が社会的に孤立するのを防ぐ効果や，心身機能の維持回復や訓練効果が期待できる．

しゅうだんレクリエーション《**集団レクリエーション**》▶集団で行うレクリエーション．集団で行うことで，リラックス効果やメンバー間の相互交流がはかれる．

シュード《**pseudomonas aeruginosa**》▶緑膿菌「シュードモナス・エルジノーサ」の略．グラム陰性，好気性桿菌に属する．人の腸管の中や自然界に広く分布し，易感染状態の人に感染しやすいため院内感染の原因菌となる．

じゅうとく《**重篤**》▶病状が非常に重いこと．

じゅうどしょうがいしゃよういしでんたつそうち《**重度障害者用意思**

◆ じゅうどしょうがいしゃよういしでんたつそうち

伝達装置▶意思伝達装置ともよばれる．操作に必要なスイッチ，リモコン類，プリンタがパソコンに接続され，わずかな動作で，他者に思考を伝える福祉機器．

じゅうねんほう《揉捻法》▶指と手のひらを使ったマッサージ法．指で皮膚と筋をつかみ，少し持ち上げて手のひらで圧迫する．さらに，円を描いてこねるようにしながら揉みほぐしていく．

しゅうへんしょうじょう《周辺症状》 behavioral and psychological symptoms of dementia；BPSD▶認知症の症状で，その人の性格や周りの環境によって，出現するものと出現しないものがあり，個人差のある症状をいう．主なものに抑うつ，幻覚，妄想，攻撃的行動，徘徊，睡眠障害などがある．

しゅうまつきかいご《終末期介護》▶数週間ないし数か月（およそ6か月以内）のうちに死去するだろうと予期される状態と，医師が判断した時期の介護．苦痛の緩和と家族の気持ちをくみとることが重要．

しゅうめいかん《羞明感》 photophobia▶通常の明るさの光でも異常にまぶしく感じること．痛みを伴うこともある．結膜・角膜・虹彩の炎症などでみられる．

シューラー《Schüler（独）》▶ドイツ語で生徒，弟子を意味する．教師はドイツ語で「レーラー」という．

しゅかんてきじょうほう《主観的情報》▶自覚症状や疾患や治療に対する考えなど，患者や家族から発せられた情報．SOAPのS．

しゅぎ《手技》▶手を使って実施する技術．

じゅくしゅ《粥腫》▶動脈の血管内壁に蓄積した脂肪性物質．心筋梗塞・狭心症の原因となる．プラーク，アテロームともいう．

しゅくどう《縮瞳》▶瞳孔が過度に縮小する現象．2mm以下の場合，絶対的縮瞳といい，脳幹病変が疑われる．→「散瞳」

じゅくみんかん《熟眠感》▶起きたときによく眠ったと感じること．

しゅさ《酒皶》▶皮膚疾患の1つ．血管拡張が起こり，鼻，頬，額などに潮紅が生じる．悪化すると酒皶様ざ瘡，鼻瘤などがみられる．中高年者に多い．

しゅじいいけんしょ《主治医意見書》▶要介護認定を申請すると，市町村は申請者の身体状況について主治医の意見を求める．その際に主治医が作成する意見書のこと．

しゅししつにん《手指失認》▶指の呼名がわからなくなり，指定されても選択が難しくなる現象．主に左頭頂葉の障害が原因とされる．

しゅしょう《手掌》▶手のひらのこと．

しゅせいめん《酒精綿》▶アルコール綿．

しゅそ《主訴》▶患者が発する訴えのうち主要なもの．

しゅだい《腫大》▶臓器などが腫れて大きくなっている状態．

しゅちょう《腫脹》▶炎症などにより，組織や器官の一部が腫れ上がる状態．

じゅつしき《術式》▶手術の方式．

シュッテルフロスト《Schüttelfrost（独）》▶ドイツ語で悪寒戦慄，震えが伴う悪寒を意味する．

じゅつや《術野》▶手術を行っている部位で目で確認できるところ．

シュテルベン《Sterben（独）》▶ドイツ語で死ぬ，死を意味する．

しゅどうべん《手動弁》hand motion▶視力が0.01未満の場合，視力を確認するために被験者の眼前で手を動かすこと．

シュトラーレン《Strahlen（独）》▶ドイツ語で放射線を意味する．

シュトラーレンテラピー《Strahlentherapie（独）》▶ドイツ語で放射線治療を意味する．

シュニッツラーてんい《シュニッツラー転移》▶ダグラス窩（直腸子宮窩）に転移（腹膜播種）した胃がん．ほかに胃がんの転移を表す言葉として，卵巣への直接浸潤として「クルーケンベルグ腫瘍」，左鎖骨窩リンパ節への転移として「ウィルヒョウ転移」がある．

シュニット《Schnitt（独）》▶ドイツ語で切開線，切開創，手術創を意味する．

しゅにんかいごしえんせんもんいん《主任介護支援専門員》▶介護支援専門員の業務に十分な知識・経験をもつ介護支援専門員．2006年に新設された職種．原則として実務経験5年以上，所定の専門研修課程を修了した者などの条件がある．

しゅにんケアマネージャー《主任ケアマネージャー》▶→「主任介護支援専門員」参照

シュバンげる《Schwangerschaft（独）》▶ドイツ語の妊娠を意味する「シュバンゲルシャフト」の略と日本語の俗語で妊娠を表す．

シュバンゲルシャフト《Schwangerschaft（独）》▶ドイツ語で妊娠

◆ シュバンゲルシャフト

を意味する．

しゅひぎむ《守秘義務》▶職務上知り得た情報，秘密を守ること，その義務．看護師の場合，保健師助産師看護師法第42条の2で義務づけられ，第44条の3では罰則が定められている．

シュビンデル《Schwindel (独)》▶ドイツ語でめまいを意味する．

シュベスター《Schwester (独)》▶ドイツ語で女性の看護師を意味する．

シュメルツ(エン)《Schmerz(en) (独)》▶ドイツ語で疼痛，痛みを意味する．

しゅよう《腫瘍》▶非合目的的かつ自動能的に細胞が生体内で過剰増殖したもの．

じゅよう《受容》▶受け入れること．カウンセリングにおける受容，共感，傾聴の重要な3要素の1つ．看護では「患者の気持ちを受容する」などと使われる．

しゅようねつ《腫瘍熱》▶悪性腫瘍により引き起こされる発熱．

しゅよく《手浴》▶洗面器などを使い，お湯に手を浴すこと．汚れを取るほかに，血行促進やリラックスの効果がある．

シュラーフ《Schlaf (独)》▶ドイツ語で睡眠を意味する．

シュラーフェン《schlafen (独)》▶ドイツ語で眠る，休むを意味する．

シュラーフミッテル《Schlafmittel (独)》▶ドイツ語で睡眠薬，催眠薬を意味する．

じゅりめんせつ《受理面接》intake interview▶インテーク面接ともいう．相談機関に来室したクライエント(利用者)と介護援助者との初回面接のこと．クライエントの状況や課題，援助機関が提供できるサービスなどを確認し合い，契約すること．

しゅりゅう《腫瘤》▶腫れもの，瘤．身体の表面や臓器などにできる塊．

じゅりょうこうどう《受療行動》▶診療を受けること．患者の医療に対する認識や行動．厚生労働省が受療行動調査として，生活者の受療の状況や受けた医療に対する満足度などを調査している．

しゅるいしきゅうげんどきじゅんがく《種類支給限度基準額》▶不足しそうなサービスを全員に行き渡らせるため，市町村の判断により，区分支給限度基準額の範囲内で，不足しそうなサービス(種類)の支給限度基準額を設定すること．

しゅわつうやくし《**手話通訳士**》sign language interpreter ▶音声言語に支障のある身体障害者と,他者との間の意思疎通をはかるために手話通訳を行う者.手話通訳士は国家資格ではないが,省令の定める公的資格.

じゅんかいごふくしし《**准介護福祉士**》▶2013年以降,2年以上の介護福祉士養成施設を卒業後,介護福祉士の国家試験を受験しなかった者,あるいは不合格となった者が登録することで認められるさしあたっての資格.

じゅんかいほうもんにゅうよくしゃ《**巡回訪問入浴車**》▶入浴設備を搭載し,巡回して入浴サービスを行う専用の自動車.寝たきりなどで日常的に入浴することのできない高齢者や障害者の居宅に出向いて入浴サービスを提供する.

じゅんかんごし《**准看護師**》assistant nurse ▶准看護師試験に合格し,都道府県から免許を受けた国家資格.現在,正看護師への移行が進められている.准看護師は医師,歯科医師,看護師の指示を受け,診療の補助を行う.

じゅんし《**巡視**》▶とくに夜間において,病棟を見回る,巡回すること.

じゅんや《**準夜**》▶準夜帯,準夜勤のこと.医療機関において具体的な時間は異なるが,夕方から深夜までの時間帯の勤務.

じょあつ《**除圧**》▶身体の一部分に体圧が集中しないようにすること.体位変換や座位保持,エアマットレスの使用など,主に褥瘡発生予防のために行われる.

ジョイント《**joint**》▶関節.

しょうえき《**漿液**》▶粘性の低い,さらさらとした透明な分泌液,体液.

しょうえきせい《**漿液性**》▶痰などの分泌液などが,粘性の低い,さらさらとした透明な液体であること.

しょうがいこうれいしゃにちじょうせいかつじりつどはんていきじゅん《**障害高齢者日常生活自立度判定基準**》▶障害のある高齢者の日常生活における自立度を判定するための基準.「生活自立」「準寝たきり」「寝たきり」の3分類の中でランクを決定する.

しょうがいしゃ《**障害者**》disabled person ▶「障害者基本法」では,身体・知的・精神障害(発達障害を含む),その他の心身の機能の障害がある者で,日常生活や社会生活に相当な制限を受ける状態にある人

である.

しょうがいしゃかいごきゅうふひとうふふくしんさかい《障害者介護給付費等不服審査会》▶障害者から市町村の行った介護給付費などにかかる処分に不服があった場合,その請求により都道府県が客観的な立場から,当該処分の適否について迅速に審査を行う.

しょうがいしゃきほんけいかく《障害者基本計画》 basics government program for persons with disabilities ▶2013年の第3次障害者基本計画.「障害者基本法」に基づき,障害者の自立および社会参加の支援のための施策の,総合的かつ計画的な推進をはかるために策定される基本的な計画.

しょうがいしゃきほんほう《障害者基本法》▶障害者への福祉施策の基本事項と,国および地方公共団体の責務を規定した法律.「心身障害者対策基本法」が1993年に改正され,現在の名称になった.

しょうがいしゃぎゃくたいぼうしほう《障害者虐待防止法》▶2012年10月から,国や地方公共団体,障害者福祉施設従事者等,使用者などに障害者虐待防止責務を課すとともに,障害者虐待を発見した者に通報義務を課した.

しょうがいしゃケアマネジメント《障害者ケアマネジメント》▶介護保険の適用にならない障害者の自立した生活を実現するための支援を行う.介護保険のケアマネージャーは介護支援専門員.

しょうがいしゃこようそくしんほう《障害者雇用促進法》 Handicapped Person's Employment Promotion Law ▶身体障害者または知的障害者に,一般労働者と同じような雇用機会を与えることで,その障害者の自立を促進し,職業の安定をはかることを目的とする法律.

しょうがいしゃこようちょうせいきん《障害者雇用調整金》▶法律で定めた障害者雇用率(雇用者全体に占める障害者の割合)を達成した事業主に支給される調整金.

しょうがいしゃこようりつせいど《障害者雇用率制度》▶「障害者雇用促進法」に基づき,常用労働者のうち一定比率以上の障害者を雇用することを義務づけた制度.現行の障害者雇用率は,民間企業2.0%,国および地方公共団体は2.3%.

しょうがいしゃしこうこようじぎょう《障害者試行雇用事業》▶障害者の雇い入れ経験がまったくない事業主などが,就職が困難な障

者を，ハローワークの紹介により一定期間試行雇用（原則3か月）を行う場合に助成する事業．

しょうがいしゃじりつしえんせいど《障害者自立支援制度》▶障害の種類や年齢にかかわらず，その有する能力・適性に応じて，自立した日常・社会生活を営むことができるよう，障害者すべてに共通の福祉サービスを提供して自立を支援する制度．

しょうがいしゃじりつしえんほう《障害者自立支援法》Services and Supports for Persons with Disabilities Act▶身体・知的・精神という障害種別ごとの障害者福祉制度を全面的に見直し，自立を支援する観点からサービス提供システムを規定した法律．2006年から施行．

しょうがいしゃのけんりじょうやく《障害者の権利条約》Convention on the Rights of Persons with Disabilities▶あらゆる障害者（身体障害，知的障害および精神障害など）の，尊厳と権利を保障するための人権条約．2006年国連総会で採択．日本は2013年12月に批准．

しょうがいしゃのけんりせんげん《障害者の権利宣言》▶1975年国連総会決議で採択．国際社会に対して障害者に対する差別と不平等の是正を訴えたが，十分に効果を上げていないという認識に基づき，1981年を「国際障害者年」と決議した．

しょうがいしゃのこようのそくしんとうにかんするほうりつ《障害者の雇用の促進等に関する法律》▶→「障害者雇用促進法」参照

しょうがいしゃプラン《障害者プラン》▶「障害者プラン～ノーマライゼーション7か年戦略」のことで，1995年に施行．地域でともに生活し，社会的自立の促進，心のバリアを取り除くなど，7つの重点目標を掲げ，その推進をはかるとした．

しょうがいてあてきん《障害手当金》▶厚生年金加入の場合に限り，病気・けがが初診日から5年以内に治り，障害厚生年金3級より軽い程度の障害が残ったときに支給される一時金．

しょうがいていどくぶん《障害程度区分》▶どの程度の障害福祉サービスが必要か，障害者の心身の状態を総合的に示す区分．本人または家族の申請後，市町村が調査を行い，「非該当，区分1～6」までを認定する．

しょうがいていどくぶんにんていちょうさ《障害程度区分認定調査》▶麻痺の状況など106項目の「基本調査票」と，この調査票に対応し

◆ しょうがいていどくぶんにんていちょうさ

た記述式の「特記事項」,および当該障害者の介護を行う者の状況を勘案する「概況調査票」で認定調査が行われる.

しょうがいにんてい《障害認定》▶心身の障害に関係する福祉制度,年金制度,身体障害者福祉法など諸々の制度において,障害者を特定するための認定行為をいう.制度によって障害の程度や評価の基準は異なる.

しょうがいねんきん《障害年金》▶病気やけがで障害者になったときに支給される年金.一定の受給条件を満たす必要がある.公的年金保険として「障害基礎年金」「障害厚生年金」「障害共済年金」などがある.

しょうがいのじゅよう《障害の受容》▶自分の身体障害を日常生活の中で,身体的,心理的,社会的な面から客観的かつ現実的に認め,心の中にわだかまりがなくなること.

しょうがいふくしけいかく《障害福祉計画》 plan for welfare of persons with disabilities▶障害福祉サービスなどの提供体制および自立支援給付などの円滑な実施を確保するために,市町村・都道府県に策定が義務づけられている計画.

しょうがいふくしサービス《障害福祉サービス》▶「障害者自立支援法」に基づき,障害者に提供される福祉サービス.大きく分けて居宅介護,ショートステイなどの介護給付と,自立訓練や就労移行支援などの訓練等給付の2つがある.

しょうかんばらい《償還払い》▶介護サービスを利用する人が,サービス業者にいったん全額を払い,その後市町村に申請して払い戻してもらう制度.

しょうきガス《笑気ガス》▶医療用ガスの1種.亜酸化窒素のこと.麻酔ガスとして用いられている.

じょうきどう《上気道》▶気道において,鼻腔,咽頭,喉頭までを総称していう.→「下気道」参照

しょうきぼたきのうがたきょたくかいご《小規模多機能型居宅介護》▶介護保険制度の居宅サービスの1つ.利用者が自立した日常生活を送れるように,通いを中心に,短期間の宿泊などを組み合わせ,同じ地域で日常生活上の支援や機能訓練を行う.

しょうきゅうしん《小丘疹》▶皮膚から隆起した,小さな発疹.

しょうくつ《掌屈》▶手関節を手掌の側に曲げる運動．⇔背屈

じょうこうせい《上行性》▶上方，末梢から中枢にさかのぼること．→「下行性」参照

しょうこきゅう《少呼吸》▶呼吸の頻度・深度ともに減少した状態．→「多呼吸」参照

じょうしそうぐ《上肢装具》▶上肢（肩から指先）各部位に装着する補助装具．大きく分けて「肩装具」「肘装具」「長対立装具」「短対立装具」「把持装具」「手背屈装具」「MP伸展屈曲装具」「指装具」の8つに分類される．

じょうしつせい《上室性》▶心室より上を表す．心房，洞結節，房室結節を示す．

しょうしゃく《焼灼》▶病組織を薬品・レーザーや高周波の電波などで焼く治療法．焼灼術．下肢静脈瘤や不整脈治療などに用いられる．

しょうじょうあんせい《床上安静》▶安静度を表す言葉．トイレや洗面時の歩行以外はベッド上で過ごすこと．

じょうしょく《常食》▶普通食．健常人が日常生活で食べているような食事．

じょうしん《上申》▶意見を上司や上層部に申し述べること．

しょうたい《消退》▶症状が消えてなくなること．

じょうちゅう《静注》▶静脈注射の略．

じょうどうこうどう《常同行動》stereotyped behavior▶同じ行動や行為を目的もなく，何度も規則的に繰り返し続ける行動．常同言語，常同運動，常同姿勢，常同行為などがある．自閉症，脳炎後遺症，認知症などでしばしばみられる．

じょうどうしっきん《情動失禁》affective incontinence▶感情のコントロールができないため，わずかな刺激で急に泣いたり，笑ったり，怒ったりする状態をいう．

しょうとうだい《床頭台》▶ベッドのそばに設置される戸棚のついた台．主に患者のロッカーとして使われる．

しょうぶ《踵部》▶踵．靴の踵の部分をさすこともある．

しょうもう《睫毛》▶まつ毛．眼瞼の端に生える体毛．

ジョーインデス《jaundice》▶黄疸．

ショートステイ《short stay》▶高齢者，児童や障害児（者）が短期間，

◆ ショートステイ

施設に入所して，食事や入浴といった生活援助サービスや機能訓練を受けるサービス．高齢者の場合，要支援〜要介護者が，介護老人福祉施設（特別養護老人ホーム）などに入所することをいう．生活介護ならば特別養護老人ホームなどに，療養介護では介護老人保健施設や医療施設などに預かってもらう．

ショートラン《shortrun》▶2連発以上，連続して現れる上室性期外収縮．連発の数が多くなると，心室頻拍などに移行する可能性が高くなる．

ショーネント《schonend（独）》▶ドイツ語で丁寧にを意味する．

しょきけいかく《初期計画》▶患者の問題を解決するための具体的な方法を記載した最初の計画．イニシャルプランともいう．

しょくかい《食介》▶食事介助の略．自立して食事ができない人に対して行う，食行動に関するさまざまな援助．

しょくぎょうてきリハビリテーション《職業的リハビリテーション》▶障害者がその障害の特性に合った職業に就き，定着できるようにすることを目指すリハビリテーション．職業相談，指導，訓練，職業紹介，就職後のフォローなどを行う．

しょくさつ《食札》▶患者の名前や食事の種類，献立内容などの食事の情報が記載されている用紙．配膳をミスなくできるようにお盆にセットされる．

しょくじのかいじょ《食事の介助》▶1人でうまく食事のできない人に食事介助を行うこと．その際，摂食介助だけではなく，利用者の食前・食事中・食後の食事環境をトータルでサポートしていくことが重要になる．

しょくじバランスガイド《食事バランスガイド》food guide pyramid▶1日に「何を，どれだけ」食べたらバランスのよい食事摂取といえるかをコマの形にして示したもの．2005年，厚生労働省と農林水産省が発表した．

しょくじりょうほう《食事療法》▶病気の治療のために工夫された食事をとることをいう．食事療法が行われる代表的な疾患は高血圧と糖尿病．病気・症状が回復するように医師や栄養士の指示・指導のもと，献立を考える．

しょくしん《触診》▶患者の身体を手や指で触って診察すること．

しょくせいかつししん《食生活指針》dietary guidelines▶望ましい食生活を維持するための指針．栄養面だけでなく，自己管理，環境問題，生活文化の面にまで言及した10項目から成り立つ．農林水産省，文部省(当時)が2000年に共同発表した．

しょくせん《食箋》▶食事箋の略．患者の食事に関する医師からの指示．

じょくそう《褥瘡》▶持続的圧迫により皮膚組織や筋肉への血流障害のために壊死して起こる創傷．床ずれともいう．

じょくそうのげんいん《褥瘡の原因》▶大きくは4つに分けられる．①長時間の一定部位の圧迫，②ずれと摩擦，③皮膚の湿潤と不潔，④栄養状態の不良．この環境を改善することで治癒や予防につながる．

じょくそうのできやすいぶい《褥瘡のできやすい部位》▶好発部位としては，持続的に圧迫や摩擦を受ける後頭部や肩甲骨部，仙骨部，踵部が，側臥位では耳介部，肩，大転子部，外顆部などがある．

じょくそうのよぼうほう《褥瘡の予防法》▶長期の臥床者は皮膚の観察が重要．さらに，圧迫を減少させる(体位変換，体圧分散用具の使用)，皮膚を保護する(清潔の保持)，ずれの防止，栄養状態の改善などがある．

じょくそうへのたいおうほう《褥瘡への対応法》▶発赤，紫斑，水疱，びらんなどの初期状態での適切な対応が重要である．褥瘡発生後は，感染症を起こさないように創部のケアを行う．

じょくそうよぼうようぐ《褥瘡予防用具》▶全身あるいは局所にかかる圧や摩擦を軽減する予防具のこと．全身の体圧分散を目的とするエアマットやウォーターマット，局所的な予防にはブロックマットやクッションなどがある．

しょくち《触知》▶手や指で脈拍や患部などを触れること．

しょくちゅうどく《食中毒》food poisoning▶有害な細菌，ウイルスが付着した食品を食べて起こる急性の下痢，嘔吐，腹痛，発熱などの胃腸炎症状を主とする健康被害．高齢者では重症になりやすい．

しょくどうおんせい《食道音声》▶声帯を失った人が，訓練によって食道内に飲み込んだ空気を吐き出しながら，食道入口の粘膜をふるわせて音を出す発声法．

しょくどく《触読》braille reading▶点字などを指先で触ったり，なぞったりして読むこと．

◆ しょくどめ

しょくどめ《食止め》▶治療や検査のために食事の提供を停止すること．

しょくひんせいぶんひょう《食品成分表》Standard Tables of Food Composition in Japan ▶「日本食品標準成分表」のこと．文部科学省によって作成されたもので，食品可食部100gあたりの食品成分含有量を18食品群1,878食品に分けて示す．

しょくもつざんさ《食物残渣》▶口内や消化器内にある食物の残り．

しょくもつせんい《食物繊維》▶人の消化酵素によって消化されない，食物に含まれている難消化性成分の総称．

しょけい《書痙》▶字を書こうとするとき，または書いている途中で，疼痛や手の震えなどによって字を書くことができなくなること．

しょけん《所見》▶診察や検査などによって導き出した判断や意見．

じょこきゅう《徐呼吸》▶呼吸数が過度に減少した状態．呼吸の深度には変化がない．

じょこつ《鋤骨》▶鼻中隔の一部(下部)を形成する鋤状の骨．

しょしん《初診》▶特定の医療機関で，患者が初めて診療行為を受けること．過去に同じ医療機関を受診していても治療が終了している場合は，基本的には再診ではなく初診となる．

じょつう《除痛》▶疼痛を取り除くこと．がん性疼痛の治療に対しては，WHO(世界保健機関)によって決められた「3段階除痛ラダー」がある．

ショック《shock》▶循環血液量が低下し，血圧を維持できない状態．循環血液量減少性ショック，血液分布異常性ショック，心原性ショック，閉塞性ショックに分類される．

ショックしすう《ショック指数》shock index；SI ▶脈拍数/収縮期血圧で表す．出血性ショックにおける出血数予測指数．0.5〜1.0：軽症(出血量約1,000mLまで)．1.5前後：中等度(出血量約1,500mL)．2.0以上：重症(出血量約2,000mL)．

じょのうこうちょく《除脳硬直》▶異常肢位の1つ．頭は後ろへ反り，体幹は過伸展位で膝は伸展，上肢は内伸展，足関節と足趾は底屈，となる状態．中脳もしくは橋が両側性に障害されている可能性がある．予後は不良．

じょひしつこうちょく《除皮質硬直》▶異常肢位の1つ．頭は前屈，上肢は屈曲内転位，股関節は内転し，内方向に回旋，膝は伸展，足は

底屈，となる状態．大脳皮質・内包などが障害されている可能性がある．同じ異常肢位でも除脳硬直のほうが重症．

しょほう《処方》▶患者の病状に応じて医師が出す，薬の調合や服薬法の指示．

じょほうざい《徐放剤》▶徐放性製剤の略．製剤からの有効成分が徐々に放出されるようにつくられた薬剤．血中の有効成分濃度を長時間一定に保つことにより，服用回数を減らしたり，副作用を防ぐ利点がある．

しょほうせん《処方箋》▶医師による薬の調合や服薬法の指示書．通常，医師が薬物投与の内容を一定の書式で薬剤師に指示したものをいう．

じょみゃく《徐脈》▶脈拍数が減少していること．50回/分以下．

じょもう《除毛》▶手術前に感染予防のため，医師から指示された必要最小限の範囲の毛を電気カミソリや除毛剤などで愛護的に取り除くこと．

じりつくんれん《自立訓練》▶自分の力で主体的に日常生活や社会生活が送れるように行われる訓練．介護ではADL（日常生活動作）が自力で行えることをいう．

じりつしえん《自立支援》▶障害者などが残された能力を尊重し，自らの意思で質の高い生活が送れるようにサポートすること．

じりつしえんいりょう《自立支援医療》▶障害者が心身の障害を軽減して日常生活や社会生活を送れるように，国が医療費について一部を補償する制度．本人は指定された病院と薬局で1割を負担する．

じりつしえんきゅうふ《自立支援給付》 self-reliance support ▶「障害者自立支援法」に基づく社会保障サービス．介護給付，訓練等給付，自立支援医療，補装具からなる．国による「障害福祉サービス」と，市町村による「地域生活支援事業」の2つがある．

じりつせいかつうんどう《自立生活運動》 independent living movement ▶障害者が自立生活の権利を主張した社会運動のこと．たとえば公共施設の出入口やトイレなどに車椅子利用者も利用できるような配慮をするなど，バリアフリー化を進めた．

じりつど《自立度》▶障害者や高齢者が日常生活に関する動作（食事・更衣・移動・排泄・整容・入浴など）をどれだけ行えるかを評価する

こと．高齢者の自立度をみる尺度として，「認知症高齢者の日常生活自立度判定基準」「障害高齢者の日常生活自立度（寝たきり度）判定基準」がある．

じりつほこう《自立歩行》▶自分の力で誰の手助けも受けずに歩行できること．高齢者や身体障害者は歩きが不安定なので，介護場面においては慎重な見守りが必要．

しりょくしょうがい《視力障害》▶全盲と弱視がある．全盲は全く見えず，明暗も感じない．強度の弱視は明暗や手の動き，目の前の指の数などが判別可能な見え方．

シリンジ《syringe》▶注射器，注射筒．

シリンジポンプ《syringe pump》▶シリンジ（注射器）の薬剤を正確に点滴静脈注射するための医療機器．手による注射や輸液ポンプよりもゆるやかで微量の注入が可能．

シルトドゥリューゼ《Schilddrüse（独）》▶ドイツ語で甲状腺を意味する．

シルバーカー《silver car》 walk for an aged person ▶歩行車ともいう．足腰の衰えた高齢者が買い物などに使う手押し車．4輪車なので安定感があり，高齢者の杖代わりとして用いられることもある．silver carは和製英語．

シルバーサービス《silver service》 service for senior person ▶高齢者（主に60歳以上）を対象として提供される商品やサービスを意味する和製カタカナ語．介護サービス，福祉関連サービスのほかに，レジャー，旅行など多岐の分野で行われている．

シルバーサービスしんこうかい《シルバーサービス振興会》▶安心して暮らせる社会づくりを民間の立場から支え，シルバーサービスの質の向上と，その健全な発展をはかることを目的に1987年に設立された一般社団法人．

シルバーじんざいセンター《シルバー人材センター》▶市町村ごとに設置されている高年齢者の自主的な団体．臨時・短期的または軽易な業務を，請負・委任の形式で行う公益法人．

シルバーハウジング《silver housing》 housing for the eldery ▶高齢者などの生活に配慮したバリアフリー化された公営住宅と，生活援助員（LSA）による日常生活支援サービスを併せて行う，高齢者

世帯向けの公的賃貸住宅のこと．

シルバーひゃくとうばん《シルバー110番》▶高齢者やその家族が抱える心配や悩みに電話や面接で相談に応じるほか，福祉機器の展示や各種情報提供を行うセンター．各都道府県に1か所ずつ設置されている．相談は無料．

シルバーフォン▶一人暮らしの高齢者や難聴者用に開発された電話機．緊急連絡が容易にできたり，音量や音質の調節ができたりする．

シルバーマークせいど《シルバーマーク制度》▶シルバーサービス振興会が安全性，倫理性，快適性の観点から品質基準を定め，その基準を満たす事業所にシルバーマークを交付する制度．

ジレンマ《dilemma》▶葛藤．2つの相反する選択肢が存在し，どちらを選択するか決めかねている状態．

じろう《耳漏》▶耳垂れ．外耳道，中耳，頭蓋円蓋部などから排泄される，耳からの排液．漿液性，漿液血液性，膿性など性状はさまざまで，原因は多岐にわたる．

しんい《寝衣》▶就寝時に着る衣服．ねまき，パジャマ．

しんいん《心因》▶心理的，精神的な原因．

しんエコー《心エコー》 ultrasonic cardiography ▶超音波を用いて心臓・大血管の経時的変化を調べた記録図．Mモード法，Bモード法（断層法），カラードップラー法がある．UCG超音波ともいう．

しんカテ《心カテ》▶心臓カテーテル検査の略．主に虚血性心疾患（狭心症・心筋梗塞）の診断として，経皮的にカテーテルを心血管に挿入し，心臓内の圧の測定や，造影剤によるX線撮影などを行う．

しんかぶ《心窩部》▶みぞおち．上腹部．臍の上部のややくぼんだところ．

しんきこうしん《心悸亢進》▶動悸．心臓の鼓動が増加し，不快に感じる状態．

しんきん《真菌》▶真核生物に属する単細胞，または多細胞生物の菌類で，キノコ・カビ・酵母の類．ウイルス，細菌とは異なる．真菌による感染症は真菌症といい，白癬やカンジダ症などがある．

しんぎん《呻吟》▶苦しんで呻くこと．呻き．新生児の呼吸障害において生じる呻吟を呼吸性呻吟という．

しんくうさいけつ《真空採血》▶自動的に血液を採取できるように内

◆ しんくうさいけつ

部が減圧された採血管を使った採血.

しんぐかんそうサービス《**寝具乾燥サービス**》▶市町村が主に提供する在宅福祉サービスの1つ. 寝具類の衛生管理が困難な独居暮らしの高齢者や, 寝たきりの人の寝具乾燥・丸洗いをし, 健康保持と生活環境の向上をはかるサービス.

シンクタンク《**think tank**》▶総合研究所. 頭脳集団. 公共政策や企業戦略の策定など, 各分野の専門家により高度な研究を行う組織.

シングルユースきざい《**シングルユース器材**》single use devices；SUD▶単回使用器具. 基本的に1回使用することを前提とした医用器具類.

しんけいせいつう《**神経性痛**》▶神経障害性疼痛の略. 神経の痛み. 神経が障害, 圧迫されることで起こる痛みやしびれ.

しんけんこうフロンティアせんりゃく《**新健康フロンティア戦略**》▶内閣府の新健康フロンティア戦略賢人会議(2007年)において, 予防重視の健康づくりの展開, 障害者も高齢者も充実した人生を送れるように, 健康国家の創設に向けて挑戦していくとした.

しんげんせい《**心原性**》▶原因が心臓, 心機能にあること.

しんゴールドプラン《**新ゴールドプラン**》▶高齢化が急速に進んだため,「ゴールドプラン」を1994年に全面的に改定. 介護保険制度の導入を見据えて, 在宅介護の充実に重点を置いた. 1999年に終了.

しんざつおん《**心雑音**》heart murmur；hm▶心臓あるいは脈管内を通過する血流がなんらかの障害を受けて生じる種々の可聴振動音. 原因は弁閉鎖不全や狭窄. 心内膜の増生, 心室と血管の連結障害など. 収縮期雑音, 拡張期雑音がある.

しんしゅう《**侵襲**》▶病気やけが, 手術や検査などの医療的処置によって, 生体内の恒常性に影響を及ぼすこと.

しんしゅつ《**滲出**》▶血液や組織液が毛細血管外へ滲み出ること.

しんしゅつえき《**滲出液**》▶毛細血管から滲み出た液体.

しんじゅん《**浸潤**》▶本来その組織固有のものでない細胞が組織の中に出現すること. がん細胞が周囲に入り込み, 拡大すること.

しんしょうがいしゃプラン《**新障害者プラン**》▶2003年度より2012年度までの「新障害者基本計画」に沿って, 同基本計画の前期5年間において重点的に実施する施策およびその達成目標, ならびに計画の

推進方策を定めたもの.

しんし《浸漬》▶器具などを消毒液や薬品に浸けおくこと.

しんせいまえのサービスりよう《申請前のサービス利用》▶介護認定の申請前に緊急のやむを得ない理由で介護サービスを受けたときは,基本的には利用者が費用をいったん全額負担し,市町村への支給申請により保険給付(9割相当)の支払いを受ける.

しんせん《振戦》▶不随意運動の1つ.ふるえ.生理的振戦と病的振戦がある.

しんせんはくどう《心尖拍動》▶心臓の先端部(心尖部)の拍動.心尖拍動の視診,触診によって,心臓の大きさや位置を診る.通常,胸骨中線から左外側に7〜9cmの第5肋間で観察される.

しんたいかいご《身体介護》▶ホームヘルパーや介護福祉士が訪問して行う訪問介護で,入浴,排泄の介助,体位変換,着替え,食事など,直接身体に触れる介護.

しんたいこうそくのきんし《身体拘束の禁止》▶介護保険制度では身体拘束は原則禁止されている.身体拘束が認められるのは,切迫性,非代替性,一時性が認められるとき.なおかつ記録に残し,2年間の保存が必要.

しんたいしつにん《身体失認》▶身体の一部が自分のものではないように思ったり,麻痺があるのを認めないなどの症状.麻痺がないように振る舞ったりする状態がみられる.脳疾患の後遺症などで認められる.

しんたいしょうがいしゃ《身体障害者》physically disabled▶身体機能に不自由があり日常生活に制約のある人.身体障害者は18歳以上で,都道府県知事から身体障害者手帳の交付を受けた者をいう.

しんたいしょうがいしゃこうせいそうだんじょ《身体障害者更生相談所》▶身体障害者に対して,身体障害者手帳の交付,また医師・心理判定員・ケースワーカーなどの専門職員が,医学的・心理的判定および相談・指導などを行う機関.

しんたいしょうがいしゃてちょう《身体障害者手帳》▶都道府県知事から交付される.身体障害の範囲(種類)は「身体障害者福祉法別表」によって決められており,「身体障害者障害程度等級表」により1級から7級まで区分されて交付される.

しんたいしょうがいしゃふくしほう《身体障害者福祉法》▶18歳以上の身体障害者の自立と社会活動への参加を促進するために援助し,保護することで,身体障害者の福祉の増進をはかるための日本の法律.

しんたいしょうがいしゃようべんき《身体障害者用便器》▶杖や車椅子を使う人が,平衡感覚や筋力が低下していても,便器への移乗や排泄動作が行いやすいよう配慮された便器.

シンチ《scintigraphy》▶シンチグラフィーの略.

シンチグラフィー《scintigraphy》▶核医学検査.体内に放射性同位元素(ラジオアイソトープ)で標識した薬物を投与し,放出される放射線の画像化によって薬物の分布を測定する検査.骨シンチグラフィー,脳シンチグラフィーなどがある.

しんてん《進展》▶症状や病状が進行し,新たな段階に入ること.

しんてん《伸展》▶関節の角度を大きくする運動.関節を伸ばすこと.→「屈曲」参照

しんとう《振盪》▶振り動くこと,揺れ動くこと.

しんとうあつ《浸透圧》▶異なる濃度の溶液が,半透膜を境にして接した場合,低濃度溶液が高濃度溶液のほうに移動するときに生じる圧力.

シンドローム《syndrome》▶症候群.ある疾患や病変を原因とした一連の身体症状や精神症状などを1つの集合体としてとらえたもの.

しんなん《浸軟》▶ふやけること.とくに皮膚が滲出液などの水分を含み軟化すること.

しんぶつう《深部痛》▶痛みの分類の1つ.骨膜,靱帯,関節,腱,筋膜,骨格筋,血液などの体の深部における痛み.皮膚や粘膜など体の表面の痛みは表在痛という.

シンプトン《symptom》▶病気の症状,徴候.

シンポ《symposium》▶シンポジウムの略.集団討議法の1種.

しんま《心マ》▶心臓マッサージの略.胸骨圧迫.心臓に代わり全身の臓器に血液を循環させるための救命方法.

じんましん《蕁麻疹》▶食品や薬物,物理的刺激などにより生じる膨疹や紅斑で,かゆみを伴う.アレルギー性と非アレルギー性がある.

シンメル《Schimmelbusch sterizer》▶シンメルブッシュの略.

シンメルブッシュ《Schimmelbusch sterizer》▶煮沸消毒器.

しんや《深夜》▶深夜勤務．深夜から朝までの時間帯の勤務．

しんりょうほうしゅう《診療報酬》▶保険診療において，医療機関が行った医療サービスに対する公定価格のこと．診療報酬の金額は2年に1回，改定される．

しんりょうほう《心理療法》psychotherapy▶薬などに頼らず，対話・訓練などを通して患者に働きかけ，精神の回復・保持・増進をはかる療法．

じんろう《腎瘻》▶体外への尿路を確保するために，腰から腎盂に挿入されたチューブ．なんらかの原因により尿管が詰まり，腎臓に尿が停滞したときに行われる．

ズィープ《ZEEP》zero end expiratory pressure▶呼気終末平圧換気．呼気終末ゼロ圧．人工呼吸時に，呼気終末を完全に大気に開放し，気道内圧0cmH2Oにすること．

すいこうきのうしょうがい《遂行機能障害》▶高次脳機能障害の1つ．事故や疾病で脳に損傷を受けた場合などに起こる．論理的に考え，計画し，問題を解決し，推察し，そして行動することができない．

スイサイド《suicide》▶自殺．自殺者．

ずいじにょう《随時尿》▶一般外来での検査時など，随時採取する尿のこと．特定の時間に採取するものには早朝尿，蓄尿などがある．

すいじんしょう《水腎症》▶腎盂や尿管内に尿がたまり，腎臓が膨らむ疾患．尿が膀胱にうまく流れないことにより起こる．結石や腫瘍が原因とされており，小児の場合は先天的な原因で起こることもある．

スイスチーズモデル《Swiss cheese model》▶多重チェック機能が有効に働いて事故を防ぐしくみ．リスク管理に関する概念の1つ．内部に多数の穴が空いているスイスチーズのスライスを複数枚重ねたとき，穴が重ならなければ貫通しない，すなわち貫通したときが重大事故につながるというたとえを用いた概念．

すいそくほこう《垂足歩行》▶太ももを高く上げ，つま先から投げ出すような歩行のこと．鶏歩行．小児麻痺，腓骨神経麻痺，多発性神経炎などの末梢神経，二次ニューロン障害時にみられる．

すいちょくかんせん《垂直感染》▶母子感染のこと．母親から子どもへの感染の名称．垂直感染（母子感染）以外は，すべて水平感染となる．

スイッチオーティーシー《スイッチOTC》over the counter▶これま

◆ **スイッチオーティーシー**

では医師の判断でしか使用できなかった医薬品が，薬局で店頭販売できる一般用医薬品に転換（スイッチ）されたものをいう．

すいのみ《吸飲み》feeding cup▶病人が寝たままでも水を飲めるように，細長い吸い口をつけた容器のこと．薬呑器と表記して販売されている製品もある．

すいぶんほきゅう《水分補給》▶生体維持に必要な水分摂取量のこと．成人は1日に約2Lといわれ，そのうち，約1Lは飲料水からの補給が望ましいといわれる．一度に飲むのではなく，こまめな水分補給がよい．

すいへいかんせん《水平感染》▶母子感染以外の感染様式．同世代間の感染様式．

すいほう《水疱》▶皮膚にできる発疹の1つで，漿液を含み直径5mm以上に隆起した部分のこと．ウイルス感染や皮膚への刺激などにより生じる．水ぶくれ，水泡疹ともいう．

すいよう《水様》▶水のようなの意味．体液や排液，痰などが，液体のようになる場合を表す．

スウイ《SWI》stroke work index▶左心室1回仕事係数．

スーパーバイザー《supervisor》▶教育者，管理者，監督者．熟練した指導者で，総合的視点でアドバイスできる人のことをさす．

スーパービジョン《supervision》▶医師，心理士，ソーシャルワーカーなどの援助職者が，スーパーバイザーから助言，示唆，指導，援助を受けること．

すえおきがただんさかいしょうき《据置型段差解消機》▶段差のある玄関などに取りつけ，段差を解消する機械．車椅子に乗ったまま，ボタン操作で上下に動く．

すえおきしきリフト《据置式リフト》▶室内で歩行ができず移動困難な人が，天井に取りつけたレールからベルトでつり下げたシートに乗って移動するリフト．

スカルペル《scalpel》▶外科手術や解剖の際に用いられる鋭利な刃物．外科用メス，円刃刀．

スキッド《SCID》severe combined immunodeficiency desease▶重症複合免疫不全症．重篤な免疫不全症で，先天性疾患の1つ．リンパ球の発生障害によりT細胞とB細胞が激減する．

スキル《skill》▶物事を行うための技能,能力.柔軟に対応する力.

スキルスがん▶硬性がん.間質が多いがんの1種で,びまん性に浸潤していくのが特徴.急速に病巣を拡大する悪性腫瘍で,胃がん,大腸がん,乳がんでみられることがある.

スキン《skin》▶皮膚.

スキンケア《skin care》▶皮膚の手入れ,トラブル対策.

スキンシップ《skinship》▶優しい気持ちで軽く肩や手に触れることで,より親密感や信頼感を高め,一体感を共有する行為.

スクイージング《squeezing》▶痰の排出を助ける排痰法の1つ.患者の呼気に合わせて気管中枢に向かって両手で圧迫し,呼気を助けながら痰を排出させる.

スクゥイド《SQUID》superconducting quantum interference device▶超電導量子干渉素子.微小な磁場を測定できるので,脳や心臓の神経細胞に発生する磁界を測定する場合などに利用される.

すくみあしほこう《すくみ足歩行》▶歩き始めの1歩が容易に踏み出せない状態で,パーキンソン病にみられる歩行.手すりを設置したり,体を支えるなどの介助が必要.

スクラブ《scrub》▶①手指洗浄法.②小刻みに磨く歯磨き方法.③手術室の器械出し看護師を「スクラブナース」ということがある.

スクリーニング《screening》▶選別すること.ふるい分けること.簡便な検査法で疾患を推定すること.

スケープゴート《scapegoat》▶身代わりにされること.または集団から排除されること.

スケール《scale》▶規模.または尺度,物差し.「痛みのスケール」などと用いられる.

スケルトン《skeleton》▶人の全体的な骨格のこと.

ずじゅう《頭重》▶頭がずっしりと重苦しいこと.

ずじゅうかん《頭重感》▶頭がずっしりと重苦しい感覚のこと.筋肉の凝りによる血行障害,ストレス・睡眠障害・更年期による自律神経の乱れなどが原因とされる.高齢者の場合,動脈硬化が原因のこともある.

スタイレット《stylet》▶カテーテルやチューブを体内に挿入する際,それを誘導する金属性の器具のこと.探査針ともいう.

◆ スタッフ

スタッフ《staff》▶医師，看護師，薬剤師，理学療法士，作業療法士など，医療に従事する職員のこと．

スタプレ《states pleasant》▶現症を意味する「ステイタス・プレゼンス」の略．診察や検査によって診断された，現在の患者の状態のこと．

スタンダードケアプラン《standard care plan》▶標準看護計画．個別ではなく，一般的な看護計画のこと．

スタンダードプリコーション《standard precaution》▶標準予防対策．感染症予防のため，医療現場で実施される．手洗い，手袋・ゴーグル・プラスティックエプロンの装着，使用済み針の処理などの対策．

スタンドアップしきくるまいす《スタンドアップ式車椅子》 stand-up wheelchairs▶起立機能つき車椅子のこと．自力で車椅子から立ち上がれない人などが，ボタン操作などで起立の姿勢を取ることができるように，座面を持ち上げることが可能な車椅子．

スタンドスティル《cardiac standstill》▶心静止．心臓の電気的な活動がみられなくなった状態．心停止の下位概念．

ステイ《STAI》 state-trait anxiety inventory▶状態不安・特定不安尺度．不安の2因子を測定することをSTAI状態・特定不安検査という．

スティグマ《stigma》▶①徴候，紅斑．②病気や障害をもつ人をネガティブにとらえること．偏見をもつこと．

ステージ《stage》▶病気の進行段階を表すこと．

ステータス《status》▶患者の状態を表す．パフォーマンスステータスとは，患者の全身状態を，日常生活動作のレベルに応じて5段階で表した指標のこと．

ステープル《staple》▶外科用縫合針．ホッチキスのような形状の針．

ステソ，ステト《stethoscope》▶ステソスコープの略で，聴診器のこと．臨床現場で医師や看護師が，心臓・肺・血管等が発生する音を聴く際に用いられる．

ステる《Sterben(独)》▶ドイツ語で死亡を意味する「ステルベン」の略．

ステルベン《Sterben(独)》▶ドイツ語で死亡を意味する．

ステレオ《stereotactic operation》▶ステレオタクティック手術の略で定位脳手術のこと．大脳内側の基底核や視床部位を小さく破

壊することにより，反対側の手足のふるえや固縮を軽減もしくは消失させる．

ステロイド《steroid》▶副腎皮質ホルモン，性ホルモン，胆汁酸などの有機化合物の総称．化学的に合成し，薬としてさまざまな疾病に用いられる．体の中の炎症を抑えたり，体の免疫力を抑制したりする作用がある．

ステント《stent》▶管状組織(血管，気管，食道，十二指腸，大腸，胆道など)を管腔内部から広げる，主に金属棒状の医療機器．心臓ステント，気管ステント，大動脈ステントなどがある．

ストーマ《stoma》▶瘻．腹部に外科的に作られた開口部．人工的に腔をつくり，管を通して尿や便などを体外に排出する．人工肛門，人工膀胱などをさす．

ストーマケア《stoma care》▶患者がストーマによる排泄を快適に行えるように，指導・援助するケアのこと．

ストッキングエイド▶両脇に紐のついたプラスチック製の本体に，ソックスやストッキングをかぶせ，つま先を入れながら本体の紐を使って引っ張り上げて履く．膝や腰に障害があり，足先まで手が届きにくい人が用いる．

ストマサイトマーキング《stoma site marking》▶ストーマの造設位置を決定すること．

ストマック《stomach》▶胃．

ストライダー《stridor》▶呼気の際に聴かれる異常呼吸音．喘鳴．気管支喘息でみられる，ヒューヒュー，ゼーゼーといった雑音．

ストレス《stress》▶心身の負担になるなんらかの刺激によって生体に生じたゆがみの状態．痛みや過労といった身体的なストレス，人間関係の悩みなどの精神的なストレスとがある．

ストレスコーピング《stress coping》▶ストレスのもとに対処すること．ストレスのとらえ方を変え，うまくつき合う対処の仕方．

ストレッサー《stressor》▶ストレスの原因．刺激要因．

ストレッチャー《stretcher》▶担架．患者を寝かせたまま移送する車輪のついた寝台のこと．

ストローク《stroke》▶鼓動，脈診．または脳卒中などの発作．

スニップス《SNPs》single nucleotide polymorphism ▶単一ヌクレ

◆ スニップス

オチド多型．一塩基多型．DNAの塩基（A，T，G，C）配列の並び方が個人によって違う部分をいう．

スパ《spinal》▶脊髄麻酔を意味する「スパイナル」の略．

スパイク《spike》▶棘波．転じて，脳波や心電図でみられる波形状の細く尖った波のこと．輸液ボトルに差す針をさすこともある．

スパイロ《spirometer》▶スパイロメーターの略．

スパイロメーター《spirometer》▶肺活量計．肺の呼吸機能の疾病である気管支喘息や肺気腫などの検査に用いる．

スパスム《spasm》▶不随意にふるえが起こる痙攣発作．または，痙攣性の萎縮が起こり，血管などの内腔が狭くなったり詰まること．

スピッツ《Spitz(独)》▶尖っているという意味のドイツ語で，底が丸く尖った，ガラス製もしくはプラスチック製の容器のこと．試験管，採血管．

スピリチュアルケア《spiritual care》▶自分で心の免疫力や心の自己治癒力を高めていけるよう導くこと．生きがいをもちやすい人生観への転換と，あらゆる事象に価値を見出すよう導き，人間の魂の健全性を守ること．

スピリチュアルペイン《spiritual pain》▶終末期の患者が，人生の意味や罪悪感，死への恐れなどに対して悩むこと．「私の人生は何だったのか」「生きている意味はあるのか」といった魂の痛みのこと．

ズブ《Sub(独)》▶准教授．ズブとはドイツ語で次の位を意味する．

ズブアラ《subarachnoidale Blutung》▶くも膜下出血．脳を覆う3層の髄膜のうち，2層目のクモ膜と3層目の軟膜の間に出血が生じ，脳脊髄液中に血液が混入した状態をいう．

スプータ《Sputa(独)》▶ドイツ語で痰を意味する．

スプータム《Sputum(独)》▶ドイツ語で喀痰を意味する．

ズブフレ《Subphrenisches Abzeß(独)》▶ドイツ語で横隔膜下膿瘍を意味する．腹膜炎の1種．横隔膜の下に膿がたまった状態．

スプレッダー《spreader》▶感染拡大の感染源となった患者のこと．スーパー・スプレッダーとは，10名以上の感染拡大の感染源となった患者のことをいう．

スプレッド《spread》▶布カバー．ベッドを覆う布のこと．

スペーサー《spacer》▶吸入補助器．喘息治療などで行われる吸入療

法の際，薬を容易に吸入でき，また吸収効率も高める補助器具．

スペクト《SPECT》 single-photon emission computed tomography ▶単一光子放射型コンピュータ断層撮影．X線撮影と同様の原理で行われる画像診断法の1つ．

ズポ《Supp》 suppositorium, suppository ▶坐薬を意味する「ズポジトリウム」の略．肛門や膣に直接挿入し，粘膜から吸収させる薬．

スポンターン《spontaneous breathing》 ▶自発呼吸を意味する「スポンタニアス・ブリージング」の略．意識せずに行っている呼吸のこと．胸郭が拡大することによって胸腔内に陰圧をつくり，気管を通して空気が入ってくること．

スマートライフプロジェクト《Smart Life Project》 ▶厚生労働省が進めているプロジェクト．「健康寿命をのばそう！」をスローガンに，人生の最後まで元気で健康で楽しく毎日が送れることを目標とした国民運動．

スメア《smear》 ▶塗抹標本．顕微鏡で血球の観察などに使われる．スピナーともいう．

スモン《SMON》 subacute myelo-optico-neuropathy ▶亜急性脊髄視神経症．スモン病．整腸薬キノホルムによる薬害で，末梢神経障害となる．

スライディングスケール《sliding scale》 ▶インスリンの注射量を加減する目安．直近に測定した血糖値に応じて決定する．

スライド《slide》 ▶フィルム．それを投影する装置．

スリーエー《AAA》 abdominal aortic aneurysm ▶腹部大動脈瘤のこと．英語の頭文字のAが3つ並ぶことからこうよばれる．腹部大動脈壁が脆弱化し瘤が形成される病態．動脈硬化，先天性疾患，外傷などによる．

スリーエス《SSS》 superior sagittal sinus ▶上矢状静脈洞のことで，英語の頭文字のSが3つ並ぶことからこうよばれる．脳の静脈血を集める硬膜静脈洞の1つ．大脳鎌上縁に沿って，盲孔から静脈洞交会まで縦走する．

スリーエス《SSS》 sick sinus syndrome ▶洞機能不全症候群のことで，英語の頭文字のSが3つ並ぶことからこうよばれる．シックサイナス症候群．循環器系の疾患．洞結節の細胞やその周辺の心房筋の

◆ スリーエス

障害による．

すりつけいた《すりつけ板》▶和室の敷居とフローリング，あるいは和室と廊下との段差に備え付ける板．断面が直角三角形になっていてスロープを形成する．段差解消のための最も簡易な商品．

スリル《thrill》▶不随意の律動的なふるえ．

スリングシート▶自力で移動不可能な人を，車椅子やベッドから介助リフトで運ぶときに使用する人を乗せるためのシート．

スローウイルス《slow virus》▶遅発性ウイルス．潜伏期間が長く，発症後は遷延しやすいウイルス．麻疹ウイルス，JCウイルスなどがあり，潜伏期間が数か月から数年に及ぶものもある．

スワブ《swab》▶医療用の綿棒．用途により長さなどが異なる．

スワンガンツカテーテル《Swan-Ganz's catheter》▶心臓カテーテル．右房圧，右室圧，肺動脈圧，肺動脈楔入圧などの心機能を計測する．

せあげきのう《背上げ機能》▶寝ている人の上半身をベッドごと持ち上げて，起き上がりを補助する機能．上半身の立ち上がりと膝の部分の動きが連動したベッドもある．

せいかつえんじょ《生活援助》▶ホームヘルパーや介護福祉士が訪問して行う訪問介護サービスで，買い物，調理，掃除，洗濯などの家事を行う．

せいかつえんじょいん《生活援助員》▶→「ライフサポートアドバイザー」参照

せいかつしえんいん《生活支援員》▶施設などで障害者の日常生活上の支援や，身体機能・生活能力の向上に向けた支援を行いながら，その自立をサポートする．

せいかつしえんハウス《生活支援ハウス》▶高齢者に対して介護支援，居住および周辺との交流を総合的に提供する．安心して健康で明るい生活を送れるように支援し，福祉の増進をはかることを目的とする．

せいかつしょうがい《生活障害》▶老化や障害をきっかけに，基本的な日常生活がうまくいかなくなること．例えば保清，整理整頓ができず，金銭感覚がおかしくなるなど，生活リズムが乱れる．

せいかつどうせん《生活動線》▶室内で，日常生活を営むうえで動きまわる移動線．居間や台所，浴室などを移動する線をいう．

せいかつのしつ《生活の質》quality of life；QOL▶ある人がどれだけ人間らしい生活や自分らしい生活を送り，人生に幸福を見出しているかということを尺度としてとらえる．

せいかつばめんめんせつ《生活場面面接》▶面接室での面接ではなく，実生活の場面，例えば食堂，廊下などで利用者と面接を行うことをいう．利用者が直面する実生活上の問題を援助者はより具体的に把握できる．

せいかつふくししきんかしつけせいど《生活福祉資金貸付制度》▶低所得者世帯などに，低利または無利子での資金の貸し付けと必要な援助指導を行う制度．各都道府県社会福祉協議会において実施している．

せいかつふじょ《生活扶助》▶「生活保護法」にある8種類の生活扶助のこと．生活困窮者に対して適用条件はあるが，生活・教育・住宅・医療（公費負担医療）・介護・出産・生業・葬祭扶助がある．

せいかつほご《生活保護》▶「生活保護法」に基づき，生活の困窮の程度に応じて必要な保護を行い，健康で文化的な最低限度の生活を保障し，その自立を助長する．8種類の生活扶助で保護される．

せいかつほごほう《生活保護法》Public Assistance Act▶「国が生活に困窮するすべての国民に対し，その困窮の程度に応じ，必要な保護を行い，その最低限度の生活を保障するとともに，その自立を助長する」という日本国憲法の理念のもとに制定された．

せいかつモデル《生活モデル》life cycle model▶個人は，地域や社会の環境とお互いに影響を与えあっているととらえ，社会福祉では，そこの地域や社会環境で展開されている日常生活に視点をおいて援助していこうとする考え方．

せいかつれき《生活歴》life history▶→「ライフヒストリー」参照

せいきん《静菌》▶菌の増殖・活動を，一定期間抑制すること．滅菌は細菌を死滅させること．

せいけつのかいご《清潔の介護》▶入浴，清拭，歯磨き，洗面，爪きりなど，清潔を保つための援助をいう．清潔援助は，心身のリラックスや生活意欲が高まるなどの効果がある．

せいけん《生検》▶生体組織採取検査の略．病変の細胞や組織を切り取り，顕微鏡で病理学的に調べる検査のこと．バイオプシーともいう．

◆ せいさ

せいさ《精査》▶詳しく検査すること，調査すること．

せいしき《清拭》▶入浴ができない患者に対し，体を拭いて清潔にすること．皮膚の状態を観察しながら，皮膚表面の老廃物を除き，血行を促すように拭く場合もある．

せいじょう《性状》▶性質と状態．「便の性状」「排液の性状」などとして使う．

せいしょく《生食》▶生理食塩液の略．体液とほぼ等張の塩化ナトリウム水溶液のこと．

せいしんかソーシャルワーカー《精神科ソーシャルワーカー》Psychiatric social worker；PSW ▶精神保健福祉士．精神病患者専門の国家資格．病院や役所の窓口での行政サービス，福祉施設や作業所で精神病患者たちの生活を支援する仕事など多様である．

せいしんかデイケア《精神科デイケア》▶精神障害者の社会生活機能回復を目的として，個々の患者に応じたプログラムをグループで行う．実施時間はデイケアは1日6時間，ナイトケアは4時以降4時間を標準とする．

せいしんかデイ・ナイト・ケア《精神科デイ・ナイト・ケア》▶精神障害者の社会生活機能の回復を目的として，実施内容の種類にかかわらず，その実施時間は昼夜含めて患者1人あたり1日10時間を標準とする．

せいしんかデイホスピタル《精神科デイホスピタル》▶外来以外の形態で診療を行う精神保健サービスで，部分入院ともいわれる．国際的な分類として，急性期デイホスピタル，移行期デイホスピタル，デイトリートメント，デイケアセンターに分類される．

せいしんかリハビリテーション《精神科リハビリテーション》▶精神的な障害をもった人々の残された能力を可能な限り回復させ，精神的・身体的・社会的に自立した生活が送れるよう援助すること．

せいしんしょうがいしゃ《精神障害者》▶脳や心の障害で，日常生活に制約がある状態の者．「精神保健福祉法」では，「統合失調症，精神作用物質による急性中毒や依存症，知的障害，精神病質その他の精神疾患」としている．

せいしんしょうがいしゃグループホーム《精神障害者グループホーム》▶地域において精神障害者が5〜6人で生活する共同住居．世話人を

配置し，食事の世話，金銭出納に関する助言，服薬指導，日常生活面の相談・指導などの援助を行う．

せいしんしょうがいしゃほけんふくしてちょう《精神障害者保健福祉手帳》▶精神障害の状態であることを証明する手段となり，これにより各種支援策を受ける．判定業務は各地域の精神保健福祉センター（あるいは精神医療センター）が行う．

せいしんつういんいりょう《精神通院医療》▶「精神保健福祉法」に規定する疾病を有する者の，通院医療にかかる自立支援医療費の支給を行う制度．

せいしんほけんおよびせいしんしょうがいしゃふくしにかんするほうりつ《精神保健及び精神障害者福祉に関する法律》▶→「精神保健福祉法」参照

せいしんほけんしてい《精神保健指定医》▶「精神保健福祉法」に基づく資格で，精神科病院への入院を判断する医師．精神科3年以上を含む5年以上の臨床経験を有する医師が，研修を修了するなど一定の条件を満たす必要がある．

せいしんほけんふくしし《精神保健福祉士》psychiatric social worker▶精神障害者やその家族が抱える生活面・経済面などに関して，社会保障・生活保護提供などを含めた自立支援相談・福祉生活相談を行うことを専門とする国家資格．

せいしんほけんふくしセンター《精神保健福祉センター》▶各県，政令市にほぼ1か所ずつ設置．精神保健福祉に関する相談の窓口をもつ公の相談機関．精神科医，精神科ソーシャルワーカー，保健師，看護師などの専門職が配置されている．

せいしんほけんふくしほう《精神保健福祉法》▶精神障害者の医療および保護を行い，社会復帰のために必要な援助を行い，精神障害者の福祉の増進などをはかることを目的とする法律．

せいたいリズム《生体リズム》biorhythm▶生物（人）が，時間，光，季節などにより周期的に影響される生物（人体）の生理的なリズムのこと．これが狂うと生物の体調に悪影響が出るといわれる．

せいちゃく《生着》▶手術で移植された器官が定着し，本来の機能を果たすこと．

せいねんこうけんせいど《成年後見制度》adult guardianship system

◆ せいねんこうけんせいど

▶判断能力の不十分な人を保護するため,法律面や生活面で代行行為を行う人を選任する制度.裁判所や家庭裁判所が決める法定後見と,本人と代理人が契約を結ぶ任意後見がある.

せいふかんしょうけんこうほけん《**政府管掌健康保険**》government-managed health insurance▶健康保険組合のない事務所の労働者を被保険者とした国の運営による健康保険だったが,社会保険庁改革で,2008年全国健康保険協会管掌健康保険となった.

セイフルコンロ ▶安全に使えるように工夫された装置(立ち消え防止,過熱防止,自動火力調節など)が備わった調理用ガスコンロの総称.

せいほ《**生保**》▶生活保護の略.社会保障制度の1つ.医療,介護,出産をはじめ,生活,教育,住宅,生業,葬祭の8つの扶助が受けられる.

せいめい《**清明**》▶意識がはっきりしていること.自己と周囲をはっきり認識できていること.

せいめいいじかんりそうち《**生命維持管理装置**》▶呼吸,循環,代謝を一時的あるいは恒久的に代行する装置のことで,人工心肺関係,人工呼吸器,血液浄化装置,除細動装置,閉鎖式保育器などがある.

せいめいりんり《**生命倫理**》bioethics▶ヒトの生死に医療がどうかかわるべきかの考え方.体外受精,遺伝子,生命維持など生命科学技術の発展で,受精から死まで医療が操作する機会が増えたことで注目されるようになった.

せいよう《**整容**》straighten one's posture▶洗面,歯磨き,洗髪,整髪,ひげそり,爪切り,化粧,入れ歯の手入れなど,身の周りを整えること.

セイラムサンプ《**Salem Sump™**》▶経鼻栄養チューブおよびカテーテルの1種である「セイラムサンプチューブ®」の略.吸引,排液,排気,薬液等の注入および洗浄,または異物除去に使用するチューブのこと.

せいりきのうけんさ《**生理機能検査**》physiological laboratory▶心臓,腹部,肺,脳,神経,筋肉,血管,耳などの生理的反応や機能をグラフ化,画像化して診断する検査.心電図,エコー,脳波検査などがこれにあたる.

ゼーネ《**Sehne(独)**》▶ドイツ語で「腱」を意味する.骨格筋が骨に付着する際の仲介的役割をする強い結合組織.アキレス腱などに代表

される．

セオリー《theory》▶理論．学説．方法論．

セカンダリーナース《secondary nurse》▶1人の患者の入院から退院までを責任をもち担当，看護するプライマリーナースを補助するナースのこと．プライマリーナースが不在の際に，看護を行う．

セカンドオピニオン《second opinion》▶主治医だけでなく，別の医師や医療機関の意見を聞くこと．「第二診断」ともいう．

せきそん《脊損》▶脊髄損傷の略．主に脊柱に強い力が加えられるなどの外的原因により，脊椎を損壊し，脊髄が損傷を受ける病態．

せきちん《赤沈》▶赤血球沈降速度の略．試験管に血液を入れ，抗凝固薬と混合させ，赤血球が沈む速度を調べる検査．

せきひまつ《咳飛沫》▶咳の際に出る飛沫が感染源となること．

セグ《segmental》▶白血球の中の分葉球を意味する「セグメンタル」の略．

ゼク（チオン）《Sektion（独）》▶ドイツ語で死体解剖，司法解剖を意味する．

セクシュアリティ《sexuality》▶生物学的性別のほか，性的指向，性自認，社会的役割も構成要因であるとされる．

セクハラ《sexual harassment》▶セクシュアルハラスメントの略．性的嫌がらせ．

ぜつあつし《舌圧子》▶へら状の医療器具．診察の際に，口内やのどが診られるように，舌を押し下げる役割をする．

ぜつあん《絶安》▶絶対安静の略．

ぜついんしょく《絶飲食》▶飲食をすべて禁止すること．麻酔を受ける際などに行われる．

せっかい《切開》▶外科手術や処置などで，治療のため患部を切り開くこと．

ぜっこんちんか《舌根沈下》▶舌がのどに落ち込み，気道をふさぐこと．気管内の腫瘍により閉塞したり，意識レベルが低下し，筋肉が弛緩したりとさまざまな原因で起こる．

せっし《鑷子》▶ピンセット．

せつじょ《切除》▶切り取り，除くこと．

ぜっしょく《絶食》▶食事を禁止すること．治療や検査で必要な場合が

◆ ぜっしょく

ある.

せっしょくしょうがい《摂食障害》eating disorder ▶心理的な原因で食に異常をきたす病気. 歯科や口腔外科で使われる摂食障害・嚥下障害と区別するため, 中枢性摂食異常症ともいう. 拒食症と過食症がある.

せっせきい《截石位》▶寝た状態で, 足を開き膝をあげる体位. 分娩時などに取られる体位.

せっせつじゅつ《切截術》▶切除術. 取り除くこと.

せっそう《切創》▶刃物やガラスなどで傷口が鋭く切断されている傷のこと. 切り傷.

ぜったい《舌苔》fur ▶舌に付着する白い苔状のもので, 上皮が伸びたものに細菌や食べかす, 粘膜のかすが付着したもののこと.

ぜったいあんせい《絶対安静》▶外部の刺激を与えずに, 寝かせたまま平静な状態を保つこと. 生活行為もベッド上で行う.

せってんたい《折転帯》▶手首から肘の周辺までやふくらはぎなど, 太さが異なる部位に包帯を巻く方法. 折り返しながら包帯を巻く.

ぜつはくたい《舌白苔》coating of the tongue ▶舌苔が厚く白い状態. 唾液分泌の低下や脱水など自浄作用の低下, 消化管の感染症などが原因. 口腔カンジダ症が疑われる場合もある.

ぜつブラシ《舌ブラシ》tongue polishing brush ▶舌の表面にたまり, 口臭の原因ともなっている舌苔などを取り除き, 舌をきれいにするためのブラシ.

セデーション《sedation》▶鎮静. 鎮静薬を用いて意識を意図的に落とした状態. 身体的・心理的苦痛を感じなくさせる治療をさすこともある.

せぬき《背抜き》▶患者がベッドから頭や体を起こしたり倒したりする際, 抱き起こしたり支えたりして, 前傾姿勢を保ち, 体位を安定させること.

セプシス, ゼプシス《sepsis》▶敗血症. 病原体によって引き起こされた全身性炎症反応, または症候群. 細菌感染症を起こしている箇所から血液中に病原体が入り込み, 全身に波及して重篤な状態に陥る.

セミクリティカルきぐ《セミクリティカル器具》semi-critical item ▶消毒や洗浄を行う器具. 内視鏡, 麻酔用回路, 気管挿管チューブなど,

粘膜や損傷のある皮膚と接触する高水準な消毒が求められる器具.

セミナー《**seminar**》▶講習会. 少人数での討論. 共同研究, 演習.

セミファウラーい《**セミファウラー位**》semi-Fowler's position ▶仰向けで寝て, 股関節と膝関節を軽く曲げて上半身を20〜30度起こした姿勢のこと. 40度の状態はファウラー位(半坐位)といい, 90度起こした状態は坐位という.

セラピー《**therapy**》▶治療術, 治療法.「アロマセラピー, フィジカルセラピー」などと使われる.

セラピスト《**therapist**》▶アロマセラピー(アロマセラピスト), サイコセラピー(サイコセラピスト)など, なんらかの治療, 療法(セラピー)を行う人の意味. 作業療法士, 理学療法士, 心理療法士などをさすこともある.

ゼリー《**jelly**》▶ゲル状の製品・物質. 粘膜への刺激緩和や, 保湿, 広げやすい利点から, 塗り薬として用いられる. また, 食べやすいという利点から, 嚥下障害をもつ高齢者向けの高機能食品としても使われている.

セル《**cell**》▶細胞のこと. 生物体の最も基本的な構成単位.

ゼル《**Zell(独)**》▶精神病棟において, 状況によって患者の行動を制限するために設けられた保護室.

セルフエスティーム《**self-esteem**》▶自尊心. 自尊感情. 自己評価.

セルフエフィカシー《**self-efficacy**》▶自己効力感. 課題に直面した際, こうすればうまくいくという期待に対して, 自分はそれが実行できるという自信をもつこと. 患者教育に応用されている.

セルフカテ《**self-catheterization**》▶カテーテルを使って, 自分で導尿するセルフカテーテルの略. 自己導尿.

セルフケア《**self-care**》▶服薬など自分で行うこと. 自己管理のこと.

セルフコントロール《**self-control**》▶自分で制御すること. 感情や欲望を管理, 調整すること.

セルフヘルプグループ《**self help group**》▶自助グループともいう. 病気, 障害, 依存や嗜癖, マイノリティグループなど, 同じ状況にある人々が専門家の力を借りず, 相互に支え合いながら問題解決を目指す小集団.

せんい《**線維**》▶身体の成分. 筋線維や神経線維, 膠原線維など, 糸状

の細長い細胞で構成される組織のこと.

せんえん《遷延》▶長引くこと.のびのびになること.

ぜんかいじょ《全介助》total assistance▶食事,排泄など,日常生活動作(ADL)のすべてに介助が必要なこと.

ぜんがゆ《全粥》▶米と水の割合を1:5で炊いた粥.上澄みの重湯がない,固めの粥.

ぜんきこうれいしゃ《前期高齢者》▶高齢者のうち,65歳以上,75歳未満の人のこと.対する後期高齢者とは75歳以上の人のこと.

ぜんけつ《全血》▶全血輸血の略.採取した血液すべてを輸血として使うこと.特定の成分だけを使用する場合は成分輸血という.

せんけつべん《鮮血便》▶便に新鮮血がついたり,混じったりしたもの.肉眼では判断しにくい.食道,胃,大腸など消化管の管腔側からの出血が原因.

ぜんけんぼう《全健忘》▶ある期間のことを全部思い出せないこと.

せんこう《穿孔》▶外傷や疾病によって,臓器の壁に穴が空くこと.胃に穴が空いた状態を胃孔という.

ぜんこうけんぼう《前向健忘》▶意識障害から回復したあとのことを思い出せないこと.

せんこきゅう《浅呼吸》▶呼吸が浅いこと.呼吸数は変化しないが換気量が浅くなること.呼吸数,換気量ともに増加するのは,過剰呼吸という.

ぜんこくけんこうほけんきょうかい《全国健康保険協会》Japan Health Insurance Association▶2008年に設立された全国健康保険協会管掌健康保険(協会けんぽ)を運営する公法人.各都道府県に支部を置く.健保組合をもたない中小企業の従業員や家族が加入する.

ぜんこくけんこうほけんきょうかいかんしょうけんこうほけん《全国健康保険協会管掌健康保険》▶健康保険組合のない事業所の労働者が加入する保険のこと.社会保険庁が運営していた政府管掌健康保険を引き継ぎ,全国健康保険協会が2008年より運営.

せんし《穿刺》▶注射針など細い針を,血管や臓器などに刺すこと.体液を取ったり,薬物注入,また検査などのために行われる.

せんしつう《穿刺痛》stinging pain▶穿刺の際に伴う痛みのこと.

ぜんじゅうじじんたい《前十字靭帯》▶膝関節の大腿骨と脛骨を結ぶ

強靭な紐で，膝関節の中にある．十字靭帯の前方を走ることからこうよばれる．関節を安定に保ち，脛骨が前方へずれるのを防ぐ．

センシング《sensing》▶人工ペースメーカーの機能で，心臓の動き，呼吸，体温などを感知すること．感知機構が作動しない状態をアンダーセンシング，過剰に作動している状態をオーバーセンシングという．

ぜんじんてきケア《全人的ケア》▶がん患者のためのホスピスケアから生まれた言葉で，ターミナル期における患者の苦痛(身体的，精神的，社会的)や，霊的な側面から，統合的に提供されるケアをいう．

せんじんとう《尖刃刀》▶先の鋭いメスのこと．先端で切る細かい切開に適している．

せんそく《尖足》▶足首の関節が伸びきった状態．そのまま変形固定し，かかとが地につかなくなり，立つことや歩行が困難になる．長期の寝たきりが原因となる．

センチネル《sentinel》▶センチネルリンパ節のこと．見張りリンパ節ともいう．悪性腫瘍病巣などから流れ出たリンパ液が，最初に入り込むリンパ節のこと．

せんちょうはいべんほう《洗腸排便法》▶強制排便法の1方法．ストーマ患者が1〜3日に1度，定期的に人工肛門から腸内を洗って排便させる方法．

せんつう《疝痛》▶腹部の激しい疼痛のこと．腹腔内管腔臓器の平滑筋が攣縮して起こり，周期的に繰り返す．原因は，腸閉塞など．

せんとう《剪刀》▶外科手術に用いられるハサミ．手術時に最もよく使われる医療器具．

ぜんどう《蠕動》▶消化管のうねるような動きのこと．筋肉の緊張と収縮によって起こる．食道から胃，直腸まで，管腔内の内容物を肛門部へ移動させる．

ぜんどううんどう《蠕動運動》▶蠕動によって，口から摂取した食べ物が，消化液と混ざり，肛門部へ運ばれること．

ぜんとうやく《前投薬》▶手術時の麻酔前に，鎮痛薬，催眠薬，精神安定薬などを投与すること．麻酔を円滑に行うため，患者自身の不安を取り除くために投与される．

せんぱ《穿破》▶腔まで貫くこと．

◆ せんぴょうこきゅう

せんぴょうこきゅう《浅表呼吸》▶浅く早い呼吸のこと．呼吸運動を調節する神経性自家調節機構の受容体が刺激されることにより起こる．原因は，粟粒結核，肺水腫，肺炎などが考えられる．

ぜんま《全麻》▶全身麻酔の略．

せんみん《浅眠》▶不眠症・睡眠障害の症状の1つ．眠りが浅く，熟睡できない．原因として，食生活・睡眠リズムの乱れ，交感神経の興奮，ストレスなど心因性の場合もある．

ぜんめい《喘鳴》stridor▶ゼーゼー，ハーハーといった呼吸時に出る音．気管支炎や気管支喘息などにより，気道が狭くなったために起こる呼吸音．

せんもう《せん妄》▶一過性の意識障害が起こり，幻覚や妄想，不穏な行動などを伴う．器質性脳疾患，身体疾患，薬物などが原因とされる．

せんりつ《戦慄》▶体がふるえること．発熱もしくは極端な寒さなどによって起こる．

ぜんわん《前彎》▶前方へ曲がること．

ゾイレ《Säure(独)》▶ドイツ語で酸を意味する．

ぞうあく《増悪》▶病状が一層悪化すること．「憎み嫌う」という意味の「ぞうお(憎悪)」と言い間違える人が多いので注意．

ぞうえい《造影》▶造影法．X線撮影時において，血管内，管腔内などにヨード製材やバリウム化合物などの造影剤を用いて撮影すること．臓器にコントラストをつけるために行う方法．

そうえん《創縁》▶傷の周辺部のこと．

そうかん《挿管》▶体腔内にチューブを挿入すること．主に気道確保のための気管内挿管をさす．

ぞうきていきょういしひょうじカード《臓器提供意思表示カード》donor card；Organ Donation Decision Card▶日本の臓器移植に関する法律に則って，自らの臓器提供に関して意思を表示するために，日本臓器移植ネットワークが発行しているカード．ドナーカードともよばれる．

ぞうきょう《増強》▶強化．強くすること．

そうきょくせいしょうがい《双極性障害》bipolar disorder▶躁状態およびうつ状態という病態症状を繰り返す精神疾患であり，気分障害の1つ．

そうきりしょう《早期離床》▶手術後，もしくは臥床状態にある場合，全身状態が落ち着き次第，早くベッドから離れ，坐位や立位・歩行へ移行すること．

そうこう《挿肛》▶肛門に挿入すること．坐薬を挿入するなどのこと．

そうこう《奏効》▶手術，投薬などで，効き目が現れること．

そうごうそうだんしえんぎょう《総合相談支援事業》▶地域包括支援センターの1つの事業．高齢者が地域で安心してその人らしい生活を継続するために，介護相談，適切な保健・医療・福祉サービスなどを，機関，制度につなげる支援を行う．

そうしつたいけん《喪失体験》▶大切なもの，自分にとって意味のあるものを失う体験．うつなど精神疾患や，身体疾患などを引き起こす場合がある．

そうじょう《巣状》▶病変が一部に集中している状態．限局性．病変が広がって境目がわからない状態は「びまん性」．

そうしょくようぎしゅ《装飾用義手》 cosmetic arm ▶外観面の復元を目的とした義手．外観のみの義手なので，指を動かしたり肘を曲げたりといった動作はできない．→「筋電義手」「作業用義手」「能動義手」参照

そうだんしえんじぎょう《相談支援事業》▶障害のある人が自立した日常生活や社会生活を営めるように，相談・支援，居住サポート，成年後見制度利用支援などを行う．市町村や指定一般相談支援事業者が窓口となる．

そうだんしえんせんもんいん《相談支援専門員》▶障害者の相談に応じ，助言や，連絡調整など必要な支援を行うほか，サービス利用の計画を行う．資格を得るには，実務経験3〜10年，相談支援従事者初任者研修の修了が必要．

そうは《掻爬》▶体表面や体内の異常軟組織をかき取ること．産婦人科では，検査などで子宮内膜をかき取ること，また人工妊娠中絶手術で子宮内の胎児を体外に出すことをいう．

そうようかん《掻痒感》▶かゆみがある，かゆく感じること．

ソーシャルグループワーク《social groupwork》▶社会福祉援助技術の方法の1つ．直接援助技術の中の集団援助技術のこと．自発的にできた小集団の相互関係やプログラムを通じて，各個人が成長，発

◆ ソーシャルグループワーク

達することを目的とする.

ソーシャルアクション《social action》▶社会福祉援助技術における間接援助技術の1つ.社会福祉運営の改善を目指して,世論を喚起しつつ組織化すること.議会や行政への圧力,あるいは直接,関係各方面に働きかける活動.

ソーシャルアドミニストレーション《social administration》▶→「社会福祉運営管理」参照

ソーシャルケースワーク《social casework》▶個人が抱える生活面や社会での問題を解決するために,利用者の生活背景を重視し,社会資源を活用しながら能力を発揮できるように援助していく方法.

ソーシャルサポート《social support》▶社会的な支援のこと.家族や友人,同僚など日常のネットワークによる支援.健康行動が維持できたり,悩みを相談するなど,ストレスを緩和できる.

ソーシャルサポートネットワーク《social support network》▶社会生活を送るうえでのさまざまな問題に対して,個人や集団の連携による支援体制をいう.地域住民,社会福祉機関,施設の専門職,ボランティアなどのネットワークをいう.

ソーシャルスキル《social skill》▶社会技能,生活技能.社会生活が普通に送れる技能.他人とともに生活していくために必要な能力.

ソーシャルプランニング《social planning》▶社会福祉援助技術における間接援助技術の1つ.多様化する社会福祉ニーズに将来の社会計画をあらかじめ立て,その変動に対応しようとする理論と技法.

ソーシャルワーカー《social worker ; SW》▶生活困難者,生活不安を抱えている人,社会的に疎外されている人々に対して,総合的かつ包括的な援助を提供する専門職の総称.→「社会福祉士」参照

ソープ《SOAP》subjective, objective, assessment, plan▶問題志向型叙述的経過記録.診療録の書式の1つ.S=主観的データ,O=客観的データ,A=評価,P=計画の4項目に分けて考える分析手法.

ソーラー《SOLER》squarely, open, lean, eye contact, relaxed▶S:利用者とまっすぐに向かい合う,O:開いた姿勢,L:相手へ少し身体を傾ける,E:相手と適度に視線を合わせる,R:リラックスして話を聴く.→「かかわりを示す5つの基本動作」参照

そくがい《側臥位》▶横臥位.身体を横に向けて寝る姿勢.

そくせん《塞栓》▶血管内やリンパ管内の内腔がふさがれること．内部で生成された物質，もしくは外部から流入した物質によって生じる．血栓性塞栓症，脂肪塞栓症，細菌塞栓症などがある．

そくちゅう《側注》▶側管注射の略．メインとなる輸液がつながるルートを通して横からつなげるルートを側管といい，ここから薬液等を混合注入すること．

そくてん《側点》▶側管点滴の略．

そくはい《足背》▶足の甲．

そくふくけっこうろ《側副血行路》▶側副循環路ともいう．主動脈や主静脈の血行路に閉塞が生じた際，血流を確保するため枝分かれや側枝により形成された迂回路．

そくよく《足浴》▶部分浴の1つ．主に足首から下をお湯につけて洗うこと．病気や著しい体力低下などで入浴できないときに行う．

ぞくりゅうしゅ《粟粒腫》▶タンパク質の1種ケラチンをもつ嚢腫．表皮直下に存在し，新生児には普通にみられる．

そけいぶ《鼠径部》▶大腿部の腹部側の付け根にある，溝の内側にある三角形状の部分．

そけつ《阻血》▶虚血，乏血．組織や臓器に流れる血液が，なんらかの原因で減少または流れなくなること．

そしゃく《咀嚼》▶食物を歯でよく噛み砕くこと．嚥下・消化しやすくするための行為．

そとまわり《外回り》▶手術室での看護師の役割の1つで，間接的な介助のこと．患者の介助を行って，手術がスムーズに進行するように援助する役割のこと．器械出しは，医師にメスやペアンなどの器具を直接渡すなどの直接介助を行うこと．

ソフトしょく《ソフト食》▶高齢者や摂食・嚥下困難者に対して，ペースト状にした食材をゲル化剤を使って固め直し，もとの食材，献立に近い状態に形づくったもの．普通食に近く，見た目で食材の味を楽しめる．

ソフロロジー《sophrology》▶精神の安定と調和を得るための学問．物事を前向きにとらえ，恐怖や緊張を少なくするような精神的・肉体的な訓練方法．ソフロロジー分娩法など産婦人科だけでなく，精神科，歯科など諸分野において活用されている．

そヘル《鼠ヘル》▶鼠径ヘルニアの略．鼠径部にできるヘルニア．
ソル《sol》solutio, solution▶溶液を意味する「ソリューション」の略．2つ以上の物質から構成され，均質に液体状態になった混合物．
ゾル《sol》▶コロイド溶液．コロイド粒子が分散している液体のこと．石けん水など．
ゾロ▶ゾロ薬の略．
ゾロやく《ゾロ薬》▶後発医薬品，ジェネリック医薬品の俗称．
そんげんし《尊厳死》▶生命維持装置などによる積極的な延命処置は受けずに，自然に人間らしい尊厳を保ったまま死を迎えること．
ゾンデ《Sonde(独)》▶ドイツ語で消息子，探索子を意味する．体内の管状部分の内部を調べる医療器具で，軟らかい金属，あるいはゴムでできた細い棒．先端は丸く，調べる箇所により太さ，長さ等が異なる．

memo

た

ターゲス《**Tagesprofile(独)**》▶血糖値の日内変動を測定すること．糖尿病検査の1つで，基本は毎食前後と就寝前の7回血糖値を測定する．その変化で血糖コントロールの状態をみることができる．

ターミナル《**terminal**》▶終末期のこと．

ターミナルケア《**terminal care**》▶終末期にある患者やその家族に対して提供する看護．

ターミナルケアかさん《**ターミナルケア加算**》▶在宅で終末期の患者にターミナルケアを行ったときの報酬加算点．在宅における看取りを充実させる観点から，評価体系をターミナルケア加算と看取り加算に分けた．

ターミネーション《**termination**》▶妊娠の中断，終結を意味する．なんらかの原因により，妊娠の継続が困難と診断された場合に行われる37週未満の早期分娩のこと．

タールべん《**タール便**》▶上部消化管や腸管から出血した血液が，便に混じり黒くなった便のこと．黒色便．

たいあつぶんさん《**体圧分散**》▶ベッドや布団に寝たときに，身体にかかる圧力＝体圧を散らして，特定の部位だけに体圧がかからないようにして負担を和らげること．

ダイアライザー《**dialyzer**》▶透析装置のことで，主に血液透析に用いられる人工腎臓をさす．

ダイアローグ《**dialogue**》▶対話，話し合い．

たいいこうかん《**体位交換**》▶体の位置を変えること．一般的には「体位変換」が使われる．

だいいっしゅしゃかいふくしじぎょう《**第1種社会福祉事業**》▶利用者への影響が大きい社会福祉事業（主に入所施設サービス）を行うには，経営安定のために公的な規制が必要とされ，経営主体も地方公共団体，社会福祉法人が原則とされている．

たいいへんかん《**体位変換**》▶体の位置を変えることで，「体位交換」と同義．

たいいへんかんき《**体位変換器**》▶寝たきりの人の体位変換を行うときなどに使用する用具．介護保険の福祉用具貸与品目の1つ．

たいおう《**対応**》▶相手の状況に応じた接し方やかかわり方．

たいかんきのうしょうがい《体幹機能障害》▶体幹(頸部,胸部,腹部)部分の骨格,関節,筋の障害により,姿勢の保持が困難な機能障害.障害程度は1～5等級に分類される.

たいかんそうぐ《体幹装具》▶首から腰までの障害部に装着する装具.関節可動域の制限や固定,変形の防止や矯正,残存機能の補助など用途もさまざまあり,生涯装着するものから完治するまでの一時的なものなどがある.

たいげ《帯下》▶女性性器から分泌される血液以外の分泌物.一般的に,おりものとよばれることが多い.

たいこう《体交》▶体位交換の略.

だいざしきリフト《台座式リフト》▶利用者が台に座ったまま移動できるリフト.床走行式リフトや入浴用昇降リフトなどがある.

たいじく《体軸》▶立体の重心を通る最も長い線のことで,人体においては,立位で頭部から体幹までの重心を結んだ線になる.

たいじょうほうしん《帯状疱疹》▶水痘.帯状疱疹ウイルスが原因の感染症.神経節に潜伏していたウイルスが,免疫力低下で再活性化して発症する.皮膚にピリピリした痛み,赤い帯状の発疹が現れる.

たいしょうりょうほう《対症療法》▶現れている症状の緩和,消失を目的に行われる治療のこと.

たいせい《耐性》▶生物が不利な生存環境下で生存するための抵抗する性質.薬物耐性という場合は,同じ薬物を投与し続けることで薬への耐性をもつ菌が現れ,薬物効果が失われること.

たいせん《苔癬》▶皮膚病変の1つ.皮膚の一定範囲に多数の丘疹が,長期的に密集して発生している病態.丘疹のできた部位や症状によって分類される.

だいでんきん《大殿筋》▶骨盤の後ろから大腿部の横までの腸骨の筋肉.股関節の屈伸や外旋に関与する.

だいてんし《大転子》▶大腿骨の一部で,大腿骨頭,大腿骨頸部に続き太腿の付け根の外側にある突起部(内側は小転子という).褥瘡好発部位の1つでもある.

たいどう《体動》▶体が動くこと.就寝中の体動とは,寝返りをさす.

だいにしゅしゃかいふくしじぎょう《第2種社会福祉事業》▶比較的利用者への影響が小さい社会福祉事業(主に在宅サービス)を行う場合

は，公的規制の必要性は低いとされ，経営主体は届出をすることで可能な事業．

たいべん《胎便》▶胎児のときに腸管内にたまっていた老廃物のことで，生後初めて便として排泄される．通常は24～72時間以内に排泄が終わる．

たいやく《怠薬》▶薬を飲まないこと．飲み忘れのほか，患者が自己判断で服薬を中止することなども含まれる．

たいん《他院》▶患者にとって，通院している病院以外の病院のこと．

タオ《TAO》thromboangiitis obliterans▶閉塞性血栓性血管炎．四肢の末梢血管が何らかの原因で狭窄・閉塞して血流が悪くなり，歩行時に足の痛みやしびれ，冷感などの症状をきたす．バージャー病ともよばれる．

たかくしょうじょう《他覚症状》▶患者本人だけでなく医師や看護師など，他人にも認められる客観的症状のこと．⇔自覚症状

タキ《tachy》tachycardia▶頻脈，頻呼吸を意味する「タキカーディア」の略．「タキる」は頻脈，頻呼吸になっているという意味になる．

タキカーディア，タキカルディア《tachycardia》▶頻脈，頻呼吸を意味する．脈拍が100回/分以上の状態．

タキソノミー《taxonomy》▶生物の分類を目的とした学問の1分野のこと．

タキプネア《tachypnea》▶頻呼吸．呼吸回数が24回/分以上で，浅い呼吸になっている状態．「タキる」は「タキプネア」を用いた造語で，頻脈，頻呼吸になっているという意味．

ダグラスか《ダグラス窩》▶腹膜腔の一部で，子宮と直腸の間にあるくぼみ．直腸子宮窩ともいい，男性の場合では直腸と膀胱の間のくぼみ．膀胱直腸窩をさす．

たこうかん《多幸感》▶強い幸福感や満足感のこと．特定の薬物使用や肝性脳症などによって起こることもある．

たこきゅう《多呼吸》▶呼吸回数が増え，呼吸も深くなっている状態．⇔少呼吸

タスクフォース《task force》▶ある課題や問題の解決を目的に，一時的に設置された組織のこと．

たそ《多訴》▶訴えが多様であること．

たちあがりかいじょ《立ち上がり介助》▶立位や歩行の不自由な高齢者や障害者に,椅子やベッドから立ち上がるときに行う介助のこと.

たちあがりほじょべんざ《立ち上がり補助便座》▶便座からの立ち・座り困難者が使用する電動で昇降する便座.従来の便器の外側から床に装置を固定するので,便座に重ねる補高便座に比べてかなり大がかりなものとなる.

だっき《脱気》▶液体に溶けている気体を抜くこと.

だっこう《脱肛》▶肛門や直腸の粘膜が肛門の外に飛び出してしまった状態.主な原因には,加齢や出産による肛門括約筋機能の低下,過度な怒責,内痔核の進行などがある.

タッチング《touching》▶体に触れること.身体的苦痛や精神的不安を軽減するために,患者の体に意図的に触れる看護技術.マッサージなどの手技の1つでもある.

タット《TAT》thematic apperception test▶絵画(主題)統覚テスト.絵に描かれた人物の内面や,過去・現在・未来について自由に語らせることで,被験者の性格や心理を読み取る.投影法による人格検査の1つ.

タッピング《tapping》▶パーカッションのことで,排痰法の1つ.指先を揃え,手のひらをお椀のようにして胸や背中を軽く叩き,気道内の痰の排出を促す.ただし,急性期では禁忌とされている.

タップ《TAP》tricuspid annuloplasty▶三尖弁形成術.三尖弁閉鎖不全症の外科的治療のことで,人工弁輪を装着して自分の弁の機能を回復させる手術.

たてんづえ《多点杖》▶多脚杖ともいう.杖先が分岐している杖で,3本に分岐しているのを3点杖,4本に分岐しているのを4点杖という.現在市販されている多点杖は杖先が4本に分岐したものが多い.

たどう《多動》▶病的には,注意散漫で落ち着きなく動き回る行動障害,もしくは発達障害をいう.

たどううんどう《他動運動》▶自分以外の人,あるいは機械の力によって,体を動かすこと.関節可動域訓練では,自分ではうまく動かすことのできない体の部分を,他人に動かしてもらう運動をさす.

たなか・ビネーちのうけんさ《田中・ビネー知能検査》▶知能検査法の1つ.本来,知能指数(IQ)を算出していたが,最新の「田中・ビネー

知能検査Ⅴ」では，14歳以上の被験者には偏差値知能指数だけを求めるようになっている．

タナトロジー《thanatology》▶死に関する学問．死生学のこと．死について学ぶことで，どう生きるかを考える．

たにょう《多尿》▶1日の尿量が2,000mL/日以上と，異常に多い状態．主な原因には，糖尿病や尿崩症がある．

タブ《tab》tabellae, tablet▶錠剤を意味するタブレットの略．

タブー《taboo, tabu》▶やってはいけないこと．禁忌．

ダブルチェック《double-check》▶点滴準備などの際に，2人で確認すること．

ダブルブラインド《double blind test》▶二重盲検法．治験方法の1つで，服用している薬について本物か偽薬かが，観察者と被験者のどちらにもわからないようにして実施する方法．

ダブルプロダクト《pressure rate product》▶運動時の心筋の酸素消費量を推定する指標．心拍数×収縮期血圧によって算出される．心臓の運動負荷試験で用いられる．

ダブルルーメン《double lumen tube》▶内腔が二層構造になっているチューブのことで，血液透析などでよく使用される．

たべん《多弁》▶精神疾患の症状の1つ．絶え間なく話し続けたり，話題が飛んだり，とりとめのない話をするなどの症状をさす．

タム《TAM》tamoxifen citrate▶ホルモン療法で使われる抗悪性腫瘍薬の1つで，抗エストロゲン薬のこと．「タモキシフェン」の略．

ダルテー《Darmtuberkurose(独)》▶ドイツ語で腸結核を意味する．肺結核の合併症で，腸に侵入した結核菌によって，腸管に潰瘍が形成される病態．

ダルム《Darm(独)》▶ドイツ語で腸を意味する．

たんかしそうぐ《短下肢装具》▶下肢に障害があり，歩行が不自由なとき，失われた機能を補助するために用いられる装具．

たんきにゅうしょ《短期入所》short-stay▶自宅で生活する要介護者が，特別養護老人ホームや老人短期入所施設などに短期入所（ショートステイ）すること．

たんきにゅうしょせいかつかいご《短期入所生活介護》short-term admission for daily life long-term care▶自宅で生活する要介護者

が，短期入所し入浴・食事・排泄など，日常生活上の世話や機能訓練を受けるサービス．

たんきにゅうしょりょうようかいご《短期入所療養介護》short-term admission for recuperation▶自宅で生活する要介護者が，一時的に体調を崩したとき，短期間入所し，医学的管理の下で日常生活上の世話や機能訓練を受けるサービス．

たんけつせい《淡血性》▶体液などの性状を示す言葉．血液の混入により，淡い赤からピンク色で，さらさらしている．

たんざい《端坐位》▶ベッドの端に両下肢を垂らして腰をかけた姿勢をいう．

だんさかいしょうき《段差解消機》▶移動用リフトなど，床や地面の段差を解消するための福祉用具．介護保険の福祉用具貸与品目の1つ．

たんじゅう《胆汁》▶肝臓で生成されるアルカリ性物質で，脂肪やタンパク質の吸収を助ける．消化酵素を含まない消化液．胆嚢に貯蔵され，食後に胆管から十二指腸へと送られる．

たんじゅうよう《胆汁様》▶体液や吐瀉物などの性状を示す言葉で，胆汁が混入している状態．

ダンスセラピー《dance therapy》▶体の動きやリズム，身体の自由な動きを通して精神的治療を行う．身体から身体へ，言葉を介さず相手に働きかけ，内省や対人関係の変容を目指す．

たんそう《担送》▶担架に乗せて患者を移送すること．または，緊急時に担架での移送が必要な患者のこと．

だんぞくせいラおん《断続性ラ音》▶呼吸器に異常があるときに聴取される副雑音の1つ．気道内の分泌物貯留，気道狭窄にあるとき，吸気時に聴診される「プツプツ」「バリバリ」という呼吸音のことで，湿性ラ音ともいう．

だんたん《断端》▶がんなどの手術によって切断，切除した組織の切り口．

たんたんけつせい《淡淡血性》▶体液などの性状を示す言葉．血液の混入はあるが，淡血性よりもさらに赤色が薄く，透明に近い．

たんてき《胆摘》▶胆嚢摘出手術の略．胆嚢症や胆嚢炎，胆嚢がんなどの疾患で，胆嚢を摘出する手術．腹腔鏡下あるいは開腹によって行われる．

◆ たんでき

たんでき《耽溺》▶アルコールやギャンブルなど好ましくないことに,病的に夢中になっている状態.

たんとう《担当》▶看護や業務を受け持つこと.

ダンピングしょうじょう《ダンピング症状》▶胃切除後症候群の1つ.胃を切除したことで,食後に胃に貯留できなかった食物が,急激に小腸へと流入することで起こる不快な症状.

だんぽう《弾包》▶弾性包帯の略.伸縮性のある包帯で,下肢のむくみ解消を目的とした圧迫療法に使用されることもある.

タンポナーデ《tamponade》▶心嚢に貯留した液体が原因となり,循環障害を起こしている病態.

タンポンガーゼ《gauze tampon》▶止血を目的に,出血部位に挿入,圧迫する挿入ガーゼ.

たんまひ《単麻痺》monoplegia ▶四肢の中で,片手または片足だけ,あるいは一部の筋肉だけに麻痺がみられる状態.主な原因には,大脳皮質運動野の病変によるものと,末梢神経または神経根の損傷によるものが多い.

たんらくじゅつ《短絡術》▶シャント術.シャントをつくる手術のこと.

チアノーゼ《Zyanose(独)》▶動脈血中の酸素量が減少し,皮膚や粘膜が青紫色になっている状態.

ちいきえんじょぎじゅつ《地域援助技術》▶地域住民が,地域の福祉資源やニーズを把握し,住民活動の支援や福祉施設,行政機関とのネットワークづくりなど,社会福祉の基盤構築を行うこと.コミュニティワークともいわれる.

ちいきケア《地域ケア》community care ▶→「コミュニティケア」参照

ちいきしえんじぎょう《地域支援事業》community support projects ▶要介護・要支援状態に該当しない高齢者に対して,市町村が行う介護予防のための事業.

ちいきじりつしえんきょうぎかい《地域自立支援協議会》▶市町村が行う地域生活支援事業において,障害者と健常者がともに生活できる地域づくりのために,地域住民,事業者,行政が協働して取り組みを進めるときに中核的役割を果たす機関.

ちいきせいかつしえんじぎょう《地域生活支援事業》community life support service ▶障害者が自立した日常的・社会的な生活を営むこ

とができるように，都道府県や市町村が中心となり，地域の特性や利用者の状況に応じ，柔軟に効果的・効率的に実施する事業．

ちいきふくしけいかく《地域福祉計画》regional welfare plan▶地域住民の意見を十分に反映させながら策定する福祉計画のこと．「社会福祉法」に規定されたもので，市町村地域福祉計画および都道府県地域福祉支援計画からなる．

ちいきほうかついりょう《地域包括医療》▶住民が住み慣れた場所で安心して生活できるようにQOLの向上を目指す医療．保健（予防）・医療・介護・福祉と住民生活の連携（システム）をさす．

ちいきほうかついりょうセンター《地域包括医療センター》▶地域包括医療を具体化するために介護，福祉面から包括的・継続的に支援する組織．在宅介護支援センターの機能が強化されたかたちで新設された．

ちいきほうかつケアシステム《地域包括ケアシステム》▶地域住民が，住み慣れた自宅や地域で安心して暮らし続けられるように，「保健・医療・福祉」のサービスを一体的に受けられる支援体制のこと．

ちいきみっちゃくがたかいごよぼうサービス《地域密着型介護予防サービス》community-based service for preventive long-term care▶要支援者が住み慣れた自宅や地域での生活が継続できるための介護予防サービス．地域ごとの実情に応じた柔軟な体制で提供されるので，市町村によってサービスの種類に違いがある．

ちいきみっちゃくがたかいごろうじんふくししせつにゅうしょしゃせいかつかいご《地域密着型介護老人福祉施設入所者生活介護》daily life long-term care for a person admitted to a community-based specified facility▶入居定員が29人以下の特別養護老人ホーム（介護老人福祉施設）に入所している利用者に対して，入浴・排泄・食事などの介護，日常生活上の世話，機能訓練，療養上の世話を行う．

ちいきみっちゃくがたサービス《地域密着型サービス》community-based service▶認知症高齢者，要介護高齢者などが住み慣れた地域で生活が継続できるように創設されたサービス．事業者の指定や監督が市町村なので，すべての市町村にあるとは限らない．

ちいきみっちゃくがたとくていしせつにゅうきょしゃせいかつかいご《地域密着型特定施設入居者生活介護》Daily life long-term care for

◆ ちいきみっちゃくがたとくていしせつにゅうきょしゃせいかつかいご

a person admitted to a community-based specified facility ▶ 29人以下の有料老人ホームや軽費老人ホーム（介護専用型特定施設）に入居する利用者に，入浴・排泄・食事などの日常生活上の介護，機能訓練，療養上の世話を行うサービス．

ちいきれんけいパス《**地域連携パス**》▶継続した治療を受けるための診療計画表．入院先の中核病院から患者の病状や障害内容，日常生活評価などを医師やスタッフが書き込み，転院先の開業医や介護施設に連携して渡す．

チーズじょうたいげ《**チーズ状帯下**》▶腟から分泌される白いチーズ上の分泌物．カンジダ症が原因で起こる．

チーテル《**Titel（独）**》▶ドイツ語で医師の博士号を意味する．

チーマン《**tiemann catheter**》▶チーマンカテーテルの略．男性用の尿道カテーテルの1つで，尿道の走行に沿って先端が曲がっている．尿道狭窄，前立腺肥大症などで用いられる．

チーム《**team**》▶同じ目的に向かって，共同で仕事を行う集団．また，看護方式の1つであるチームナーシングにおいて，看護を提供するときの単位をさす．

チームアプローチ《**team approach**》▶医師中心の医療ではなく，保健師・看護師，精神保健福祉士，作業療法士，臨床心理士など，当事者（患者）を取り囲むすべてのスタッフが責任をもってチームをつくり，医療を行う方法．

チームいりょう《**チーム医療**》▶医師や看護師，薬剤師などの医療従事者が，お互いの専門性を活かし協働して患者の治療にあたること．

チェーンストークスこきゅう《**チェーンストークス呼吸**》▶異常な呼吸の型で，周期性呼吸の1つ．浅い呼吸から深い呼吸になり，再び浅い呼吸になって，15〜30秒程度の無呼吸となり，これが繰り返される．意識障害や心不全などでみられる．

チェスト《**chest**》▶胸，胸部のこと．

チキンポックス《**chickenpox**》▶水痘．水痘帯状ウイルスによる感染症．発熱や赤い発疹や水疱などがみられる．

ちくでき《**搐搦**》▶間代，クローヌスのこと．筋肉や腱を不意に伸長させると生じる規則的かつ律動的に筋収縮を反復する運動．中枢神経性障害でしばしば併発する症状．

ちくにょう《蓄尿》▶膀胱に尿がたまること．または，一定期間の尿を蓄尿バッグなどにためることで，尿量の測定や尿検査を目的に行われる．

ちけん《治験》▶薬事法の認証を受けるために行う開発中の新薬の臨床試験のこと．

チック《tic》▶顔，頸部，肩などの筋肉に突発的に不随意運動が起こり，それが繰り返される病態．乳幼児期から学童期にかけてよくみられる．

ちつせん《腟洗》▶腟洗浄の略．腟内に精製水を注入して洗浄することで，カンジダ感染症の治療として行われることがある．

ちてきしょうがいしゃ《知的障害者》▶知能や精神機能の発達遅滞が認められる者で，18歳以上は知的障害者として「知的障害者福祉法」の対象となる．18歳未満は知的障害児となり，「児童福祉法」の対象となる．

ちてきしょうがいしゃふくしほう《知的障害者福祉法》Act on Welfare of Mentally Retarded Persons▶知的障害者の自立と社会活動への参加を促進するため，必要な援助や保護を行うことで，知的障害者の福祉をはかる法律．「身体障害者福祉法」とともに日本の障害者福祉の柱である．

ちのうけんさ《知能検査》intelligence test▶知能を測定するための検査．田中・ビネー知能検査V，田中・ビネー知能検査，田中B式知能検査，鈴木・ビネー知能検査などが知られる．

ちはつせいとうごうしっちょうしょう《遅発性統合失調症》▶50〜60代以降の女性に多いといわれる統合失調症（精神分裂病）．誰かが覗いている，見張られているといった被害妄想が中心の病態で，日常生活に支障をきたす．

チャーティング《charting》▶カルテ，看護記録の記入．

チャート《chart》▶図表，一覧表．

ちゃくいしっこう《着衣失行》dressing apraxia▶高次脳機能障害といわれる失行障害．間違った着方をしたり，どこから手や首を出せばよいのかわからなくなる障害．

ちゆ《治癒》▶病気，けがなどが治ること．一般的に，がんの場合は5年以上の再発がなければ治癒といわれている．

◆ チュアブル

チュアブル《chewable》▶錠剤の1つで,口の中で溶かしたり,嚙み砕いたりして服用する.水がなくても飲め,咀嚼錠ともいう.

ちゅうか《肘窩》▶肘の前面にある浅いくぼみのこと.

ちゅうかくしょうじょう《中核症状》cardinal symptom▶記憶障害,見当識障害,失認,失行,判断・理解力の低下などの症状.認知症と診断された人は,必ずこれらのいずれか,もしくは複数の症状がみられる.

ちゅうかんにょう《中間尿》▶尿検査のための採尿方法の1つ.排尿時,はじめに排泄される尿と最後に排泄される尿を除いた,途中に排泄される尿を採取すること.

ちゅうきん《中勤》▶三交代勤務における勤務体制の1つ.日勤と夜勤の間の勤務帯で,準夜勤のこと.

ちゅうけん《中検》▶中央検査室の略.臨床検査を統括している部門.

ちゅうざい《中材》▶中央材料室の略.院内の医療機器や器具の消毒や滅菌,管理などを行う部門.

ちゅうしょち《中処置》▶中央処置室の略.主に外来の各診療科からオーダーされた医療処置を行う部門.

ちゅうちょう《注腸》▶肛門から腸内へ,薬液や造影剤などを注入すること.

ちゅうとしょうがいしゃ《中途障害者》▶疾病,交通事故,労災事故,スポーツ事故など,人生の途上において障害が発生した者をいう.生まれつきの障害をもった先天性障害者と区別される.

チューニング《tuning》▶調整すること.

チューブ《tube》▶カテーテルのこと.

チューブシーラー《tube sealer》▶チューブの末端部を封印,チューブを密封できる道具.

チューブフィーディング《tube feeding》▶経管栄養.経口での食事摂取ができない場合に,鼻腔や腹部から胃や腸にチューブを挿入して,胃や腸(胃瘻,腸瘻)に直接栄養を補給する方法.

チューベン《中ベン》▶ドイツ語のオーベンとネーベンの中間のことで,指導医と若い医師や研修医の間の立場にある医師をさす.

ちゅうほう《中放》▶中央放射線部の略.画像検査や診断,放射線治療などを行う部門.

チューモア《tumor》▶腫瘍.

ちょうかくしつにん《聴覚失認》auditory agnosia▶文字は理解できるが,言語音は何を言っているか理解できないこと.高次脳機能障害の1つで,脳の側頭葉の障害で生じるといわれる.

ちょうかくしょうがい《聴覚障害》hearing impairments▶言葉や音は耳から最終的には大脳の聴覚中枢に伝わるが,そのルートのどこかに障害を起こすと,聞こえない,聞きづらいという状態になる.損傷部位によりコミュニケーション方法は異なる.

ちょうかくしょうがいしゃようでんわ《聴覚障害者用電話》▶受話音を大きくする機能のついた電話機や,骨伝導受話器,着信を光で知らせたりする電話機など,聴覚障害者が使えるように工夫された電話.

ちょうかしそうぐ《長下肢装具》knee ankle foot orthosis;KAFO▶大腿骨頸部から足底までの構造で,膝と足の動きをコントロールし,立位や歩行時に体幹を保持する装具.

ちょうかんとん《腸嵌頓》▶脱腸(鼠径ヘルニア)した部分が,筋肉によってしめつけられて戻らなくなった状態.

ちょうけいこうはん《蝶形紅斑》▶蝶が羽を広げたような発疹のこと.全身性エリテマトーデスに特徴的な発疹で,鼻から両頬に左右対称に広がることが多い.

ちょうこう《徴候》▶兆し,前触れ.疾患の発症や病態の急変などが起こる可能性を示唆する出来事.

ちょうざい《長坐位》▶坐位の1つで,両下肢(足)を伸ばした状態で,上半身を90度,あるいはそれに近い状態に起こした姿勢で座る姿勢をいう.

ちょうどうけん《聴導犬》hearing dogs▶聴覚障害者の生活を安全で安心できるものにするために,生活に必要な音を教え,その音源に導く聴覚障害者補助犬のこと.

ちょうのうくんれんし《聴能訓練士》auditory trainer;AT▶医師の指示のもとで,聴覚障害者に対する聴力検査や評価,治療,聴能訓練,補聴器の選択・指導などのリハビリテーションを行う専門職.

ちょうろう《腸瘻》▶主に経管栄養を目的として,小腸の一部を体外とつなぐための瘻孔のこと.

ちょくせつえんじょぎじゅつ《直接援助技術》▶要援護者に直接働き

かけて問題解決をはかる方法．これには，個人や家族を対象とした個別援助技術（ケースワーク）と，小集団を対象とした集団援助技術（グループワーク）がある．

ちょくたつ《直達》▶直接的に外力などが作用すること．⇔介達

ちょくたつけんいん《直達牽引》▶牽引療法の1つで，骨を直接牽引することで症状の改善をはかる方法．⇔介達牽引

ちょくちょうしん《直腸診》▶診察法の1つ．肛門から直腸に指を入れて触診によって異常を察知する．大腸がんや前立腺肥大などの診察で行われる．

ちょこう《著効》▶治療や薬によってもたらされる著しい効果．

ちょっかい《直介》▶手術室看護師における直接介助の略で，器械出しのこと．

チョップ《CHOP》cyclophosphamide, doxorubicin, vincristine, prednisolone▶化学療法の多剤併用療法の1つ．シクロホスファミド，ドキソルビシン，ビンクリスチンの3つの抗がん薬とステロイド薬のプレドニゾロンを併用する方法．

ちょへん《著変》▶著しく目立った変化．着目すべき変化のこと．

ちょめい《著明》▶明らかな様子．はっきりしていて，確かなこと．

ちょりゅう《貯留》▶水分や体液などがたまること．

ちりょう《治療》▶病気やけがを治す，あるいは症状を改善するために行う医療行為のこと．

ちんがい《鎮咳》▶咳を止める，あるいは鎮めること．

ちんかせいはいえん《沈下性肺炎》▶長期臥床などにより，肺の背面に生じる肺炎のこと．重力による血液のうっ帯や，排痰困難での細菌の増殖が原因．

ちんきゅうせい《陳旧性》▶急性期，亜急性期よりも時間が経過している状態．発症後1か月以上は経っている，いわゆる慢性期．または，病気の痕跡を示す．

ちんさ《沈渣》sedimentation▶尿沈渣検査のこと．尿検査の1つで，尿を遠心分離器にかけ，その沈殿物を調べる検査．腎機能の検査でよく行われる．

ちんちゃく《沈着》▶底にたまり，付着すること．

ついまひ《対麻痺》▶両方の下肢で左右対称に運動麻痺が起こっている

状態．付随する症状によって痙性対麻痺，弛緩性対麻痺に分類される．

つういんとうじょうこうかいじょ《**通院等乗降介助**》▶介護保険が適用される介護サービスの1つ．要介護者の病院への輸送と乗車・降車の介助，ならびに乗降前後の移動のための介護をホームヘルパーなどが行うこと．

ツーウエイチューブ《**two-way tube**》▶気道確保の際に使用されるチューブで，気管チューブと食道を閉鎖するチューブが一体化しているもの．

つうしょかいご《**通所介護**》▶要介護者がデイサービスセンターなどの施設に通って，介護を伴う食事，入浴などのサービスを受けること．機能訓練やレクリエーションも用意される．デイサービスともいう．

つうしょリハビリテーション《**通所リハビリテーション**》▶病状が安定期にある要介護者が，介護老人保健施設や病院・診療所に通い，理学療法・作業療法，その他必要なリハビリテーションを受けるサービス．デイケアともいう．

ツーネーメン《**zunehmen（独）**》▶ドイツ語で悪化するを意味する．

ツール《**tool**》▶道具，手段を意味し，アセスメントなどで活用するものを示す．

つえ《**杖**》stick▶歩行に安定感を与え，転倒を防ぐ歩行補助具．介護保険の福祉用具貸与の1つ．T字型杖，多点杖（2点杖，3点杖など），松葉杖，前腕固定型杖などさまざまな種類がある．

つえほこう《**杖歩行**》crutch walking▶杖を使っての歩行のこと．歩行が不安定なときは，杖→患側の足→健側と動かす3動作歩行で歩く．このとき，介護者は麻痺側のやや後方に位置する．

ツッカー，ツッケル《**Zucker（独）**》▶ドイツ語でブドウ糖を意味する「トラウベンツッカー」の略．「20ツッカー」であれば，20%ブドウ糖液のこと．

ツッペル《**Zupfer（独）**》▶ドイツ語で剥離用綿球を意味する．ガーゼの1つで，主に外科手術で組織を剥離するときに用いられる．

ツはん《**ツ反**》tuberculin reaction▶ツベルクリン反応．結核菌感染の検査で，抗原として用いられるツベルクリンによって生じる皮膚の反応．

◆ ツモール

ツモール《Tumor(独)》▶ドイツ語で腫瘍を意味する．

つりぐ《吊り具》sling seat▶→「スリングシート」参照

ツルゴール《turgor》▶皮膚の緊張度，張りのことで，脱水症状の有無を観察するときに用いる．ツルゴールが低下していると，つまんだ皮膚を離し，元に戻るのに2秒以上を要し，脱水傾向にあると考えられる．

ティア《TIA》transient ischemic attack▶一過性脳虚血発作．脳の血流障害により神経症状が現れるものの，24時間以内に改善，消失してしまう病態．

ディアレっている《Diarrhea(独)》▶ドイツ語で下痢を意味する「ディアロエ」の略を用いた造語で，下痢をしていること．

ディアロエ《Diarrhöe(独)》▶ドイツ語で下痢を意味する．

ディーアイ《DI》drug information▶医薬品情報．薬剤師が提供する医薬品に関する情報のことだが，通常は医薬品に添付されている文書に記載されている薬物の効果や副作用，服薬上の注意をさす．

ティーじたい《T字帯》▶手術や出産のときなどに使用する下着の1つで，陰部を覆うためのT字型をした布のこと．

ティーティーピー《TTP》thrombotic thrombocytopenic purpura▶血栓性血小板減少性紫斑病．血小板血栓による末梢の微細血管閉塞を原因とする全身性の疾患で，血小板減少症，発熱，溶血性貧血，腎障害，動揺性精神神経症状の5つの症状が特徴．

ティーテル《Titel(独)》▶ドイツ語で称号，学位を意味することから，博士号をさす．

ディーピーフラップ《DP flap》deltopectoral flap▶三角筋胸筋皮弁．胸部の三角筋部の皮膚から採取した移植用の皮弁のこと．頭頸部がんの再建手術などに用いられる．

ティービル《T-Bil》total bilirubin▶総ビリルビン．胆汁に含まれる色素で，血液中に含まれる間接ビリルビンと直接ビリルビンを合わせた総量．肝・胆管機能の検査に用いられる．

ディービル《D-Bil》direct bilirubin▶直接ビリルビン．肝臓から胆汁中へと排出されたビリルビンのこと．

ティーブイ《TV》tidal volume▶1回換気量．1回の呼吸で，出入りする空気の量のこと．

ディーマーズ《DMARDs》disease modifying anti-rheumatic drug ▶疾患修飾性抗リウマチ薬．進行した関節リウマチで用いられる薬剤．抗炎症作用はないのでステロイド薬は非ステロイド抗炎症薬との併用が必要となる．

ていえいよう《低栄養》protein energy malnutriton ▶その人に必要な量の栄養素と必要なエネルギーがとれていない状態をいう．高齢者は摂取栄養成分の偏り，活動性の低下，咀嚼・嚥下機能の衰えなどで低栄養になりやすい．

ていおんやけど《低温やけど》▶低温熱源による熱傷．使い捨てカイロ，湯たんぽ，電気あんか，電気こたつなど，長時間の低温熱源の直接接触によりやけどとなる．

ていきじゅんかい・ずいじたいおうがたほうもんかいごかんご《定期巡回・随時対応型訪問介護看護》▶介護保険制度におけるサービスの1つ．重要介護者の在宅生活を支えるため，日中・夜間を通じて訪問介護と訪問看護を密接に連携させ，一体的に定期巡回訪問と随時の対応を行う．

ていきゅう《啼泣》▶生後6か月までの新生児が泣き続けることで，空腹や不快快などでみられる正常の泣き方とは区別され，何かしらの病気があると考えられる．

ティグ《TIG》tetanus immune globulin ▶破傷風免疫グロブリン．破傷風の抗毒素血清．

ていくつ《底屈》▶足指のつま先を伸ばし，足首の関節を足裏の方向に曲げること．

デイケア《day care》▶介護保険による居宅サービスの1つで，通所リハビリテーションのこと．日中に介護施設などに通い，リハビリテーションを受ける．

ていけっとうしょうじょう《低血糖症状》▶血糖値が異常低値（70mg/dL以下）になった際にみられる症状のこと．顔面蒼白，発汗，動悸，頻脈，傾眠，倦怠感，異常行動など，さまざまな症状が現れる．

デイサージャリー《day surgery》▶日帰り手術．

デイサービス《day service》▶介護保険による居宅サービスの1つで，通所介護のこと．介護施設などに通って受ける介護サービス．

ていざんさしょく《低残渣食》▶食物繊維を少なくし，消化管への負担

を軽減した食事のこと．胃潰瘍性大腸炎など，消化管機能が低下している場合や大腸検査のときなどに出される．

でいじょうべん《泥状便》▶便の性状を表す言葉の1つで，泥のようにべっとりとした状態の便のこと．下痢のときにみられる．

ディスウリー《Dysurie(独)》▶ドイツ語で排尿障害，排尿困難を意味する．

ディスク《Disc》discharge▶退院を意味する英語「ディスチャージ」の略．

ディスクロージャー《disclosure》▶情報開示．診療記録をはじめ医療に関する情報を開示することを示す．

ディスコ《discography》▶椎間板造影を意味する英語「ディスコグラフィー」の略．椎間板内に造影剤を注入して撮影することで，椎間板の変形度，ヘルニア部位の確認などで実施される．

ディスタール《distal gastrectomy》▶幽門側胃切除術を意味する英語の「ディスタールガストレクトミー」の略．幽門側の胃を切除する術法で，胃がんでは高い頻度で実施されている．腹腔鏡，もしくは開腹で行われる．

ディスチャージ《discharge》▶退院．

ディスプネア《dyspnea》▶呼吸困難．「息苦しい」「空気を吸えない」など，呼吸に関して患者が感じる自覚症状．

ディスプノエ《Dyspnoe(独)》▶ドイツ語で呼吸困難を意味する．

ディスポ《disposable》▶使い捨ての物品を意味する英語の「ディスポーザブル」の略．

ディスポーザブル《disposable》▶シングルユース（1回使用），使い捨ての物品のこと．

ディック《DIC》disseminated intravascular coagulation▶播種性血管内凝固症候群．

ディックダルム《Dickdarm(独)》▶ドイツ語で大腸を意味する．

ティッシュトート《Tischtod(独)》▶ドイツ語で手術中の死亡を意味する．

ティップス《TIPS》transjugular intrahepatic portosystemic shunt▶経頸静脈的肝内門脈短絡術．門脈圧亢進症に対する治療法で，経皮的に肝内で静脈と門脈にバイパスを作成することで，門脈圧を軽

減する.
- **ていとう《剃刀》**▶かみそりのこと.剃毛時に使用される.
- **ディプレ《depression》**▶うつ病を意味する英語の「ディプレッション」の略.デプレともいう.
- **ディベート《debate》**▶討論,議論すること.また,異なる意見で分かれて議論することをさす.
- **ディスホスピタル《day hospital》**▶精神科外来以外の形態で,日中のみ診療・ゲーム・スポーツなどを行う精神保健サービス.デイホスピタルとも.
- **ディメンツ《Demenz(独)》**▶ドイツ語で認知症を意味する.後天的な脳の器質的障害によって,正常に発達した脳機能が低下して,日常生活に支障をきたす病態.主な原因疾患に脳血管障害やアルツハイマー病などがある.
- **ていもう《剃毛》**▶体毛を剃ること.手術や出産に際して,感染予防などを目的として行われる.
- **デイルーム《dayroom》**▶病院,介護施設などにある談話室のこと.昼食やティータイムなどに使われるなど,患者,利用者の憩いの空間として用意されている.
- **ティン《TIN》** tubulo interstitial nephritis ▶尿細管間質性腎炎.尿細管およびその周囲間質に炎症を認め,次第に腎機能低下をきたす.
- **データベース《database》**▶系統的に整理し,必要時に簡単に検索,取り出しができる集積されたデータ.
- **データベースシート《data base sheet》**▶アセスメントのための情報収集で用いられる,観察記録用紙のこと.
- **テーパリング《tapering》**▶薬剤の量を少しずつ減らしていくこと.
- **テーベー《TB》** Tuberkulose(独) ▶ドイツ語で結核を意味する.
- **てきか《滴下》**▶液体が落ちること.点滴などでボトル内の液体が落ちることで,その早さが滴下速度.
- **てきごうこうれいしゃせんようちんたいじゅうたく《適合高齢者専用賃貸住宅》**▶「介護保険法」の要件を満たす施設で,2001年〜2011年までの間に都道府県知事に届出がなされたもの.その後サービス付き高齢者向け住宅,有料老人ホーム,一般賃貸住宅に移行した.
- **てきしゅつじゅつ《摘出術》**▶手術で患部の組織や臓器またはその一

◆ てきしゅつじゅつ

部などを切除すること．

できすい《**溺水**》drowning▶液体によって気道が閉塞(窒息)すること．

てきべん《**摘便**》▶便秘の処置法の1つ．肛門から指を入れて，直腸内の便を取り出すこと．

テクノエイドきょうかい《**テクノエイド協会**》The Association for Technical Aids；ATA▶福祉用具に関する調査研究および開発，福祉用具情報の収集と提供を行い，高齢者や障害者の福祉に寄与することを目的とする公益財団法人．また義肢装具士国家試験の実施機関．

テクノエイドサービス《**techno-aids service**》▶障害者が自立した生活を送ったり，介護者の介護負担軽減を目的とした福祉用具の導入を支援するサービス．テクニカルエイドサービスともいう．

デク《**decubitus**》▶褥瘡を意味する英語の「デクビタス」の略．

デザイン《**DESIGN®**》Depth, Exudate, Size, Inflammation/Infection, Granulation tissue, Necrotic tissue, Pocket▶DESIGN®褥瘡状態評価法．褥瘡を評価するためのスケールの1つ．褥瘡を，創の深さ，滲出液，大きさ，炎症/感染，肉芽組織，壊死組織，ポケットの7項目から評価する．2008年，DESIGN-R®が追加された．

デシベル《**decibel；dB**》▶音の強さ，大きさを表す単位．

デスエデュケーション《**death education**》▶死への準備教育．死への直面，親しい人との死別に対する苦悩の緩和を目的に行われる．

テストラング《**test lung**》▶テスト肺．呼吸器の作動状況を確認するために，患者の肺の代わりに蛇管に連結する．

テタニー《**tetany**》▶四肢の筋肉に痙攣などが生じる病態で，主にカルシウムの代謝異常が原因となって起こる．起因する疾患としては，副甲状腺機能低下症，過換気，ビタミンD欠乏症などがある．

デックス《**Dex**》dexamethasone▶デキサメサゾンの略．ステロイド剤抗炎症薬(SAID)の1つで，合成副腎皮質ステロイド薬．慢性，急性炎症から自己免疫疾患，アレルギー疾患，がん治療の副作用の抑制にも使用される．

デックス《**Dx**》diagnosis▶診断．診察によって病状を判断すること．

てつけつ《**鉄欠**》▶鉄欠乏性貧血の略．体内の鉄分不足によるヘモグロビンの減少で起こる貧血のこと．

デッドスペース《**dead space**》▶気道においてガス交換に関与しな

い部分のことで，解剖学的死腔，肺胞死腔，生理学的死腔がある．解剖学的死腔は成人でおよそ150mLとされる．

デバイス《device》▶特定の機能をもった装置のこと．

デハイドレーション《dehydration》▶脱水．水分や電解質などの体液が不足している病態．

デハイドロ《dehydration》▶脱水を意味する英語の「デハイドレーション」の略．反対語はhydrationで，「水分負荷」つまり点滴追加のこと．

てびきほこう《手引き歩行》▶歩行の困難な障害者の外出時に付き添い，移動時や外出先での必要な支援や排泄，食事などの介護を行う．

テフ《TEF》tracheo-esophageal fistula▶気管食道瘻．食道と気管支の間に孔が開いて，食道と気管支がつながっている状態．

デフ《defibrillation》▶除細動．「デフィブリレーション」の略．

デファンス（ムスクラーレ）《défence musculaire（仏）》▶フランス語で筋性防御を意味する．デフェンス（defense）ともいう．

デフィブリレーター《defibrillator》▶除細動器．

デブリ《debridement》▶デブリードマンの略．「デブる」ともいう．

デブリードマン《debridement》▶創傷外科治療の1つ．褥瘡などの創から壊死組織や汚染組織，異物などを除去すること．

デプれる《Depression（独）》▶ドイツ語と日本語の造語で，うつになることをさす．

デポー《depot drug》▶デポ剤．薬物の成分が徐々に放出され，長期間効果が持続する持効性注射薬のこと．1回の注射で2〜4週間，薬効が持続する．

デューティー《duty》▶勤務．

デュープ《duplicate》▶複製，複写の英語「デュープリケート」の略．

デュープル《duple drain》▶デュープルドレーンの略．術創からの排液で使用されるドレーンの1つ．チューブの内壁に細孔があり，毛細管現象によって排液される．

デュラ《dural matter》▶硬膜の英語「デュラルマター」の略．

デュレーション《duration》▶持続時間．存続期間．

デュンダルム《Dünndarm（独）》▶ドイツ語で小腸を意味する．

デルマ《Derma》Dermatology▶皮膚科の英語「デルマトロジー」

◆ デルマ の略.

テン《TEN》 toxic epidermal necrolysis ▶中毒性表皮壊死症. 薬疹による皮膚疾患の1つ. 全身の皮膚に紅斑や水疱ができ，Ⅱ度熱傷のような症状がみられる.

てんい《転移》▶悪性腫瘍細胞が血液や体液により，ほかの部位に移動し，定着すること.

てんい《転位》▶位置が変わる，ズレが生じること.

でんおんせいなんちょう《伝音性難聴》▶外耳から中耳までの伝音器官の障害で起こる. 内耳・聴覚神経には異常がないため補聴器などの効果が望める.

てんき《転帰》▶治療後の病状の経過，最終的な結果を示す言葉. 治癒や軽快，不変，増悪，死亡などがある.

でんげきつう《電撃痛》 lightening pain ▶電気が走るようなビリビリした痛みのこと.

でんしスコープ《電子スコープ》▶スコープ先端部にCCD（超小型固体撮像素子）を組み込み，この上に光（像）を結び，これを電気信号に変換後，ケーブルを通し，モニターテレビ上に映像を映し観察する.

てんじタイプライター《点字タイプライター》▶タイプライター式の点字器で，点字の6点に対応したレバーをたたくことで，点字を打つ.

てんしょう《転床》▶入院患者が，病室を変わること.

てんじょうしゅっけつ《点状出血》▶毛細血管の破綻によって皮膚にみられる，赤もしくは紫色の小さな斑点のこと.

てんじょうそうこうしきリフト《天井走行式リフト》▶屋内での歩行困難者に，天井にレールを取りつけ，屋内での移動がスムーズに行えるようにするためのリフト.

テンション《tension》▶伸張，張力.

テンス《TENS》 transcutaneous electrical nerve stimulation ▶経皮的電気神経刺激. 除痛療法の1つで，体表に貼った電極で，神経や筋肉に低周波の電気刺激を与えて痛みを和らげる.

テンダネス《tenderness》▶圧痛.

デンタルリンス《dental rinse》▶液体歯磨き. 液体を口に含み，すすぐだけで口腔内を洗浄するもの.

てんちゅう《点注》▶アンプルから吸い上げた薬液を，点滴内に注入す

ること．混注ともいう．

てんとう《転倒》▶転ぶ，ひっくり返ること．医療事故やヒヤリ・ハットにおける事例が多い．

てんとう《転棟》▶入院患者が病棟を変わること．

てんらく《転落》▶ベッドなどから転がり落ちること．転倒とともに医療事故，ヒヤリ・ハットでの事例が多い．

トイレットトレーニング《**toilet training**》▶排泄機能障害の人に対して行う自立排泄訓練．

ドゥ《**do**》ditto（伊）▶イタリア語で同様，同上を意味する．

とうい《頭位》▶胎内での胎児の胎位のことで，子宮口側に頭部が位置している状態．分娩時期が近づくにつれ，頭位になることが多い．

とうかん《盗汗》▶なんらかの疾患に起因する寝汗で，通常の寝汗とは区別される．

とうかんしん《套管針》▶外套管の中に穿刺用の針が通っている医療器具で，体腔や管腔臓器にカニューレなどを挿入・留置するときに使われる．

どうき《動悸》▶心臓の拍動を自覚している状態．

どうきょかぞくにたいするほうもんかんごのきんし《**同居家族に対する訪問看護の禁止**》▶訪問看護の運営基準第71条において，「指定訪問看護事業者は，看護師等にその同居の家族である利用者に対する指定訪問看護の提供をさせてはならない」としている．

とうこつ《橈骨》▶前腕構造を支持している2本の骨のうちの1つで，親指側にある骨をさす．

どうじけんぼう《同時健忘》▶意識障害のあった期間だけのことを思い出せないこと．

とうしょく《盗食》▶他の人の食事を食べてしまう行為で，認知症にみられる行動の1つ．

どうせん《動線》▶人が動くときに通る経路を線で示したもの．病棟内で看護師の動き方を看護動線といい，これが短ければ効率よく動くことができる．

とうそく《頭側》▶上部，頭部の方向．

どうちゅう《動注》▶動脈注射の略．薬物などを動脈から投与すること．

どうぶつかいざいりょうほう《**動物介在療法**》animal therapy ▶→

◆ どうぶつかいざいりょうほう

「アニマルセラピー」参照

トゥモール《**Tumor(独)**》▶ドイツ語で腫瘍を意味する．

どうよう《**動揺**》▶ぐらつき，揺れ動くこと．歯科などでは，歯がグラグラ動くことやその度合いを示すときに用いられる．

どうようせいほこう《**動揺性歩行**》▶歩行障害の1つで，体を左右に振りながら歩くこと．腰部の筋力低下が主な原因で，筋ジストロフィーや多発筋炎などの筋疾患でみられる．「アヒル歩行」ともいう．

ドゥルック《**Blutdruck(独)**》▶血圧．ドイツ語の「ブルトドゥルック」の略．英語ではBP(blood pressure)と表記する．

ドゥルックエンピンドリッヒ《**druckempfindlich(独)**》▶ドイツ語で圧痛のあるを意味する．

ドゥルックエンピンドリッヒカイト《**Druckempfindlichkeit(独)**》▶ドイツ語で「圧痛」を意味する．

ドーク《**DOC**》deoxycorticosterone▶デオキシコルチコステロン．副腎から分泌される副腎皮質ホルモンの1つで，鉱質コルチコイド．ナトリウムの再吸収を促進する作用があり，血圧の上昇に関与する．

ドーズ《**dose**》dose, dosage▶投薬量，服薬量．薬物の1回に投与される適正量のことで，過剰な投与・摂取は「オーバードーズ」という．

トータル《**total extirpation**》▶全摘出術を意味する英語「トータルエクスタペイション」の略．患部の臓器をすべて摘出する術式．「トタール」ともいう．

トータルプロテイン《**total protein**》▶総タンパク質．血液中に含まれるタンパク質の総量．

トータルペイン《**total pain**》▶全人的な痛み．ホスピス創始者のソンダースが提唱したがん患者が抱える痛みの概念で，ホスピスの理念．身体的・社会的・精神的・スピリチュアルの4つの痛みを合わせたもの．

ドキシ《**DOXY**》doxycycline hydrochloride▶ドキシサイクリンの略．抗生物質の1つで，テトラサイクリン系抗菌薬．グラム陽性菌，グラム陰性菌，リケッチアなどに対して高い抗菌力がある．

トキシン《**toxin**》▶毒素．実際に健康を損なう，毒となる物質．

とぎゃく《**吐逆**》▶食べた物が胃から逆流して，口中に上がってくること．嘔気を伴うことがないため，嘔吐とは区別される．

ドキュメンテーション《documentation》▶情報伝達を円滑に行うために,文献,資料の収集・整理,管理をすること.

どくえい《読影》▶各種検査画像から所見を読み取り,解析すること.

とくしゅしんだい《特殊寝台》▶身体を起こしたり膝を上げたり,ベッドの高さを調節するなどの機能が備わったベッド.動かすのは電動が主流.起き上がり動作などを補助できる.

とくしゅしんだいふぞくひん《特殊寝台付属品》▶介護保険ではマットレスやサイドレールなど,特殊寝台と一体的に使用されるものに限られる.

とくしゅにょうき《特殊尿器》▶尿を受ける部分を陰部に当てておくと,センサーが排尿を感知し,自動的に尿を採尿器へ吸引する装置.自動採尿器ともいう.

とくしゅよくそう《特殊浴槽》▶歩行困難者や重度障害者でも負担なく入浴できるよう設計された浴槽.シャワーキャリーなどに座ったまま入浴できる坐位式や,寝たまま入浴できる臥床式(寝浴式)などがある.

ドクターショッピング《doctor shopping》▶患者が満足のいく治療を受けるために,さまざまな医療機関を次々と受診すること.

とくていきのうびょういん《特定機能病院》▶高度先進医療を提供する機能をもつ病院.基本的には一般の病院,診療所からの紹介による受診を原則とする.

とくていけんこうしんさ《特定健康診査》▶いわゆる「メタボ検診」.死亡原因で生活習慣病が約6割を占めている状況で,国は2008年4月から,生活習慣病予防のための新しい健診・保健指導の積極的な利用をすすめている.

とくていこうれいしゃ《特定高齢者》▶65歳以上の高齢者で現在は自立して暮らしているが,要支援・要介護になる可能性のある人をさす.健康診断などをもとに市町村が選定し,介護予防ケアマネージメントが実施される.

とくていしせつ《特定施設》▶「軽費老人ホーム(ケアハウス)」「有料老人ホーム」「養護老人ホーム」「一定の居住水準を満たす高齢者専用賃貸住宅」の4施設をさす.

とくていしせつにゅうきょしゃせいかつかいご《特定施設入居者生活

介護》▶特定施設に入居している要介護者が,日常生活上の介護(入浴,排泄,食事上の世話など)や療養上の世話(機能訓練など)を受けるサービス.

とくていしっかん《特定疾患》▶難治性疾患克服研究事業の臨床調査研究分野の対象に指定された疾患をさす.2017年現在,対象は330疾患.

とくていしっかんちりょうけんきゅうじぎょう《特定疾患治療研究事業》▶特定の難病疾患に対して公費負担を行い,医療の確立,普及をはかるとともに,患者の医療費の負担軽減を図ることを目的とする事業.実施主体は都道府県.

とくていしんりょうひ《特定診療費》▶介護養護型医療施設において,日常に必要な医療行為を行ったものに算定できる介護報酬のこと.急性増悪や複雑な処置に関しては,原則的に医療保険からの給付となる.

とくていたんきにゅうしょりょうようかいご《特定短期入所療養介護》▶短期入所医療介護のサービスメニューの1つ.難病やがん末期の重度要介護者など,医療と介護の両方のニーズをもつ在宅者の生活の質の向上,家族の負担軽減のための日帰りサービス.

とくていにゅうしょしゃかいごサービスひ《特定入所者介護サービス費》▶介護保険制度にて,所得が低い要介護者が施設サービスなどを利用した場合に,食費・居住費の負担を軽くするために支給される介護給付.

とくていにゅうしょしゃかいごよぼうサービスひ《特定入所者介護予防サービス費》▶介護保険制度にて,所得が低い要介護者が介護予防短期入所生活介護か,介護予防短期入所療養介護を利用する場合に,食費・滞在費の負担を軽くするため支給される予防給付.

とくていひえいりかつどうほうじん《特定非営利活動法人》▶→「NPO法人」参照

とくていふくしようぐ《特定福祉用具》▶介護保険の「特定福祉用具販売」の対象となる福祉用具をいう.

とくていふくしようぐはんばい《特定福祉用具販売》▶介護保険の居宅サービスの1つ.特定福祉用具の購入に償還払いで9割が支給される.

とくていほけんしどう《特定保健指導》▶正式には「特定健康診査・特

定保健指導」．特定健康診査（一般には「メタボ検診」）で生活習慣病のリスクがあると診断された場合に行われる生活指導．

とくていほけんようしょくひん《**特定保健用食品**》food for specified health uses；FOSHU▶通称「トクホ」ともいわれる食品で，医薬品とは異なる．個々の製品ごとに消費者庁長官の許可を受け，保健の効果（許可表示内容）を表示することのできる食品．

とくはつせい《**特発性**》▶原因が明らかにされていないことをさす．

とくべつしょく《**特別食**》▶入院患者に出される病院食の1つ．患者の疾患・状態に合わせて治療の一環として出される食事のこと．医師からの食事箋に基づき，診療報酬上の加算がある．

とくべつようごろうじんホーム《**特別養護老人ホーム**》▶65歳以上で，身体上または精神上著しい障害があるために常時介護を必要とする者（いわゆる寝たきり老人等）で，居宅において適切な介護を受けることが困難な者を入所させる施設．老人福祉施設の1つで，介護保険法に基づき，要介護度に応じた介護サービスを提供している．

とくよう《**特養**》▶特別養護老人ホームの略．

とけつ《**吐血**》hematemesis▶食道や胃，十二指腸などの消化管からの出血が，口や鼻から出てくること．呼吸器系からの出血は，喀血という．

トコ《**Tokologie（独）**》▶ドイツ語で産科学を意味する「トコロジー」の略．

とこずれぼうしようぐ《**床ずれ防止用具**》▶介護保険による福祉用具貸与品．送風装置または空気圧調整装置を備えた空気マットや水マットによる体圧分散効果をもつ全身用のマット．

どせき《**努責**》▶出産や排便時などに腹部に力を入れ，いきむこと．高血圧症の患者では，危険因子となる．

どちょう《**怒張**》▶血管が腫れ，膨れること．血流障害によって起こるが，採血などによる一時的なものと，疾患が原因となって起こるものがある．

ドツェント，ドッツ《**Dozent（独）**》▶ドイツ語で講師を意味する．

どっきょ《**独居**》▶1人で生活していること．昼間だけ1人になる場合は，日中独居という．

とっしんほこう《**突進歩行**》▶歩行障害の1つ．前かがみになり，姿勢

をこわばらせて歩くため，坂道や押された際に立ち止まれなくなってしまう．パーキンソン病の特徴的な症状．

とっぱつせい《突発性》▶前触れもなく，突然に症状が出現すること．

トップダウン《top-down》▶管理・運営方法の1つで，組織の上層部で意思決定がなされ，それを下部組織が実行に移していく．

ドップラー《Doppler method》▶超音波検査の1つ．血管の状態・動態や血流速度などを調べることで，血管の狭窄・閉塞の診断から腫瘍の識別，胎児の心音聴取などさまざまな領域での検査に用いられる．

ドッペルゼーエン《Doppelsehen(独)》▶ドイツ語で複視を意味する．

どっぽ《独歩》▶介助を受けず，1人で歩けること．

とどけでせい《届出制》notification system▶放任すると違法行為が行われる可能性があるとき，その行為を行うにあたっては監督官庁に事前通知する義務を課した制度．届出制は，違法行為に直結する証拠がないかぎり却下できない．

ドナー《donor》▶移植において，臓器や骨髄などを提供する人のこと．献血提供者をさすこともある．

とにゅう《吐乳》▶乳児が，飲んだ母乳やミルクを吐き出すこと．生理的現象ではあるが，繰り返して起こる場合には，なんらかの疾患が原因と考えられる．

ドパ《DOPA》dihydroxyphenylalanine▶ジヒドロキシフェニルアラニン．神経伝達物質ドパミンの前駆体のこと．パーキンソン病の治療薬に用いられる．

ドパミン《dopamine》▶神経伝達物質の1つ．アドレナリン・ノルアドレナリンの前駆体で，抗精神薬，循環不全薬などに用いられる．

トフ《TOF》tetralogy of Fallot▶ファロー四徴症．先天性心疾患の1つで，チアノーゼが現れる病態．心室中隔欠損，肺動脈狭窄，大動脈騎乗，右室肥大の4つの特徴がある．

ドブタミン《dobutamine》▶合成カテコールアミンの1つで，急性循環不全の治療では昇圧剤として用いられる．

とぶつ《吐物》▶嘔吐によって吐き出されたもの．

ドミノいしょく《ドミノ移植》domino transplantation▶臓器提供を受けた患者から摘出された臓器を，ほかの患者に移植すること．

ドメスティックバイオレンス《domestic violence；DV》▶狭義では家庭内暴力だが,広くは親密な関係にある相手からの日常的な暴力をさす.身体的な暴力のほか,精神的,性的,経済的,社会的な虐待も含まれる.

トモ《tomo》tomography▶断層撮影の英語「トモグラフィー」の略で,CTのこと.

ドライウェイト《dry weight》▶体内の余分な水分を除去した後の体重のことで,血液透析後の目標体重となる.

ドライシャンプー《dry shampoo》▶水や湯を使わないシャンプー.病気,入院,介護状態にある人の洗髪ができないときに,頭髪や頭皮を清潔にし,においやふけを取り去るのに用いる.

ドライシロップ《dry syrups》▶白糖や甘味料によって甘みをつけた散剤,もしくは顆粒剤.乳幼児用の薬物に用いられることが多い.

ドライマウス《dry mouth》▶口腔乾燥症.歯科疾患の1つで,唾液の分泌量が低下し,口腔内が乾燥する病態.

トラウマ《trauma》▶心的外傷,精神的外傷.大きな事故や災害,暴力などの異常体験から受ける精神的なダメージのこと.

トラキオ《tracheostomy》▶気管切開の英語「トラキオトミー」の略.

ドラスチック《drastic》▶(方法が)思いきった,抜本的な,過激な,という意味.

ドラッグデリバリーシステム《drug delivery system》▶薬物送達システム.標的とする臓器や組織などに,薬物を効果的に送り届ける技術のこと.途中で吸収・分解されることなく,標的部位で薬物が放出されるようにするため,副作用も軽減される.

トランス《trance》▶失神状態.催眠やヒステリーなどによって陥る意識消失など.

トランスデューサー《transducer》▶変換器.測定を目的に,エネルギーを別のものに変換する装置.観血的血圧測定やモニタリング,外科領域での術中超音波画像診断に使われている.

トランスファー《transfer》▶移動.ベッドから車椅子に移ることなどをさす.ほかに,他施設への移動,転院を意味することもある.トランスともいう.

◆ トリアージ

トリアージ《**triage**》▶災害医療や救急医療の現場で,重症度や緊急度によって治療の優先順位を決めること.

トリアージタグ《**triage tag**》▶トリアージした結果を示すカードのこと.4色のマーカーで色分けして,一目で優先順位がわかるようにされている.黒色は治療の適応なし,赤色は要緊急治療,黄色は治療の必要ありだが待機可能,緑色は軽傷者で入院の必要性はない.

トリガー《**trigger**》▶きっかけ,引き金となるもの.人工呼吸器が患者の自発呼吸を察知したときに出すサイン.ほかに,疾患発症のきっかけをさすこともある.

トリグリ《**triglyceride**》▶中性脂肪の英語「トリグリセリド」の略.

トリグリセリド《**triglyceride ; TG**》▶中性脂肪.

トリコン《**tri-kommen(独)**》▶ドイツ語などで再々試験を意味する.

ドリップチャンバー《**drip chamber ; AAA**》▶点滴筒.点滴ボトルの下にある透明の筒で,滴下数を数えることができる.筒内の液面が高すぎると滴下数を数えることができなくなるので,液面の目安は1/3から1/2程度.

トリプルエー《**abdominal aortic aneurysm ; AAA**》▶腹部大動脈瘤の英語の頭文字の略.脆弱化した腹部大動脈壁に,瘤が形成されている病態.動脈硬化,先天性疾患,外傷などが原因となる.手術の適応は,横径6cm程度.

どりょくこきゅう《**努力呼吸**》▶胸鎖乳突筋,斜角筋,腹直筋など安静時呼吸では使わない補助呼吸筋を使って行う呼吸のこと.必要な酸素量を吸入するために行われる.

ドレープ《**drape**》▶手術時などに,患者の体を覆う布のこと.術野と切開部の保清を目的に使用される.

ドレーン《**drain**》▶排液管,誘導管.体腔にたまった体液を体外に排出するときに使われる.

ドレッシング《**dressing**》▶ドレッシング材.褥瘡や術創など創傷面を保護するために用いられるもので,創傷被覆材ともいう.また,創傷面をドレッシング材で覆うことをさす.傷口の湿潤環境を保つことで痂皮形成が起きず,上皮再生がスムーズに行われる.主に褥瘡対策に用いられる.

ドレッシングエイド《**dressing aid**》▶衣類の着脱が困難な場合に,

棒の先についた止め具（フックなど）に衣類を引っかけて、引き上げたり下ろしたりする道具．下肢や手指を使うので、身体機能の程度を把握しておく必要がある．

トレッドミル《**treadmill**》▶運動器具の1つ．室内でウォーキングやランニングができるもの．運動負荷試験の検査でも使用される．

ドレナージ《**drainage**》▶排液法．体内に貯留した余分な体液を、体外に排出させる処置のこと．感染原因物質の除去や、減圧などを目的に行われる．

トレムナーはんしゃ《**トレムナー反射**》▶病的反射の1つで、錐体路障害に起因する．伸展させた中指の腹を背側に強くはじくと、母指が内転・屈曲する反応．左右どちらかが陽性の場合に、異常が疑われる．

トレンデレンブルグい《**トレンデレンブルグ位**》▶骨盤高位．頭を低くし骨盤を高くする体位で、腰部または、下肢を45度上方に上げ、膝関節部を固定した体位．本来は産科領域で臍帯脱出を防ぐのが目的．また、静脈環流が上昇し血圧が上昇する体位でもある．

トレンデレンブルグほこう《**トレンデレンブルグ歩行**》▶動揺性歩行のこと．

トロッカー《**trocar**》▶トロカール、套管針のこと．

とろみしょく《**とろみ食**》▶介護食の1種．誤嚥を防ぐために、片栗粉・くず粉・小麦粉・増粘剤などでとろみをつけ、飲み込みやすくする．

トロンボシス《**thrombosis**》▶血栓症．血管内に血栓が形成され、血管が狭窄・閉塞する病態．

どんしん《**鈍針**》▶針の先端が丸く、穴が横にあるため針先が柔軟に曲がる針．鋭針に比べて皮膚、血管損傷のリスクを軽減できる．

どんつう《**鈍痛**》dull pain▶痛みの性質を表す言葉で、重苦しい感じの痛み．痛みの部位も明確ではなく、ある程度の範囲に痛みを覚える．

とんぷく《**頓服**》▶症状緩和を目的に、必要なときに、一時的に薬を服用すること．頓用とも．

トンボ ▶トンボ針の略．

トンボしん《**トンボ針**》▶翼状針のこと．

どんま《**鈍麻**》▶鈍くなってしまうこと．高次脳機能障害などの症状にみられる「感情の鈍麻」は、感情が鈍くなってしまうことを意味する．

な

ナーゲル《Nagel(独)》▶ドイツ語で爪を意味する．

ナーシングインターベンション《nursing intervention》▶看護過程における看護介入のこと．看護師が患者の回復のために専門技術により，能動的に疾患と患者との間に入ってかかわるという考え方．

ナーシングオーディット《nursing audit》▶看護監査．

ナーシングホーム《nursing home》▶欧米における高齢者のための福祉施設の1つで，日本の特別養護老人ホームに近い．医療・福祉が合体した中・長期ケア施設のこと．

ナースエイド《nurse's aide；NA》▶看護助手．病院や施設で看護師や准看護師の指示・指導のもと，環境整備や食事介助など患者の病状にかかわらない補助業務を行う．無資格のため医療・看護行為は行えない．

ナースコール《nurse call》▶ナースステーションにつながっていて，看護師と話をしたり，呼び出すことのできるボタン，装置．または，看護師を呼ぶこと．

ナースステーション《nurse station》▶病室のあるフロアに設置されていて，看護師が常駐している場所．

ナースプラクティショナー《nurse practitioner；NP》▶主に米国における，一定レベルの診断や治療などを行うことができる上級看護職．アメリカ看護師協会の定めた教育機関(大学院)で，専門の教育とトレーニングを受けて資格を得る．

ナーゼ《Nase(独)》▶ドイツ語で鼻を意味する．

ナーゼン《nasen(独)》▶ドイツ語で鼻の，経鼻的にを意味する．

ナート《Naht(独)》▶ドイツ語で縫合を意味する．

ナーベル《Nabel(独)》▶ドイツ語で臍を意味する．「ナーベルシュヌート(Nabelschnur)」は臍の緒を意味する．

ナイ《NAI》nutritional assessment index▶総合的栄養指標の1つで，食道がん患者に対する栄養評価指数．手術のリスク・予後を栄養状態から評価する．

ないいんせい《内因性》▶疾患や症状，反応を引き起こす要因が体の内部にあること．アレルギーやホルモン代謝，あるいは遺伝子の異常などがあげられる．⇔外因性

ないか《内果》▶内側のくるぶし.「内踝」と書くこともある. ⇔外果, 外踝

ナイグンク《Neigung(独)》▶ドイツ語で傾向を意味する.

ナイゲン《neigen(独)》▶ドイツ語で傾く, 傾向にあるを意味する.

ないこきゅう《内呼吸》▶血液と細胞との間で行われるガス交換のこと. 組織呼吸, 細胞呼吸ともいう. ⇔外呼吸

ないしん《内診》▶産科・婦人科で行われる診察方法の1つ. 女性生殖器の内部に指, または専用の器具を挿入して腟や子宮を診察する.

ないせん《内旋》▶肩関節・股関節などを内側にねじる運動をいう. 関節の位置は変えずに, その場で回転させるとき, 回転の向きが右半身では左回り, 左半身はその逆回りの運動をさす. ⇔外旋

ないそく《内側》▶体の中心から見て近い側のこと. 中心に寄ったほう. ⇔外側

ないてん《内転》adduction▶肩関節, 股関節, 手首, 指関節で体の正中線に近づける動き. ⇔外転

ナイトケア《night care》▶厚生労働省が老人性認知症の患者とその家族のために設けた夜間介護制度. 従来のデイケアとショートステイに加えるもの.

ナイトホスピタル《night hospital》▶精神障害者のリハビリテーションの一形態として始められたもので, 昼間は通学・通勤させ, 夜間は医療チームの保護下において医療・保護を行う方式. 夜間型専門病院.

ないろう《内瘻》▶腸管内腔と腸管との間に形成された瘻孔の総称.

ナウゼア《Nausea(独)》▶ドイツ語で吐き気を意味する. 嘔吐に先立って起こるむかむかする不快感.

ながえブラシ, ながえくし《長柄ブラシ, 長柄くし》▶腕が上がらない, 筋力が弱いなどで頭部や肩などに手が届きにくい人のために考案されたブラシやくし. 長柄のものに角度をつけ, 使いやすく工夫されている.

なかまちあい《中待合》▶外来で, 待合室から診察室に行く前の, 中間の場所. 外来の多くは「待合室→中待合→診察室」の順で進む.

ナチュラル, ナチュラルコース《natural》▶積極的な延命治療を行わず, 静かに看取ること. 自然死.

ナッハブルートゥンク《Nachblutung(独)》▶ドイツ語で後出血を

◆ ナッハブルートゥンク

意味する．ある一定時間を経過して，一度出血した部分が再び出血すること．

ナップ《NAP》 neutrophil alkaline phosphatase ▶好中球アルカリホスファターゼ．好中球が細菌を貪食・殺菌するときに使われる酵素で，好中球異常の指標の1つ．

ナトカリクロール《Na-K-Cl》 ▶電解質のナトリウム，カリウム，クロールを合わせた造語．

ナトリウム《natrium》 ▶アルカリ金属元素の1つで，元素記号は「Na」．体内では細胞外イオンとして存在し，体内の水分調整を行う．この数値が高いと脱水，尿崩症，糖尿病昏睡などが，低いと肝硬変，腎不全，甲状腺機能低下症などが疑われる．

ナノメーター《nanometer》 ▶10億分の1メートル．国際単位系（SI）の長さの単位．

なまけつ《生血》 ▶献血者から採血したばかりの新鮮な血のこと．保存血ではない血液．

ナラティブ《narrative》 ▶もとは物語の意味だが，看護師が臨床で経験したストーリーを記述することをさす．

ナラティブベイスドメディスン《narrative based medicine；NBM》 ▶従来の医療では扱われてこなかった患者のストーリーを重視し，そのストーリーに基づき，医学的処置や医療サービスを位置づけるべきとする考え方．

ナラティブアプローチ《narrative approach》 ▶ナラティブとは物語という意味．サービス利用者（患者）が障害や病気のことを主観的に物語として話し，援助者がその話に耳を傾けることで，利用者は障害を受容し自己肯定を強めるアプローチ法．

ナルコレプシー《narcolepsy》 ▶睡眠障害の1つで，日中・覚醒時でも場所や状況を選ばずに激しい眠気が起こる．数か月にわたって，ほとんど毎日，数分から数十分眠り込む．「居眠り病」ともいう．

ナルベ《Narbe（独）》 ▶瘢痕(はんこん)のこと．手術や外傷を受けた後の傷跡．

なんご《喃語》 ▶乳児が発する，まだ言葉にならない音声．

ナンダ《NANDA》 North American Nursing Diagnosis Association ▶北米看護診断協会．1982年に設立された看護診断用語の開発・定義・分類を行う非営利組織．看護診断とは，看護アセスメントに基づ

く患者問題の同定を公式の専門用語で表したもの.

なんちせい《難治性》▶疾患・症状などが治りにくい状態. 治療の効果があがりにくいこと.「なんじせい」とも読む.

なんちょう《難聴》▶→「聴覚障害」参照

なんはん《軟飯》▶通常より水分の量を多くして炊いたご飯. 離乳食の1種で, まだ噛む力が未熟な1歳前後の乳児に合わせた軟らかめのご飯.

なんびょうそうだんしえんセンター《難病相談支援センター》▶難病患者の相談を支援するセンター. 都道府県ごとに設置されている. 難病についての日常的な相談, 情報提供, 地域交流, 就労などの支援を行う.

なんべん《軟便》▶下痢とは異なり, 有形だが軟らかい便. ⇔硬便

ニー《knee》▶膝.

ニーズ《needs》▶直訳は必要性, 要求, 欲求だが, 看護分野では「患者ニーズ」「生理的ニーズ」といった使い方をする. 看護側から「患者の要求や欲求をくみ取る」というニュアンスが含まれる.

ニーハ《NYHA》New York Heart Association classification of cardiac patients▶ニューヨーク心臓協会心疾患機能. ニューヨーク心臓協会が策定した, 心疾患を対象とする呼吸困難の重症度の分類.

ニープ《NEEP》negative end-expiratory pressure▶呼気終末陰圧呼吸. 人工呼吸器の喚気様式の1つ. 呼気の終わりが陰圧に開放される.

ニーレ《Niere (独)》▶ドイツ語で腎臓を意味する.

にくげ《肉芽》▶外傷や炎症によって, 組織が欠損した部分が修復する際にできる新生組織. 赤く柔らかい粒状の結合組織で, やがて線維化し, 収縮, 瘢痕化していく.

ニコチンパッチ《nicotine patch》▶禁煙治療のニコチン置換療法に用いられるパッチ製剤のこと. タバコを吸う代わりに, パッチによる皮膚吸収で血中のニコチン濃度を高める.

にじいりょう《二次医療》secondary care▶特殊な医療を除く一般的な医療サービスを提供する病院で, 複数の市町村を1つの単位として認定される. 医療法に基づく措置.

にじしょうがい《二次障害》deuteropathy▶既存の障害(一次障害)が

◆ にじしょうがい

増悪したり，新たな障害が出現することをいう．脳性麻痺(一次障害)患者に，頸や肩，腕の痛み，しびれなどの障害(二次障害)が出現することがある．

にじせいこうけつあつ《**二次性高血圧**》secondary hypertension▶もともとの病気(腎臓病，心臓病，内分泌の病気など)があって，その症状の1つとして起こる高血圧を二次性高血圧という．続発性高血圧ともいう．

にじちゆ《**二次治癒**》▶創傷の欠損や壊死が大きく，感染が生じるなどして，創縁は直接接着せず，その修復に肉芽組織を必要とするような治癒のこと．

にじはんてい《**二次判定**》▶介護保険の要介護(要支援)認定は，1段階目がコンピュータによる判定(一次判定)，2段階目が専門家が確認する判定(二次判定)となる．この専門家集団の確認が介護認定審査会となる．

にじゅうもうけんほう《**二重盲検法**》▶ダブルブラインド法ともいう．実施している投薬や治療法などの性質を，患者と医師の双方に不明にして，本物かプラセボかわからないように設計された比較試験方法．

にじよぼう《**二次予防**》secondary prevention▶発生した疾病や障害を検診で早期に発見し，早期に治療や保健指導などの対策を行い，疾病や傷害の重症化を予防すること．早期発見，早期対処，適切な医療と合併症対策が基本．

にじよぼうじぎょうたいしょうしゃ《**二次予防事業対象者**》▶現在は自立した生活を送っているが，近い将来，支援や介護が必要になる可能性が高い65歳以上の人(特定高齢者)をさす．介護予備軍ともいえる．

にすけ《**二助**》▶第二助手の略．手術の際の第二助手のこと．

ニスタグムス《**nystagmus；Ny**》▶眼球振盪の略である眼振を意味する．不随意に起こる眼球のふるえのこと．

にせんじゅうごねんのこうれいしゃかいご《**2015年の高齢者介護**》▶いわゆる「団塊の世代」が65歳以上となる2015年以降の介護についてまとめられた報告書．これからの高齢社会は「高齢者の尊厳を支えるケア」を実現していくことが国民的課題であるとした．

にだんみゃく《**二段脈**》▶不整脈の1つで，正規の心収縮と，脈が飛ん

だり抜ける期外収縮を交互に繰り返す脈のこと．

にちじょうせいかつじりつしえんじぎょう《日常生活自立支援事業》
▶認知症高齢者，知的障害者，精神障害者で判断能力が不十分な人が地域で自立した生活が送れるよう，利用者との契約に基づき，サービスの利用援助を行う事業．実施主体は都道府県．

にちじょうせいかつようぐきゅうふとうじぎょう《日常生活用具給付等事業》▶障害者などの日常生活がより円滑に行われるための用具を給付または貸与すること．

にちないへんどう《日内変動》circadian change▶脳にある体内時計によってコントロールされた，体温・心拍数・血圧などの値や，覚醒から睡眠のリズムが1日の中で変動すること．

にっきん《日勤》▶勤務体系における日中勤務のこと．

にっきんしんや《日勤深夜》▶日勤の後，数時間をおいて深夜勤に入ること．

ニック《NIC》Nursing Interventions Classification▶看護介入分類．看護方法論の枠組みであり，看護師が実施する治療を記述するために用いる，最初の包括的標準用語．

ニッシェ《Niche（独）》▶ドイツ語で像を意味する．X線写真で認められた潰瘍などの組織欠損部の陰影のこと．

にどうさほこう《2動作歩行》▶杖歩行の1種．①健側で手に杖を持ち，杖を前について患側の足を前に踏み出し，②続いて健側の足を出して揃える歩行動作．これを繰り返して進む．段差のある場所では難しい．

ニボー《niveau（仏）》▶フランス語で鏡面像を意味する．

にほんじんのしょくじせっしゅきじゅん《日本人の食事摂取基準》▶厚生労働省が発表した，2010年から2014年までの「日本人の食事摂取基準（2010年版）」．健康の維持・増進や疾病予防，生活習慣病の予防などが目的．

にゅういんリハビリテーション《入院リハビリテーション》▶入院中に行うリハビリテーション．医療改革の影響で，リハビリテーションは急性期からすぐに始めて早期に家庭復帰につなげ，後遺症は介護保険を利用する傾向となっている．

にゅうび《乳糜》▶血液や尿に脂肪成分などが溶け，乳白色に濁ったもの．健常者でもみられる場合がある．

にゅうびにょう《乳糜尿》▶脂肪およびタンパク質が混じって乳白色に濁った尿のこと．主に糖尿病，腎炎などでみられる．

ニューボーン《newborn》▶新生児．

にゅうみん《入眠》▶眠りにつくこと，睡眠状態に入ること．

にゅうみんしょうがい《入眠障害》▶眠りに入れないことが習慣になっている状態．不眠症の1種で睡眠障害とよばれる症状の1つ．原因としては，ストレス，体内時計の乱れなどが指摘されている．

ニューモソラックス《pneumothorax》▶気胸．肺から空気が漏れて胸腔にたまっている状態をいう．

ニューモニア《pneumonia》▶肺炎．

にゅうよくのかいじょ《入浴の介助》▶自力で入浴することが困難な人の入浴を介助すること．入浴は健康の維持，清潔保持だけでなく，身体の異常も見つけやすいので，入浴前後の観察も注意深く行う．

にゅうよくほじょようぐ《入浴補助用具》▶自力での入浴が困難な人が，浴室内外での安全な動きや姿勢保持のために入浴時に使用する用具．介護保険の福祉用具貸与種目の1つ．

にゅうよくようしょうこうそうち《入浴用昇降装置》▶浴槽内に設置した座面を上下させて入浴を補助する台座式入浴用昇降装置（福祉用具貸与対象）や，シート部分を電動で動かして入浴を介助するバスリフトなどがある．

にゅうよくようリフト《入浴用リフト》▶自力での入浴が困難な人のための浴槽への出入りを補助する電動リフト．

ニューロ《neurology》▶英語で神経内科を意味する「ニューロロジー」の略．神経系の病気に関する診療科のこと．

ニューロパチー《neuropathy》▶末梢神経障害の総称．末梢神経の正常な働きが障害される病態．

ニューロパチックペイン《neuropathic pain》▶神経因性疼痛．本来ならば痛みを生じない刺激であっても，痛みを生じる状態をいう．

ニューロブラスト《neuroblastoma》▶神経芽細胞腫を意味する「ニューロブラストーマ」の略．

ニューロン《neuron》▶神経細胞のこと．神経元，神経単位ともいう．

にょうけん《尿検》▶尿検査の略．

にょうせい《尿勢》▶尿の勢い．

にょうせん《尿線》▶排尿時，尿が描く線のこと．正常な尿線は中断することなく尿道口から勢いよく飛ぶ．病的な状態では途切れたり，弱々しく細くなったり，滴状になったりする．

にょうそく《尿測》▶尿量を測定すること．排尿状況によって，患者の体調や病状の変化を確認する．

にょうちんさ《尿沈渣》▶尿を遠心分離器にかけ，沈殿した固形成分（赤血球，白血球，細胞，尿酸結晶，細菌など）の量と種類・形態を顕微鏡で調べる検査．尿タンパクや尿潜血などの定性検査で陽性が出たときに行われる．

にょうばい《尿培》▶尿培養検査の略．尿細菌検査で尿中に認められた細菌を培養することで菌を決定すること．

にょうへい《尿閉》▶腎臓から腎盂，尿管を通って膀胱に達した尿がとどまっているのに，排尿できない状態．カテーテルによって導尿する．膀胱結石，尿道狭窄，前立腺肥大などの疾患のほか，術後や神経障害などでも起きる．

にょうろストーマ《尿路ストーマ》urostoma▶膀胱になんらかの異常があり，膀胱摘出後に尿路を変更して，造設した排尿口（ストーマ）から排尿することをいう．ストーマには回腸導管，尿管皮膚瘻，腎盂瘻，膀胱瘻などがある．

にわとりほこう《鶏歩行》▶膝関節を高く上げて，足を投げ出すように足底全体を接地させる歩き方．鶏の歩行に似ているため，こうよぶ．垂足歩行ともいう．

にんいこうけんせいど《任意後見制度》▶判断能力が不十分になったときの備えとして，判断能力が衰える前に，財産や生活面について代理人と支援内容を決め，本人と代理人の間で任意に契約をしておく制度．

にんちきのうしょうがい《認知機能障害》▶理解力，判断力，計算力，記憶，見当識，実行機能などの認知能力が障害された状態．一般的に前頭葉の機能障害といわれる．

にんちしょうかいごけんきゅう・けんしゅうセンター《認知症介護研究・研修センター》▶全国3か所（東京都，愛知県，宮城県）に設置され，認知症介護に関する研究や研修システムを推進・整備し，認知症介護の専門職員の育成，認知症に関する情報の提供などを行っている．

にんちしょうケアマッピング《認知症ケアマッピング》dementia care

mapping；DCM▶施設の認知症の人々を，研修を受けた人（マッパー）が徹底的に観察・記録し（マッピング），評価した結果を介護現場のスタッフにフィードバックし，ケアのあり方を考えていくこと．

にんちしょうこうれいしゃグループホーム《認知症高齢者グループホーム》▶要介護状態の認知症高齢者が，5〜9人を1ユニットとして，食事，入浴，排泄などの生活全般のサポートを受けながら，家庭的な環境の中でスタッフとともに生活する施設．

にんちしょうこうれいしゃにちじょうせいかつじりつどはんていきじゅん《認知症高齢者日常生活自立度判定基準》▶高齢者の認知症の程度を踏まえたうえで，日常生活の自立度の程度を表すもので，介護保険の制度の要介護認定の認定調査や，審査判定の参考に利用される．

にんちしょうサポーター《認知症サポーター》▶6時間の講座を受けた「キャラバン・メイト」が，一般市民を対象に認知症サポーター養成講座を開き，90分の講座を受けた人を認知症サポーターとし，認知症の人やその家族を支援する．

にんちしょうサポートい《認知症サポート医》▶都道府県，指定都市が実施する認知症の養成研修を受けて，かかりつけ医への助言や支援，専門機関や地域包括支援センターなどとの連携をサポートする医師．

にんちしょうしっかんいりょうセンター《認知症疾患医療センター》▶認知症患者とその家族が住み慣れた地域で安心して暮らせるように，都道府県や政令指定都市が指定した病院に設置．鑑別診断，医療機関の紹介，問題行動への対応相談などを行う専門医療機関．

にんちしょうたいおうがたきょうどうせいかつかいご《認知症対応型共同生活介護》communal daily long-term care for a dementia patient▶→「認知症高齢者グループホーム」参照

にんちしょうたいおうがたつうしょかいご《認知症対応型通所介護》▶認知症の在宅要介護者が，特別養護老人ホーム，養護老人ホーム，老人福祉センターなどに日帰りで通い，日常生活上の世話と機能訓練が受けられる介護サービス．

にんちしょうたんきしゅうちゅうリハビリテーション《認知症短期集中リハビリテーション》▶認知症の人の日常生活機能の改善を目的として行う，在宅復帰に向けた短期間のリハビリテーション．記憶訓

練，日常生活活動の訓練などを組み合わせたプログラムを集中的に行う．

にんちしょうのひとのためのケアマネジメントセンターほうしき《認知症の人のためのケアマネジメントセンター方式》▶「認知症介護研究・研修センター」が研究開発した認知症の人のためのケアマネジメントシート．共通シートを使うことで，情報を共有し，個々の認知症高齢者へきめ細かい対応ができる．

にんちしょうろうじんはいかいかんちきき《認知症老人徘徊感知機器》▶認知症の人が，屋外へ出ようとしたとき，センサーにより感知し，家族，隣人などへ通報する機器．

にんちりょうほう《認知療法》cognitive therapy▶心理療法の1つ．ものの受け取り方や考え方に焦点をあてて，自分の思いこみ（信念）を修正することで問題行動を改善させる療法．認知行動療法ともいわれる．

にんていちょうさ《認定調査》▶要支援・介護認定申請を受けた市町村は，被保険者宅（あるいは入院・入所先）に調査員を派遣し，被保険者の心身の状況やおかれている環境などについて聞き取り調査を行う．

にんていちょうさいん《認定調査員》▶→「訪問調査（員）」参照

にんていちょうさひょう《認定調査票》▶認定調査票は，基本的には①概況調査，②基本調査，③特記事項の3点から構成され，調査対象者の①は周辺環境を，②は心身の状態を，③は②について特記すべきことを記入する．

にんていのそきゅうこう《認定の遡及効》▶要介護認定が決定するまでの申請期間中に，自費で介護サービスを利用した場合，あとで要支援・介護認定を受ければ，認定申請時から介護認定が始まっているとみなされ，給付が認められる．

にんていのとりけし《認定の取り消し》rescission of certification▶要介護（要支援）認定を受けている者が，認定の取り消し申請を行うと，申請日をもって要介護認定が取り消され，それ以降，介護保険のサービス（給付）は受けられなくなる．

にんていゆうこうきかん《認定有効期間》▶要介護認定の有効期間のこと．新規認定，区分変更認定は原則6か月（3～12か月の範囲で変更可）．更新認定は原則12か月（要介護：3～24か月，要支援：3～12

か月の範囲で変更可).

にんにんかいご《**認認介護**》▶認知症の高齢者を介護する高齢者自身が認知症を患い，適切な介護ができなくなること．

ネーザル《**nasal**》▶もとは鼻の，経鼻的という意味だが，「ネーザルエアウェイ(nasal airway)」という場合は鼻気道，あるいは鼻から挿入する気道確保のためのチューブをさす．

ネーファ《**NEFA**》non esterified fatty acid▶非エステル型脂肪酸．遊離脂肪酸のこと．中性脂肪が分解されたときに生じる．

ネーベン《**Neben(独)**》▶ドイツ語で研修医，当直医を意味する．指導される立場の医師．指導する立場の医師は「オーベン(Oben)」という．

ネーベン(アルバイト)《**Nebenarbeit(独)**》▶ドイツ語でアルバイト，副業，内職を意味する．

ネーベンニーレ《**Nebenniere(独)**》▶ドイツ語で副腎を意味する．腎臓を「ニーレ(Niere)」といい，そのそばにある(neben)ことに由来する．

ねがえりかいじょ《**寝返り介助**》▶寝たままで身体を反転させて，左の横向き，右の横向き，上向きと姿勢を変えること．1人で寝返りのできない人には，褥瘡予防の観点から介助者が寝返りを手伝う必要がある．

ネガティブ《**negative**》▶消極的な，否定的な，後ろ向きのといった一般的な意味のほか，医療用語では「検査結果の陰性，刺激に反応のないこと」を表すこともある．⇔ポジティブ

ネギーレン《**negieren(独)**》▶ドイツ語で否定する，打ち消す，を意味する．

ネクる《**Necrosis(独)**》▶ドイツ語で壊死を意味する「ネクローシス」の略と，日本語「る」を使った造語．壊死するという意味．

ネグレクト《**neglect**》▶無視や放置する，あるいは否定したりないがしろにすること．虐待の1種として用いられる．

ネクローシス《**necrosis**》▶壊死．生体の一部の組織・細胞が死ぬこと．

ねたきり《**寝たきり**》▶病気やけが，加齢が原因で，寝たままの状態が6か月以上経過し，介護が必要な状態をいう．

ねたきりどはんていきじゅん《**寝たきり度判定基準**》▶→「障害高齢者の日常生活自立度判定基準」参照

ねっかん《**熱感**》▶全身，または局所的に感じる熱っぽい感じ．

ネック《NEC》necrotizing enterocolitis▶壊死性腸炎．びまん性，あるいは局限性の腸粘膜の出血性壊死を起こす重症腸炎．

ねっけい《熱型》▶時間的経過をグラフにした疾患特有の発熱パターン．稽留熱，弛張熱，間欠熱，波状熱などがある．

ネット《NET》nerve excitability test▶神経興奮性検査．顔面神経麻痺の障害程度と予後を判断するための検査の1つ．電気刺激による筋収縮の反応から評価する電気生理学的検査．

ねっぱつ《熱発》▶発熱すること．疾患などのため，体温が平常より高くなること．

ねっぷせいしき《熱布清拭》▶蒸しタオルによる清拭．

ネブ《nebulizer》▶ネブライザーの略．

ネブライザー《nebulizer》▶吸入療法に用いる噴霧器のこと．薬物を噴霧させて，口腔あるいは鼻孔から吸収させる装置．少量で必要な箇所に直接，薬物を到達させることができるので，即効性・安全性に優れている．

ネフローゼ《nephrosis》▶腎臓疾患群の総称．高度のタンパク尿と低タンパク血症，高コレステロール血症，浮腫などを伴う症候群のこと．

ネラトン《Ne》Nelaton's catheter▶ネラトンカテーテルの略．

ネラトンカテーテル《Nelaton's catheter》▶シリコンゴム製の尿道カテーテル．導尿に用いる軟性管．導尿以外にも膀胱洗浄，気管分泌物の吸引などでも用いられる．

ねんえきべん《粘液便》▶便に粘液が混じった状態．

ねんちょう《粘稠》▶ねばり気があり，密度の濃いこと．

ねんぱつ《捻髪》▶捻髪音の略．

ねんぱつおん《捻髪音》▶異常呼吸音の1つ．指で毛髪をこすったときの「チリチリ」「パリパリ」という音．肺炎，肺線維症などで聴取される．あるいは顎関節症で，口を開閉するときに聞かれる「ジャリジャリ」というきしんだ音．

ノイエヘレン《neue Herren(独)》▶ドイツ語で新米男性医師(複数)を意味する．

のうかしん《膿痂疹》▶化膿球菌の感染によって起こる，膿疱やかさぶた，水疱，びらんなどが混在した皮膚病の総称．白色ブドウ球菌による伝染性膿痂疹と連鎖球菌性膿痂疹とに大別される．前者は俗に

「とびひ」ともいう.

のうきょう《膿胸》▶胸膜が炎症を起こし,胸膜内に膿性の滲出液がたまった状態.

のうけっかんせいにんちしょう《脳血管性認知症》vascular dementia ▶脳梗塞,脳出血(脳血管障害)によって神経組織が壊れ,その結果認知症が現われるものをいう.認知症のうち3分の1が脳血管性認知症といわれる.

のうしゅくにょう《濃縮尿》▶赤褐色の濃くなった尿のこと,濁りはない.脱水時など体に水分が不足すると,尿を濃くして排出する水分を少なくする.

のうせい《膿性》▶痰や体液,排液などに白血球などの炎症細胞が混じった状態.

のうどうぎしゅ《能動義手》body-powered upper limb prosthesis▶ハーネスとよぶバンドを上体にたすきがけし,肩甲骨や肩関節などの動きを利用して手や肘部分を動かす義手をいう.

のうにょう《膿尿》▶膿が混じり,尿比重が1.025以上の尿のこと.多数の白血球が混じって黄白色に混濁する.膀胱炎,尿道炎などの尿路感染症でみられる.白血球尿ともいう.

のうほう《膿疱》▶内部に膿性の滲出液がたまった,皮膚の水疱(水ぶくれ).プステルともいう.

のうぼん《膿盆》▶医療器具の1つで,そら豆型の,主に金属製の入れ物.処置時のほか,嘔吐物や膿汁などを受けるときや,一時的に医療器具などを入れることもある.

のうメタ《脳メタ》▶がんが脳へ転移すること.メタは転移という意味の英語「メタスターシス(metastasis)」の略.

のうよう《膿瘍》▶皮膚,粘膜,臓器などに化膿性炎症が起こり,膿がたまった状態.化膿性炎症はブドウ球菌や連鎖球菌,髄膜炎菌,肺炎双球菌などの感染によって生じる.

ノートオペラチオン《Notoperation(独)》▶ドイツ語で緊急手術を意味する.「Not」は英語の「emergency」(緊急の,非常事態の)に該当.

ノーマライゼーション《normalization》▶福祉用語としては障害者や高齢者など社会的弱者を特別視せず,社会の中でほかの人々と同

じような生活が送れる環境の成立を目指す活動，運動のこと．英語で正常化もしくは標準化を意味する．

ノック《**NOC**》nursing outcomes classification▶看護成果分類．期待される結果・目標とそれを評価する指標をいう．看護介入によってもたらされる患者の成果を記述するために使用する用語．NANDA-I（看護診断），NIC（看護介入分類）と並ぶ看護の標準言語体系の1つ．

ノルマ《**norma**》▶一定時間内に行う標準作業量のこと．

ノルム《**norm（仏）**》▶フランス語で社会規範や標準，法則を意味する．

ノンクリティカルきぐ《**ノンクリティカル器具**》non-critical item▶リネン類や食器など低水準の消毒，もしくは洗浄だけでいい器具．

ノンケトハイパー《**nonketotic hyperosmolar coma ; NKHC**》▶英語で非ケトン性高浸透圧性昏睡を意味する「ノンケトティック・ハイパーオスモラー・コーマ」の略．高血糖により体内の水分が奪われ，さらに血糖上昇と脱水によって血液の浸透圧が高くなり，昏睡を生じる．

ノンコンプライアンス《**noncompliance**》▶患者が服薬や食事療法などにおいて，治療・看護上の指示に従った行動がとれないこと．⇔コンプライアンス

ノンステップバス《**low-floor bus**》▶高齢者や障害者に配慮したバスで，バスの出入口の段差をなくして乗降性を高めた低床バスのこと．ノーマライゼーションやバリアフリーの1つの考え方．

ノンストレステスト《**non-stress test ; NST**》▶分娩監視装置を用いて，胎児心拍数を観察し胎児状態を判断する検査．

ノンレム《**NREM**》▶ノンレム睡眠．

ノンレムすいみん《**ノンレム睡眠**》nonrapid eye movement sleep ; non-REM sleep▶ヒトの眠りは2種類の異なる性質から成り立っている．ぐっすりと熟睡した状態の眠り，眼球運動が止まった深い睡眠状態をノンレム睡眠という．脳は休息状態にあるが，身体は多少の緊張状態にある．徐波睡眠ともいう．急速眼球運動を伴うレム睡眠は眠りが浅く，脳は覚醒に近い．

◆ パーキンソンびょう

は

パーキンソンびょう《パーキンソン病》▶脳の黒質の神経細胞が変性したり消失することで起こる病気.安静時での振戦,固縮,無動・寡動,姿勢変化や歩行障害がみられる.

パーキンソンほこう《パーキンソン歩行》▶パーキンソン病でみられる歩行で,前傾・前屈した姿勢,小刻み歩行のほか,すくみ足歩行,突進歩行,加速歩行などの特徴がある.

はあくはんしゃ《把握反射》▶新生児の原始反射の1つ.手掌に物が触れると指が屈曲する現象.生後4~6か月頃で消失する.足の裏にも同様の反射が起きる.

パージング《purging》▶「パージ(purge)」は瀉下,浄化,洗浄という意味があり,転じて,摂食障害患者が自己嘔吐や下剤・利尿薬を使い,食物を徹底的に体から排出すること.また骨髄移植の際,ドナー骨髄中に残っているがん細胞を取り除く処理のことを意味する.

バーセルインデックス《Barthel index》▶日常生活動作(ADL)を10項目に分け,障害者や高齢者の日常生活の自立度を評価するツール.

パーソナリティ《personality》▶人格.ラテン語で仮面を意味する「ペルソナ(persona)」が語源.性格を意味する言葉は「キャラクター(character)」.

パーソナリティしょうがい《パーソナリティ障害》personality disorder:PD▶人格障害ともいわれ,いわゆる「普通の成人」に比べて極端な考えや行為を行うために,結果として社会への適応が著しく困難になり,スムーズな日常生活が送れなくなる精神疾患の1つ.

パートナーシップ《partnership》▶協調,協力関係,提携.

ハートレート《heart rate》▶心拍数.脈拍数は「プルスレート(pulse rate)」という.

ハーベー《Hb》Hämoglobin(独)▶ヘモグロビンの略.

ハーレ《Haare(独)》▶ドイツ語で髪の毛を意味する.

バーンアウト《burn out》▶対人専門職(看護職,医師,介護者,福祉関係者,教師など)に従事する人が長期間,人を援助する過程で大きなストレスを過度に,または持続的に要求された結果,心身ともに疲弊状態になること.

バーンアウトシンドローム《burn out syndrome》▶燃え尽き症候

群．献身的な努力も報われず，心身のエネルギーが尽きてしまった状態をいう．心的疲労感・空虚感・自己嫌悪・作業能力の低下などが現れ，情緒不安定となる．

バイアス《**bias**》▶偏り，偏見，先入観といった意味合いの言葉．

バイアル《**vial**》▶注射薬を入れた容器．ゴム製の栓で密封されており，蓋を開けずに注射針を挿入し，必要量を吸引する．

ハイアンドローきのう《**ハイアンドロー機能**》▶ハイロー機能ともいい，ベッドの高低を調節できる機能をいう．オムツ交換などの介助時に便利．

はいえき《**排液**》▶体腔にたまった血液，膿，滲出液，消化液などを体外に排出すること．ドレナージともいう．

バイオアベイラビリティ《**bioavailability；BA**》▶生物学的利用能．投与された薬物がどれだけかかって全身循環血中に到達し，作用するかの指標．生物学的利用率と生物学的利用速度で表される．

バイオエシックス《**bioethics**》▶生命倫理．医療や生命科学に関する倫理的・哲学的・社会的問題やその周辺の問題を学際的に研究する．高度に発展した医療・医療技術を踏まえ，生と死にどうかかわるべきかを考えていこうとする学問．

バイオハザード《**biohazard**》▶生物学的危害．感染性物質や生物学的危険物の存在を知らせ，分別廃棄するためにバイオハザードマークが設定された．

バイオフィルム《**biofilm**》▶菌膜のこと．細菌など微生物によって形成された構造体．細菌が凝集して菌体をおおうようにフィルム状を形成し，その中の細菌を抗菌薬から守る働きをしている場合，難治性感染症となる可能性が高い．

バイオプシー《**biopsy；Bx**》▶生検，生体組織検査．生体の組織や臓器の一部を採取して，病理組織学的に検査すること．診断の確定や疾病の経過予後の判定に用いられる．

バイオリズム《**biorhythm**》▶生体活動周期のこと．生命を意味する「bio-」と，一定の振動，運動秩序といった意味合いの「rhythm」との合成語で，生体の恒常性を維持するメカニズムの1つとされる．

パイカ《**PICA**》posterior inferior cerebellar artery▶後下小脳動脈．小脳を栄養する3つの動脈（ほかは上小脳動脈と前下小脳動脈）の1つ

で，椎骨動脈から始まり，小脳下部表面まで走行する．

はいかい《徘徊》▶認知症高齢者によくみられる行動障害の1つで，はっきりした動機や目的もなく歩き回ること．本人にすれば何らかの目的や理由を有する場合が多い．

はいがい《背臥位》▶仰向けの状態．仰臥位と同義．

はいかいけんちシステム《徘徊検知システム》▶認知症患者の徘徊に対応した検知システム．認知症の人にタグを携帯させることで，無断で外出するとブザーなどで家族や隣人に知らせる．

はいかいセーフティネットワーク《徘徊セーフティネットワーク》▶認知症高齢者が徘徊行動などにより行方不明になっても，早期発見・早期保護ができるように地域全体で連携を強化し，見守りなどを行うネットワーク．

はいくつ《背屈》▶足首や手首の曲げ方の1つで，手足それぞれの甲側に関節を伸展させる運動のこと．⇔底屈(足関節)，掌屈(手関節)

はいごうへんか《配合変化》▶2種類以上の医薬品を混ぜたとき，薬効や副作用，あるいは理化学的性状に変化があること．

はいざつ《肺雑》▶肺性副雑音の略．

はいざつおん《肺雑音》▶胸部の聴診で聴かれる，呼吸運動に伴って生じる異常呼吸音．断続性ラ音(捻髪音，水泡音など)，連続性ラ音(笛音，いびき音など)がある．

はいしょくサービス《配食サービス》▶主に高齢者などを対象に，味付け，栄養バランスなどに配慮した調理済みの食事を毎日，自宅に届けるサービス．社会福祉協議会，NPO法人，一般企業などが行っている．

バイスティックななげんそく《バイスティック7原則》▶対人援助にかかわる際の援助者の7つの行動規範．アメリカの社会福祉学者バイスティック氏が定義した相談援助技術の基本．

はいせいしん《肺性心》▶肺の広い範囲に病変があるため肺動脈圧が高くなり，右心室が拡張・肥大，あるいは不全になった状態．もともと心臓に疾患があるのではなく，肺疾患が原因で心臓に異常が起きたものをいう．

はいせつにゅうあつ《肺楔入圧》▶肺動脈楔入圧の略．

はいせつのかいじょ《排泄の介助》▶排泄は重要であるが，きわめてプ

ライバシーの高いものであり，精神的な影響を受けやすいので，人としての尊厳を意識した介助が求められる．

ハイゼルカイト《**Heiserkeit（独）**》▶ドイツ語で「かすれた声」を意味する．嗄声のこと．

はいぜん《**配膳**》▶病棟，もしくはベッドサイドに所定の食事を運ぶこと．

バイタル《**vital**》▶バイタルサインの略．

バイタルサイン《**vital sign；VS**》▶生きている人間が示す基本的な所見で，生命に異常・危険の有無を判断する指標となる．一般的には意識，体温，血圧，脈拍，呼吸の状態が判断材料となる．

バイタルチェック《**vital-check**》▶バイタルサインを測定し，記録を取ること．さらには測定した数値を正しく判断すること．

はいたん《**排痰**》▶気道から痰を取り除くこと．喀痰は痰を吐くこと，もしくはその痰をさす．

バイデルザイツ，バイデルザイティッヒ《**beiderseits, beiderseitig（独）**》▶ドイツ語で「両側の」を意味する．

ハイドロ《**hydro-**》▶英語で「水の，水素の」を表す接頭語．

ハイドロコロイドドレッシング《**hydrocoloid dressing**》▶創傷被覆材のことで，外側は皮膚にぴったりつく粘着剤（疎水性ポリマー）を，内側に水分を吸収・保護する親水性ポリマー（ハイドロコロイド粒子）を用いたもの．湿潤環境の中で治癒を促進する新しい創傷管理法．

ハイドロファイバードレッシング《**hydrofiber dressing**》▶ハイドロファイバーを用いた創傷被覆材のこと．滲出液の吸水性が高く，ゲルを形成するため，被覆材が皮膚に残りにくく除去しやすい．

はいにょう《**排尿**》▶体外に尿を排出すること．自分の意思に反して漏らしてしまうことは尿失禁という．

はいにょうこんなん《**排尿困難**》▶排尿障害の1つ．尿意があるにもかかわらず，なかなか排尿できない状態．遷延性排尿（排尿開始までに時間がかかる）と苒延性排尿（尿線に勢いがなく，排尿終了までに時間がかかる）とがある．

ハイパー《**hypertension**》▶ハイパーテンションの略．慣用的には高血圧をさす．「hyper-」は「上，超越，高い，過剰，過大」を意味する英語の接頭辞．

◆ ハイパーグリセミア

ハイパーグリセミア《**hyperglycemia**》▶高血糖.

ハイパーサーミア《**hyperthermia**》▶高体温，過温症．がん治療における温熱療法をさす場合もある．

ハイパーテンション《**hypertension**》▶→「ハイパー」参照．

ハイパープニア《**hyperpnea**》▶過呼吸．陸上競技や水泳などで必要以上の深い呼吸をすることで生じる状態．主な症状は呼吸困難や手足のしびれ，頭のふらつきなど．

バイパス《**bypass**》▶短絡路．短絡術．血管に閉塞が生じたとき，手術によって人工血管，あるいは本人の静脈・動脈を用いてつくる側副血行路のこと．

バイパップ《**BiPAP**》bi-levels of positive airway pressures ▶二相性陽圧呼吸．人工呼吸器における自発呼吸を温存する換気モードの1つで，吸気相と呼気相とで気道内の陽圧の強さが切り替わる様式．

はいべん《**排便**》▶便を体外に排出すること．

ハイポ《**hypo**》hypodermoclysis subcutaneous injection ▶ハイポダーモクリシス・サブクテイニアス・インジェクションの略．慣用的に皮下注射をさすが，接頭辞「hypo-」は「低い，不足」の意味で，循環血液量が減少し，血管内脱水状態を表すこともある．

ハイポグリセミア《**hypoglycemia**》▶低血糖．

はいようしょうこうぐん《**廃用症候群**》▶長期間安静状態におかれることで，身体機能を使わないために二次的に起こる心身の機能低下状態の総称．高齢者が起こしやすい．生活不活発病ともいう．筋力低下，骨萎縮，関節拘縮などが代表的．

ハイラーテン《**heiraten（独）**》▶ドイツ語で，結婚，結婚する，を意味する．

バイル《**bile**》▶胆汁．

パイロジェン《**pyrogen**》▶発熱物質．発熱の原因となる物質のこと．

バイン《**Bein（独）**》▶ドイツ語で脚を意味する．

パウチ《**pouch**》▶ストーマ（人工肛門，人工膀胱）に装着して，一時的に便や尿をためておくための袋のこと．あるいは排泄装置全体をさすこともある．

パウチング《**pouching**》▶開放創や瘻孔（ストーマ）に合わせてパウチを装着し，排泄物（液）をためること．

ハウト《**Haut(独)**》▶ドイツ語で皮膚を意味する.

バウフ《**Bauch(独)**》▶ドイツ語で腹,腹部を意味する.もしくは腹部X線写真のこと.

バウフシュメルツ(ェン)《**Bauchschmerz(en)(独)**》▶ドイツ語で腹痛を意味する.

ハウプトクラーゲ《**Hauptklage(独)**》▶ドイツ語で主訴を意味する.「Klage」は愁訴の意.

パオ《**PAO**》peak acid output ▶最大酸分泌量.胃液検査の1つ.ガストリンを筋注後,胃酸の分泌量をみる.

はかき《**破瓜期**》▶月経の始まる年頃のこと.「瓜」の字を分解すると「八」が2つあることから,女子の15,6歳の頃をいう.女性の思春期.

バキューム《**vacuum**》▶もとは真空のという意味だが,呼吸時の陰圧による吸引,あるいは吸引器のこと.産科では吸引分娩(術)や吸引分娩器をさす場合もある.

バグ《**VAG**》vertebral angiography ▶椎骨動脈撮影.通常は大腿動脈よりカテーテルを挿入し,造影剤使用下に行われる椎骨動脈のX線撮影.

パグ《**PAG**》pelvic arteriography ▶骨盤動脈造影.大腿動脈から経皮的にカテーテルを挿入し,骨盤動脈に造影剤を投入して造影する方法.膀胱や子宮,および卵巣の腫瘍など婦人科疾患の診断に用いる.

パグ《**PAG**》pulmonary angiography ▶肺血管造影.造影剤を用いての肺血管X線撮影.気管支動脈造影,肺動脈造影,上大動脈造影の3種類がある.

はくいこうけつあつ《**白衣高血圧**》▶自宅で計測する血圧は正常だが,病院で血圧を測ると一時的に高くなる状態をいう.緊張や不安感によるものと考えられている.

ばくすいたい《**麦穂帯**》▶腕や下肢など太さの異なる部位の巻き方で,例えば下腿部を伸展状態で8の字状に交差させながら巻く包帯法.

はくせん《**白癬**》▶真菌(カビ)の1つである皮膚糸状菌による伝染性の疾患.病変の部位によって頭部白癬(しらくも),顔面白癬(はたけ),頑癬(いんきんたむし),汗疱状白癬(みずむし)などがある.

はくどうつう《**拍動痛**》throbbing pain ▶心臓の鼓動,または脈拍に伴って生じるズキズキ,あるいはズキンズキンした痛み.

はくはん《白斑》▶色素細胞（メラノサイト）消失によって発症する，後天性の脱色素斑．形状は楕円形から不規則な地図状までさまざま．「しろなまず」ともいう．

ばくりゅうしゅ《麦粒腫》▶眼瞼に生じる急性化膿性炎症のこと．いわゆるものもらい．睡眠時間をとり，汚れた手で目に触れない，顔を拭くタオルを清潔にするなど，清潔さと免疫力に留意することで予防できる．

はこう《跛行》▶歩行異常の1つで，足をひきずって歩くこと．歩行中の肩の上下運動，体幹の前後左右の揺れ，下肢の運びなどを総合的に分析して判断する．麻痺性跛行，痙性跛行，失調性跛行など，原因によりいくつかのタイプがある．

はさみあしほこう《はさみ足歩行》▶ハサミを使うときのように両膝を打ちつける，あるいは交差させるように歩くことから，こうよばれる．腰と膝の関節を少し曲げて歩くため，腰をかがめて歩いているようにみえる．「痙性対麻痺歩行」ともいう．

はじ《把持》▶しっかり持つこと．固く握ること．

はしゅ《播種》▶ウイルスやがん細胞が病原巣を離れて，膜組織（腹膜，胸膜など）にばらまかれたように増殖していくこと．一方，浸潤はがん細胞が分解酵素を出しながら隣接する細胞に侵入し，拡がっていくこと．

バス《VAS》visual analog scale▶視覚アナログスケール．痛みの強さを評価する方法．10cmの直線の一方を「痛みなし」，もう一方を「最悪の痛み」とし，患者自身が感じている痛みの場所に目印をつけてもらう．

バス《BAS》balloon atrial septostomy▶バルーン式心房中隔開口術．バルーンカテーテルによって心房中隔に裂孔をつくり，右房と右室を連絡させる手術．

パス《pus》▶膿．膿汁．アイテルともいう．

パス《PAS》para-aminosalicylic acid▶パラアミノサリチル酸．抗結核薬の1つ．

はすい《破水》▶羊膜が破れて子宮から羊水が流出すること．正常な分娩では陣痛が始まり，子宮口が全開大の状態で破水する．これを適時破水という．

パスせんしょく《PAS染色》 Periodic acid Schiff stain ▶過ヨウ素酸シッフ染色．組織学や病理学で用いられる染色法の1つ．検体を染色し，グリコーゲン変性の証明などに使われる．

パスタ《pasta》▶泥膏のこと．皮膚外用薬で，軟膏より粉末剤を多く含んだ，やや硬い練り製剤．

はせがわしき《長谷川式》▶代表的な認知症判定の評価スケール．長谷川式簡易知能評価スケールの略．

はせがわしきかんいちのうひょうかスケール《長谷川式簡易知能評価スケール》 Revised Hasegawa Dementia Scale；HDS-R ▶認知症診断スケールの1つ．年齢，日時，場所，簡単な計算などの質問を行い，認知症の程度を判断する．

パターナリズム《paternalism》▶一般的に父権主義と訳され，父親と子どもにおける支配，権力関係をいう．医療の現場には，患者（素人）が専門家である医師にすべてを委ねるという医療パターナリズムがみられる．

はちまるにいまるうんどう《8020運動》▶1989年より厚生省（当時）と日本歯科医師会が推進している「80歳になっても20本以上自分の歯を保とう」という運動．

バッカルじょう《バッカル錠》 buccal tablets ▶噛んだり飲み込んだりせずに，頬の内側に挟み，唾液で徐々に薬物を溶解させ，口腔粘膜から成分を吸収させる錠剤のこと．

はっかん《発汗》▶汗が出ること．汗は皮膚の汗腺から分泌される液体．

ばっかん《抜管》▶気管チューブをはじめ，体腔内に挿入されたチューブを抜くこと．⇔挿管

ばっきょ《抜去》▶チューブなどを抜き取ること．

バッキング《bucking》▶咳嗽反射．人工呼吸器の利用時，気管チューブの刺激や，患者の呼吸と呼吸器とのリズムが合わないために生じる咳き込み．

はっきんじ《白金耳》▶白金などでできた針金に持ちやすい柄をつけた器具．主に微生物を培地に塗るときに用いる．

バック《VAC》 vincristine, actinomycin D, cyclophosphamide ▶複数の抗がん薬を併用する療法．ビンクリスチン，アクチノマイシンD，シクロホスファミド．

◆ パックジー

パックジー《PACG》 primary angle-closure glaucoma ▶原発性閉塞隅角緑内障．緑内障の１つで，90％がこのタイプ．房水の出口である隅角が虹彩によって狭窄・閉塞して，眼圧が上昇している病態．

ばっこう《抜鉤》▶傷口を縫合したホチキスの針をはずすこと．

ばっこうき《抜鉤器》▶医療用器具ホチキスのこと．

ばっし《抜糸》▶縫合した糸を抜き取ること．

ばっしん《抜針》▶点滴など身体に刺入した針を抜くこと．

ばっすい《抜水》▶肺や膝などに過剰にたまった水分を抜くこと．

パッチグラフト《patchgraft》▶皮膚を小片状にして植皮すること．

パッチテスト《patch test》▶皮膚アレルギー試験のこと．アレルギーの有無をチェックするための簡単なテストで，アレルギー原因と推測される物質を皮膚に貼り，反応を見る検査．貼付試験，スクラッチテストともいう．

ばってい《抜釘》▶整形外科手術で固定に用いた異物（プレート，ネジ，鋼線などの金属）を後で取り出すこと．

バット《VAT》 ventricular activation time ▶心室興奮伝達時間．心電図のV5・V6誘導におけるQRS波の立ち上がり部分から，R波の頂点までの時間．

パット《PAT》 paroxysmal atrial tachycardia ▶発作性心房頻拍．心房から生じる突発的な頻拍．一定時間経過した後，突然もとに戻る．

パッドピー《PADP》 pulmonary arterial diastolic pressure ▶肺動脈拡張期圧．

バップ《VAP》 ventilator associated pneumonia ▶人工呼吸器関連肺炎．気管挿管時や人工呼吸器管理中に発生する肺炎．緑膿菌，クレブシエラ，アシネトバクターなどのグラム陰性桿菌によるものが多い．

パブ《PAB》 pulmonary artery banding ▶肺動脈絞扼術．肺動脈を絞扼し，肺血流量を調節する手術．小児の心臓病において，肺高血圧症を回避するために実施される．

パップ《PAP》 primary atypical pneumonia ▶原発性非定型肺炎．1940年代まで用いられた病名．現在，その多くはマイコプラズマ，クラミジアなどによる肺炎と判明した．

パップ《PAP》 prostatic acid phosphatase ▶前立腺酸性ホスファター

ゼ. 前立腺特異抗原(PSA)が登場する以前に用いられていた前立腺がんの腫瘍マーカー.

パップ《PAP》 pulmonary arterial pressure ▶肺動脈圧. 肺動脈の血圧で, 正常値は収縮期が17〜32mmHg, 拡張期が4〜13mmHg.

パップスメア《PAP smear》 ▶子宮頸部細胞診検査のこと. 子宮頸がんを発見するために行う. 子宮頸部からこすり取った細胞診検体をさすこともある.

パップぶんるい《Pap分類》 Papanicolaou class ▶パパニコロウ分類. 細胞診検査の結果を表す分類で, classⅠ〜Ⅴの5段階に分けられる.

ハドマー《hadomer》 ▶波動形空圧マッサージ器, あるいは波動型末梢循環促進装置とよばれるもの. 上肢や下肢全体を筒状に包んで空気の圧迫力でマッサージし, リンパ浮腫を軽減する機器.

パニックディスオーダー《panic disorder》 ▶パニック障害のこと. 不安感情を主体とする障害の1つ.

パノラマエックスせん《パノラマX線》 ▶上下顎骨全体を収めた歯科放射線撮影法.

パパ《Papa》 Papanicolaou stain ▶パパニコロウ染色の略. 腫瘍の良性・悪性を判断するための細胞診に用いる3染色法の1つで, ほかにギムザ染色, HE染色がある.

はばたきしんせん《はばたき振戦》 ▶腕を伸ばしたり手を広げたときの, 鳥が羽ばたくようなゆっくりした不規則なふるえのこと. 手を一定の位置に保持できないために起こるもので, 肝性脳症にみられる症状の1つ.

バビンスキーはんしゃ《バビンスキー反射》 ▶病的反射の1つ. 足裏の外縁を踵からつま先に向かって鍵の先端やハンマーの柄などで強くこすると, 母指が甲側に反り返り, ほかの指が開く現象. 正常なら母指は足底側に屈曲する. 錐体路障害が疑われる.

ハブ《HAV》 hepatitis A virus ▶A型肝炎ウイルス. 肝炎ウイルスによる感染にはA〜E型肝炎, G型肝炎, TT型肝炎などがあり, 発熱, 黄疸, 全身倦怠感などの症状を伴う. A型肝炎は汚染された水や野菜類から経口感染する.

パフ《PAF》 platelet-aggregating factor ▶血小板凝集因子. 血液の凝固にかかわる因子. 第Ⅰ〜ⅩⅢ因子まで12種類ある. ただし第Ⅵ

◆ パフ

因子は欠番.

ハム《HAM》 HTLV-1 associated myelopathy ▶ ヒトT細胞好性ウイルス(HTLV-1)関連脊髄症. 成人T細胞白血病リンパ腫の原因ウイルスであるヒトT細胞好性ウイルスⅠ型(HTLV-1)のキャリア(感染者)の一部に引き起こされる緩徐進行性の痙性脊髄麻痺.

ハム《HAM syndrome》 hypoparathyroidism Addison Monilia syndrome ▶ HAMとは副甲状腺機能低下・アジソン・モニリアの略で, 副甲状腺機能低下・アジソン・モニリア症候群のこと.

パム《PAM》 pralidoxime ▶ プラリドキシムの通称. あるいは「オキシム薬」とよぶこともある. 有機リン系中毒の解毒薬.

はやで《早出》 ▶ 交替制の勤務体制で早く出勤する番. 早番のこと.

はやばん《早番》 ▶ 交替制の勤務形態で, 深夜・日勤業務をサポートするため, 日勤の勤務時間を前にずらして勤務すること.

パラ《para》 paraplegia ▶ 対麻痺を意味する「パラプレジア」の略. 両下肢のみに運動麻痺が起きる.

パラセン《paracentasis》 ▶ 腹腔穿刺を意味する「パラセンタシス」の略. 診断のために体液や排液を取り抜く穿刺法をいう.

パラメディカル《paramedical》 ▶ 医師・歯科医師の補助的立場にある医療専門職. コメディカルともいう. 医師や歯科医師以外の看護師, 薬剤師, 臨床検査技師, 理学療法士など, 国家試験や都道府県試験を経てライセンスを取得した職種が中心となって構成される.

パラレル《parallel》 ▶ 平行であること. あるいは並行, 並列といった意味.

パリアティブケア《palliative care》 ▶ 緩和ケア. 手術や化学療法を受けながら, 一時的に痛みなどを軽減する.

バリアフリー《barrier-free》 ▶ 障害者や高齢者など社会的弱者にとって, 生活・活動の支障となる障害・障壁を取り除き, 暮らしやすい環境を実現していこうという考え方.

バリアフリーしんぽう《バリアフリー新法》 ▶ 高齢者や障害者が気軽に移動できるよう, 階段や段差を解消することを目指した法律. 新法は, その計画策定段階から, 高齢者や障害者の参加を求め, 意見を反映させた点が特徴.

バリアプリコーション《barrier-precaution》 ▶ 感染予防のために講

じる無菌遮断防御策．手洗い，マスク・グローブ・ガウンの着用，滅菌ドレープの使用などがある．

バリアンス《variance》▶クリニカルパスで予想されたプロセスと異なる経過，変化，結果などをいう．

バリアンスコード《variance code》▶バリアンスにつけるコード，クリニカルパスの例外につけるコードのこと．

はりさしじこ《針刺し事故》▶医療従事者が業務中に患者の血液が付着した器具(注射針，メス刃など)によって，自らの皮膚を損傷する事故．傷口からB型肝炎ウイルス(HBV)，C型肝炎ウイルス(HCV)，ヒト免疫不全ウイルス(HIV)などへの感染が問題となる．

バリックス《varix》▶静脈瘤．静脈弁の障害などによって，皮下静脈に逆流や乱流が生じて瘤ができる．皮膚が変色したり皮膚潰瘍ができることがある．

バル《BAL》British anti-lewisite▶重金属中毒の解毒薬(キレート剤)の商品名で，ジメルカプロールをさす．英国で，毒ガスであるルイサイトの解毒剤として開発された．

バル《BAL》bronchoalveolar lavage▶気管支肺胞洗浄．びまん性肺疾患を対象に内視鏡を用いて肺胞に生理食塩液を注入し，気管支分泌物を回収すること．

バルーン《balloon》▶バルーンカテーテルの略．

バルーンカテーテル《balloon catheter》▶先端のバルーン部を血管内で膨張させることにより，冠状動脈の狭窄部分を拡張するのに用いるカテーテル．もしくは膀胱から尿を持続的に排出させる膀胱留置カテーテル(フォーレカテーテル)をさすこともある．

バルサルバほう《バルサルバ法》▶耳管通気法．鼻をつまんで口を閉じた状態で息を吐き，口腔・鼻腔内の圧力を上げ，耳管を開通させる方法．耳管の開通性検査，心疾患の検査，発作性上室頻拍の治療に用いられる．

ハルス《Hals(独)》▶ドイツ語で首，頸部を意味する．

パルス《pulse；P》▶脈拍，鼓動を意味する．「プルス」ともいう．

ハルスビルベル《Halswirbel(独)》▶ドイツ語で頸椎を意味する．

バルト《BALT》bronchus associated lymphoid tissue▶気管支関連リンパ組織．通常，末梢細気管支分岐部近くの粘膜上皮層，および

粘膜固有層に集積するリンパ組織のこと．

ハルトマン《Hartmann's operation》▶大腸がんにおける人工肛門造設術のうち，肛門を残したまま直腸を切除し，人工肛門を造設する方法．

パルピテーション《palpitation》▶動悸のこと．

ハルン《Harn (独)》▶ドイツ語で尿を意味する．

ハルンカップ《Harn cup》▶検尿用の紙コップのこと．

ハルンメンゲ《Harnmenge (独)》▶ドイツ語で尿量を意味する．

ハローベスト《halo vest》▶脊椎損傷の際に用いる装具．ハロー肩付プラスチックジャケット(ハローベスト)を着用し，頭蓋骨にボルトで固定する方法．これを付けることで，早期の離床が可能といわれる．

バロトラウマ《barotrauma》▶圧外傷．人工呼吸器による陽圧換気で過度に気道内圧が上昇，肺の過膨張によって肺が損傷してしまうこと．気胸を起こす危険性が高い．

パンク《puncture》▶パンクチュアの略称．

パンクチュア《puncture》▶穿刺のこと．

はんくつい《反屈位》▶分娩時に骨盤入口部で胎児の顎が胸から離れ，後ろに彎曲した姿勢でいること．伸展位ともいう．反屈の程度が強まるほど児頭が産道を通りにくくなり，分娩が困難になる．

パンクロ《pancuronium》▶筋弛緩薬であるパンクロニウムの略．ステロイド骨格をもつ神経筋接合遮断薬の1つ．その筋弛緩作用から，手術時に麻酔薬と併用されることがある．

はんこん《瘢痕》▶切り傷，熱傷，潰瘍など傷ついた皮膚に肉芽組織ができ，治癒した状態．いわゆる傷跡のこと．

はんざい《半坐位》half sitting position▶ベッド上で上半身を約45度起こした体位のことで，ファウラー位ともいう．

はんじょうしゅっけつ《斑状出血》▶出血の広がりの大きさを示したもの．直径1〜5mmの点状出血より大きく，直径1cm以内の出血をいうことが多い．

はんちょうつう《反跳痛》▶古典的な身体所見法の1つで，複数の指先で腹部をしっかり，ゆっくり押して急に放すと，跳ね返りの際，その部分に痛みを訴える現象(ブルンベルグ徴候)．腹膜刺激徴候は腹

はんちょうみゃく《反跳脈》▶脈の立ち上がりが急で速い大脈で,急速に小さくなる脈のこと.動脈管開存,総動脈幹,大動脈弁閉鎖不全症,甲状腺機能亢進症などでみられる.

ハント《Hand(独)》▶ドイツ語で手を意味する.

パントモ《pantomography》▶パントモグラフィの略で,歯科用パノラマX線撮影法のこと.歯,または歯の周囲を撮影する.パントモ撮影装置をさす場合もある. →「パノラマX線」参照

パンヌス《pannus》▶眼科学においては,新生血管を伴う肉芽組織が角膜表層に増殖した状態.関節リウマチでは,肉芽が軟骨をおおうようになった膜状のものをいう.

ばんのうツボ《万能ツボ》▶アルコール綿などを入れておく金属製・ガラス製の蓋付き容器.

はんのうべん《反応便》▶下剤や浣腸などを用いて人工的に排出された便のこと.自然に出た便と区別する意味で使われる.

パンペリ《panperitonitis》▶汎発性腹膜炎を意味する「パンペリトニティス」の略.腹膜全体に炎症が広がっている状態で,緊急の医学的処置が必要とされる.細菌感染によるものと,消化器系疾患の合併症として起こるものがある.

ピアカウンセリング《peer counseling》▶障害者が,当事者同士で集まり,お互いの苦しさやつらさを話しあうことにより,思いを分かちあい助言しあっていくこと.

ピアレビュー《peer review》▶仲間・同僚(=ピア)同士で研究内容を吟味,評価(=レビュー)すること.

ピー《P》pulse▶脈拍のこと.

ビーイーアンプ《BE-AMP》below elbow amputation▶前腕切断.前腕を切断すること.

ビーエスチェック《BSチェック》▶血糖値の測定.

ピーエステスト《PS test》pancreozymin-secretin test▶パンクレオザイミン・セクレチンテスト.セクレチン試験.膵外分泌機能の検査法であるが,現在は製剤が入手困難なため実施されていない.

ビーかん《B肝》hepatitis B;HB▶B型肝炎の略.B型肝炎ウイルス(HBV)の感染によって起こる肝炎.感染経路は血液や体液(感染血の

輸血,出生時の母子感染,性行為,刺青,針刺し事故など).HBともいう.

ピークフロー《**peak flow ; PE, PEF**》▶最大呼気流量.最大の吸気から一気に息を吐き出したときの最大呼気速度のこと.気道閉塞の指標.

ビーケーアンプ《**BK-AMP**》below knee amputation▶下腿切断.膝から下の脛骨と腓骨を切断する手術法.

ビーコン▶再試験(追試).ドイツ語の再び来るという意味のwiederkommenをもとにつくられた和製独語.

ピーネット《**PNET**》primitive neuroectodermal tumor▶原始神経外胚葉腫瘍.主に小児にみられる悪性の脳腫瘍.大脳や松果体に発生する.胎児期に脳をつくる細胞から発生すると考えられている.

ピープ《**PEEP**》positive end expiratory pressure ventilation▶呼気終末陽圧,終末呼気陽圧.肺胞虚脱を防止するために呼気相の気道内圧を大気圧に戻さず陽圧に保つ人工呼吸器の換気方法.

ピーブイシーフリー《**PVCフリー**》▶ポリ塩化ビニルを使用していない医療器材.ポリ塩化ビニルはカテーテルの素材として用いられているが,可塑剤が原因で合併症を起こす可能性があるため,現在ではほかの素材が使われていることが多い.

ピーホット《**PHOT**》percutaneous hot saline injection therapy▶経皮的熱湯注入療法.肝がんに対し,熱湯(生理的食塩水)を注入して腫瘍を壊死させる治療方法.

ヒーリング《**healing**》▶治癒,癒し.

ピオ《**Bacillus pyocyaneus**》▶緑膿菌のかつてのよび名.グラム陰性,好気性桿菌に属する.人の腸管の中や自然界に広く分布し,易感染状態の人に感染しやすいため院内感染の原因菌となる.現在はシュードモナス・エルジノーサ(*Pseudomonas aeruginosa*).

ビオーこきゅう《**ビオー呼吸**》▶異常呼吸パターンの1種.同じ深さの呼吸がしばらく持続した後,突然消失し,10～30秒間の無呼吸の状態が続いた後に,もとの呼吸に戻るパターンを繰り返す.延髄の呼吸中枢や橋の障害などで生じる.

びおんとう《**微温湯**》▶ぬるい湯.

ひかきしゅ《**皮下気腫**》▶皮下組織内に空気が貯留した状態.皮膚や壁

側胸膜の損傷による胸腔内空気の侵入，気管・気管支損傷や食道損傷などに伴う縦隔からの侵入によって生じる．

ひかちゅう《**皮下注**》▶皮下注射の略．皮下組織内に薬液を注入する注射．緩徐に吸収させる目的で行う．

ピギ《**piggyback**》▶心臓移植術の術式の1つであるピギーバック法の略．

ピギーバック《**piggyback**》piggyback method▶①心臓移植術の術式の1つ．②点滴静脈注射による混注方法の1つ．輸液セットの側注管に別の輸液セットを接続して投与する．

ピクシー《**PIXE**》particle induced X ray emission▶粒子線励起X線放出．元素分析法の1つ．ほかの分析法よりも高感度で多元素同時定量分析ができる．

ひげんごてきコミュニケーション《**非言語的コミュニケーション**》non-verbal communication▶ノンバーバルコミュニケーションともいい，顔の表情，顔色，視線，身振り，手振り，体の姿勢，相手との距離のおき方などによって相手の言いたいことを理解しようとすること．

ひこう《**肥厚**》▶組織や器官など，ある部位の厚さが増大していること．

ピコグラム《**picogram**》▶1グラム（g）の1兆分の1．

ビジュアルアナログスケール《**visual analog scale；VAS**》▶視覚アナログスケール．痛みの強さを評価する方法．10cmの直線の一方を「痛みなし」，もう一方を「最悪の痛み」とし，患者自身が感じている痛みの場所に印をつけてもらう．

びじゅう《**鼻汁**》▶鼻水．鼻孔から排出される粘液．

ひしん《**皮疹**》▶肉眼で確認できる皮膚病変．発疹と同じ．種類や原因はさまざま．

ヒス《**Hysterie（独）**》▶ヒステリーの略．一般語と医学用語では使い方が異なる．精神医学としてのヒステリーとは，精神的原因によって生じる身体症状のこと．

ヒストリー《**hisotry**》▶患者の既往歴．

ひせつ《**皮切**》▶皮膚切開の略．

びせん《**鼻洗**》▶鼻腔洗浄の略．鼻から生理食塩液などを入れ，その液体で洗い流す方法．

ビタ《**vitamin**》▶ビタミンの略．五大栄養素の1つ．微量で体内の物

質代謝や生理機能を調節する．体内で生合成できないため，不足すると脚気や壊血病などの欠乏症を呈する．

ひだいしょうせい《非代償性》▶恒常性的に臓器の機能が保たれている（代償されている）状態から，さらに障害が進み，その機能が低下した状態．

ひだりかよう《左下葉》▶肺の一部．左肺は上から上葉・下葉の2分野からなる．その下葉部分．

ひだりじょうよう《左上葉》▶肺の一部．左肺は上葉・下葉の2分野からなる．その上葉部分．無気肺が起こりやすいといわれている．→「ルル」参照

ひたん《悲嘆》▶悲しみなげくこと．とくに自分にとって大切な人の死に対して起きるさまざまな感情．遺族の悲嘆に対するケアをグリーフケアという．

びちゅう《鼻注》▶鼻腔注入の略．経鼻胃管から栄養剤を注入すること．

ピック《PICC》 peripherally inserted central catheter ▶末梢挿入中心静脈カテーテル．肘の静脈（末梢静脈）から穿刺して，腋窩静脈，鎖骨下静脈を経由し，その先端を上大静脈に留置する中心静脈カテーテル．

ピッチャー《pitcher》▶液体を別の容器に注ぐための容器．水差し．

ピット《PIT》 plasma iron turnover rate ▶血漿鉄交代率．血漿中から骨，髄に移行する1日当たりの鉄の量を表す．

ピッド《PID》 plasma iron disappearance ▶血漿鉄消失率の英語の略．体内投与用放射性医薬品である59Feを静脈注射して，血漿中の放射能減少率によって求められた値．骨髄の造血能をみる．

ひっぱつ《必発》▶ある条件下で症状が必ず発生すること．

ビップ《VIP》 vasoactive intestinal polypeptide ▶血管作動性腸ポリペプチド．血圧降下作用や胃酸分泌抑制作用，小腸からの水・電解質分泌促進作用など，幅広い働きをもつホルモン．

ビップ《VIP》 very important person ▶要人，重要人物．

ピップ《PIP》 proximal interphalangeal joint ▶近位指節間関節．指の関節の名称で，指の付け根に近いほうの関節のこと．

ピップ《PIP》 peak inspiratory pressure ▶最大吸気圧．呼吸周期に

ヒッププロテクター《hip protector》▶転倒時に股関節にかかる衝撃を，大腿部に付けたプロテクターで分散させることで，大腿骨頭部骨折を予防する．

びてん《微点》▶微量点滴の略．一般用輸液セットは1mLを20滴で落とすが，微量点滴は1mLを60滴で輸液する．

ひとくいてき《非特異的》▶酵素や抗体が特異性を示さないこと．⇔特異的

ヒトゲノム《human genome》▶人間の遺伝子情報のすべて．2003年4月，ヒトゲノム計画により，ヒトのゲノムの全塩基配列は解読を完了している．

ヒドロ《hydrocephalus》▶ヒドロセファラスの略．水頭症．髄液の産生・循環・吸収のバランス異常により，脳室に脳脊髄液が過剰に貯留した状態．

ひにん《否認》▶精神科医のキュブラー・ロス氏が死にゆく患者の心理過程において，事実を認めない，承認しない過程があるとした．終末期を迎えた患者がたどる心理的過程の1つといわれる．

ビネーしきちのうけんさ《ビネー式知能検査》Stanford-Binet intelligence scale▶フランスのビネーがシモンと協力して作成した知能検査．日本では鈴木・ビネー知能検査が知られる．

ひばく《被曝》▶放射線や化学物質を浴びること．外部被曝（体外にある放射性物質による）と内部被曝（呼吸や飲食，皮膚などから体内に入った放射性物質）がある．

ヒブ《HIV》human immunodeficiency virus▶エイズウイルス，ヒト免疫不全ウイルス．後天性免疫不全症候群（AIDS）の病原ウイルス．

ピブカ・ツー《PIVKA-Ⅱ》protein induced by vitamin K absence or antagonist-Ⅱ▶ビタミンK欠乏誘導タンパク-Ⅱ．ビタミンK欠乏状態で誘導されるタンパク質であるプロトロンビンⅡ．ビタミンK欠乏症や原発肝がんで増加する．

ひふくきこう《被服気候》clothing climate▶気候や環境温度・湿度に合わせて，適当な衣服を着用すること．重ね着した衣服の間に外気と違う新たな気候がつくられることをいう．体外の気候とは異なり，暑さや寒さを緩和し適温を保つ．

びへい《鼻閉》▶鼻づまりのこと．病的なものではなく，生理現象による鼻閉を「ネーザルサイクル（nasal cycle）」という．

ひべん《皮弁》▶血流のある皮膚や組織からなる移植片．皮弁による組織欠損の再建術では創治癒が早く，移植部への適合性も良好だとされる．

ひまつかんせん《飛沫感染》▶感染経路の1つ．感染症の患者が咳やくしゃみをしたとき，病原微生物が飛散し，それを吸い込むことによって感染すること．空気感染と異なり，感染は病原微生物が飛散する範囲に限られる．

びまんせい《びまん性》▶病変が限局せず，広がっている状態．

ひやあせ《冷汗》▶身体が冷たいにもかかわらず，発汗し湿潤している状態．ショック症状の1つ．「れいかん」ともいう．

ヒヤリ・ハット▶重大な事故には至らなかったミス．「インシデント」ともいう．

ヒュー・ジョーンズ《Hugh-Jones》▶呼吸器疾患患者の呼吸困難（息切れ）を評価する指標．Ⅰ～Ⅴで分類される．

ヒューおん《ヒュー音》▶異常呼吸音の連続性ラ音，「wheezes」のこと．「ヒュー」という高調音が聞こえることからこうよばれる．

ヒューナーアイグロース《hühnereigroß（独）》▶ドイツ語で鶏卵大のを意味する．

ヒューバーしん《ヒューバー針》▶CVポート（皮下埋め込み型ポート）で薬液の投与を行う際に用いる専用の針．

ヒューマンエラー《human error》▶人為的過誤やミス．意図しない，不本意な結果を生じさせる人の行為．

ひょうざいつう《表在痛》▶皮膚や粘膜の痛み．表在痛は深部痛とあわせて体性痛に分類される．深部痛とは骨膜，靱帯，関節包，腱，骨格筋，筋膜などの痛みをいう．

びょうしき《病識》▶自分の病気や症状，重症度や障害について正しく認識でき，適切な態度や行動がとれること．精神疾患では，この病識が欠如していることが多い．

びょうしゃやくわり《病者役割》▶米国の社会学者パーソンズ（Talcott Parsons）によって提唱された概念．病気の状態にある人に期待される社会的役割．

びょうたい《病態》▶病状，容態．

ひょうちん《氷枕》▶こおりまくら．適量の氷と水を入れ，余分な空気を抜いて使う．

ひょうひか《表皮化》▶創傷の治癒過程において，表皮形成の段階にあること．

びょうへん《病変》▶病気によって起こる生体の変化．

びよくこきゅう《鼻翼呼吸》▶呼吸困難に際してみられる努力呼吸．吸気時に鼻翼が膨らむ動きになる．

ひよりみかんせん《日和見感染》▶がんやエイズ，免疫抑制薬，ステロイド薬投与中など，免疫力が低下したために，健常人では病気を起こさないような病原性の弱い微生物などでも感染すること．

びらん▶皮膚や粘膜の欠損で，損傷が浅く表皮でとどまっているもの．損傷が真皮・皮下組織まで深いものを潰瘍という．

ビリルビン《bilirubin；BIL》▶胆汁色素．ビリルビンが血液中や組織中に異常に増えると，皮膚や粘膜に黄疸が現れる．検査では，総ビリルビン，直接ビリルビン，間接ビリルビンをみる．

ビリルビンにょう《ビリルビン尿》▶ビリルビンを含んだ尿で，褐色調を呈する．急性肝炎，肝硬変，うっ血肝など，胆汁排泄が障害されることで生じる．

ビルベル《Wirbel（独）》▶ドイツ語で脊椎を意味する．

ビルベルゾイレ《Wirbelsäule（独）》▶ドイツ語で脊髄を意味する．

ヒルン《Hirn（独）》▶ドイツ語で脳を意味する．

ピロステ《pyloric stenosis》▶幽門狭窄の英語「ピロリックステノーシス」の略．胃の幽門部がなんらかの原因によって狭窄した状態．

ピロリ菌《*Helicobacter pylori*》▶ヘリコバクター・ピロリ菌の略．胃の粘膜層に生息する3μm前後のらせん状の短棹菌（たんかん）．胃炎の発生因子で消化性潰瘍の再発因子と考えられ，胃がん発生にも深くかかわっている．抗菌薬による除菌治療が可能である．

ひんかい《頻回》▶回数が多いこと，多くの回数．頻繁ともいう．

ピンクしん《ピンク針》▶18Gの注射針．ハブ（針基）の色がピンクであるためこうよばれる．

ヒンケン《Hinken（独）》▶ドイツ語で跛行を意味する．歩行異常の1つで，足をひきずりながら歩くこと．外傷や腫瘍，股関節や筋肉の

異常によって生じる.

ひんこきゅう《頻呼吸》▶呼吸数が増加（1分間に25回以上）している状態.

ビンデハウト《Bindehaut（独）》▶ドイツ語で結膜を意味する．強膜の表面や眼瞼の内側をおおっている薄い膜.

ひんにょう《頻尿》▶排尿間隔が短い，尿の回数が多いこと．一般的には1日の排尿回数が8回以上の場合を頻尿というが，個人差がある.

ひんべん《頻便》▶排便回数が多いこと.

ひんみゃく《頻脈》▶心拍数が増加している状態．成人の場合，1分間に100回以上の状態をいう．⇔徐脈

ファーストエイド《first aid》▶緊急・応急処置．専門的な救急処置が開始されるまでの間に行われる，胸骨圧迫，人工呼吸，止血法などの処置.

ファーストチョイス《first choice》▶第一選択．最初に選択される治療法や治療薬.

ファーターにゅうとう《ファーター乳頭》 Vater's papilla ▶大十二指腸乳頭ともいう．十二指腸内腔にある総胆管と主膵管が合流した共通管が十二指腸下行部に開口している部位．膵液や胆汁の流出口.

ファーマ《FAMA》 fluorouracil, adriamycin, mitomycin C, alkylating agent ▶抗がん薬の多剤併用療法の1つ．フルオロウラシル，アドリアマイシン，マイトマイシンC，アルキル化薬.

ファーム・ディー《Pharm-D》 doctor of pharmacy ▶ファーマシー・ドクター．米国の薬学博士.

ファイティング《fighting》▶患者の自発呼吸と人工呼吸器の補助換気や強制換気が合っていない状態．分泌物貯留や鎮静不十分，換気過多・過小，人工呼吸器の設定の問題などが原因として考えられる.

ファイバー《fiberscope》▶ファイバースコープの略．光ファイバーの束の一端にカメラなどを装着し，通常では人の目が届かないところを観察するための器具．医療用では内視鏡がある.

ファイブ・エフユー《5-FU》 5-fluorouracil ▶一般名はフルオロウラシル．フッ化ピリミジン系の代謝拮抗薬で抗がん薬の一種．消化器がん，婦人科のがんなどの治療に使用される.

ファウラーい《ファウラー位》▶上半身を45度起こした体位．半坐位

ともいう.

ファグ《**FAG**》fluorescent fundus angiography▶蛍光眼底造影. 蛍光色素を用いた眼底の血管造影検査. フルオレセインナトリウムあるいはインドシアニンググリーンが造影剤として用いられる.

ファジー《**fuzzy**》▶あいまいである, 柔軟性があること.

ファシリテーター《**facilitator**》▶促進者. 会議や講習会などの集団活動において, 集団のメンバーに主体性をもたせるために中立的な立場で, 進行やセッティングなど集団活動の支援をする人.

ファスト《**fast ohne（独）**》▶ドイツ語で「ほとんど, ほぼ」を意味する.

ファストオーベー《**fast ohne Befund（独）**》▶ドイツ語で「ほぼ異常なし」を意味する.

ファブ《**FAB**》French American British cooperation group classification▶急性骨髄性白血病の病型分類のこと. 仏・米・英の提唱した白血病分類. 白血病, 悪性リンパ腫などの血液腫瘍の代表的疾患の細胞系統・形態による分類方法.

ファブ《**Fab**》antigen-binding fragment▶抗原結合性フラグメント. 抗体において, L鎖がH鎖と結合している部分.

ファプ《**FAP**》familial adenomatous polyposis▶家族性大腸腺腫症. 大腸に多数のポリープ（ポリポーシス）ができる疾患. ポリープは大腸以外にもできることがある. 悪性化傾向が高い.

ファプ《**FAP**》fluorouracil, adriamycin, cisplatin▶多剤併用化学療法の1つ. フルオロウラシル, アドリアマイシン, シスプラチン.

ファミリエール《**familiär（独）**》▶ドイツ語で家族性, 遺伝性の意.

ファロー《**tetralogy of Fallot**》▶ファロー四徴症の略.

ファローしちょうしょう《**ファロー四徴症**》tetralogy of Fallot▶先天性のチアノーゼ性心疾患の1種で, 最も頻度が高い. 四徴（4つの特徴的な徴候の意）とは心室中隔欠損, 肺動脈狭窄, 右室肥大, 大動脈騎乗をさす.

ファントムペイン《**phantom pain**》▶幻肢痛. 四肢切断後の患者が, 失った四肢がまだ存在しているように痛みを感じる現象.

ブイ《**V**》vein▶静脈の略.

フィーナ《**FENa**》fractional excretion rate of Na▶尿中ナトリウム部分排泄率. 糸球体で濾過されたナトリウムに対する尿中に排泄さ

れたナトリウムの割合．急性腎不全における腎前性か腎性かの鑑別などに用いられる．

フィーバー《**fever**》▶発熱のこと．

ブイ・エーシャント《**V-A shunt**》ventriculo-atrial shunt▶脳室-心房シャント．水頭症に対する術式で，脳室から心房にカテーテルを通し，脳室に溜まった髄液を心房に流す短絡術．

フィステル《**Fistel（独），fistula**》▶瘻孔，歯茎の瘻孔．

フィッシュ《**FISH**》fluorescent in situ hybridization▶蛍光 in situ ハイブリダイゼーション．調べたいDNA断片が染色体のどの位置にあるのかを蛍光性の試薬で標識された核酸プローブを用いて検出する方法．

フィッシュコンク《**Fish conc**》Fishberg concentration test▶フィッシュバーグ濃縮試験の英語の略．腎髄質の機能検査の1つ．飲水制限後に採尿し，尿の濃縮の程度を調べる検査．基準値以下は濃縮能低下を示す．

フィットネス《**fitness**》▶健康な状態，身体の状態，体力．

ブイドットオーツー《$\dot{V}O_2$》oxygen consumption▶酸素消費量．動脈血から組織に取り込まれた酸素量．心拍出量×動静脈酸素含有量の差（動脈血酸素含量－混合静脈酸素含量）で求められ，安静時健常成人で200～250mL/分．

ブイドットシーオーツー《$\dot{V}CO_2$》CO_2 production▶二酸化炭素産生量の英語の略．体内で1分間あたりに産生される二酸化炭素量（mL/分）．

ブイ・ピーシャント《**V-P shunt**》ventriculo-peritoneal shunt▶脳室腹腔シャント．水頭症に対する減圧手術法．脳室から腹腔へ髄液の排出路を設ける．

フィブリノーゲン《**fibrinogen；Fbg**》▶繊維素原，第Ⅰ因子．血漿中に存在するグロブリンの1種で，血液凝固にかかわる凝固第Ⅰ因子の線状タンパク質．トロンビンの作用で不溶性のフィブリンになる．

ブイ・マックス《$\dot{V}max$》maximal expiratory flow▶最大呼気速度．最大吸気位から最大呼気位に最大努力で呼出されたときの呼気流の速度．

フィム《**FIM**》functional independence measure▶機能的自立度評

価法．リハビリテーションのためのADL（日常生活活動）評価方法．実際に「している」状況を記録し，「介助者を要するか，要するとすればどのくらいの介助を要するか」を運動・認知の18項目から評価する．

ブイユーアール《**VUR**》vesicoureteral reflux ▶膀胱尿管逆流．先天的あるいは神経因性膀胱や後部尿道弁などによる膀胱尿管移行部の異常のため，膀胱から尿が逆流する現象．

ブイライン《**Vライン**》▶静脈（末梢静脈・中心静脈）からとる輸液ライン．静脈ライン．

フィルム《**film**》▶X線写真．

フィルムドレッシング《**film dressing**》▶ポリウレタンを材料にした透明な被覆フィルム．水蒸気や酸素などを透過させる．滅菌済みの製品は，褥瘡の予防，水泡の保護，出血・感染を伴わない創面などを被覆するために使われる．未滅菌の製品は，ドレッシング材の固定などに用いられる．

フィルムバッジ《**film badge**》▶放射線量を測定する測定器．現在は，高精度で繰り返し使えるガラスバッジが登場している．

フース《**Fuß（独）**》▶ドイツ語で足を意味する．

プーバ《**PUVA**》psolaren ultraviolet A assay ▶ソラレン紫外線療法．乾癬の治療．ソラレン誘導体を内服，または外用後，長波長紫外線（ultraviolet A ; UV-A）を照射し，細胞増殖を抑制させる光化学療法．

フェイスシート《**face sheet**》▶アンケートなどの調査資料の冒頭部にある，氏名や性別，年齢，職業など個人情報にかかわる質問項目が書かれた用紙のこと．介護サービスを行ううえでも必要となる．

フェイススケール《**face scale**》▶痛みの評価スケール1つ．痛みの強さやつらさの程度を顔の表情で表したもの．いくつかのスケールが考案されている．

フェブ《**FEV**》forced expiratory volume ▶努力性呼気肺活量．最大吸気位から最大努力で呼出させた気量．FVCと同義．

フェブワン《**FEV1.0**》forced expiratory volume in one second ▶1秒量．最大呼気位から1秒間に最大努力で呼出させた呼気量．閉塞性障害や呼気筋力低下の程度をみるのに用いる．

フェブワンパーセント《**%FEV1.0**》percentage of forced expiratory volume in one second ▶1秒率．通常はゲンスラーの1秒率のこと．

努力性肺活量（FVC：最大吸気位から最大努力で呼出させた気量）に占める1秒量の割合．FEV1.0/FVCで求める．

フェモラルアーテリー《femoral artery》▶大腿動脈．鼠径部から膝上部まで走行する動脈．鼠径部で脈を触れる．

フェルアンラッスンク《Veranlassung（独）》▶ドイツ語で原因，誘因を意味する．

フェルシュトップフンク《Verstopfung（独）》▶ドイツ語で便秘を意味する．

フェルバクズンク《Verwachsung（独）》▶ドイツ語で癒着を意味する．

フェルバクゼン《verwachsen（独）》▶ドイツ語で癒着するを意味する．

フェルラウフ《Verlauf（独）》▶ドイツ語で経過を意味する．

フォーエス《SSSS》staphylococcal scalded skin syndrome▶黄色ブドウ球菌性熱傷様皮膚症候群．のどや鼻の粘膜などに感染，増殖した黄色ブドウ球菌が産生する毒素によって，広範な熱傷様の水疱で表皮剥離を生じる．

フォーカス《focus》▶焦点，中心，病巣．

フォーカスチャーティング《focus charting》▶患者に焦点を当てたコラム形式の経過記録方法．1981年に米国ミネソタ州の複数の臨床看護師によって開発された．

フォール《fall》▶転落．

フォーレ《foley catheter》▶フォーレイカテーテルの略．

フォーレイカテーテル《foley catheter》▶膀胱留置バルーンカテーテル．先端のバルーンを膨らますことによって，膀胱内にカテーテルを留置する．フォーリーカテーテルともいう．バルーンのついていない膀胱留置カテーテルはネラトンカテーテルといわれる．

フォム《FOM》fosfomycin▶ホスホマイシン抗菌薬．緑膿菌を含むグラム陽性菌やグラム陰性菌に有効．

フォロー《follow》▶フォローアップの略．

フォローアップ《follow-up》▶不足していることを補うこと．追跡調査をすること．治療終了後に検査や診察などを行い，経過をみること．

ふおん《**不穏**》▶急に暴れ出す，大声を出すなど，興奮，混乱している状態．認知症，うつ病などの精神疾患，アルコールや薬物中毒，せん妄など，さまざまな原因が考えられる．

ふかしんでんず《**負荷心電図**》▶トレッドミル，エルゴメーター，階段昇降などの運動により心臓に負荷をかけ，記録する心電図．狭心症や不整脈が疑われたときに行う．

ふかんじょうせつ《**不感蒸泄**》▶無自覚に，皮膚および呼気から蒸散する発汗以外の水分．成人の不感蒸泄は約1L．

ふくい《**腹囲**》▶腹周囲の長さ．立った姿勢で息を吐いた状態で，臍の位置（肋骨の下縁と上前腸骨棘の中央）で測定する．メタボリックシンドロームの診断基準の1つ．

ふくがい《**腹臥位**》prone position▶伏臥位ともいう．腹を床につけてうつぶせに寝ている状態．

ふくがいりょうほう《**腹臥位療法**》▶うつ伏せになって，手のひらを下にすることにより，脳の視床下部に刺激を伝え，寝たきりにならないようにする療法．

ふくきん《**腹緊**》▶腹部緊張の略．腹壁が緊張して硬くなった状態．

ふくさよう《**副作用**》▶薬物の主作用とは異なる薬理作用．治療効果とは別に現れる作用．治療上好ましくない作用をいうことが多い．

ふくしサービスだいさんしゃひょうか《**福祉サービス第三者評価**》▶社会福祉法人などの事業者の提供するサービスの質を，当事者（事業者・利用者）以外の公正・中立な第三者機関が，専門的かつ客観的な立場から評価すること．

ふくしさんぽう《**福祉三法**》▶昭和20年代に制定された「生活保護法」「児童福祉法」「身体障害者福祉法」をさす．現在，福祉八法となっている．→「福祉八法」参照

ふくしじむしょ《**福祉事務所**》▶「社会福祉法」に規定される福祉に関する地方公共団体の事務所．援護，育成または更生の措置に関する事務を司る，第一線の社会福祉行政機関．

ふくししゃりょう《**福祉車両**》▶車椅子の障害者や高齢者が，そのまま車に乗車できたり，障害者が自ら運転できるようにつくられた車．

ふくしじゅうかんきょうコーディネーター《**福祉住環境コーディネーター**》▶高齢者や障害者に対して住みやすい住環境を整備するため

のコーディネート(調整)を行う人のこと.

ふくしじんざいセンター《福祉人材センター》▶「社会福祉法」に基づき,都道府県知事の指定を受けて都道府県社会福祉協議会に設置されている,福祉分野の無料職業紹介所.職業安定法により厚生労働大臣の許可を得て実施する.

ふくしはっぽう《福祉八法》▶「児童福祉法」「身体障害者福祉法」「知的障害者福祉法」「老人福祉法」「母子及び寡婦福祉法」「高齢者の医療の確保に関する法律(老人保健法)」「社会福祉法」「生活保護法」をいう.

ふくしホーム《福祉ホーム》▶住居を求める障害者に,低額な料金で居室その他の設備を利用させるとともに,日常生活に必要な便宜を供与する施設.障害者自立支援制度の地域生活支援事業の1つ.

ふくしようぐこうにゅうひしきゅうげんどきじゅんがく《福祉用具購入費支給限度基準額》▶福祉用具の購入に設定されている支給限度基準額.年間10万円(または8万円)だが,実際は自己負担分1割を引いた9万円(または7万円)が支給される.

ふくしようぐじょうほうシステム《福祉用具情報システム》technical aids information system▶福祉用具に関する仕様や機能,性能などに関する情報をホームページを通じて情報発信するシステム.全国に散在する福祉用具に関する情報を収集・分類,体系化し,情報提供する.

ふくしようぐせんもんそうだんいん《福祉用具専門相談員》▶福祉用具の選定などを行う専門職.都道府県知事が指定した「福祉用具専門相談員指定研修」を受講した者,および医療系・福祉系の有資格者などが認定される.

ふくしようぐたいよ《福祉用具貸与》▶要介護者の日常生活を便利にするための福祉用具が,要介護度に応じて貸与される.介護度により保険給付されないものもある.

ふくしようぐプランナー《福祉用具プランナー》▶公益財団法人テクノエイド協会(ATA)が認定する資格.福祉用具を必要とする高齢者や障害者に対し,必要な福祉用具の選択,適切な使い方や利用のアドバイスを行う.

ふくしろっぽう《福祉六法》▶福祉に関する「生活保護法」「児童福祉

法」「母子及び寡婦福祉法」「身体障害者福祉法」「知的障害者福祉法」「老人福祉法」をいう.

ふくすい《**腹水**》▶腹腔内に体液が貯留した状態,およびその液体.血漿膠質浸透圧低下や低タンパク質血症が原因で血液成分が漏出して貯留する場合と,がん性や炎症性などで血管透過性が亢進して貯留する場合がある.

ふくそう《**輻輳**》▶輻輳眼球運動の略.両目が同時に内側を向く目の動きをいう.

ふくたい《**腹帯**》▶①腹部術後,創部を保護する包帯や布.②妊娠5か月目の最初の戌の日に行う安産祈願で,妊婦の腹部に巻く布のこと.

ふくたん《**腹単**》▶腹部単純X線撮影の略.造影剤を使わずに腹部をレントゲン写真で観察する検査.腹膜炎や腸閉塞,消化性潰瘍の穿孔,膵炎などの診断で用いられる.

ふくまん《**腹満**》▶腹部膨満の略.腹部が張った状態.腫瘍,腹水,鼓腸が原因.腹部が張ったような感覚を腹部膨満感という.

ふくめい《**腹鳴**》▶腸の蠕動に伴い,腸管内のガスと液体が移動した際に発する音.腸蠕動音のこと.「グル音」ともいう.

ふくやくかいじょ《**服薬介助**》▶服薬介助は声かけや準備まで.服薬は利用者が自分で行うことが前提となる.しかし認知症で飲み忘れがあるときは,薬の準備,声かけ,確認,片付けまで,身体介護の算定で行う場合がある.

ふくやくかんり《**服薬管理**》▶定義は「薬の在庫の確認,服薬指導,薬の調整」となるので,医療行為,または医療行為に類似するサービスとなる.介護においては薬効や副作用の有無を把握し,必要なら医師と連携をとる.

ふくやくほじょゼリー《**服薬補助ゼリー**》▶嚥下機能の低下,高齢者の唾液分泌量の減少などにより,散剤や粉薬などの服薬が困難な場合に,流動性の高いゼリーに薬を混ぜて飲みやすくしたもの.

ふけつこうい《**不潔行為**》▶認知症によくみられる行動異常の1つ.便をいじって壁や床にこすりつける弄便や,オムツをはずして自分の身体や寝具を汚してしまうような行為.

ふけんせいごえん《**不顕性誤嚥**》▶睡眠中など,本人の気づかないうちに少量の唾液や胃液が気管に入ってしまうこと.誤って飲みくだし

た自覚がないので，何度も繰り返し発症するのが特徴．

ぶさつほう《**撫擦法**》▶手のひらや手指の腹を用いて皮膚をなでさするマッサージ法．手の圧力の強さによって，皮下の組織にも刺激を加えることができる．血液やリンパの流れをよくするため，末梢から中枢に向けて行う．

プシ，プシコ《**Psychology(独)**》▶ドイツ語で精神科，精神医学，精神疾患を意味する「プシコロギー」の略．

ブジー《**bougie**》▶消息子，ゾンデのこと．食道や尿道などに挿入し，内径を拡張するための細い管状の医療器具．

ふしゅ《**浮腫**》▶血管外の組織間質液が組織間隙に過剰に貯留した状態．「むくみ」ともいう．浮腫のある部位によって全身性浮腫と局所性浮腫に分かれる．

ふしょうかべん《**不消化便**》▶消化できずに食物が残っている便．

ふしょくふ《**不織布**》▶繊維を織らずに結合させたシート状のもの．通気性・濾過性・保温性がある．衛生材などに使われている．

フステン《**Husten(独)**》▶ドイツ語で「咳」を意味する．

ふせい《**不整**》▶整っていないこと，不規則であること．

ふせいみゃく《**不整脈**》▶脈が乱れること．治療が不要なものから致死性のものまで，多岐にわたる．心電図によって診断される．

プソイドモナス《**Pseudmonas(独)**》▶ドイツ語で緑膿菌を意味する．グラム陰性桿菌の1種．「シュードモナス」ともいう．各種の難治性感染症の原因となる．

ふつうしょく《**普通食**》▶栄養価，食物などとくに制限がなく，消化機能や摂食機能に問題がない患者に向けた食事．常食ともいう．

ふつうべん《**普通便**》▶正常な消化過程を経て排泄された便．表面はなめらかな有形状の茶色の便．

ふつかよいしょうじょう《**宿酔症状**》▶悪心，嘔吐，全身倦怠など二日酔いに似た症状．高線量の被曝を受けたときや放射線治療の際に現れる（放射線宿酔）．

プッシュ・アップ《**push-up**》▶腕立て伏せ，または，腕立て伏せの要領で，座った姿勢から手すりや床に手をつき体を押し上げるようにして上体を浮かす運動をいう．

フットケア《**foot care**》▶足に関するケア．足の爪の手入れや足浴，

マッサージなどを行うことで，リラックス効果をもたらすと同時に，足の清潔を保ち，糖尿病足病変を予防する．

フットバス《**foot bath；FB**》▶足浴．専用の商品も市販されている．

ふていしゅうそ《**不定愁訴**》▶客観的に同定しにくい訴え．その原因が推定しにくいもの．倦怠感，動悸，息切れなど，多種多様な症状がみられる．

ふどうせいめまい《**浮動性めまい**》▶不安定感のある，ふらふら，ふわふわと宙に浮いたようなめまい．前庭系，固有感覚系，小脳系，視覚系の障害が考えられる．動揺性めまいともいう．

プノイモニー《**Pneumonie(独)**》▶ドイツ語で肺炎を意味する．

ぶぶんけんぼう《**部分健忘**》▶部分的に忘れているが，思い出せる，記憶の島があることをいう．

ぶぶんよく《**部分浴**》▶入浴ができないときに，手足など体の一部だけを湯に浸す温浴法．手浴や足浴など．

ブラ《**bulla**》▶肺胞内囊胞．進行した肺気腫において生じる，肺胞が破壊されて袋状になった形態．

プラーク《**plaque**》▶①動脈硬化で血管壁に起こる隆起（アテローム性プラーク）．②歯垢．

プラークコントロール《**plaque control**》▶歯に付着したプラーク（歯垢）の量を減らすことをいう．方法としては，歯磨き，デンタルフロスや糸ようじ，歯間ブラシの使用，ぶくぶくうがい，歯科医院でのプラーク除去などの方法がある．

プライマリー《**primary**》▶プライマリーナーシングの略．

プライマリケア《**primary care；PC**》▶患者を総合的・継続的，全人的に診ること．看護領域においては，1人の患者を1人の看護師が受け持つ看護体制をさすことがある．

プライマリーナーシング《**primary nursing**》▶看護方式の1つ．「受持看護師制」ともいう．入院から退院まで，1人の患者の看護を1人の看護師が継続して受け持つこと．

プライミング《**priming**》▶始動のために行う準備的な作業．点滴の場合，点滴チューブ内に薬液を満たしておくこと．

フラウ《**Frau(独)**》▶ドイツ語で夫人を意味する．既婚女性に対する敬称．

◆ ブラウ

ブラウ《blau(独)》▶ドイツ語で青白いを意味する.

プラシーボ《placebo》▶プラセボともいう. 偽薬. 治験において用いる, 有効成分を含まず治療効果のない薬. 偽薬によって治療効果がみられることをプラシーボ効果という.

プラチナ《platinum》▶白金. 原子番号78の元素. 元素記号はPt. 白金原子をもっている抗がん薬をプラチナ製剤という(シスプラチンやカルボプラチンなど).

フラッシュ《flush》▶ドレーン, カテーテル, 点滴ラインなどのチューブ内にたまっている液体を生理食塩液などで押し流すこと.

フラッシュバック《flushback》▶①血液の逆流. ②心理現象の1つで心的外傷を受けた後, その記憶や感覚を突然かつ鮮明に思い出すこと.

フラッター《atrial flutter》▶アトリアルフラッターの略. 心房粗動.

ブラッディストール《bloody stool》▶血便.

ブラッド《blood》▶血液.

ブラッドアクセス《blood access》▶人工血液透析のために必要な血液の出入口. 自己血管内シャント, 人工血管, 留置カテーテルなどがある. バスキュラーアクセス, シャントともいう.

フラッピング《flapping》flapping tremor▶フラッピングトレモールの略. 羽ばたき振戦. 固定姿勢保持困難な不随意運動の1種. 肝性脳症や尿毒症, 脳血管障害などでみられる. 腕を伸ばしたり手を広げたりしたときに起こる, 粗く不規則なふるえ.

プラて《プラ手》▶プラスチック手袋の略.

ブラディ《brady》bradycardia▶ブラディカーディアの略.

ブラディカーディア《Brady kardie(独)》▶ドイツ語で徐脈を意味する. 「ブラディカルディア」ともいう.

プラン《plan》▶計画, 実施. SOAPのP.

プランジャー《plunger》▶シリンダー内を往復して, 流体を圧力で送る円筒形のもの. シリンジ(注射器)における内筒(押し子)のこと.

ブリーフセラピー《brief therapy》▶短期療法. 心理療法の1つ. アメリカの心理療法家であるミルトン・エリクソンの影響を受けて生まれた, 問題解決へ向けられる変化を短期間で起こす心理療法.

プリオン《prion》▶感染性タンパク質. 牛海綿状脳症, スクレイピー

やクロイツフェルト・ヤコブ病などの致死的な神経変性疾患をプリオン病という.

プリセプター《preceptor》▶新人看護師（プリセプティ）の教育・指導を行う看護師.

プリセプター・シップ《preceptor-ship》▶臨床の看護教育で用いられている教育方法. 新人看護師を先輩看護師がマンツーマンで, 現場で仕事をしながら指導する.

プリセプティ《preceptee》▶プリセプター・シップで教育や指導を受ける新人看護師.

プリミ《Primipara（独）》▶ドイツ語で初産婦を意味する.

ふりょうしい《**不良肢位**》▶拘縮など関節運動が制限された場合, 日常生活動作に支障をきたす手足の位置や関節の角度のこと.

ブリレ《Brille（独）》▶ドイツ語で眼鏡を意味する.

ブリントダルム《Blinddarm（独）》▶ドイツ語で盲腸を意味する.

フル《full course》▶積極的な延命治療を意味する「フルコース」の略.

ブルーテン《bluten（独）》▶ドイツ語で出血するを意味する.

ブルート《Blut（独）》▶ドイツ語で血液を意味する.

ブルートドゥルック《Blutdruck（独）》▶ドイツ語で血圧を意味する.

ブルートゥング《Blutung（独）》▶ドイツ語で出血を意味する.

ブルジンスキーちょうこう《**ブルジンスキー徴候**》Brudzinski sign▶髄膜刺激症状の1つ. 仰臥位で, 首を屈曲させると膝と股関節が自動的に屈曲する現象.

プルス《Puls（独）》▶ドイツ語で脈拍を意味する.

ブルスト《Brust（独）》▶ドイツ語で胸を意味する.

フルストマック《full stomach》▶充満胃のこと. 胃内に固形物や水分が貯留している状態. 胃内容物が逆流しやすい. とくに全身麻酔を行うときは, 絶飲食で充満胃の状態にならないようにする必要がある.

プルブ《Pulv.》pulvis▶散剤, 粉末.

ブルンベルグ《Blumberg's sign》▶反跳痛の英語のドイツ語読み. 腹部を圧迫して, 放したときに生じる痛み. 所見腹膜刺激症状の1つで腹膜に炎症が及んでいる所見.

プレ，プレさん《Pflegerin(独)》▶看護師(女性)のこと．

フレア《flare》▶発赤反応，発赤．

プレイセラピー《play therapy》▶遊戯療法ともいわれ，遊びを主なコミュニケーション手段，表現手段として行われる心理療法のこと．対象は児童が中心となる．

ブレイン《brain》▶脳．

ブレインデス《brain death》▶脳死．脳の機能がすべて失われている状態．法律やガイドラインをもとに脳死判定が行われる．脳死と判定するための必須項目は，①深昏睡，②両側瞳孔径4mm以上，瞳孔固定，③脳幹反射の消失，④平坦脳波，⑤自発呼吸の消失．植物状態と混同されやすいが，植物状態では脳幹は働いているという違いがある．

ブレーデンスケール《Braden scale》▶褥瘡発生予測スケールの1つ．褥瘡を発生させる6つの危険因子を4段階で評価する．

ブレード《blade》▶喉頭鏡．気管挿管や喉頭部を観察する際などに，喉頭を展開するために用いる器具．

プレート《plate》 blood platelet；PL(T)▶血小板．血液に含まれる有形成分で，骨髄中の巨核球の断片化によって生成されると考えられている．止血・凝固作用をもつ．

ブレーンストーミング《brain storming》▶集団でアイデアを自由に出し合い，新たなアイデアを生み出すための方法．批判をしないなど，4つの基本原則がある．BS法ともいう．

プレグナンシー《pregnancy》▶妊娠．

ブレストキャンサー《breast canser》▶乳がん．

ブレストケア《breast care》▶乳がんなど乳腺疾患に伴う心と体のケア．

プレツリッヒ《plötzlich(独)》▶ドイツ語で突然にを意味する．

プレフィルドシリンジ《prefilled syringe》▶あらかじめ薬物が充填された注射器(プラスチック製のシリンジ)．

プレホスピタルケア《prehospital care》▶病院到着前の救護のこと．救急患者が救急医療機関に運び込まれるまでに行われる処置や指示，治療などのこと．

フレマン《fre-man》 fresh man▶入局1年目の医師．

プレメディ《pre-medication》▶プレメディケーションの略.

プレメディケーション《premedication》▶麻酔薬投与やがん化学療法などの前に,安全に効果を発揮するために必要な薬物を投与すること.

ブレンダーしょく《ブレンダー食》▶素材の形や食感を残しながら,噛まずにそのままで食べられるように工夫された食事.ソフト食ともいう.

フレンチ《French ; Fr》▶カテーテルの太さ(外径)の単位.3Fr = 1mm.使う目的や挿入する場所によって形状や太さを変える.

プロ《Prozent(独)》▶プロツェントの略.

フロアセンサー《floor sensor》▶離床センサーともいう.転倒・転落を防ぐため,ベッドから降りる前に検知するセンサー.起き上がり時,柵を握ったときなど,希望する方法で検知できる介護用品.

フロー《flow》▶流量.液体や気体が移動する量を表す物理量.

フローシート《flow sheet》▶作業の手順を図式化したもの.経過記録.

フローズン《frozen section》▶フローズンセクションの略で凍結迅速病理検査のこと.組織を急速凍結して,短時間で病理診断をする方法.がんの術中に,切除した部位にがんが残っていないか確認するために行われる.

プローブ《probe》▶探触子.超音波検査におけるセンサー部分.超音波を発生するとともに,はね返ってきた超音波を探知し,エコー画像として映し出す.

フローボリュームきょくせん《フローボリューム曲線》flow-volume curve▶最大吸気位から最大呼気位に,最大努力で呼出させたときの呼気流速(L/秒)と呼気量の関係を示した曲線.気道狭窄の部位や疾患によって特徴ある曲線が描かれる.

プログノーシス《prognosis》▶予後.

プログレスノート《progress note》▶経過記録.問題点ごとにどのような経過をたどったかを記録すること.

プロスタグランジン《prostaglandin ; PG》▶卵巣黄体および胎盤から分泌されるステロイドホルモン.排卵後に黄体からの分泌が増え,子宮内膜を増殖期から分泌期の状態に変化させる.

◆ プロセスレコード

プロセスレコード《process record》▶看護者と患者の間で交わされた言動，患者さんの反応など，コミュニケーションを文章化し経時的に記録したもの．ヒルデガード・ペプロウによって提唱された．

プロダクトマネージャー《product manager》▶製品の最終責任者．生産計画や販売活動の戦略を立てるなど，企業によって，その業務内容は異なる．

プロツェント《Prozent(独)》▶ドイツ語で「百分率，％」を意味する．

ブロッカー《blocker》▶遮断薬．受容体などの作用を特異的に遮断したり，生理的な経路を遮断することで効果をもたらす薬物．β 遮断薬，H_2 ブロッカーなど．

ブロック《block》▶遮断されること．心臓の電気刺激の伝達路が途中で遮断されること．

プロトコール《protocol》▶規定，規約．確実に実行するための手順．実験や治験における実施計画書．

プロドラッグ《prodrug》▶体内で代謝された後に作用を及ぼすようにつくられた薬剤．

プロパー《proper》▶医薬品業界では，宣伝者という意味から営業担当者のことをさす．現在ではMR（medical representatives，医薬情報担当者）といわれることが多い．

プロフ《Professor》▶教授という意味の「プロフェッサー」の略．

プロブレム《problem》▶問題．訴えや症状，所見，検査結果など，患者における問題点．

プロブレムリスト《problem list》▶患者の問題点をリスト化したもの．

ブロム《bromine》▶臭素．原子番号35のハロゲン族の元素．元素記号はBr．原子量79.904．融点－7.3℃．沸点は58.8℃．常温では赤褐色の液体で，刺激臭があり猛毒である．

プロム《PROM》premature rupture of membranes▶前期破水．分娩開始以前に卵膜が破綻し，羊水が流出すること．妊娠37週未満の前期破水は「preterm PROM」，妊娠37週以降の前期破水を「term PROM」という．

プロモーター《promoter》▶促進因子物質．細胞増殖の制御システムを乱す作用をもち，がん発生を促進する物質のことをいう．

ブロンコ《bronchoscopy》▶ブロンコスコピーの略. 気管支ファイバースコープ, 気管支鏡, 気管支電子スコープ. 鼻または口から気管支内に軟性の管を挿入し, 気道内の観察や, 肺生検・擦過, 気管支肺胞洗浄, 気道内異物・分泌物の除去, レーザーによる腫瘍の焼灼などを行う機器.

プンク《Punktion (独)》▶ドイツ語の「プンクチオン」の略. 穿刺(せんし).

ふんごう《吻合》▶血管や管状構造の臓器, 神経がそれぞれ互いに連絡していること. 外科手術において, 分離している管腔臓器や血管, 神経などをそれぞれつなぎ合わせること.

ブンシュ《Wunsch (独)》▶ドイツ語で希望を意味する.

ブンシュナッハキント《Wunsch nach Kind (独)》▶ドイツ語で挙児希望を意味する. 妊娠・出産を希望するという意味.

ブンデ《Wunde (独)》▶ドイツ語で傷を意味する.

ぶんべん《分娩》▶胎児が母体より出てくること, その過程.

ふんもん《噴門》▶食道と胃のつなぎ目, 胃の入口部分. ⇔幽門(胃の出口)

ペアン《Pean's forceps》▶ペアン鉗子の略. 動脈止血鉗子のこと. 止血時に用いる金属製の外科手術用具. 刃のないハサミのような形で, 器官や組織などを挟んだり固持したりする.

ペイシェント《patient ; Pt》▶患者. 治療を受けている者.

ペイト《PEIT》percutaneous ethanol injection therapy▶経皮的エタノール注入療法. 肝細胞がんの治療法の1つ. 主要部分にエタノールを注入し, タンパク質成分を凝固させることで, がん細胞を壊死させる治療法.

ペイル《pale》▶蒼白. 青白いこと.

ペインクリニック《pain clinic》▶疼痛外来. さまざまな慢性の痛みを専門に治療する診療部門.

ペインコントロール《pain control》▶難治疼痛を, 薬などで制御すること. 主に, 末梢神経の興奮伝導を遮断する神経ブロックのほか, 鎮痛薬や補助薬などで痛みを取り除く.

ペインスコア《pain score》▶痛みを評価するツール.「ペインスケール」ともいう. 視覚アナログ尺度, 数値スケール, 簡易表現スケール, フェイススケールなどがある.

◆ ペーシング

ペーシング《pacing》▶心拍調整．ペースメーカーで心拍に異常を察知したとき，電気的刺激で心拍を正常に戻すこと．

ベースアルティッヒ《bösartig(独)》▶ドイツ語で悪性の，たちの悪い，を意味する．

ベースイクセス，ベースエクセス《base excess》▶塩基過剰．代謝性の因子の状態を表す指標の1つ．血液1LのpHを7.4にするために必要な酸，またはアルカリの量．

ベースン《basin》▶金属製洗面器．消毒液や水を入れたり，患部にあてて膿を受け取ったりする容器．

ペーハー《pH》 hydrogen ion exponent ▶水素イオン指数の略「pH」のドイツ語読み．酸性・アルカリ性の指標．

ペール《PER》 protein efficiency ratio ▶タンパク質効率．食品のタンパク質の栄養価を判定する生物学的方法で，体内で利用される効率を表した数値．

ベオバハテン《beobachten(独)》▶ドイツ語で観察を意味する．

ペグ《PEG》 percutaneous endoscopic gastrostomy ▶経皮的内視鏡胃瘻造設術．胃瘻を造設する手術で，開腹せずに内視鏡を用いて行う．造設された胃瘻をさす場合もある．

ベクトルしんでんず《ベクトル心電図》 vectorcardiogram ▶心電図誘導法の1つ．身体内の電位差の時間的変化を記録したもの．心室肥大，心筋梗塞，伝導障害などの解析に用いる．

ベシュベルデ《Beschwerde(独)》▶ドイツ語で自覚症状，患者の訴えを意味する．

ヘス《HES》 hypereosinophilic syndrome ▶好酸球増多症候群．顆粒球の1種で殺菌能が劣る好酸球が増加する疾患．アレルギー性疾患，寄生虫症，皮膚疾患などの場合，好酸球増加がみられる．

ベッケン《Becken(独)》▶ドイツ語で骨盤を意味する．

ベッケン《Beckenendlage(独)》▶ドイツ語で骨盤位，逆子を意味する．

ベッケンヘーレ《Beckenhöhle(独)》▶ドイツ語で骨盤腔を意味する．骨盤に囲まれた体内の空間部分．

ペット《PET》 positron emission tomography ▶ポジトロンエミッション断層撮影．コンピュータ断層撮影法．陽電子検出を利用した

撮影法．がん診断の際に行われることが多い．

ベッドアップ《bed up》▶ベッドの頭側を上げ，ベッドの角度を変えること．

ベッドコントロール《bed control》▶病床管理．入院患者に対し，効果的・効率的にベッド（病床）を割り当てること．またその管理・調整をすること．

ベッドサイド《bedside》▶患者の側にいること．看護師のサポートの1つとして，できるだけ患者に寄り添い，必要とされることを援助するベッドサイドケアがある．

ベッドさく《ベッド柵》▶ベッドの周りに設けられた柵．転落防止などのために用いる．

ベッドバス《bed bath ; BB》▶全身清拭．ベッドサイドケアの1つ．ベッド上で行われる，清拭，洗髪，手足浴のこと．

ベッド・メーキング《bed-making》▶清潔で寝心地がよいベッドをつくること．

ベップ《VEP》 visual evoked potential ▶視覚誘発電位．視覚刺激を与えることにより，大脳皮質視覚野に生じる電位．

ベナイン，ビナイン《benign》▶良性の，良性であるを意味する．

ヘパせい《ヘパ生》▶ヘパリン加生理食塩液の略．ヘパリン原液と生理食塩液の混合液．カテーテル内で，血液が凝固して詰まらないようにするために使用される．

ヘパトーマ《hepatoma》▶肝細胞がん．

ヘパフィルター《HEPA filter》 high efficiency particulate air filter ▶高性能微粒子除去フィルター．空気を清浄に保つ．

ヘパリン《heparin》▶抗凝血薬，血栓融解薬．血液の凝固を防ぐ．

ヘパリンロック《heparin lock》▶カテーテルや留置針に，血栓により輸液ルートが閉鎖しないように，ヘパリン加生理食塩液を満たすこと．

ヘパロック《heparin lock》▶ヘパリンロックの略．

ペフ《PEF》 peak expiratory flow ▶最大呼気流量．最大の呼気から一気に息を吐き出したときの最速度．気道閉塞の指標とされる．

ペプチド《peptide》▶アミノ酸化合物．2個以上のアミノ酸が結合した化合物．

◆ ベフント

ベフント《Befund(独)》▶ドイツ語で所見を意味する.

ベベル《bevel》▶注射針の針先の形状. 刃面の角度によって, レギュラーとショートがある.

ヘマタメージス《hematemesis》▶吐血. 食道, 胃, 十二指腸など上部消化管から出血し, 口から血液を吐くこと.

ヘマチュリア《hematuria》▶血尿. 尿中に赤血球が排泄されたもの.

ヘマト《hematocrit》▶ヘマトクリットの略.

ヘマトーマ《hematoma》▶血腫. 血のかたまり. 出血により血管外へ流出した血液が体内・組織内にたまった状態のこと.

ヘマトクリット《hematocrit》▶赤血球容積率. 血液中の赤血球の容積率. 貧血, 出血, 骨髄の機能不全では異常低値に, 脱水, 多血症, 赤血球増多症では異常高値となる.

ヘミ《Hemi》hemiplegia▶ヘミプレジアの略. 片麻痺, 半身麻痺. 身体の左側もしくは右側に麻痺をきたしたもの. 大脳や脳幹部などの障害によってみられる.

ペム《PEM》protein energy malnutrition▶タンパク質エネルギー栄養障害. タンパク質など多量栄養素が慢性的に不足し, 低栄養状態になること. 免疫力が低下する. 高齢者に多い.

ヘモ《hemorrhoid》▶ヘモロイドの略. 痔, 痔核. 肛門部周辺の静脈が圧迫され, 血液の流れが滞って, 生じる.

ヘモロイド《Hämorrhoid(独)》▶ドイツ語で痔を意味する.

ヘモグロビン《hemoglobin; Hb》▶赤血球中の大部分を占めている血色素. 酸素分子と結合し, 肺から全身へと酸素を運搬する. ヘモグロビン量が減少することを貧血という.

ヘモグロビンエー《hemoglobin A》adult hemoglobin▶成人ヘモグロビンのことで, 正常成人型血色素ともいう.

ヘモグロビンエーワンシー《hemoglobin A1c; HbA1c》▶ヘモグロビンとブドウ糖が結合したもの. 糖尿病の平均血糖値の指標となる.

ヘモグロビンエス《hemoglobin S》▶異常ヘモグロビンのことで鎌状赤血球血色素ともいう. 遺伝子の異常によって生じる.

ヘモグロビンエフ《hemoglobin F》fetal hemoglobin▶胎児ヘモグロビン. 成人型とは異なる, 胎児特有のヘモグロビンのこと.

ヘモる▶出血を意味する英語「ヘモレイジ(hemorrhage)」の略. 転じ

て，出血すること．

ヘモレイジ《hemorrhage》▶出血．

ヘモロイド《Hemorrhoid(独)》▶ドイツ語で痔核を意味する．

へやがえ《部屋替え》▶入院患者の病室を移動すること．

へやもち《部屋持ち》▶病室ごとに患者を担当する看護体制．

ベラステン《belasten(独)》▶ドイツ語で「負荷する，重荷となる」を意味する．

ベラストゥンク《Belastung(独)》▶ドイツ語で負荷を意味する．

ヘリコバクターピロリ《Helicobacter pylori》▶ピロリ菌．胃に棲息する細菌．胃炎，胃潰瘍，胃がんの原因菌と考えられている．

ヘルスケア《health care》▶健康管理．健康維持や健康増進のために行う行為．または医療をさすこともある．

ヘルスケアリフォーム《health care reform》▶医療保険改革，医療改革．

ヘルツ《Hertz》▶振動数・周波数の単位．記号は「Hz」．

ヘルツ《Herz(独)》▶ドイツ語で心臓を意味する．

ヘルツクロップフェン《Herzklopfen(独)》▶ドイツ語で動悸を意味する．心臓の拍動を自覚すること．

ヘルツミッテル《Herzmittel(独)》▶ドイツ語で心臓薬を意味する．

ヘルニア《hernia》▶臓器などが，体腔内または体腔外に脱出した状態のこと．椎間板ヘルニア，鼠径部ヘルニアなどがある．

ヘルパンギーナ《herpangina》▶ウイルス性咽頭炎．幼少・青年期に多くみられる夏風邪の1つ．高熱と口腔粘膜に現れる水疱性発疹が特徴．コクサッキーウイルス感染が原因とされる．

ペルホる▶穿孔(せんこう)を意味する英語「ペルホラート(perforate)」と日本語の造語．転じて穿孔すること．

ペンアタ▶手術前に，不安感や自律神経反射が起こらないように投薬する薬の組み合わせ．鎮痛のペンタゾシンと鎮静のアタラックスPの組み合わせをさす．

べんい《便意》▶排便をもよおすこと．

へんえん《辺縁》▶中心部に対しての周り，周辺部．「大脳辺縁系」などと使われる．

へんけつ《返血》▶自己輸血のこと．手術前に自分の血液を採取してお

き，手術時に輸血するなどによって，自分の血液を戻すこと．

べんスラ《便スラ》▶便潜血スライドの略．発光物質を塗付したスライドに大便を付着し反応液をかける検査．発光すれば便潜血陽性と判断される．

へんそくがいこきゅう《偏側臥位呼吸》▶呼吸困難を軽減するため，片側を下にした側臥位で呼吸を行うこと．

べんち《胼胝》▶たこ．皮膚が硬化し，盛り上がった部分．繰り返し刺激を受けることによって生じる．

ベンチ《ventilator》▶人工呼吸器の英語「ベンチレーター」の略．

ベンチレーター《ventilator》▶人工呼吸器．自発呼吸ができない患者に用いる．

ペンディング《pending》▶可否や結論がまだ出ていない状態．未解決，保留中のこと．

べんばい《便培》▶便培養検査の略．細菌を調べる検査．検便．

べんヘモ《便ヘモ》▶便潜血検査の俗称．便の中に血液が混ざっているか調査すること．

ペンローズ《Penrose drain》▶ペンローズドレーンの略．誘導管のこと．用途によって，短いドレーンと長いドレーンとがあり，それぞれ種類も異なる．

ほうか《放科》▶放射線科の略．臨床医学の一部門．放射線を利用して病気の診断，治療を行う．

ほうかつてきしえんじぎょう《包括的支援事業》▶予防給付に関する介護予防を行う一方で，地域に住む高齢者のあらゆる健康上の問題に関して，福祉，医療などの面から包括的・継続的な対応をはかる．

ぼうけん《剖検》▶病理解剖の略．患者の死後に，解剖して調べること．

ほうこう《包交》▶包帯交換の略．

ほうごう《縫合》▶外科手術の基本的な技法の1つ．手術や外傷によって開いてしまった患部を，針と糸を用いて縫い合わせること．

ぼうこうきんまん《膀胱緊満》▶膀胱が張りつめている状態．排尿困難などにより，膀胱内に多量に尿が貯留することによって生じる．

ほうさんつう《放散痛》▶疾患の原因部分だけでなく，周囲や外側など離れた部分へ散らばる痛みのこと．例えば，狭心症や心筋梗塞など心臓が原因の場合，左肩，左手，腹部，顎や歯といった離れた部分

で痛みが生じる.

ほうしつ《**訪室**》▶患者の部屋を訪れ,ベッドサイドに寄り添うこと.

ぼうしつけっせつ《**房室結節**》▶右房壁と心室の境界部の心内膜下にある結節.心臓刺激伝導系の一部.自動能をもち,上位伝導系に障害があれば自ら刺激を発して補充調律の中枢となる.

ぼうじゅん《**膨潤**》▶液体を含んで体積を増すこと.この現象を医療器具などに利用している.

ほうじょうきたい《**胞状奇胎**》▶受精後,胎盤をつくる絨毛に異常を生じること.上皮細胞が異常に増殖してぶどうの房状となり,子宮腔を満たすようになった状態.

ぼうしん《**膨疹**》▶かゆみが強い一過性の限局性浮腫.扁平に盛り上がる紅色の病変.

ぼうせん《**膀洗**》▶膀胱洗浄の略.カテーテル閉塞物および膀胱内沈殿物の除去のため,膀胱内を生理食塩液で洗浄する処置.膀胱内留置カテーテル,または膀胱瘻カテーテルを使用する.

ほうち《**放治**》▶放射線治療の略.

ほうていこうけんせいど《**法定後見制度**》▶成年後見制度の1つ.本人の判断能力が衰えた後に利用できる.家庭裁判所が選任し,選任された人が法律行為などを代行・補助する.代行には,後見,保佐,補助の3制度がある.

ほうていこうけんにん《**法定後見人**》▶認知症・知的障害・精神障害などにより判断能力が不十分な人を保護する制度で,本人の判断能力の程度に応じて,後見人,保佐人,補助人がある.

ほうていだいりじゅりょう《**法定代理受領**》▶介護保険のサービス利用料に際しての負担方法のこと.利用者は1割の自己負担,指定サービス事業者は残りの9割を保険者(市町村など)から受け取る.

ぼうにょう《**乏尿**》▶尿の排泄量が,1日400mL以下となった病態.健常者の尿量は500〜2,000mL/日.腎機能障害,水分喪失などで起こる.

ほうまつよう《**泡沫様**》▶泡のような,という意味.体液や排液,痰などの状態を形容する場合に使われる.

ぼうまん《**膨満**》▶いっぱいになって膨れること.「腹部に膨満感がある」などと使われる.

◆ ほうもんかいご

ほうもんかいご《**訪問介護**》attendant service ▶居宅サービスの1つで,訪問介護員(ホームヘルパー)が利用者の居宅を訪問して身体介護や生活援助を行う.

ほうもんかいごいん《**訪問介護員**》home helper ▶通称ホームヘルパー,または単にヘルパーともよばれる.国家資格ではないが,都道府県知事の指定する訪問介護員養成研修の課程を修了した者をいう.

ほうもんかいごいんようせいけんしゅう《**訪問介護員養成研修**》▶訪問介護員の養成研修.研修は市町村社会福祉協議会,NPO,介護保険サービス事業者などが都道府県の指定を受けて実施する.一定の研修を受講すれば修了証書が発行される.

ほうもんかいごけいかく《**訪問介護計画**》▶利用者とサービス提供事業者が,あらかじめ必要なサービス内容を契約し,その提供方法を確定させたもの.お互いがサービス内容を明確に認識できる.

ほうもんかんご《**訪問看護**》home-visit nursing care ▶医師の指示のもと,看護師や保健師が利用者の居宅を訪問し,療養上の世話や医療機器の管理,機能訓練などを行う看護活動.

ほうもんかんごステーション《**訪問看護ステーション**》home-visit nursing care service station ▶要支援・要介護状態で,在宅療養が必要なとき,かかりつけ医の指示を受け,訪問看護師が定期的に訪問し,看護・リハビリサービスを提供する機関(ステーション).

ほうもんしんりょう《**訪問診療**》visiting examination ▶往診は通院できない患者の要請を受けて医師がその都度診療を行うが,訪問診療は在宅,あるいは施設において,プランに沿って定期的に訪問し医療サービスを行うこと.

ほうもんちょうさ(いん)《**訪問調査(員)**》▶市区町村の職員やケアマネジャーが要介護認定を申請した人の家庭を訪問し,心身の状態や生活環境などの聞き取り調査を行う人.認定調査員ともいう.

ほうもんにゅうよくかいご《**訪問入浴介護**》▶看護職員と介護職員が自宅を訪問し,浴槽(入浴車)を持ち込んで行う入浴介護をいう.医師の指示のもと,看護職員が入浴の前後に血圧,脈拍などを測定,確認する.

ほうもんリハビリテーション《**訪問リハビリテーション**》▶理学療法士(PT),作業療法士(OT),言語聴覚士(ST)が自宅を訪問して理学

療法，作業療法，その他必要なリハビリを行うこと．
ぼうりゅう《膨隆》▶皮膚や粘膜などが，膨らみ，盛り上がること．
ほう・れん・そう《報・連・相》▶報告・連絡・相談．業務を遂行するうえで必要なコミュニケーションを略したもの．
ほえき《補液》▶輸液と同義．
ポータブル《portable toilets》▶ポータブルトイレの略．
ポータブルトイレ《portable toilets》▶持ち運び可能な簡易トイレ．移動式椅子型トイレのこと．寝たきりではないが，トイレまで移動するのが困難な患者のため，部屋で使用できるトイレ．ベッド脇などに置き，用がたせるようにする．
ホーデン《Hoden(独)》▶ドイツ語で睾丸を意味する．男性の生殖器．精巣．
ホーデンザック《Hodensack(独)》▶ドイツ語で陰嚢を意味する．睾丸を包む皮膚のこと．
ポート《port》▶皮下埋め込み型ポート．CVカテーテルの1種で抗がん剤や高カロリー輸液を注入する際の注入口．密性の高いシリコンゴムでつくられた直径2～3cmほどの円盤形状のもの．
ホームエレベーター《home use elevator》▶個人住宅に設置されたエレベーター．上下階の移動介助の負担を軽減するためのものだが，広さ，重量，速度などが建築基準法で決められている．定期点検も義務づけられている．
ホームセキュリティ《home security system》▶異常を感知して，自動的に管理会社や警備会社に通報する防犯システム．市町村によっては，独居老人の安全を守るために，このシステムを利用しているところもある．
ホームヘルパー《home helper》▶→「訪問介護員」参照
ホームヘルプサービス《home help service》▶援助を必要とする在宅高齢者や障害者宅を，ホームヘルパーが訪問し，入浴，排泄，食事の介助や，炊事，掃除，洗濯など日常生活の手助けを行うサービス．
ボーラス《bolus injection》▶ボーラス注射の略．投薬方法の1つで，一度に大量の薬を投与すること．
ボールド《BOLD》blood oxygenation level dependent▶血液酸素レベル記録法．

ポケット《pocket》▶嚢．袋．皮膚組織が欠損した状態の褥瘡ポケット．歯と歯茎の境目の溝は歯周ポケットとよばれる．

ほけんい《保険医》▶健康保険加入者の診療にあたる医師，または歯科医師．健康保険医ともいう．

ほけんきのうしょくひん《保健機能食品》▶国が定めた安全性や有効性に関する基準を満たしたものをいう．保健機能食品には特定保健用食品(個別許可型)と栄養機能食品(規格基準型)があり，消費者庁所管となる．

ほけんきゅうふのしゅるい《保険給付の種類》▶被保険者や被扶養者の病気，けがなどに支給されるのが保険給付で，サービス(医療など)で提供される現物給付と，現金で提供される現金給付の2種類がある．

ほけんし《保健師》public health nurse▶所定の専門教育を受け，地区活動や健康教育・保健指導などを通じて疾病の予防や健康増進など，公衆衛生活動を行う地域看護の専門家．国家資格．

ほけんしどう《保健指導》▶医師や保健師によって行われる健康保持，健康増進や健康教育などの指導をいう．妊産婦，乳幼児，労働者，一般住民など対象範囲は大きい．

ほけんしゃ《保険者》▶保険事業の運営にあたる者をさすが，狭義には株式会社または相互会社組織の保険会社をいう．国営保険，公営保険では，国その他の公法人が保険者となる．

ほけんじょ《保健所》▶地域住民の健康や衛生を支える公的機関の1つ．「地域保健法」に基づき都道府県，政令指定都市，中核市，その他指定された市または特別区が設置する．

ほけんてんすう《保険点数》▶診療報酬点数．医療行為，投薬の内容に応じて決められている．1点10円で算出される．

ほけんふくしじぎょう《保健福祉事業》▶市町村が独自に条例で定めて実施するサービス．要介護・要支援認定者だけではなく，被保険者全体を対象として行う事業．

ほけんりょうのげんめん《保険料の減免》▶国民健康保険の保険料を納めたくても経済的・身体的利用により納められない場合に，保険料の軽減・減免(免除)措置がある．災害や失業などの場合に受けられる．

ほこうかいじょ《歩行介助》▶視覚障害者や歩行不自由な人の歩行を

介助するときの技術の1つ．階段，道路，狭い場所の通過時など，介助者と要介助者の位置や距離を把握して介助する．

ほこうき《歩行器》▶歩行困難者の歩行動作を補う機能を有し，移動時に体重を支える機能を有するもの．キャスタ付きで転がせるタイプと，持ち上げて使うタイプがある．

ほこうじかんえんちょうしんごうようこがたそうしんき《歩行時間延長信号用小型送信機》▶横断歩道などの信号機のバリアフリー化．視覚障害者向けに開発された送信器．この発信装置を作動させると，歩行者用青信号の時間を延長して安全に渡ることができる．

ほこうしゃ《歩行車》▶車輪の付いた歩行器．介護保険の福祉用具として適用を受けるには，いくつかの条件をクリアする必要がある．

ほこうしょうがい《歩行障害》gait disturbance▶先天性，後天性にかかわらず，さまざまな理由(事故，病気，高齢)が原因となり，自力で歩行することが困難，あるいは不可能となってしまった状態．

ほこうべんざ《補高便座》raised toilet seats▶既存便座上に高さのある便座を止め具で固定し，便座面を高くすることで，便座からの立ち上がりやしゃがみ込み動作を容易にするもの．

ほこうほじょぐ《歩行補助具》walking machine, walking frame▶足の弱った高齢者や障害者などの歩行を補助するための用具．杖，手すり，スロープ，歩行器などが相当する．

ほこうほじょつえ《歩行補助杖》▶介護保険による杖の種類は，松葉杖，カナディアン・クラッチ，ロフストランド・クラッチ，プラットホームクラッチ，および多点杖に限定される．

ほさにん《保佐人》▶法定後見制度における「保佐人」は，精神上の障害(知的障害，精神障害，認知症など)のために，判断能力が「著しく」不十分な者の財産管理や介護契約を代わって行う．

ポジショニング《positioning》▶患者の体位の取り方．体位どり，位置ぎめ．

ポジション《position》▶患者の体位．

ぼしとうだい《母指頭大》▶手の親指第一関節から末梢までの腹側の大きさ．

ほじょけん《補助犬》▶障害のある人の生活や社会参加を補助するように訓練された犬．それぞれの訓練を受けた犬で，盲導犬，介助犬，

聴導犬などがいる.

ほじょにん《補助人》▶法定後見制度における補助人は，精神上の障害（知的障害，精神障害，認知症など）のために，判断能力が不十分な者のうち軽度の状態にある者の財産管理や介護契約を代わって行う.

ポス《POS》 problem-oriented system ▶問題志向型システム．アセスメント，診断，計画，実施，評価の5ステップを1サイクルとする，患者中心の問題解決技法に基づくシステム．

ホスト《host》▶臓器移植をされる臓器移植患者．

ホスピス《hospice》▶緩和ケア病棟．末期がんなど，終末期の患者のための入院看護施設．医師・看護師などがチームとなって，患者の痛みや死の恐怖を和らげ，尊厳を保ちながら最期を迎えるためのケアを行う．在宅での緩和ケアの意味も含まれる．

ほせい《保清》▶清潔を保つこと．

ほそうぐ《補装具》▶身体障害者が失った身体の一部，あるいは機能を補完・代替するもの．義肢（義手・義足）・杖・義眼・補聴器などがあり，市町村から費用の一部について補助を受けられるものもある．

ほぞんけつ《保存血》▶採取した血液に凝固を防ぐ薬物を入れて低温で保存したもの．自己血輸血の際に使われる．血液採血後，3週間有効．

ほぞんてき《保存的》▶手術で患部を取り除くのではなく，患部を保存し機能を残しながら治療を進めること．

ボタンエイド《button hooks》▶手指に障害のある人がボタンをとめるために，ボタン穴に差し込み，ボタンを引き出してボタンをかける道具．

ほちょうき《補聴器》▶聴覚障害者の聞き取りを補助する補装具．聞こえが悪い場合に音を拡大して聞こえるようにするために用いる．聴覚障害の程度を決めるためには，聴力検査が必要．

ホックム《HOCM》 hypertrophic obstructive cardiomyopathy ▶閉塞性肥大型心筋症．心臓の壁が肥大する肥大型心疾患で，とくに左右の心室を分ける心室中隔の肥大が顕著である．心臓の内圧が上がるため，強い息切れや失神を生じたり，致死性不整脈が出ることもある．

ほっしん《発疹》▶皮疹．皮膚に現れる局限的病変．紅斑，白斑，丘疹，結節，水疱，膿疱，びらん，潰瘍，膿瘍，鱗屑，痂皮などがある．

ほっせき《発赤》▶皮膚や粘膜が赤くなる．炎症徴候の１つ．毛細血管の拡張によって起こる．

ホット《HOT》 home oxygen therapy▶在宅酸素療法．症状は安定しているが，酸素を自力で十分に取り込めない慢性疾患の患者(慢性呼吸不全，慢性閉鎖性肺疾患，肺線維症など)に対して，在宅で酸素療法(酸素濃縮装置や携帯酸素ボンベを使用して酸素を取り入れる療法)を行うこと．

ボッド《VOD》 veno-occlusive disease▶肝中心静脈閉塞症．肝臓にある静脈の一部が閉塞し，血液循環の障害を起こす疾患．

ポッド《POD》 post operative day▶術後日数．手術からの経過日数．

ホットパック《hot pack》▶パック内に発熱剤が入ったものを，タオルやビニールなどでおおって局所に当てる．身体の局所に温熱を与える治療法．

ポブ《POB》 phenoxybenzamine hydrochloride▶フェノキシベンザミン．非選択的のの遮断薬．高血圧，末梢循環障害，神経性膀胱機能不全などに使用される医薬品．

ホッホドゥルック《Hochdruck(独)》▶ドイツ語で高血圧を意味する．

ボディマスインデックス《body mass index；BMI》▶体格指数のこと．体重(kg)を身長(m)の２乗で割った値で，成人の標準は22．

ボディイメージ《body image》▶自分の体に対して抱いているイメージ．身体像．自尊感情とともに，自己概念を形成している要素のうちの１つ．手術により，身体機能の変化，喪失などでボディイメージの混乱が生じ，大きなダメージを受けることがある．

ボディサブスタンスアイソレーション《body substance isolation；BSI》▶生体物質隔離．感染症に対する隔離予防策．患者の血液，体液，粘膜，創傷皮膚などへの接触を防ぐため，主に手袋などを着用する．

ボディメカニクス《body mechanics》▶人間の神経系・骨格系・関節系・筋系の相互関係の総称．諸系のメカニズムを理解し，介助姿勢や動作などを，科学的に考えた生体力学のことをいう．力学的原理を応用した介護方法は患者の安楽を高め，看護・介護する側にとっても無理のない自然な姿勢で効率のよい介助が行える．

ボディランゲージ《body language》▶非言語コミュニケーション

の1つ．動作や表情で相手に意思や感情を伝えるので，身体言語あるいは身振り言語ともいわれる．

ほてつ《補綴》▶歯が欠損した場合に，冠，クラウン，義歯やインプラントなどの人工物で補い機能を回復させること．

ボトムアップ《bottomup management》▶上層部が下部の意見を聞き，経営方針に反映させ，全体をまとめていくマネジメントシステム．

ボトル《bottle》▶点滴薬を入れる容器，または排液容器．

ポブツ《POWZ》postoperative Wangen cyst▶術後性頬部囊胞．上顎洞の粘膜を除去する手術後，上顎洞内に袋状の囊胞が発生する疾患．

ホフマンはんしゃ《ホフマン反射》▶手指屈筋反射．患者の手のひらを下向きにし中指末節を指で挟み，母指で患者の中指の爪を鋭く掌側にはじく．患者の母指が内転・屈曲すれば陽性で，錐体路障害が疑われる．

ボミッティング《vomiting》▶嘔吐．

ホメオスターシス《homeostasis》▶恒常性．環境が変わっても，体温維持，血糖値や浸透圧の調節など，生きていくうえで重要な機能を正常に保つ働きをもつこと．

ホメオパシー《homeopathy》▶同種療法，類似療法ともよばれる代替医療の1つ．症状を悪化させる成分を少量取り込むことによって自然治癒力を引き出し，病気を治そうとする療法．

ポリープ《polyp》▶茸腫．有茎性の腫れ物で，良性病変．

ポリウレタンフィルムドレッシング《polyurethane film dressing》▶湿潤環境により傷の治りを早める効果のある，片面が粘着面の透明なフィルム．水蒸気や酸素が透過できるので，蒸れることはない．出血を伴わない創面，浅い褥瘡，疱の保護，褥瘡の予防などに使われる．

ポリオ《Polio》poliomyelitis anterior acuta▶急性灰白髄炎．急性骨髄前角炎，感染症．ポリオウイルスが飛沫により経口感染する．発熱，悪心，嘔吐，下痢などが出始め，解熱のころ，筋肉の弛緩麻痺を生じることがある．

ポリクリ《Poliklinik(独)》▶ドイツ語で「ポリクリニック」の略．実際は医学生の臨床実習をさす．

ホリスティックメディスン《holistic medicine》▶身体だけでなく，心，精神，環境も含め，人間と生命をとらえることが医療の基本姿勢だとする医学．全人的医療．

ポリゾ《polysography》▶ポリゾグラフィ（重複撮影）の略．X線診断時の特殊撮影の1つ．

ポリソムノグラフィー《polysomnography》▶睡眠中の脳波，眼球運動，呼吸状態，心電図などを測定する，多角的な睡眠検査．

ポリペク《polypectomy》▶ポリペクトミーの略．

ポリペクトミー《polypectomy》▶内視鏡的ポリープ切除術．内視鏡を使った手術方法．金属性の輪を内視鏡の先端に取り付け，胃や大腸にできたポリープの茎の部分にかけて電流を流し，焼き切る手術法．

ホルターしんでんず《**ホルター心電図**》Holter electrocardiogram▶小型の携帯型心電計．長時間の記録が可能．患者が計測・記録する．

ホンク《HONK》hyperosmolar nonketoic hyperglycemic coma▶高血糖性高浸透圧性昏睡．高血糖により体内の水分が奪われ，血液の浸透圧が高くなることにより起こる．高度の脱水，嘔吐，腹痛，昏睡などがみられる糖尿病の合併症の1つ．

ほんたいせい《**本態性**》▶症状・疾患の原因が明らかでないということ．特発性ともいう．

ほんばちょうりつ《**奔馬調律**》▶心音の1つで，重症心疾患の患者の聴診で聴かれる．馬の駆けるような音で，ギャロップリズムともいう．

ポンヘモ《pontine homorrhage》▶ポンタインヘモレイジの略．橋出血，脳幹出血．脳出血の1種で，脳幹部の橋とよばれる部分の出血．直後から意識障害，呼吸障害，四肢麻痺が起こる．重症例が多い．

◆ マーカー

ま

マーカー《marker》▶腫瘍マーカーの略．がんの進行とともに増加する生体因子を，抗体を利用して検査をすること．がんスクリーニングや診断，治療経過のモニタリングに用いられる．

マーキング《marking》▶ストーマサイトマーキングの略．ストーマの造設に最も適した位置を決めること．

マーゲン《Magen(独)》▶ドイツ語で胃を意味する．

マーゲンカルチ(ノーム)《Magenkarzinom》▶胃がんを意味する．胃の粘膜に発生する上皮性悪性腫瘍．

マーゲンクレブス《Magenkrebs(独)》▶胃がんの意味．

マーゲンゲシュブール《Magengeschwr(独)》▶胃潰瘍を意味する．胃壁がただれ，組織欠損を起こした状態．

マーゲンゾンデ《Magen Sonde(独)》▶胃管を意味する．胃管カテーテル．口や鼻から胃に挿入する細い管のこと．胃洗浄，胃液採取，減圧，チューブ栄養のために用いられる．

マーゲンチューブ《Magen tube(独)》▶ドイツ語で胃管を意味する．マーゲンゾンデと同じ．

マーゲンドゥルヒロイヒトゥンク《Magendruchleuchtung(独)》▶胃透視X線撮影を意味する．バリウムを飲んで胃壁全体に付着させてからX線撮影を行うこと．食道や胃，十二指腸の病気を調べる検査．

マーゲンミッテル《Magenmittel(独)》▶ドイツ語で胃薬を意味する．一般的には重曹をさす．

マーサ《MRSA》Methicillin-resistant *Staphylococcus aureus*▶メチシリン耐性黄色ブドウ球菌の略．多くの抗生物質に抵抗性を示す薬剤耐性菌の1つで代表的な菌．ペニシリンの一種であるメチシリンが効かなくなった黄色ブドウ球菌．

マース《MAAS》massive amnion aspiration syndrome▶羊水過度吸引症候群の略．胎児が羊水を肺に吸引して，酸素が十分に取り込まれなくなること．予定日より出産が遅れた場合などにみられることがある．

マイクロウェーブ《microwave》▶極超短波のことで，これを使った療法をマイクロウェーブ療法という．エネルギー変換熱を利用した物理療法の1つ．

マイクロサージャリー《microsurgery》▶顕微鏡下手術のこと．患者の肉体への侵襲が少ない最小侵襲手術の1つ．

マイナートランキライザー《minor tranquilizer》▶精神安定薬の1つ．緩和な作用で不安，緊張などを和らげる弱精神安定薬，抗不安薬などをいう．

マウスピース《mouthpiece》▶胃カメラ検査などの際，胃カメラの管をかまないようにするため，また胃カメラの先端が舌根部を刺激しないようにするため，口にくわえる防具．ゴムやプラスチックでできている．

まえだち《前立ち》▶手術の第一助手のこと．

マオ《MAO》monoamine oxidases▶モノアミン酸化酵素の略．モノアミン神経伝達物質の酸化を促進させる酵素群の総称．アルデヒドを生じる．ミトコンドリア外膜に存在する．

マオアイ《MAOI》monoamine oxidase inhibitor▶モノアミン酸化酵素阻害薬の略．MAOの働きを抑制し，脳内神経伝達を行うセロトニン・ノルアドレナリンを増やすことにより，うつ状態を解消する薬．

まきづめ《巻き爪》▶爪が伸びる方向，あるいは左右に巻き込まれる状態になること．足の親指によく起きるが，我慢できない場合は手術で治すことになる．

マグネシウム《Mg》magnesium▶金属元素の1つ．骨や歯の構成成分．酸素反応により，神経筋の機能を保つ．慢性不足の場合，虚血性疾患の罹患率が高くなる．制酸薬，下剤，潰瘍治療薬として利用．

マグネットホスピタル《magnet hospital》▶魅力的な病院．患者や医師・看護師などを磁石のように引き寄せて離さないというたとえからよばれる．

マクロショック《macroshock》▶電気ショックの1つ．電流が皮膚から流れ込んで起こる感電で，心臓への影響が問題とされる．100mA以上のマクロショックで心室細動が起こるとされる．→「ミクロショック」参照

マクロファージ《Mφ》macrophage▶大食細胞，貪食細胞．結合組織内に広範囲に分布し，臓器内で集団を形成している．病原菌などの異物を取り込んで消化する食作用をもつ．

マジックハンド《magic hand》▶取っ手を握り，先端に物を挟み，遠

◆ マジックハンド

くのものを取ったり引き寄せる道具．四肢の筋力低下，移動の困難な場合に，手の代わりに用いられる．

マス《**MAS**》meconium aspiration syndrome▶胎便吸引症候群の略．胎便を肺に吸い込み，気管支が閉塞され，呼吸障害を起こす病気．新生児仮死に合併しやすい特徴があり，出生後呼吸不全，肺炎の原因となる．

マス《**MAS**》Taylor manifest anxiety scale▶不安尺度の略．1951年にJ.A.テイラーによって開発された質問紙法による不安の度合いを測定する検査．結果により，心理的問題のスクリーニングをすることが目的．日本版MASがある．

マスクフィッティング《**mask fitting**》▶非侵襲的陽圧換気療法で使用する鼻マスク・顔マスクを適切に選択し，調整すること．有効な換気効果を得ながら，長期治療を継続するために，非常に重要な調整．

マススクリーニング《**mass-screening**》▶集団検査のこと．学校や事業体など大勢の人を対象に，病気を早期に発見し，治療を促すことを目的とした検査．

マスター《**Master's test**》▶マスター試験の略．運動負荷試験の1つ．マスター台（2～3段の階段）を昇降して心臓に負荷を与え，心電図を取って心機能など心臓の状態を調べる検査法．

マスト《**MAST**》medical antishock trousers▶抗ショックズボンの略．血圧を保持させるための器具．空気圧で血管を圧迫し止血を行うと同時に，血流を強制的に上半身に還流させる．心原性ショックでは禁忌．

まだらにんちしょう《**まだら認知症**》▶まだらぼけ，まだら痴呆ともいわれる．脳機能全体が低下するのではなく，部分的に脳機能が障害されるため，正常な部分と痴呆の部分が混在する状態．

マッキントッシュ《**Machintosch laryngoscope**》▶マッキントッシュ喉頭鏡の略．主に気管挿管時に使用される喉頭鏡のこと．

マック《**MAC**》maximal acid concentration▶最高酸濃度の略．胃液濃度の最高値のこと．

マック《**MAC**》minimum alveolar anesthetic concentration▶最小麻酔濃度の略．皮膚切開に対し50%が体動を起こさない麻酔濃度のこと．吸入麻酔の強度の指標．

マック《MAC》 Mycobacterium avium-intracellulare complex ▶非定型抗酸菌の1種.

まっけつ《末血》 ▶末梢血の略. 皮下の静脈など, 末梢血管から採った血液のこと.

マッサージ《massage》 ▶血液循環の改善やリンパ循環の改善を目的にした手技療法. 血行促進や新陳代謝の向上をはかり, 身体の改善を促す. さする, もむ, 押す, たたくなどの手法がある.

まっしょう《末梢》 ▶先端, 末端. 身体の中心から離れている部分. 末梢神経など.

マットレス《mattress》 ▶ベッドの上や敷き布団の下に用いる寝具. 低反発・高反発のマットレス, スプリングマットレス, エアーマットレスなどあるので, 自分に合うものを探すことが大切.

まつばづえ《松葉杖》 ▶歩行を補助するための歩行補助器. 標準的な松葉杖は杖の手側が松葉のように二股に分かれていて, 最上部の横木を脇の下に挟み歩行する. 腕力とバランスを必要とする.

マップ《MAP》 mannitol adenine phosphate ▶赤血球濃厚液の略. 赤血球浮遊液. 溶血を改善するマンニトール, 赤血球中のATP維持に作用するアデニンとリン酸で作られた, 赤血球を通常の2倍期間保存するために開発された液.

マップ《MAP》 mitral annuloplasty ▶僧帽弁形成術の略. 僧帽弁の機能を回復させる手術. 自己の弁を残す方法と, 人工弁に取り替える方法(僧幅弁置換術)とがある.

マニー《mania》 ▶精神医学で, 躁状態をさす.

マニフェスト《Manifest》 ▶医療では, 適正な処理のために廃薬品類, 注射針, 点滴パック, X線フィルムなどの処理過程に応じてかわされる書類, その制度をさす.

マネージドケア《managed care》 ▶米国の主となる医療形態. 医療費を抑制するシステムで, 医療へのアクセスおよび医療サービスの内容を制限する制度のこと. 管理医療. HMO(health maintenance organization=会員制健康保険団体)が代表的. 会員は契約病院で診療を受け, 一定の料金を支払うしくみとなっている.

マネジメント《management》 ▶目的を達成するため, 組織を指揮・管理すること.

マハトロース《**machtlos**(独)》▶無力なを意味する．力がない，どうしようもない．

マリグナント《**malignant**》▶悪性のを意味する．

マリグネース《**malignös**(独)》▶悪性の，がん性のを意味する．

マリリン《**maignant lymphoma**》▶悪性リンパ腫の「マリグナントリンホーマ」の略．免疫システムを構成するリンパ節，胸腺，脾臓など，リンパ系の組織から発生する腫瘍のこと．

マルキュウ《㊝》▶至急の俗語．至急の「急」の字にマル印を付けて記すことからこうよばれる．

マルク《**Mark**(独)》▶骨髄，骨髄穿刺を意味する．骨髄に針を刺して採取すること．白血病など血液の疾患の際に行われる．

マルチプル・ミエローマ《**multiple myeloma；MM**》▶多発性骨髄腫．血液細胞の1つである形質細胞・免疫グロブリン(Ig)が悪性増殖する疾患で，原因は不明．Igの種類により，IgG型，IgA型，IgD型，IgE型，ベンスジョーンズ型の骨髄腫に分けられる．

マルト《**MALT**》mucous membrane associated lymphoid tissue ▶粘膜系リンパ組織の略．抗体生産にかかわるリンパ組織の総称で，粘膜に存在する．鼻咽頭関連，気管支関連，腸管関連に大別される．

まるばり《丸針》▶外科手術において，縫合の際に使用される針で，断面が丸いもの．粘膜や血管など，弱くて柔らかい組織の縫合に使用される．

マンゲル《**Mangel**(独)》▶欠乏を意味する．

マンシェット《**manchette**》▶血圧計の圧迫帯のこと．血圧計とつながった，ゴムの袋が入った上腕部に巻く布部分．

まんしょう《満床》▶病院の入院用ベッドがすべて使われていて空きがないこと．

まんぞくど《満足度》▶外来・入院患者の，診療に対する満足の度合い．アンケート調査などを実施して，病院の運営・方針に役立てる満足度調査がある．

マンマ《**Mamma**》Mammakrebs(独) ▶乳房を意味する．主に乳がんのことをさす．

マンマカルチ(ノーム)《**Mammakarzinom**(独)》▶乳がんを意味する．

マンマクレブス《Mammakrebs(独)》▶乳がんのこと．発生箇所によって乳管がん，乳腺がんなどがある．

マンモグラフィー《mammography》▶乳房X線検査．触診でしこりや皮膚のひきつれが見つかった際，それががんであるかどうか調べるために行う．

ミーンピーエーピー《mean PAP》mean pulmonary arterial pressure ▶平均肺動脈圧の略．正常値は18〜9mmHgで，安静時で25mmHg以上，労作時で30mmHg以上で，肺高血圧症とされる．

ミーンビーピー《mean BP》mean blood pressure ▶平均血圧の略．動脈硬化のリスク指標の1つで，(収縮期血圧−拡張期血圧)÷3＋拡張期血圧で求められる．

ミエロ《myelo》myelography ▶ミエログラフィの略で，脊髄造影法のこと．脊髄腔内に造影剤を注入してX線撮影を行う．脊柱脊髄疾患の診断や，治療方針決定などを目的に実施される．

ミエローマ《myeloma》▶多発性骨髄腫(形質細胞腫)．血液の悪性腫瘍の1つで，腫瘍化した形質細胞(骨髄腫細胞)が増殖し，造血を傷害されるので，倦怠感，出血傾向がみられる．骨の痛みや骨折，腎機能低下が顕著にみられる．

ミオーマ《myoma》myoma uteri ▶ミオーマウテリ(子宮筋腫)の略．

ミオーマウテリ《myoma uteri》▶子宮筋腫．子宮内の筋肉層に発生する腫瘍．発生部位によって粘膜下筋腫，筋層内筋腫，漿膜下筋腫に分けられる．ほとんどが良性の腫瘍で，治療法には経過観察，薬物療法，手術療法がある．

ミオーム《Myom(独)》▶筋腫を意味する．

ミオクローヌスほっさ《ミオクローヌス発作》▶主にてんかん発作の症状の1つとしてみられる筋肉の不随意運動．全身の筋肉に及ぶこともあれば，一部分のこともある．

みぎかよう《右下葉》▶右肺を構成する3葉のうちの1つで，一番下の部分．右肺の50％を占める．

ミキサーしょく《ミキサー食》▶ソフト食に対し，できあがった食べ物を一緒にミキサーにかけ，すべての材料を混ぜた食事．見た目と，加水のため栄養素が普通食に比較し少ないなどの課題がある．

みぎじょうよう《右上葉》▶右肺を構成する3葉のうちの1つで，一番

◆ みぎじょうよう

上の部分．右肺の30％を占める．

ミキシング《mixing》▶注射薬，輸液などを混ぜ合わせること．混注．

みぎちゅうよう《右中葉》▶右肺を構成する3葉のうちの1つで，真ん中の部分．右肺の20％を占める．

ミクロショック《microshock》▶身体に留置した心臓カテーテルなどからの漏れ電流が心臓に直接流入し，感電を起こすこと．0.1mAとごくわずかな電流で生じる衝撃．心室細動などを誘発する．医療施設で起こる．→「マクロショック」参照

ミスト《mist》mistura▶液滴された薬物を霧状にして噴霧すること．ネブライザー吸入などで用いられる．

ミック《MIC》minimum inhibitory concentration▶最小発育阻止濃度の略．細菌の増殖を抑制することのできる抗菌薬の最小濃度．

ミッテル《Mittel(独)》▶薬を意味する．

ミット《MIT》macrophage migration inhibition test▶マクロファージ遊走阻止試験の略．免疫機能検査の1つ．感作T細胞の因子によって，マクロファージが遊走を阻止される特性を利用している．

ミッド《MYD》myotonic dystrophy▶筋緊張性ジストロフィーの略．19番染色体に異常がある遺伝性筋疾患の1つ．筋萎縮や筋力低下が大きな特徴で，骨格筋のほか多臓器が侵される全身疾患．

ミッドラインカテーテル《midline catheter》▶血管内留置に使用されるカテーテルで，末梢カテーテルの1つ．肘正中動脈に穿刺し，尺側静脈または橈側静脈に挿入する．中心静脈に達しないようにする．

ミップ《MIP》maximum inspiratory pressure▶最大吸気圧の略．可能な限り早く，深く息をすったときの吸気の圧力で，呼吸筋評価の目安となる．

みどり《PA》*Pseudomonas aeruginosa*▶ピオ，緑膿菌の略．

ミニいしょく《ミニ移植》nonmyeloablative stem cell transplantation▶同種造血幹細胞移植の1つで，移植前処置の抗がん薬や放射線量を減らして行う移植法．主に55歳以上を対象としている．

ミニラップ《mini-lap》mini-laparotomy▶小開腹・試験開腹の「ミニラパロトミー」の略で，診断を目的として行われる手術のこと．

ミネソタコード《Minnesota code》▶心電図の所見のコード体系のことで，ミネソタ大学で開発された分類基準．所見が3ケタの数字で

構成され，客観的・統一的に表現される．

ミネラル《mineral》▶体重の5％を占める20種類ほどの元素の総称．体調の微調整など重要な役割を果たす微量栄養素でCa，P，Mg，Na，K，Clなどは必須ミネラルとよばれる．

ミノ《MINO》minocycline▶ミノサイクリンの略．テトラサイクリン系抗菌薬の1つ．

ミフ《MIF》migration inhibition factor▶遊走阻止因子．脳下垂体やT細胞から分泌されるサイトカイン．体内への異物侵入を確認すると，遊走しているマクロファージをそこにとどまらせ，異物を分解させる．

みまもり《見守り》▶介護場面では，高齢者や障害者が安全に動けるように声かけを行って見守ること．独居老人などに対しては，地方自治体が警備会社と契約してセキュリティ，防犯・防災の見守りを行う．

ミューカス《mucus》▶粘液のこと．ラテン語ではムクス．

みらい《味蕾》▶舌や軟口蓋にある味覚の受容器．甘，酸，苦，塩，うま味のそれぞれの味を，別々の味蕾が受容する．

ミリテー《Miliärtuberkulose(独)》▶粟粒結核の意味．

ミルキング《milking》▶手やローラーなどでチューブをしごき，内に溜まった血液や排液を流し出す作業のこと．

みんざい《眠剤》▶睡眠薬のこと．

ムーンフェイス《moon face》▶満月様顔貌のこと．ステロイド薬の長期使用による代表的な副作用で，満月のようになった丸い顔のこと．クッシング症候群などでもみられる．

むきはい《無気肺》▶気道の圧迫や閉塞により肺胞がつぶれ，ガス交換が十分に行われず，肺容量が減少している状態．

むきんそうさ《無菌操作》▶使用する機器や治療部位などの対象物が，外界環境の菌に汚染されることなく行う無菌状況下の処置，操作のこと．

むこうせっし《無鉤鑷子》▶外科用ピンセットの1つ．先端に尖った鉤のついていない，平らなもの．

むこきゅう《無呼吸》▶呼吸の完全停止が，少なくとも10秒以上続いている状態．

ムスケル《Muskel(独)》▶筋肉を意味する．

◆ ムスケルアルバイト

ムスケルアルバイト《Muskelarbeit（独）》▶肉体労働の意味．

ムッタームント《Muttermund（独）》▶子宮口の意味．

むっつのきそしょくひん《6つの基礎食品》▶食品を栄養素ごとに6分類したもの．1群たんぱく質，2群ミネラル（カルシウム），3群カロチン，4群ビタミンC，5群炭水化物，6群脂質と，それぞれの群で栄養素を多く含む食品を紹介．

むにょう《無尿》▶膀胱に尿が送られず，1日の尿量が100mL以下の状態をいい，腎機能障害や尿管閉塞などが主な原因となって起こる．→「尿閉」参照

ムルチ《Multipara（独）》▶経産婦を意味する．

ムンテラ《Mond-therapy》▶説明を意味するドイツ語「ムント」と治療を意味する英語の「テラピー」の混合語．医師が，患者や家族に病状や治療方針を説明すること．インフォームドコンセントは「説明と同意」と訳されるが，ムンテラは「説明」に近い．

ムンパス［ムンプス］《mumps》▶流行性耳下腺炎．ムンプスウイルスによる感染症で，耳下腺炎や顎下腺炎をおこし顔が腫れるのが特徴．いわゆる「おたふく風邪」のこと．

メイヨー《mayo》▶外科手術で用いられる鋏のことで，クーパーより多少先端が細く，アメリカの医師メイヨーによって開発された．

メジャートランキライザー《major tranquilizer》▶抗精神病薬．

メタ《meta》metastasis▶転移を意味する英語「メタスターシス」の略で，主にがんの転移のこと．

メタスターゼ《Metastase（独）》▶ドイツ語で転移のこと．

メタアナリシス《meta-analysis》▶研究手法の1つで，複数の研究データを統計的に分析すること．その分析結果は，治療選択などにおいて最も信頼性の高い根拠とされる．

メタぶんせき《メタ分析》meta-analysis▶メタアナリシスの略．

めっきん《滅菌》▶細菌類など増殖性のあらゆる微生物を死滅・除去すること．感染予防においてクリティカル器材は，すべて滅菌処理される．

メッサー《Messer（独）》▶ドイツ語で執刀医を意味する．

メッサーザイテ，メスザイテ《Messerseite（独）》▶外科系を意味する．

メッセンジャーアールエヌエー《messenger RNA》 messenger ribonucleic acid ▶リボ核酸の1つ．DNAから転写された情報をタンパク質を合成する場であるリボソームに受け渡す働きがあるため，メッセンジャー（伝令RNA）とよばれる．

メッツ《METS》 metabolic equivalents ▶代謝当量の略．基礎代謝をもとに定められた運動・作業強度の指標．

メップ《MEP》 maximum expiratory pressure ▶最大呼気圧の略．最大の吸気から，一気に息を吐き出したときの呼気の圧力で，呼吸筋力の指標ともなる．

メディエーター《mediator》 ▶媒介する物質や仲介する人のこと．医療メディエーターとは，患者・家族と医療者の間に問題が生じた場合，話し合いの場を設けるなど中立的立場から問題の解決をはかる人をさす．

メディカルコントロール《medical control》 ▶救急患者を病院に搬送するまでの間，医師が救急隊に対して必要な医療処置を指示，指導することで，医療の質を保証すること．

メディケーション《medication》 ▶投薬治療．薬の服用によって病気を治療すること．

メニエル《MS》 Meniere syndrome ▶メニエール症候群の略．めまい，耳鳴り，難聴を主症状とする病態で，嘔気や嘔吐を伴うこともある．内耳の内リンパ腫が原因と考えられている．

メフ《MEF》 maximal expiratory flow ▶最大呼気流量の略．気道閉塞の指標で，最大の呼気から一気に息を吐き出したときの最大呼気速度のこと．ピークフローともいう．

メラ《MERA》 ▶メラサキューム®低圧持続吸引器の略．手術後，胸腔内にチューブを留置し，継続的に陰圧をかけて肺のつぶれるのを防ぐ医療機器．持続的に吸引するために，電動ポンプを使用している．

メン《MEN》 multiple endocrine neoplasia ▶多発性内分泌腺腫症の略．遺伝性疾患の1つで，複数の内分泌に腫瘍や過形成が発生する．腫瘍の発生部位によって1型と2型に分類される．

めんか《免荷》 ▶骨折や外傷患部に，荷重がまったくかからないようにすること．患者の安静保持のために行う．

メンター《mentor》 ▶キャリア発達を支援する人のこと．または生活

◆ メンター

上の悩みの相談にのる人をさすこともある.

メンタルヘルスししん《**メンタルヘルス指針**》▶厚生労働省が職場のメンタルヘルス対策を推進するために策定. 2006年の「労働者の心の健康の保持増進のための指針(メンタルヘルス指針)」をさす.

メンツー《**MEN 2**》Multiple Endocrine Neoplasia type 2▶多発性内分泌腫瘍2型の略. 内分泌臓器(甲状腺, 副腎, 副甲状腺など)に腫瘍が発生した多発性内分泌腫.

メンテ《**mainte**》maintenance▶メンテナンスの略. 手入れ, 保守, 維持などの意味. 医療機器の点検, 整備をさすほか, 健康を維持するためのケアやリハビリでの維持プログラムをさすこともある.

めんぽう《**面皰**》▶炎症性の皮膚疾患. 皮脂の分泌量の増加で毛穴がつまり, 炎症を起こしている状態. いわゆるニキビのこと.

メンワン《**MEN 1**》Multiple Endocrine Neoplasia type 1▶多発性内分泌腫瘍1型の略. 下垂体や副甲状腺に腫瘍が発生した多発性内分泌腫.

もうこはん《**蒙古斑**》Mongolian spots, birthmark▶乳幼児期に, 腰部から背中にかけてみられる先天性の青い斑紋のこと. 皮膚深部でのメラニン色素の沈着が原因で, 3〜5歳頃にはほぼ消える.

もうしおくり《**申し送り**》▶勤務交代時に, 看護・業務の引き継ぎに必要な情報を, 次の勤務者に伝えること.

もうじんあんぜんつえ《**盲人安全杖**》white cane▶視覚障害者の歩行を助ける杖で, 通常, 杖の色は白色または黄色. 材質は, グラスファイバー, 木材, 軽金属などでできており, 折り畳み式のものなど形や機能にもバリエーションがある.

もうじんようとけい《**盲人用時計**》▶視力障害者用の時計. 腕時計では文字盤を点で表し, 直接手で触れて確認できるものや, ボタンを押せば音声が流れるものなどがある.

もうどうけん《**盲導犬**》dog guides▶視覚障害者を安全・快適に誘導するように訓練された犬. 道路交通法では, 目の見えない人の道路通行には, 杖または盲導犬を連れていなければならないとされている.

モーニングケア《**morning care, AM care**》▶洗顔や着替え, 排泄など身の回りの介助や, 朝食介助, バイタルチェックなども含めた朝の介助・援助をいう. 1日の生活リズムをつくるためにも重要なケア.

モールト《MALT》 mucous membrane-associated lymphoid tissue ▶粘膜関連リンパ組織の略．粘膜にある抗体生産にかかわる免疫系組織の総称で，鼻咽頭関連リンパ組織，気管支関連リンパ組織，腸管関連組織リンパ組織に大別される．

もくよく《沐浴》▶ベビーバスなどを使い，新生児を入浴させること．新陳代謝が激しい新生児は清潔を保つ必要があるが，衛生面から生後1か月ほどは成人と一緒には入浴しないのが望ましいとされる．

もじほうそうデコーダー《文字放送デコーダー》▶テレビの文字放送や字幕付きの番組を見るために使用する機器．最近はデコーダーが内蔵されているテレビもある．

もしもしフォン《もしもしフォン》▶耳の遠い高齢者とのコミュニケーションに利用．樹脂製のパイプで，両側に耳と口を当てる開口部がある．軽くてある程度長く伸ばせ，目と目を見合わせて会話ができる．

モジュール《module》▶構成単位のことで，看護方式におけるチームやグループをさす．

モジュラーぎし《モジュラー義肢》▶互換性をもつさまざまな部品（モジュール）から成る骨格構造義肢．その人に合わせて部品の組み合わせができる．短時間で組み立て，分解できる．

モジュラーくるまいす《モジュラー車椅子》▶部品の組み替えができ，車輪やシートの位置を調整できるフレームをベースとした車椅子．車椅子全体のデザインは決まっているが，各部分は選択して，身体寸法に合わせてつくることができる．

モジュラーナーシング《modular nursing》▶看護方式の1つ．病棟ごとに2つ以上のチームを編成し，さらにチームごとに患者の受け持ちを決めるという，チームナーシングとプライマリーナーシングを合わせた看護方式．

モスキート《mosquito》 mosquito hemostatic forceps▶モスキート止血鉗子の略．

モスキートしけつかんし《モスキート止血鉗子》 mosquito hemostatic forceps▶手術中に血流を止める医療器具で，微細血管などの細かな血管の止血に用いられる．

もちかん《持ち患》▶受け持ち患者の略．

◆ モチベーション

モチベーション《motivation》▶動機づけ,やる気のこと.
モニタリング《monitoring》▶患者の状態を継続的に観察すること.心電図モニターなどの医療機器によって得られる情報を入手し,患者の状態を把握に努めること.
モローはんしゃ《モロー反射》▶新生児にみられる原始姿勢反射の1つ.正面を向いて寝ている新生児の頭部を持ち上げてから,支えている手を急に緩めると,上肢を伸ばし横に広げた後で,抱きつくような動きを見せること.

memo

◆ やがいレクリエーション

や

やがいレクリエーション《野外レクリエーション》▶屋外で行われるレクリエーション．室内でのレクリエーションと違って，散歩，ハイキング，キャンプなど自然に親しみながら行うので，気分をリラックスできる．

やかんせんもう《夜間せん妄》▶脳血管障害や血管性認知症，アルツハイマー病などで時々みられる症状で，昼夜逆転と同じく，夕方から夜間にかけて出現する症状．

やかんたいおうがたほうもんかいご《夜間対応型訪問介護》▶自宅での日常生活を24時間安心して送ることができるよう，夜間帯に訪問介護員（ホームヘルパー）が利用者宅を訪問すること．定期巡回と随時対応の2種類のサービスがある．

やかんはいかい《夜間徘徊》▶認知症になると昼夜逆転が起き，夜になると歩き回る行動のことをいう．昼間に十分な運動や活動をして，夜は眠くなるような援助を行う．

やきん《夜勤》▶勤務時間帯の1つ．3交替勤務には，夕方から深夜までの準夜勤と深夜から翌朝までの夜勤がある．

ヤグ《YAG》yttrium aluminum garnet laser▶ヤグ・レーザーの略．レーザー光のことで，イットリウム（Y），アルミニウム（A），ガーネット（G）の結晶を用いたもの．主に外科，皮膚科，美容外科などで用いられる．

やたべ・ギルフォードせいかくけんさ《矢田部・ギルフォード性格検査》Yatabe-Guilford Personality Inventory▶通称YG性格検査．ギルフォードの性格検査を矢田部が日本人向けに作成したもの．人の性格・特性を客観的に測定する性格検査．12の尺度を設け，尺度ごとに10問，計120問の質問項目から構成され，感情安定，社会適応，性向などを調べる．

やっか《薬価》▶薬価基準価格の略で，国によって決定される医療用薬剤の公定価格のこと．

ヤンマーエッケ《Jammerecke（独）》▶悩みの角（かど）を意味することから，胃切除の際に縫合が難しい部位をさす．

ゆうぐれしょうこうぐん《夕暮れ症候群》sundown syndrome▶認知症状の中に，夕方になると落ち着かなくなり，「家に帰る」と言った

り，幻覚・妄想が出やすくなることをいう．たそがれ症候群，夕方症候群などともいわれる．

ユーケー《UK》Uteruskrebs（独）▶子宮がん．

ゆうこう《有鉤》▶先端に鉤がついていることを示す．

ゆうこうせっし《有鉤鑷子》▶先端に鉤がついている鑷子（ピンセット）のこと．

ゆうもん《幽門》▶胃から十二指腸へとつながる部位のこと．胃の出口ともいえ，胃とつながっている部分の幽門洞と十二指腸とつながってる部分の幽門管とに分けられる．⇔噴門

ゆうりょうろうじんホーム《有料老人ホーム》▶老人福祉法に規定された高齢者向けの生活施設．介護保険の適用の有無，介護サービスの内容に応じて，介護付き・住宅型・健康型の3つのタイプがある．

ゆうりょうろうじんホームせっちうんえいひょうじゅんしどうししん《有料老人ホーム設置運営標準指導指針》▶国や都道府県による有料老人ホームの開設・運営に関するガイドライン．開設・運営のためには，この指導指針を基本にさまざまな事前協議を行う．

ユーリン《urine》▶尿のこと．

ゆかざようしき《床座様式》▶畳による日本従来の生活様式をいう．畳の上に座り，そこに布団を敷くなど，椅子座様式に比べて多目的な使い方のできる様式．

ゆかそうこうしきリフト《床走行式リフト》▶利用者の身体をつり下げて床を移動できるリフトのこと．台に座ったまま移動する台座式と，つり上げられて移動する懸吊式があり，いずれも電動または手動で動かす．

ゆたんぽ《湯たんぽ》hot water bottle▶材質は，陶器，金属，あるいは樹脂製などがあり，加熱した湯を注いで栓をし，就寝時に布団などへ入れて温かくする．暖房器具の1つ．

ユニットがたこしつ《ユニット型個室》▶概ね10人以下を1グループの生活単位（ユニット）としたケア体制の介護保険施設．共同で使うキッチンやリビングルームなどを併設する完全な個室型．

ユニットがたじゅんこしつ《ユニット型準個室》▶キッチンやリビングルームなどを併設しているが，壁が天井に届かず隙間があり，固定された間仕切りなどで個室にしている部屋．

◆ ユニバーサルデザイン

ユニバーサルデザイン《universal design；UD》▶「すべての人のためのデザイン」を意味し，年齢や障害の有無などにかかわらず，できるだけ多くの人が安全・簡単に利用可能なように最初からデザインすることをいう．

ユニバーサルプリコーション《universal precaution；UP》▶感染が確認された患者に対して実施される感染予防対策．1985年にHIV感染予防対策として考案された．→「スタンダードプリコーション」参照

ユニフィケーション《unification》▶看護サービスと看護教育・研究の各組織を1つに統合，あるいは連携することで，看護実践と教育との乖離を防ぎ，看護の質を向上させることを目的としている．

ゆびてんじ《指点字》▶盲ろう者のコミュニケーション手段の1つ．両手の人差し指・中指・薬指の計6本の指を点字の6つの点に見立てて，相手の同じ指の背に点字を打つことにより，意思を伝達する．

ゆびもじ《指文字》▶手の指の形で言語を表現する．手話の1つだが，話し言葉や書き言葉より語彙数が格段に少ないため，人の名前や地名は指文字で一文字ずつ表現する．

ようあつ《陽圧》▶内部の圧力が外気圧より高いことで，人工呼吸器における肺の状態をさす．

ようかいごにんてい《要介護認定》▶市町村に申請を行い，介護認定を受ける．訪問調査をもとに判定ソフトを使ってコンピュータで判定（一次判定），その結果と主治医の意見書，調査票の特記事項をもとに審査会の判定（二次判定）で最終的な要介護度が決まり通知される．

ようかいごにんていしんせい《要介護認定申請》▶介護認定を受けるために行う申請．本人か家族の申請，あるいは地域包括支援センター，指定居宅介護支援事業者などが代行することも可．

ようかいごにんていとうきじゅんじかん《要介護認定等基準時間》▶5分野（直接生活介助，間接生活介助，BPSD関連行為，機能訓練関連行為，医療関連行為）についての認定調査結果に基づき，それらに要する時間を算出する．これは介護の「必要性を量るものさし」であり，実際の「介護に要する時間」ではない．

ようかいごにんていのてじゅん《要介護認定の手順》▶→「要介護認定」参照

ようかいごにんていゆうこうきかん《要介護認定有効期間》▶要介護

認定の有効期間のことで，新規認定または区分変更がなされたときは原則6か月，認定更新のときは原則12か月（要介護，要支援で変更期間の違いあり）．

ようけつ《**溶血**》▶赤血球の破壊により，ヘモグロビンが血球の外へと出てしまうこと．圧力などの機械的なストレスのほか，浸透圧の低下やウイルス感染などが原因となって起こる．

ようごろうじんホーム《**養護老人ホーム**》▶老人福祉施設の1つ．心身および経済的な理由などから居宅における生活が困難な65歳以上の高齢者を養護するための施設．

ようごろうじんホームのにゅうしょそちきじゅん《**養護老人ホームの入所措置基準**》▶養護老人ホームへの入所措置を決めるための判定基準．健康状態，環境状況，経済的事情を総合的に勘案して，入所判定委員会が決定する．

ようしえん《**要支援**》▶掃除など身の回りの世話の一部に手助けが必要，立ち上がり時などになんらかの支えを必要とするときがある，しかし排泄や食事はほとんど自分でできるなどの状態をいう．

ようしえんしゃ《**要支援者**》▶要介護認定において，第1号被保険者（65歳以上）で要支援状態にあると認定された人，第2号被保険者（40歳以上65歳未満）では特定疾患により要支援状態になった人をいう．

ようしえんじょうたい《**要支援状態**》▶認定審査で，「常時介護を要する状態が軽減される，もしくは悪化防止のために支援を要する，または日常生活に支障があると見込まれる状態」であれば，介護認定審査会をへて要支援状態と認定される．

ようしえんにんてい《**要支援認定**》▶介護認定審査会で要支援と認定されれば予防給付の対象となる．要支援1・2の区分に応じて介護保険から支給基準限度額内で現物給付（支援サービス）が行われる．．

ようしゅてき《**用手的**》▶自分の手を使って物ごとを行うこと．徒手的ともいう．

ようすい《**羊水**》▶羊膜腔を満たしている液体で，妊娠時に羊膜上皮から分泌される．胎児はそこで浮遊して育つため，胎児の状態をみる指標の1つでもある．

ようせい《**陽性**》▶検査などにおいて，ある刺激に明確に反応が表れること．

◆ ようま

ようま《腰麻》▶腰椎麻酔の略で,麻酔法の1つ.腰痛に穿刺して局所麻酔を注入し,脊髄神経根を麻痺させる方法.下腹部から下肢の手術の際に行われることが多い.

ようやく《要約》▶看護要約の略.サマリーのこと.

よくじょうしん《翼状針》▶針の持ち手部分が羽のようになっているチューブ付きの針.採血や点滴など静脈注射で使用される.トンボ針ともいう.

よくせい《抑制》▶治療や看護上,患者の安全をはかるために行われる身体拘束のこと.抑制帯や拘束衣などを使用して患者の行動を制限するが,基本的に家族などの同意,施設では報告書が必要.

よくそうエプロン《浴槽エプロン》▶浴槽の周囲に張られたパネルのうち,洗い場側のパネル.浴槽下部を隠すための化粧板で,浴槽を支える構造体ではない.

よくそうないいす《浴槽内いす》▶入浴補助具の1つ.浴槽の中で座るときに利用する.出入りの際の踏み台としても使える.

よご《予後》▶余命も含めた病状の推移に関する予測,見通しのこと.

よしん《予診》▶担当医の診察前に,ほかの人が症状や病歴などについて問診を行うこと.

よっつのしょくひんぐん《4つの食品群》▶食品を栄養素の主な働きで4つの群に分類.第1群は栄養バランスを完全にする食品,第2群は肉や血をつくる良質タンパク質の食品,第3群は体の調子をよくする食品,第4群は力や体温となる食品からなる.

よぼういがく《予防医学》 preventive medicine ▶疾病の原因の除去,発病の予防を中心にした医学.一次予防は疾病の発生を予防,二次予防は疾病の重症化を防止,三次予防は再発を防ぎ機能回復をはかる.

よぼうきゅうふ《予防給付》▶要支援認定者に提供されるサービス.都道府県では「介護予防サービス」,市区町村では「介護予防支援」と「地域密着型介護予防サービス」がある.

よぼうきゅうふのしゅるい《予防給付の種類》▶要支援対象者に給付されるサービスとして,居宅訪問サービス,福祉用具の貸与や購入費用の補助,および住宅改修費用の補助などがある.あわせて地域密着型のサービスも受けられる.

よぼうてきリハビリテーション《予防的リハビリテーション》▶介護

保険の要支援者が要介護状態にならないようにするためのリハビリテーション．寝たきりになる可能性をできるだけ予防するもの．

よめい《余命》▶死を迎えるまでに残された期間や時間．

よやく《与薬》▶薬を処方して，患者に与えること．投薬ともいう．

よんりんほこうしゃ《四輪歩行車》▶四脚に車輪のついた歩行車．握り部分に手動のブレーキレバーと，車輪にストッパーがついているのが一般的．

◆ ラールブーフ

ら

ラールブーフ《Lehrbuch(独)》▶教科書を意味する.

ライナック《linac》linear accelerator ▶直線加速器. 放射線治療装置の1つで, 放射線治療に使われるX線や電子線を発生させる装置. リニアックともいう.

ライフイベント《life event》▶人生における出来事のこと. 患者の背景理解など, 個別的なケアを提供する上で, 大切な情報となる.

ライフサイクル《life cycle》▶人の一生の過程, 周期のこと. 生活のあり様をさす生活史の意味で使われることもある.

ライフサポート《life support》▶生活の援助, 救命.

ライフサポートアドバイザー《life support adviser》▶シルバーハウジングなどに住む高齢者に対して, 見守りサービス(安否の確認), 生活指導や相談, 緊急時の対応, 関係機関との連絡, コミュニティづくりの支援などを行う.

ライフステージ《life stage》▶人生において節目となる時期や出来事(出生, 入学, 卒業, 就職, 結婚, 出産, 子育て, 退職など)によって区分された生活環境の段階のこと. 年齢では, 幼年期, 児童期, 青年期, 壮年期, 老人期と分けられる.

ライフヒストリー《life history》▶学歴や職歴, 病歴を含めた利用者の生活史. 尊厳ある生活の支援, あるいは介護するうえで, 生活歴の把握は重要.

ライフライン《lifeline》▶生命線. ガスや水道, 電気など生活に必要なインフラ設備のこと. 災害救助においては, これらの確保が重要となる.

ライフレビュー《life review》▶回想法のこと. 過去の出来事を振り返る心理療法の1つで, 過去を見直して自己を肯定的にとらえることを目的に行われる. 認知症の改善にも効果が期待できるとされ, 実施されている.

ライン《line》▶輸液ラインのこと. 点滴や輸血を目的に, 静脈や動脈から確保する経路のこと. 静脈はVライン, 動脈はAラインとよばれる.

ライン&スタッフ《line and staff》▶経営管理形態の1つ. ラインは, 実際に業務を行う部門で命令系統をもつのに対して, スタッフは, 人事や法務など専門的立場からラインの仕事を補佐する部門で, ライ

ンへの直接的介入はしない．

ラウム《Raum(独)》▶ドイツ語でスペースを意味する．

ラウンド《round》▶回診．看護師が病室を訪れて，患者の様子をみて回ること．

ラエブ《RAEB》refractory anemia with excess of blasts▶芽球増加性不応性貧血の略．骨髄異形成症候群の1つで，芽球増加を伴う不応性貧血のこと．芽球の割合が20％を超えると，急性骨髄性白血病に移行したと診断される．

ラオ《RAO》right anterior oblique▶右斜位の略．画像撮影するときの体位で，右を手前にして斜めになる体位．第一斜位のこと．

ラオ《LAO》left anterior oblique▶左斜位の略．画像撮影するときの体位で，左を手前にして斜めになる体位．第二斜位のこと．

らおん《ラ音》▶肺雑音のこと．

ラグ《RAG》renal arteriography▶腎動脈造影の略．腎動脈に造影剤を注入して，X線撮影を行う方法．両側の腎動脈を同時に撮影する腎大動脈撮影法と，別々に撮影する選択的腎動脈撮影法がある．

らくせつ《落屑》▶乾燥などにより角質化した皮膚の表層が，ボロボロと剥がれ落ちること．

らくらくおでかけネット▶高齢者や身体障害者が，インターネットを使って駅・ターミナルのバリアフリー情報を入手できる．トイレ情報や駅案内図，ハンドル形電動車椅子利用可能情報などが確認できる．

ラジエーション《radiotion theraphy》▶放射線治療のこと．

ラスト《RAST》radioallergosorbent test▶放射性アレルゲン吸着試験の略．放射線アイソトープを使い，アレルゲンの特定とIgE抗体の量を測定する検査．

ラッツ《LATS》long acting thyroid stimulator▶持続性甲状腺刺激物質の略．甲状腺ホルモンの分泌を促進する物質で，作用には時間がかかるが，甲状腺刺激ホルモンよりも長時間にわたり刺激する．

ラッド《LAD》left anterior descendence▶左前下行枝の略．2つある冠動脈のうち，左冠動脈から分岐して，心臓前面を走行する血管．

ラッド《LAD》left atrial dimension▶左房径の略．左心房の直径で，心エコーやX線撮影によって測定される．

ラッド《LAD》left axis deviation▶左軸偏位の略．心電図所見で，電

気軸が左横に向かっている状態．左心室肥大や刺激伝達系統異常のほか，肥満症や妊婦にみられることもある．

ラップ《LAP.》laparoscopic ▶腹腔鏡下，腹腔鏡的を意味する略．

ラップ《RAP》right atrial pressure ▶右房圧の略．左心房の血圧のことで，右心不全や急性心膜炎で上昇する．測定は心臓カテーテルで行われる．

ラテ《lateral》▶ラテラールの略で，側臥位のこと．

ラディオセラピー《RT》radiotherapy ▶放射線治療のこと．

ラディカル《radical》▶原子によっては電子が1個しか存在しない不対電子をもつ原子，分子あるいはイオンのこと．フリーラジカルともいう．

ラテックスアレルギー《latex allergy》▶即時型アレルギー反応の1つ．手袋などの素材に使われている天然ラテックスゴムとの接触によって引き起こされ，アナフィラキシーショック，喘息発作などの症状を引き起こすことがある．

ラド《rad》▶吸収した放射線の総量を表す単位．放射線治療では患部に照射される放射線量は，数百から数千ラド．現在はラドに代わってグレイ(Gy)が用いられている．1グレイ≒100ラド．

ラハ《RAHA》rheumatoid arthritis hemagglutination ▶慢性関節リウマチ赤血球凝集の略．血液中のリウマトイド因子の測定法の1つで，ヒツジ赤血球にウサギIgGを吸着させたゼラチンの受身赤血球凝集反応を利用して測定する．

ラパ《laparotomy》▶ラパロトミーの略．開腹手術のこと．

ラパコレ《Lap-C, LC》laparoscopic cholecystectomy ▶ラパロスコピック・コレシステクトミーの略で，腹腔鏡下胆嚢摘出術．腹腔に内視鏡を挿入して胆嚢を切除・摘出する術式で，胆嚢結石症，胆嚢ポリープ，胆嚢炎などが適応となる．ラパタン，ラパヒョレとも．

ラパロスコピー《laparoscopy》▶腹腔鏡下で行う診断・手術．腹部にあけた小さな穴から腹腔鏡を挿入して腹腔内の内臓の表面の診断・撮影を行うこと．生検の検体採取や胆嚢摘出術などの目的で行われることもある．

ラプチャー《rupture》▶血管が破れて破裂すること．

ラベリング《labeling》▶一部分だけを取り上げ，その一部を表現す

る名称を与えることで，それがその人のすべてであるかのような印象を与えること．レッテルを貼ること．

ラボ《**Lab.**》laboratory ▶ラボラトリーの略で，検査室のこと．

ラポール《**rapport**》▶心理学用語で，信頼関係の構築を意味する．患者との相互理解，信頼関係を築くまでの過程，築いた状態のことをさす．

ラミナフロー《**lamina flow**》▶層流で集排気する空気清浄機で，クリーンルームなどに設置されることが多い．

ラルス《**RALS**》remote after loading system ▶遠隔操作密封小線源治療装置の略．放射線治療装置の1つで，食道，気管支，胆管，子宮，直腸などの管状臓器の腫瘍に対して行われる治療法．遠隔操作なので，医療従事者への被曝は回避される．

ラルス《**RARS**》refractory anemia with ringed sideroblasts ▶鉄芽球性不応性貧血の略．骨髄異形成症候群の1つで，鉄芽球性を伴う不応性貧血のこと．環状鉄芽球が15％以上で，芽球の割合は5％以下の状態．

ランブル《**rumbling murmur**》▶ランブルマーマーの略．心雑音の1つで，心臓弁膜症で拡張期に聴取できる．「ごろごろ」という不明瞭な音が特徴．輪転様雑音ともいわれる．

リア《**RIA**》radioimmunoassay ▶ラジオイムノアッセイの略．放射免疫測定法のこと．ラジオアイソトープの特性を利用して，血液中に存在する微量の物質（ホルモン，酵素，ビタミンなど）の量を測定する方法．

りあくしゅ《**離握手**》▶意識障害の評価法の1つ．ジャパン・コーマ・スケールの第二段階に該当し，よびかけや刺激を与えたときに，患者が手を握ったり，離したりを繰り返すかを確認する方法．

リアリティオリエンテーション《**reality orientation ; RO**》▶現実見当識訓練．見当識障害のある患者に対して行われる行動療法．現実認識を深めること（天気，曜日，時間，場所など）を目的とし，手法には日常ケアの中で行う随時型と，状態に応じてクラス分けした教室型がある．

リアリティショック《**reality shock**》▶就労前に抱いていた期待と，実際の仕事の現実とのギャップに大きな衝撃を受けること．新人看

◆ リアリティショック

護師のほとんどが体験するといわれる.

リー《REE》 resting energy expenditure ▶安静時エネルギー消費量の略. 座位安静時に必要なエネルギー量のことで, 基礎代謝量の120％に相当.

リーク《leak》▶漏れること. 人工呼吸器の回路からの空気漏れや胸腔ドレーンからの空気漏れ, 点滴ラインからの輸液漏れなどで使われる.

リーサ《RISA》 radioactive iodinated serum albumin ▶放射性ヨード標識血清アルブミンの略. 循環血量を測定する方法の1つで, 希釈物質として要素を使用.

リーダー《leader》▶病棟や看護チームのまとめ役. 病棟リーダーはチームの看護方針, 目標の立案を, チームリーダーはチームメンバーの調整などを行い, それぞれを統括する役割を担う.

リーメンビューゲル《Riemenbugel (独)》▶先天性股関節脱臼の治療器具. 生後3か月以降の乳児を対象とした治療法. 肩からのベルトで足を吊るすことで, 乳児が足を動かしているうちに, 自然と大腿骨頭が臼蓋に入る.

りいん《離院》▶入院患者が, 断りなく勝手に病院から出ていくこと.

リエゾンナース《liaison nurse》▶精神看護の専門看護師であり, 一般病棟の患者や家族の精神的ケアにあたる. また, 看護師の相談にも応じ, 看護師のメンタルヘルスを担う.

りかい《離開》▶縫合した後で, 傷口が開いてしまうこと.

りがくりょうほう《理学療法》▶身体に障害のある人に, 運動, 電気刺激, マッサージ, 温熱などを利用して動作機能を回復させること.

りがくりょうほうし《理学療法士》 Physical Therapist; PT▶国家資格. 身体に障害のある人を対象に, 運動, 電気刺激, マッサージ, 温熱などを利用して機能を回復させる医学的リハビリテーションの専門職.

りかん《罹患》▶病気になること.

りきか《力価》▶一定の効果が期待できるのに必要な薬の量を1とする薬の単位.

リキャップ《recap》▶使用した後の注射針に, 一度はずしたキャップをつけること. 針刺し事故の大きな原因となっているため, 禁止さ

れている.

リキュ《**Liq.**》liquor▶脳脊髄液の略称で,髄液,液体,溶液のこと.主に脊髄液をさす.

りきゅうこうじゅう《**裏急後重**》▶便意があっても排便はわずかで,すぐにまた便意を催す状態.渋り腹ともいう.

リクライニングしきくるまいす《**リクライニング式車椅子**》▶背もたれを傾けることのできる車椅子.車椅子上で姿勢を保つことが難しい人,長時間車椅子に座る必要のある人向け.傾斜可能な角度は機種によって異なる.

リコール《**liquor**》▶髄液,液体,溶液のこと.→「リキュ」参照.

リサーチナース《**research nurse**》▶治験コーディネーターとして治験に協力する看護師のこと.CRC(clinical research coordinator)ともいう.

リザーバ《**reservoir**》reservoir bag▶リザーバーバッグの略.酸素マスクに付随している,酸素をためるバッグのこと.

りしょう《**離床**》▶臥床安静から体を起こし,ベッドから離れること.廃用症候群を予防するうえでも,早期離床が推奨されている.

リスク《**risk**》▶危険因子のこと.

リスクアセスメント《**risk assessment**》▶危険因子の特定,分析,評価を行うすべてのプロセスをさす.行動に移す前に,アセスメントすることで,その行動の妥当性などを確認する.

リスクグループ《**risk group**》▶ある疾患を発症する危険性があると考えられる人たちの集団.

リスクファクター《**risk factor**》▶危険因子のこと.ある疾患の発症に大きくかかわる要素のこと.

リスクマネージャー《**risk manager**》▶医療安全の管理を行う人のこと.安全管理責任者.インシデントやアクシデントなどの集計や,医療安全に関する情報を提供するなどして,リスクマネジメントを行う.

リスクマネジメント《**risk management**》▶組織的にリスクを管理して,リスクを回避もしくは最小限にするための対応を行うこと.危機管理.

リスト《**RIST**》radioimmunosorbent test▶放射性免疫吸着試験の略.抗体測定の1つで,非特異的免疫グロブリンEを用いて,アレル

ゲンに対する血清濃度を測定する検査.

リストカット《**wrist cut**》wrist cutting▶自傷行為の1つで,手首を切ること.

リストバンド《**wristband**》▶患者の氏名などが記入されている手首用のバンド.患者間違えなどを予防するための患者識別に使っている.

リストラ《**restructuring**》▶リストラクチャリングの略で,事業の再構築を意味する.事業規模に応じた組織に再編成すること.

りだつ《**離脱**》ventilator weaning▶人工呼吸から自発呼吸に戻ること.ウィーニングともいう.また,依存性の薬物やアルコールなどからの依存から抜け出すことをさす.

リット《**RIT**》red cell iron turnover rate▶赤血球鉄交代率の略.赤血球造血の指標で,ヘモグロビンの合成に使われた鉄の量の割合.

りとう《**離棟**》▶入院患者が,断ることなく勝手に病棟を離れること.

リニアック《**linac**》linear accelerator▶直線加速器のこと

リニメント《**liniment**》▶外用薬の1つで,皮膚に擦り込んで使う塗布薬,擦剤のこと.かゆみ止め用のフェノール亜鉛華リニメントなどがある.

りにょうやく《**利尿薬**》▶尿量を増加させて,体内の余分な水分を体外へ排出することを目的に投与される薬物.

リネン《**linen**》▶病院で使用されているシーツやタオルなどの布類の総称.

リハ［リハビリ］《**rehabilitation**》▶リハビリテーションの略

リバース《**reverse**》▶拮抗すること.2種類の薬物を併用したときに,その薬効が減弱すること.先に投与した薬物の効果を消失させることを目的に,拮抗する薬物を投与することもある.

リバースモーゲージせいど《**リバースモーゲージ制度**》reverse mortgage▶低所得の高齢者が,居住する住宅や土地を担保に生活費を金融機関から融資してもらう制度.将来,死亡したときに担保物の売却で一括返済する制度.

リバウンド《**rebound**》▶はね返ること.薬物によって抑制されていた症状が,薬を中止したことによって,状態が以前よりも悪化すること.

リバチロ《**liver chirrosis**》▶リバーチローシス(肝硬変)の略で,肝細胞が線維化し,肝機能が低下する病態.

リハビリテーションいがく《**リハビリテーション医学**》▶通説ではなく，医学に基づく（根拠のある）リハビリテーション．理学療法士や作業療法士のみならず，医師や看護師なども含めてチームとして連携して行う．

リハビリテーションけいかく《**リハビリテーション計画**》▶障害者のリハビリテーションの目標を実現するために，援助過程に応じて設定される個別の計画をいう．医師，理学療法士，作業療法士など，専門家としてのチームリハビリテーションが重要．

リハビリテーションこうがく《**リハビリテーション工学**》▶リハビリテーションに必要な種々の補装具などの開発・研究を行う医療工学の一分野．

リハビリパンツ《**rihabilitation pants**》▶リハビリパンツは歩行可能な人が，軽失禁をフォローするために使用する．紙おむつは中に尿取りパッドが挟め，主にベッド上で生活する人に使用する．

りひか《**離被架**》▶患部に重さがかからないよう，寝具などが直接触れないようにする架台．

リヒト《**Licht（独）**》▶明かり，照明，手術灯を意味する．

リビドー《**libido**》▶強い衝動，欲求，欲，本能など行動の裏にある動機となる根源的な欲求のこと．

リビングウィル《**living will**》▶生前の意思のこと．延命治療を望まない場合に，生前から尊厳死の意思を表明しておくこと．

リファレンス《**reference**》▶参考・参照，参考図書．また，照会・問い合わせのこと．レファレンスともいう．

リフトバス《**liftbus**》▶身体障害者が車椅子のままで乗り降りできるように昇降機を備えたバス．

リミットセッティング《**limit setting**》▶限界設定を意味する．精神疾患での治療の一環で，患者の要求に対して，できることとできないことを明確に示し，行動の是正をはかる．

リムーバー《**remover**》▶剥離剤．医療用粘着テープなどを剥がすとき，ドライスキンなどで少しの刺激でも皮膚が剥離しやすい状態にあるときに使われる．

リモナーデざい《**リモナーデ剤**》limonade▶製薬の1つで，甘みと酸味のある澄明な液体の内用薬．

りゅうアト《硫アト》▶硫酸アトロピンの略．抗コリン薬で，胃炎や十二指腸潰瘍，胃腸の痙攣性疼痛，不整脈，麻酔前投薬などに使用される．

りゅうく《硫苦》▶硫酸マグネシウムの略．塩類下剤をさすことが多い．

リューケミア《leukemia》▶白血病のこと．白血球が腫瘍化した血液のがん．骨髄性とリンパ球性とに大別される．

リユース《reuse》▶再使用の意味．一度使用したものを，もう一度使用すること．

りゅうぜん《流涎》drooling▶涎が流れること．嚥下障害や口腔麻痺などで起こりやすい．

りゅうち《留置》▶カテーテルやバルーンなどを挿入したままにすること．

りゅうどうせいちのう《流動性知能》▶新しいものを学習したり覚えたりする，経験に影響を受けない能力．30歳代にピークに達し，60歳ごろまで維持されるが，それ以降は低下するといわれる．

リュッケン《Rücken（独）》▶背を意味する．

リュッケンシュメルツ《Rückenschmerz（独）》▶背痛を意味する．

リュッケンゾイレ《Rückensäule（独）》▶脊柱を意味する．

リュッケンマルク《Rückenmark（独）》▶脊髄を意味する．

りょうかよう《両下葉》▶左右の肺の一番下の部分．

りょうしい《良肢位》▶関節可動域が制限を受けても，ADLに最も影響の出ない肢位のこと．

りょうみん《良眠》▶質のよい睡眠のこと．

りょうようつうしょかいご《療養通所介護》▶常に看護師による観察を必要とする難病，認知症，脳血管疾患後遺症などの重度要介護者，または，がん末期患者を対象にした日帰り通所サービス．介護保険の居宅サービスの1つ．

りょうようびょうしょう《療養病床》▶病状が安定している要介護者に，療養上の管理・看護・医学的管理下での介護や機能回復訓練などの医療を行う施設．

リンク，リンクス《link, links（独）》▶左の，左へ，を意味する．

リンクナース《link nurse》▶院内の専門チームや委員会と，病棟看護師とをつなぐ役割を担う看護師のこと．リンクナースが現場で継

続的な教育・指導を行うことで，スタッフ間の理解が深まる．

リンケージ《**linkage**》▶複数のものが関連するという意味．

リンコデ《**codeine phosphate**》▶リン酸コデインの略．麻薬の1つで，鎮咳，鎮痛薬として使われる．毒性が弱いので，常用性も低い．

りんせつ《**鱗屑**》▶ドライスキンやアトピー性皮膚炎などが原因で，皮膚の上皮が肥厚し，剥がれること．

リンド《**RIND**》reversible ischemic neurological deficit▶可逆性虚血性神経脱落の略．脳卒中の1つで，脳の虚血による神経症状が24時間から3週間程度続く病態．脳梗塞の前症状と考えられる．

リンパこうせい《**リンパ行性**》▶がんや結核などが転移するときのルートのうち，リンパ液にのってリンパ節に転移すること．

リンフドゥリューゼ《**Lymphdrse(独)**》▶リンパ節(リンパ線)を意味する．

るいそう《**るい痩**》emaciation▶脂肪が病的に減少して，体重が標準体重より20％以上少ない病態．著しく痩せている状態．

ルーチン《**routine**》▶日常的に決まっている仕事．

ルーティングはんしゃ《**ルーティング反射**》▶新生児にみられる原始反射の1つで，頬をトントンと軽く叩くと，刺激を受けた方向に口をもっていく．

ルート《**root**》▶輸液などのチューブのこと．

ルートるい《**ルート類**》▶輸液のための複数のチューブのこと．

ルーメン《**lm**》lumen(ラ)▶明るさ(光)の量を表す単位であると同時に，「内腔」「管腔」を意味するラテン語でもある．一般的には「内側の空洞」をさす用語．

ルールアウト《**rule out**》▶除外診断の略．検査などの識別診断で身体病変の有無，程度を明確にして，誤診しやすい疾患を除外していく，診断方法の1つ．

ルーワイ《**R-Y**》Roux-en-Y anastomosis▶ルーワイ吻合術の略．胃を全摘した後での消化管再建法の1つ．摘出後に空腸を引き寄せて残った胃と吻合する．

ルフト《**Luft(独)**》▶空気，期待を意味する．

ルル《**LUL**》left upper lobe▶左上肺葉．左肺を構成する2つの肺葉で一番上の部分．右肺の一番上の肺葉はRUL(right upper lobe)という．

◆ ルンゲ

ルンゲ《Lunge(独)》▶肺を意味する

ルンゲンカルチ(ノーム)《Lungenkarzinom(独)》▶肺がんを意味する.

ルンゲンクレブス《Lungenkrebs(独)》▶肺がんを意味する.

ルンバーゴ《Lumbago(独)》▶腰痛を意味する.

ルンバール《Lumbalpunktion(独)》▶腰椎穿刺を意味する「ルンバールプンクチオン」の略. ほかに, 脳脊髄液検査(ルンバール検査), 脳脊髄腔内注射(ルンバール注射), 腰椎麻酔をさすこともある.

レジメ[レジュメ]《resume》▶研究報告, 講演などの発表内容を要約したもの.

レジメン《regimen》▶がん化学療法での, 薬物投与の計画書をさす.

レス《RES》reticuloendothelial system▶細網内皮系の略. 生体防御に関与する細胞の総称で, リンパ管のリンパ洞, 脾臓の静脈洞, 肝臓の類洞, 骨髄, 副腎皮質などの細管の内腔面をおおう細胞で構成される.

レスキュー《rescue》▶助け出すこと. 救出・救助.

レスキュードーズ《rescue dose》▶疼痛緩和が目的で, 突然の痛みの出現に対して定時薬のほかに, 速放性鎮痛薬を追加投与すること.

レスパイトケア《respite care》▶在宅介護で介護をしている人に対して, 介護負担を軽減するための援助.

レスピ《respi》▶レスピレーター(人工呼吸器)の略.

レスピレーター《respirator》▶人工呼吸器のこと. ベンチレーターともいう.

レセプター《receptor》▶受容体. 体内外からのなんらかの刺激を受け取る器官, 細胞, 分子のこと.

レセプト《Rezept》▶診療報酬や調剤報酬の明細書.

レチクロ《RET》reticulocyte▶レチクロサイトの略. 網赤血球の数. 基準値は0.2〜3.0%で, 骨髄から血液中に出たばかりの若い赤血球なので, 造血機能の指標とされる.

レヒト[レヒツ]《recht, rechts(独)》▶右の, 右へを意味する.

レビュー《review》▶評価や評価内容を書いた文書.

レファランス《reference》▶照会, 参考, 参考文献など意味する. リファレンスともいう.

レベル《level》▶意識レベルのこと.

レポ《repositioning》▶レポジショニングの略で,徒手整復の意.手をつかって脱臼や骨折の整復を行うこと.

レボドパ《L-DOPA, L-dopa》3, 4-dihydroxy-phenyl-L-alanine [L-dopa, levodopa]▶エルドパのこと.パーキンソン病の治療薬.脳内でドパミンに転換され,パーキンソン病の症状を改善する.

レム《REM sleep》rapid eye movement sleep▶レム睡眠の略.睡眠状態で,身体は眠っているのに脳が覚醒に近い状態で活動している睡眠.急速眼球運動を伴うのが特徴.

れんしゅく《攣縮》▶痙攣性の収縮のこと.

れんぞくせいラおん《連続性ラ音》▶肺雑音のこと.

レンデンシュメルツ《Lendenschmerz(独)》▶腰痛を意味する.

ロイ《ROI》region of interest▶関心領域の略.PETやSPECTなどの画像検査で,画像データから注目画像領域を線引きしたうえで,その領域のカウントの時間的変化を時間放射能曲線として表示し,検査すること.

ロイコ(ツィーテン)《Leukozyten(独)》▶「ロコトジッテン」の略で,白血球を意味する.

ろうけん《老健》▶介護老人保健施設の略.介護保険施設の1つで,リハビリを中心とした医療サービスが提供される.

ろうこう《瘻孔》▶炎症などが原因で,皮膚・粘膜や臓器に生じる管状の欠損.体内の臓器や組織がつながったものを内瘻,体表に開口したものを外瘻という.

ろうさ《労作》▶労働や運動などをしている状態.

ろうさいほけん《労災保険》▶「労働者災害補償保険法(労災保険法)」に基づく制度.労働者災害(負傷,疾病,死亡など)に対して被災労働者またはその遺族に対し所定の保険給付を行う.

ろうじんかいごしえんセンター《老人介護支援センター》senior care supporting center▶在宅介護支援センターともいう.在宅高齢者,その家族からの相談に応じ,介護福祉サービスを受けるために,市町村の行政,サービス実施機関,居宅介護支援事業所との連絡調整を行う.

ろうじんくらぶ《老人クラブ》club of the aged▶老人会,敬老会とも

いう．原則として60歳以上の老人が，自主的に参加，運営を行う活動組織．一定の条件を満たしていれば老人クラブ助成事業から助成金が支給される．

ろうじんせいにんちしょう《**老人性認知症**》senile dementia▶加齢が原因で起こるものの通称．老年期になって脳が変性・萎縮するために知的機能の低下がみられ，認知症症状が出現する．

ろうじんせいにんちしょうしっかんりょうようびょうとう《**老人性認知症疾患療養病棟**》▶寝たきりではないが，問題行動をもつ認知症性高齢者で，自宅やほかの施設で療養が困難な人に，長期的に精神科的医療ケアを提供する施設．

ろうじんふくしけいかく《**老人福祉計画**》▶高齢社会をめぐるさまざまな課題に対し，基本的な目標を定め，その実現に向かって取り組むべき施策を明らかにするもので，「老人福祉法」に定められている．

ろうじんふくししせつ《**老人福祉施設**》▶「老人福祉法」に基づく高齢者福祉施設の総称．老人デイサービスセンター，老人短期入所施設，養護老人ホーム，特別養護老人ホーム，軽費老人ホーム，老人福祉センター，老人介護支援センターなど．

ろうじんふくしほう《**老人福祉法**》elderly welfare law▶老人の心身の健康の保持および生活の安定のために必要な措置を講じ，もって老人の福祉をはかることを目的として制定された法律．社会福祉六法の1つ．

ろうじんほけんほう《**老人保健法**》Law of Health and Medical Services for the Elderly▶老後の健康の保持と適切な医療確保のため，疾病の予防や治療，あるいは機能訓練などの保健事業を総合的に実施するとした法律．2008年「高齢者の医療の確保に関する法律」に名称変更．

ろうべん《**弄便**》▶便を触り，いじる行動をさす．認知症や精神疾患の患者にみられる．

ろうれいきそねんきん《**老齢基礎年金**》▶原則として，20歳から60歳になるまでの40年間の全期間保険料を納めた人に，満額給付される年金．満額でなくても，給付を受けるには資格期間25年以上で，一定期間の保険料納付が必要．

ろうれいこうせいねんきん《**老齢厚生年金**》▶厚生年金の被保険者期

間があって,老齢基礎年金を受けるのに必要な資格期間を満たした人が,65歳になったときに,老齢基礎年金に上乗せして支給される年金.

ろうろうかいご《**老老介護**》▶高齢者が高齢者の介護をせざるをえない状況のことで,高齢化社会を形成している国家ではよくみられる.

ローカル《**local anesthesia**》▶ローカルアネステジアの略で,局所麻酔のこと.

ローション《**lotion**》▶皮膚外用薬の剤形の1つ.保湿効果があり,主に皮膚の保湿やかゆみ止めなどに用いられる.

ローテ《**Rote**》rotes Blutkörperchen(独)▶赤血球,赤血球の数を意味する.

ローテーション《**rotation**》▶勤務の持ち回り,輪番のこと.戦略的な人事異動をさすこともある.

ローテート《**rotate training**》▶ローテート研修の略.研修医が,院内の複数科を順次回って研修を行う方法.プライマリ・ケアへの対応能力を養う研修.これに対し専門的な研修を受けることをストレート研修という.

ロート《**rot(独)**》▶赤を意味する.

ロービジョンケア《**low vision care**》▶視覚障害をもつ人に対して行う身体的なケアから精神的ケア,社会的支援までの総合的なケア.

ローラーかんし《**ローラー鉗子**》▶チューブの詰まりを予防するミルキングで使う鉗子.先端がローラー状になっているので,チューブをしごきやすい.

ロールプレイ《**role play**》▶役割演技,役割遊戯.問題解決法を習得させるための学習法.場面を設定して,その役割を演じることで,その人の立場を理解する.

ロールモデル《**role model**》▶役割モデル.具体的な行動や考え方などが自分の目標になると思える人のこと.

ローレルしすう《**ローレル指数**》▶児童や生徒の肥満の程度を表す指数.[体重(kg)÷身長(cm)^3]×10^7で求められ,ローレル指数が130程度が標準とされる.±15であれば標準とみなされる.

ロコモティブシンドローム《**locomotive syndrome**》▶運動器の障害(運動器自体の疾患,加齢による運動器機能不全)により,要介護に

◆ ロコモティブシンドローム

なるリスクの高い状態になること.

ロジカルシンキング《logical thinking》▶論理的思考のことで, 理路整然とした考え方をすること.

ろしゅつえき《濾出液》▶血液中の液体成分の一部が血管壁から滲み出て, 組織の間隙や体腔内に滲み出たもの.

ロス《LOS》low output syndrome▶低心拍出量症候群. 循環血液量の減少, 心筋障害, 心タンポナーゼなどが原因で, 拍出量が減少, 循環不全となって組織での代謝異常を引き起こす.

ロックドインシンドローム《locked-in syndrome》▶閉じ込め症候群. 脳幹が障害され, 全身に重度の麻痺が残り, 意識は清明ながら, 体は動かない状態.

ロット《LOT》left occiput transverse▶左後頭横位(第1横位)の略称. 胎向の1つで, 胎児の背あるいは頭が母体の左(第1胎向)にある.

ロット《ROT》right occiput transverse▶右後頭横位(第2横位)の略称. 胎向の1つで, 胎児の背あるいは頭が母体の右(第2胎向)にある.

ロップ《ROP》retinopathy of prematurity▶未熟児網膜症の略. 生後3〜5週目頃に, 発達途上だった網膜の血管の閉塞, 動脈血酸素分圧の上昇によって, 発症する. 生後28週未満で, 出生体重が1,000g以下では全症例で発症がみられる.

ロフストランド・クラッチ《Lofstrand clutch》▶医療用補助器具の1つ. 片手用の杖だが, 上腕部を支える輪状のカフに腕を差し込み, グリップを握る構造の杖. 握力が弱くても使用しやすい.

ろほう《濾胞》▶内分泌腺の組織で, 多数の細胞から構成される袋状の構造物. 卵巣や甲状腺・脳下垂体中葉にみられ, 袋の中には分泌物がたまる.

ロム《LOM》limitation of motion [movement]▶運動制限. 病気療養上, 運動が制限されること. あるいは, 神経難病などの疾患によって運動機能が障害され, 運動が制限されること.

ロム《ROM》range of motion▶関節可動域. 関節の運動可能範囲を角度で示したもの. 関節障害の診断, 治療効果の経時効果の判定に用いられる.

ロムト《ROMT》range of motion test▶関節可動域テスト. 関節の運動可能範囲を調べる検査. 自動運動と他動運動を測定する.

ロングタームケア《long-term care》▶長期ケアともいわれる．心身の障害があるすべての者に対して，長期にわたり適切な保健や医療，福祉サービスを総合的に提供するケアの体系．

ロンベルグちょうこう《**ロンベルグ徴候**》▶両脚を閉じて立ったとき，開眼から閉眼にすると体が大きく揺れ，最後には転倒してしまう現象．小脳の機能障害が疑われる．

◆ ワーキンググループ

わ

ワーキンググループ《**working group**》▶作業部会のこと．特定の問題や課題に関して，それを解決するために組織されるグループ．

ワークシート《**work sheet**》▶作業の予定表．

ワークショップ《**workshop**》▶学習会・講習会の形態の1つ．参加者に自主的参加を促し，共同作業を行う．

ワイジーせいかくけんさ《**YG性格検査**》▶→「矢田部・ギルフォード性格検査」参照

ワイジーテスト《**Y-G test**》Yatabe-Gilford personality test▶→「矢田部・ギルフォード性格検査」参照

ワイセ《**Weisse**》weißes Blutkröperchen（独）▶ドイツ語で白血球，白血球の数を意味する．

ワクチン《**vaccine**》▶感染予防を目的に接種される生物学的薬物．病原性の細菌やウイルスを化学処理で死滅させた不活化ワクチンと，それら病原体が生きたままの生ワクチンがある．

ワし《**ワ氏，W氏**》Wasserman▶ドイツの細菌学者ワッセルマン氏が考案した梅毒の検査法を「ワッセルマン氏法」とよんでいたので，略して「ワ氏」検査ともいわれた．現代では利用される機会は減り，ワ氏検査といわれることは少ない．

ワッサー《**Wasser（独）**》▶蒸留水を意味する．

ワッセルマンはんのう《**ワッセルマン反応**》Wassermann reaction；Wa-r▶梅毒血清反応の1つ．抗原にカルジオリピン-レシチン抗体を，患者の血清と反応させる．溶血が起これば陽性．

ワッテ《**sterilisierte Watte（独）**》▶脱脂綿のこと．

ワムネット《**WAM NET**》▶介護・福祉・医療などの制度解説や研修セミナー情報など，福祉・保健・医療情報を総合的に提供している情報サイト．独立行政法人福祉医療機構が運営．

ワルテンベルグはんしゃ《**ワルテンベルグ反射**》▶深部腱反射のうち，手指屈曲反射の1つ．腱者の中指と示指を，患者の母指以外の4指を軽く曲げた手指の横に置き，患者の指に上から刺激を与えると，母指が内側に曲がる反射．

ワンショット《**one shot**》▶静脈内注射で，薬物を1回で静脈に注入すること．点滴とは区別する．注射後は，静脈注射の場合，穿刺部

位をもむのは禁忌.

ワンストップサービス《one-stop servise》▶いままで別々だった介護や健康,住宅,経済面などの相談窓口が1つに統合され,高齢者やその家族からのさまざまな相談を1つの窓口で受け付ける方式(総合窓口).

付録：検査値

検査基準値（成人）

	検査項目	基準値	単位
血算一式 (CBC)	WBC 白血球（数）	4.0 ～ 9.0	$\times 10^3/\mu L$
	RBC 赤血球（数）	M：4.20 ～ 5.60 F：3.80 ～ 5.00	$\times 10^6/\mu L$
	Hb ヘモグロビン（血色素）	M：12.5 ～ 17.0 F：11.5 ～ 15.0	g/dL
	Hct ヘマトクリット	M：39.0 ～ 50.0 F：33.0 ～ 45.0	%
	PLT 血小板	15.0 ～ 35.0	$\times 10^4/\mu L$
	フィブリノゲン	170 ～ 380	mg/dL
	PT プロトロンビン時間	9.9 ～ 11.3 活性 >70 PT-INR <1.32	秒 %
	FDP フィブリン／フィブリノゲン分解産物	FDP：5.0 未満 D ダイマー：1.0 未満	$\mu g/mL$
	ESR 赤血球沈降速度（赤沈）	M：2.0 ～ 10.0 F：3.0 ～ 15.0	mm/ 時
血液ガス分析	[動脈] pH	7.35 ～ 7.45	
	$PaCO_2$ 動脈血二酸化炭素分圧	35.0 ～ 45.0	Torr または mmHg
	PaO_2 動脈血酸素分圧	80.0 以上	Torr または mmHg
	HCO_3^- 重炭酸イオン	21.0 ～ 27.0	mmol/L
	[動脈] BE 塩基過剰	－2.3 ～ ＋2.3	mmol/L
	CaO_2 動脈血酸素含量	17.8 ～ 21.8	vol %
	SaO_2 動脈血酸素飽和度	95 以上	%

	検査項目	基準値	単位
免疫化学	TP 総タンパク	6.5 ~ 8.1	g/dL
	Alb アルブミン	3.8 ~ 5.2	g/dL
	T-Bil 総ビリルビン	0.2 ~ 1.0	mg/dL
	D-Bil 直接ビリルビン	0 ~ 0.3	mg/dL
	UN 尿素窒素	8.0 ~ 22.0	mg/dL
	Cr クレアチニン	M：0.60 ~ 1.10 F：0.40 ~ 0.80	mg/dL
	UA 尿酸	M：3.8 ~ 7.0 F：2.4 ~ 7.0	mg/dL
	AST（GOT）	10 ~ 35	U/L
	ALT（GPT）	5 ~ 40	U/L
	ALP アルカリホスファターゼ	115 ~ 359	U/L
	γ-GTP γ-グルタミルトランスペプチターゼ	M：12 ~ 70 F：9 ~ 28	U/L
	ChE コリンエステラーゼ	168 ~ 470	U/L
	LDH 乳酸脱水素酵素	119 ~ 229	U/L
	CPK クレアチンホスホキナーゼ	M：60 ~ 247 F：44 ~ 170	U/L
	アミラーゼ	37 ~ 125	U/L
	HbA1c ヘモグロビンA1c	4.3 ~ 5.8	％
	G グルコース	70 ~ 109	mg/dL

■ 付録

	検査項目	基準値	単位
免疫化学	TC 総コレステロール	130 ~ 240	mg/dL
	TG トリグリセライド	30 ~ 150	mg/dL
	HDL-コレステロール	M：40 ~ 77 F：40 ~ 84	mg/dL
	LDL-コレステロール	70 ~ 139	mg/dL
	Na ナトリウム	135 ~ 146	mEq/L
	K カリウム	3.4 ~ 4.8	mEq/L
	Cl クロール	98 ~ 108	mEq/L
	Ca カルシウム	8.8 ~ 10.2	mEq/L
	IP 無機リン	2.5 ~ 4.7	mg/dL
	Fe 鉄	M：44 ~ 192 F：29 ~ 164	μg/dL
	CRP定量 (C反応性タンパク)	0.30以下	mg/dL
	[尿] 比重	1.005 ~ 1.030	
	[尿] pH	5.0 ~ 7.5	
	[尿] タンパク質	(－)	
	[尿] ブドウ糖	(－)	
	[尿] 潜血	(－)	
	[尿] ウロビリノゲン	(±)	
	[尿] ビリルビン	(－)	
	[尿] ケトン体	(－)	
	[便] 潜血免疫	(－)	
	[便] 潜血定量	0 ~ 100	ng/mL

memo

カルテ・申し送りで出会う 医療・看護用語 mini note

2018年5月5日 　初 版　第1刷発行

編　集	月刊ナーシング編集室
発行人	影山　博之
編集人	向井　直人
発行所	株式会社 学研メディカル秀潤社 〒141-8414 東京都品川区西五反田2-11-8
発売元	株式会社 学研プラス 〒141-8415 東京都品川区西五反田2-11-8
印刷・製本	凸版印刷株式会社

この本に関する在庫，不良品（落丁，乱丁）についてのお問い合わせ先
【電話の場合】
●編集内容については Tel 03-6431-1231（編集部）
●在庫については Tel 03-6431-1234（営業部）
●不良品（落丁，乱丁）については Tel 0570-000577
　学研業務センター
　〒354-0045 埼玉県入間郡三芳町上富279-1
●上記以外のお問い合わせは Tel 03-6431-1002（学研お客様センター）
【文書の場合】
●〒141-8418 東京都品川区西五反田2-11-8
　学研お客様センター
　『カルテ・申し送りで出会う 医療・看護用語 mini note』係

©Gakken 2018.　Printed in Japan
●ショメイ：カルテ・モウシオクリデデアウ イリョウ・カンゴヨウゴ ミニノート
本書の無断転載，複製，複写（コピー），翻訳を禁じます．
本書を代行業者等の第三者に依頼してスキャンやデジタル化することは，たとえ個人や家庭内の利用であっても，著作権法上，認められておりません．
本書に掲載する著作物の複製権・翻訳権・上映権・譲渡権・公衆送信権（送信可能化権を含む）は株式会社学研メディカル秀潤社が管理します．

JCOPY 〈出版者著作権管理機構委託出版物〉
本書の無断複写は著作権法上での例外を除き禁じられています．複写される場合は，そのつど事前に，出版者著作権管理機構(電話 03-3513-6969，FAX 03-3513-6979，e-mail: info@jcopy.or.jp)の許可を得てください．

　本書に記載されている内容は，出版時の最新情報に基づくとともに，臨床例をもとに正確かつ普遍化すべく，著者，編者，監修者，編集委員ならびに出版社それぞれが最善の努力をしております．しかし，本書の記載内容によりトラブルや損害，不測の事故等が生じた場合，著者，編者，監修者，編集委員ならびに出版社は，その責を負いかねます．
　また，本書に記載されている医薬品や機器等の使用にあたっては，常に最新の各々の添付文書や取り扱い説明書を参照のうえ，適応や使用方法等をご確認ください．
　　　　　　　　　　　　　　　　　　　　　株式会社 学研メディカル秀潤社